中西医结合
消化内镜学

主编　魏　玮　李兆申

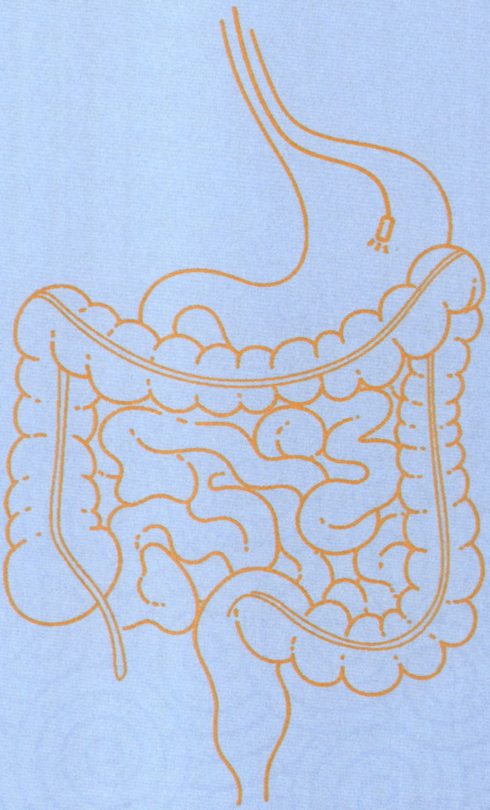

人民卫生出版社
·北　京·

图书在版编目（CIP）数据

中西医结合消化内镜学 / 魏玮，李兆申主编. 北京 ：人民卫生出版社，2025. 9. -- ISBN 978-7-117-38201-4

Ⅰ. R570.4

中国国家版本馆 CIP 数据核字第 2025HT4166 号

人卫智网	www.ipmph.com	医学教育、学术、考试、健康，购书智慧智能综合服务平台
人卫官网	www.pmph.com	人卫官方资讯发布平台

中西医结合消化内镜学
Zhongxiyi Jiehe Xiaohua Neijingxue

主　　编：魏　玮　李兆申
出版发行：人民卫生出版社（中继线 010-59780011）
地　　址：北京市朝阳区潘家园南里 19 号
邮　　编：100021
E - mail：pmph @ pmph.com
购书热线：010-59787592　010-59787584　010-65264830
印　　刷：北京华联印刷有限公司
经　　销：新华书店
开　　本：889 × 1194　1/16　　印张：17
字　　数：351 千字
版　　次：2025 年 9 月第 1 版
印　　次：2025 年 10 月第 1 次印刷
标准书号：ISBN 978-7-117-38201-4
定　　价：115.00 元

编委会

主　编

魏　玮　中国中医科学院望京医院
李兆申　海军军医大学第一附属医院

副主编

王邦茂　天津医科大学总医院
刘迎娣　中国人民解放军总医院
王林恒　北京中医药大学东方医院
王　东　上海交通大学医学院附属第九人民医院
时昭红　武汉市中西医结合医院
刘思德　南方医院（南方医科大学第一临床医学院）
王晓素　上海中医药大学附属岳阳中西医结合医院
孟　曼　中国中医科学院望京医院
邹文斌　海军军医大学第一附属医院

编　者（按姓氏拼音排序）

蔡毅东　中国中医科学院望京医院
曹　丽　华中科技大学同济医学院附属同济医院
陈　鑫　天津医科大学总医院
陈明锴　武汉大学人民医院
程传奇　上海中医药大学附属岳阳中西医结合医院
丁士刚　北京大学第三医院
方　念　南昌市第一医院（南昌大学第三附属医院）
冯培民　成都中医药大学附属医院
付肖岩　福建省第二人民医院
甘丽虹　南昌市第一医院（南昌大学第三附属医院）
高　岩　北京积水潭医院
郭玉宁　首都医科大学附属北京天坛医院
何　凌　江西中医药大学附属医院
何　强　首都医科大学附属北京天坛医院
胡立明　北京中医药大学东方医院
胡素芹　河南省中医院
黄　念　海军军医大学第一附属医院
蒋　熙　海军军医大学第一附属医院
蓝　宇　北京积水潭医院
李　静　中国人民解放军东部战区总医院
李　政　首都医科大学附属北京天坛医院
李爱民　南方医院（南方医科大学第一临床医学院）
李明彦　河南省中医院
李天望　湖北省中医院
李兆申　海军军医大学第一附属医院
刘　梅　华中科技大学同济医学院附属同济医院
刘德良　中南大学湘雅二院
刘思德　南方医院（南方医科大学第一临床医学院）
刘迎娣　中国人民解放军总医院
刘添文　广东省中医院

陈可冀

序

医学的发展，始终是人类追求健康福祉的不懈探索。在这漫长的征程中，中西医犹如两条奔腾不息的长河，各自汇聚着无数先辈的智慧与经验，以独特的方式为人类的健康保驾护航。如今，二者的融合成为医学发展的重要趋势，而《中西医结合消化内镜学》一书的问世，恰是这一趋势下的璀璨结晶。

消化内镜技术，作为现代医学诊断和治疗消化系统疾病的重要手段，历经多年发展，已经达到了极高的水平。它能够直观地观察胃肠道的内部情况，进行精准的诊断和治疗，为无数患者带来了福音。从早期简单的内镜检查，到如今的内镜下微创手术，消化内镜技术的每一次突破，都极大地推动了消化医学的进步。然而，现代医学也面临着诸多挑战。在消化系统疾病的治疗中，虽然消化内镜技术取得了显著成就，但部分疾病仍存在疗效瓶颈，术后康复、并发症预防等方面也存在一定的局限性。而中医，以其整体观念和辨证论治的独特理论体系，在调理人体机能、改善症状、预防疾病复发等方面展现出独特优势。中医通过中药、针灸、推拿等多种手段，从整体上调节人体的阴阳平衡，激发人体自身的自愈能力，为消化系统疾病的治疗提供了另一种思路。

中西医结合消化内镜，正是将现代消化内镜技术的精准性与中医的整体调理优势有机结合。在诊断方面，借助消化内镜的高清成像和精准活检，能够明确疾病的部位和性质，再结合中医的望、闻、问、切，从整体上把握患者的身体状态，为制定个性化的治疗方案提供更全面的依据。在治疗上，内镜下的微创手术与中医的康复治疗相结合，既能迅速去除病灶，又能通过中医调理促进患者的身体恢复，减少并发症的发生，提高患者的生活质量。

展望未来，中西医结合消化内镜学恰似一艘扬帆起航的巨轮，在技术融合、临床应用拓展和人才培养这三大澎湃浪潮的推动下，乘风破浪，一往无前。在技术融合的航道上，随着 5G 通信、人工智能、大数据分析等前沿科技的深度融入，内镜设备将实现智能化升级，与中医数字化诊疗手段相得益彰，为疾病的精准诊断与个性化治疗提供坚实支撑。临床应用拓展的海域同样广阔无垠，中西医结合消化内镜不仅会在常见消化系统疾病的诊疗中持续深耕，不断优化治疗方案，提升患者生活质量，还将向着疑难重症领域进军，探索出更多行之有效的诊疗路径，为患者带来生的希望。而人才培养则是这艘巨轮的坚固船锚，通过构建全方位、多层次的教育体系，培育出一批又一批既精通西医内镜技术，又深谙中医理论精髓的复合型医学人才，为这一领域源源不断地注入创新活力。相信在各方的共同努力下，中西医结合消化内镜学必将为消化系统疾病的诊疗带来更多的创新和突破，开启医学发展的崭新篇章，为人类健康事业铸就不朽的功勋。

这本书的作者们，是一群在中西医结合消化内镜领域深耕多年的专家。他们凭借丰富的临床经验和深厚的学术造诣，将中西医结合消化内镜的理论与实践进行了系统的总结和梳理。书中不仅详细介绍了消化内镜的各种先进技术，还深入探讨了中医在消化内镜诊疗中的应用，包括中医的辨证论治、中药在围手术期的应用、中医特色疗法与内镜治疗的协同作用等内容。同时，书中还列举了大量的临床案例，生动地展示了中西医结合消化内镜的治疗效果，为广大临床医生提供了宝贵的参考。相信这本书的出版，将为中西医结合消化内镜领域的发展注入新的活力。它不仅能帮助临床医生拓宽诊疗思路，提高诊疗水平，还能为相关领域的科研工作者提供研究方向和思路。希望更多的医学同仁能够从中汲取营养，积极投身于中西医结合消化内镜的研究与实践中，为消化系统疾病患者带来更多的希望和福祉。让我们共同期待中西医结合消化内镜在未来取得更加辉煌的成就，为人类健康事业作出更大的贡献。

中国科学院院士
陈可冀
2025年1月

陈香美

序

中西医结合消化内镜学作为传统医学智慧与现代科技深度融合的典范，为消化系统疾病的诊疗开辟了创新路径。本书的问世，恰逢我国全面推进健康中国战略、促进中医药传承创新的关键时期，其学术价值与实践意义不言而喻。

消化内镜学在从简单观察到复杂诊疗的跨越过程中，中医的整体观念与辨证论治为其注入了独特活力。2017 年中国中西医结合学会消化内镜学专业委员会的成立，标志着学科进入规范化发展阶段，通过发布指南共识，推动学术与实践的深度融合。《中西医结合消化内镜学》一书涵盖了食管、胃肠、肝胆等部位的检查与治疗技术，包括超声内镜、逆行胰胆管造影等先进方法，以及异物取出、静脉曲张治疗等操作规范，构建了以消化内镜为轴心的中西医协同诊疗体系，突破传统学科壁垒，实现了病理诊断与证候辨析的有机统一。针对包括炎症性肠病在内的消化道常见疾病，结合内镜精准诊断与中医辨证施治，强调通过中药调理改善患者整体状态、减少并发症及复发风险。此外，中西医结合的协同效应在缩短病程、提升患者生活质量方面成效显著。本书凝聚了多领域专家的经验与成果，为医学工作者提供了理论与实践结合的参考指南。未来随着科研深化与技术创新，这一学科有望在疾病防治中发挥更大作用，为全球健康事业贡献中国智慧。

本书的出版对中西医结合工作具有一定的参考价值，激励着从业者在中西医结合的道路上砥砺前行。随着人工智能驱动中医现代化、肠道微生物组学等新兴领域的发展，中西医结合消化内镜学必将迎来更广阔的前景。期待本书能成为学界交流的桥梁、临床实践的指南，推动我国在消化道疾病防治领域持续领跑全球。

中国工程院院士

中国中西医结合学会会长

陈香美

2025 年 4 月

前言

早在1805年，德国学者Bozzine首先提出内镜的设想，他利用烛光做光源，通过内镜观察到直肠和子宫的内腔。1932年，德国学者Schindler和Wolf共同成功研制出半可曲式内镜，可以观察到胃腔的大部分区域，自此消化内镜进入较为实用的阶段。此后一段时间，世界消化内镜领域的创新和发展，逐渐超越了前人的想象，消化内镜的推广和应用也对消化系统疾病的诊疗产生了革命性影响。中医学认为脾胃为后天之本，"四季脾旺不受邪"，脾胃内伤，百病由生，故对脾胃病的治疗和研究一直为历代医家所重视，经过几千年的临床实践和经验的积累，形成了较为完整的理论体系——脾胃学说。在脾胃学说的指导下，中医药治疗脾胃病的疗效独特，早已为医学界所首肯，涉及的病种覆盖消化系统疾病的方方面面。而独具代表性的疾病包括功能性胃肠病、炎癌转化类疾病（慢性萎缩性胃炎、IBD、消化道息肉等）和肝胆胰疾病等难治性疾病。

中西医结合消化内镜学是以消化内镜为平台，进行消化系统疾病中西医结合防治工作的一门新兴学科，是中西医结合医学的一个重要组成部分。2017年12月，在中国中西医结合学会的支持下，中国中西医结合学会消化内镜学专业委员会正式成立，经过7年的不懈发展，消化内镜学专业委员会逐渐完善，开辟出一片学术新天地。

中西医结合消化内镜学是一门新兴的学科，记得当年申请办分会时，陈香美院士问我：西医与中医都用内镜，区别点是什么？当时我回答道：内镜技术不分中西，只是诊断治疗技术而已，关键点在于以内镜为平台，进行中西医结合工作，以患者利益为第一选择，做好临床工作为第一要务。经过7年多的学术活动，我们4次被评为优秀分会，也逐步意识到中西医结合消化内镜学是一门交叉学科，不仅仅涵盖了中医、西医、内镜，更多的价值在于在此平台上进行医工、医理交叉，应用AI技术开发新技术、新方法去更好地解决临床问题。基于这样的理念，我们也进行了实践创新，取得了一定的成绩，在全球消化病盛会美国DDW上进行了交流与展示。

本书籍汇集全国中医及西医消化病学专家经验，从消化内镜操作要点及中西医结合优势病种两部分进行论述。本书编写分为上下两章，第一章系统、全面地阐述了常见内镜操作要点。内容包括上消化道、小肠及大肠等各种内镜操作，以及内镜逆行胰胆管造影、放大内镜、超声内镜等操作特点，也涵盖了常见消化内镜治疗要点，包括异物取出术，食管、胃静脉曲张内镜治疗，超声内镜引导下穿刺等。第二章为消化道常见病种内镜诊治及中医治疗，该部分根据各位专家的临床经验，分别从疾病概述、内镜诊治要点、中医治疗等多方面对食管、胃、大肠、肝胆各部位疾病进行了论述。内容包括慢性萎缩性胃炎内镜诊治及中医治疗、溃疡性结肠炎内镜诊治及中医治疗、胰腺炎内镜诊治及中医治疗等，以及早期食管癌、早期胃癌、结直肠早癌内镜诊治及中医治疗等。

《中西医结合消化内镜学》的编写，旨在将现代科学手段、诊疗技术与中国传统脾胃学说有机地结合起来，更好地指导临床，提高疗效，创造一个合理的中西医结合消化内镜学体系。该书借助中国中西医结合学会消化内镜专业委员会平台，由全国著名中医、西医专家联合执笔，将其临床经验加以总结，从消化内镜诊疗技术及消化系统疾病临床表现、诊断、药物治疗、中医辨证治疗、经验方治疗及其他疗法等多方面进行诠释。《中西医结合消化内镜学》在编写中本着科学性、系统性、实用性的原则，力求能够全面地反映中西医结合消化内镜学的新经验及成果，以满足现代工作的需要。本书主要面向的读者包括消化内镜领域的医师、研究生、医学生及对中西医结合消化内镜学感兴趣的人士。无论是初学者还是经验丰富的医师，都可以从中找到有价值的信息。

在本书付梓之际，我们特别要感谢陈可冀院士，陈香美院士对于学会组建、发展所作出的决定性支持，没有两位院士的支持就不会有这个新兴学科的建立。也要感谢两位院士欣然为本书作序。

还要感谢共同发起创会的李兆申院士、令狐恩强医生、刘力教授、刘成海医生、王邦茂医生、刘思德医生、张北平医生、年卫东医生等，没有各位专家的无私艰辛付出就不会有学会的今天。

更要感谢所有积极参与学会工作的委员、青年委员对工作的支持与参与，他们服务患者、服务学会、不计较名利，这种风范值得我们记忆与肯定。

在编写本书的过程中，我们得到了许多专家和同仁的帮助和建议，在此表示衷心的感谢。中国中医科学院望京医院脾胃病科（消化科）研究生姜涵、周婷婷、胡欣欣、黄钲淇同学及牛然医生、王欣医生、孟曼医生、张涛医生、独思静医生、蒋天媛医生在格式整理的关键阶段，对照标准，反复核对调整，保证了本书高效率交稿。尽管我们尽最大努力确保内容的准确性和完整性，但由于知识的不断更新和个人理解的局限性，书中难免存在疏漏和不足之处。我们诚恳地希望读者能够理解并给予宝贵意见，帮助我们进一步改进和完善。

还要感谢人民卫生出版社的专业支持，是出版社优秀编辑团队的高效工作保证了本书的顺利出版。

中国中西医结合学会消化内镜专业委员会主任委员

魏　玮

2025年5月6日

目录

绪论

中西医结合消化内镜学的起源与理念

一、消化内镜发展简史

消化内镜作为现代医学的一个重要分支，其历史可以追溯到19世纪中叶。这一学科的发展，不仅极大地推动了消化系统疾病诊断与治疗技术的进步，更深刻地改变了我们对消化系统结构与功能的认识。最早的胃镜雏形，可以追溯到1868年，由德国医生库斯莫尔（Kussmaul）发明。他受到江湖吞剑术的启发，设计了一根长金属管，末端装有镜子，用于观察胃腔。然而，这种原始的胃镜由于技术限制，容易戳破患者食管，因此并未得到广泛应用，很快就被废弃。时间来到20世纪，随着材料科学和光学技术的飞速发展，消化内镜技术迎来了重大突破。1932年，Wolf和Schindler共同研制成功半可曲式胃镜，这种胃镜能够弯曲，从而能够观察到大部分胃黏膜，为胃镜的发展奠定了基础。到了1957年，美国科学家Hirschowitz研制成了第一台纤维胃镜。纤维胃镜利用冷光源和光导纤维进行传像，大大提高了图像的清晰度和检查的舒适度。这一发明标志着消化内镜技术进入了一个新的发展阶段。1983年，美国Welch Allyn公司研制出电子内镜，通过电荷耦合器件（charge coupled device，CCD）经光敏集成电路摄像系统，将图像清晰显示在监视器上，并可通过电脑视频处理系统对图像进行储存、编辑和传输。这一技术的出现，使得内镜的应用进入了全新时代，医师可以更加直观、清晰地观察消化道内部情况，极大地提高了诊断的准确性和治疗的有效性。此后一段时间，世界消化内镜领域的创新和发展，逐渐超越了前人的想象，消化内镜的推广和应用也对消化系统疾病的诊疗产生了革命性影响。

近年来，中国消化内镜事业发展迅速，成绩斐然，把"消化内镜术"转变成"消化内镜学"，完成了诊疗技术到医学学科的发展。2020年，在中华医学会消化内镜学分会主任委员令狐恩强教授组织下，"消化内镜学名词"经全国科学技术名词审定委员会批准，于2021年10月正式公布。

二、中西医结合消化内镜学

中医认为脾胃为后天之本，“四季脾旺不受邪”，脾胃内伤，百病由生，故对脾胃病的治疗和研究一直为历代医家所重视，经过几千年临床实践和经验的积累，形成了较为完整的理论体系——脾胃学说。在“脾胃学说”的指导下，中医药治疗脾胃病的疗效独特，早已为医学界所首肯，涉及的病种覆盖消化系统疾病的方方面面，而独具代表性的疾病包括功能性消化不良、肠易激综合征、功能性便秘、溃疡性结肠炎、慢性萎缩性胃炎等。

消化内镜技术飞速发展，新技术层出不穷，近年来对疾病的诊疗起到了革命性的推动作用。在疾病的诊断与治疗方面，中医与内镜各有特色。在诊断方面，中医丰富的四诊理论体系与疾病发生、转归的联系，可提高消化内镜对于疾病的检出率、丰富疾病的监察手段；治疗方面，先进的内镜技术可将中医药的治疗途径从体外带到体内，从宏观转变到微观。人的健康问题不是孤立的，医学学科的发展更不是孤立的，中国中西医结合学会消化内镜专业委员会以消化内镜为平台，融合其他亚专业共同创新，并建立 16 个专家委员会，除传统内镜专家委员会外，还成立了学科交叉的专家委员会，如幽门螺杆菌专家委员会、消化病理专家委员会等，鼓励各亚专业合作交流，在思维碰撞中创新。坚持“创新是引领发展的第一动力”，在中西医学科的交融中敢于运用中西医结合创新思维去实践，相信不远的将来会有革命性新成果产生。

三、中西医结合消化内镜学的核心理念

中西医结合消化内镜学的核心在于将中医理论与现代消化内镜技术相结合。通过充分发挥中医和西医的优势，实现优势互补。多维度、跨器官，多模态，跨系统的诊疗模式是未来医学的发展方向。中医的辨证施治和整体观念可以弥补西医在某些方面的不足，而现代消化内镜技术则可以提供更为精确的诊断和治疗手段。这种结合有助于提高消化系统疾病的诊断准确性和治疗效果，具体体现在以下两点。①整体与局部相结合：西医消化内镜学基于现代科学技术，对消化系统内部的局部病变有着精确的观察能力。例如，内镜能直观地看到黏膜层乃至浆膜层的病变，通过超声、放射等技术还能涉及腔外疾病。而中医强调整体观念，认为人体是一个有机整体，疾病的发生是多因素相互作用的结果。在消化内镜介入的消化系统疾病治疗中，这种整体观体现在不仅要关注内镜下所见的局部病变，如消化道息肉，还要考虑患者整体的体质、生活习惯等因素。比如，中医会根据患者是脾虚、肝郁等不同体质类型，在消化内镜术后给予不同方式的调理，促进整体康复。②诊断与治疗的协同性：在诊断方面，消化内镜技术提供的直观影像资料可作为中医辨证的重要补充。例如，在慢性胃炎的诊断中，胃镜下形态改变可纳入中医的微观辨证标准。治疗时则是多元协同，将现代内镜下的切除、修复等技术手段与中医的药物治疗、针灸等多种方法配合。例如：内镜下治疗消化道早期癌症后，运用中医中药提高机体免疫

力、改善患者生活质量;在缓解内镜检查带来的不适方面,针灸可避免药物对患者身体其他状况的影响。

四、中西医结合消化内镜学的未来展望

随着科学技术的不断进步和医学研究的深入,中西医结合消化内镜学有望在未来取得更多的突破和进展。首先,随着人工智能、大数据等技术的不断发展,消化内镜的检查和分析将更加智能化和精准化。通过人工智能(artificial intelligence,AI)技术,医师可以更快地识别病变部位和类型,提高诊断的准确性和效率。其次,随着中医药研究的不断深入,中医药在消化内镜治疗中的应用将更加广泛和深入。未来可能会出现更多具有针对性的中药制剂和治疗方法,为消化系统疾病的治疗提供更多的选择。最后,中西医结合消化内镜学将在国际上得到更广泛的认可和应用。随着中国医学界的不断努力和国际交流的加强,中西医结合消化内镜学将成为消化系统疾病治疗的重要手段之一,为人类的健康事业做出更大的贡献。

第一章

操作篇

第一节　上消化道内镜

一、上消化道内镜操作特点

上消化道内镜检查又称食管-胃-十二指肠镜检查，是一种将一端带有灯光和摄像头的细小导管插入上消化道，以观察食管、胃及十二指肠球部、球后部、降部情况的检查。近年来，随着光学、材料学、机械学等技术的进步，电子胃镜逐渐发展，因其具有成像清晰、视野广、镜身柔软、尺寸纤细、易于操控等特点，故而在探查效果、操控性、安全性、舒适性等诸多方面已超越、替代纤维内镜，人类由此进入电子内镜时代。不仅如此，随着色素内镜、放大内镜、超声内镜（endoscopic ultrasound，EUS）等新型内镜技术的进步，上消化道内镜在临床中的应用已不局限于辅助检查，还可满足病灶精查、内镜下黏膜切除/剥离等多种需求。

相比于其他针对上消化道的辅助检查，其具有以下特点。

1. 观察病灶直观、准确　上消化道内镜检查可直接观察食管、胃、十二指肠球及球后黏膜，对于所见病灶可较为准确地获得其各类形态学资料，并可借助色素内镜、放大内镜、超声内镜等特殊内镜技术对可疑病灶进行深入观察、判定。

2. 内镜操作相对安全　上消化道内镜检查相比 X 射线等影像学检查无射线辐射。同时，单纯的内镜直视探查并不会对上消化道黏膜造成损伤，尤其对于成熟的内镜医师，上消化道内镜检查操作相对安全可靠，必要时还可重复检查。

3. 可获得完整临床资料　上消化道内镜检查中可通过图像采集或录像获得镜下视野的影像资料以利于特定病灶的记录与长期对比随访。同时，内镜下还可通过黏膜组织活检获得组织学标本，利于通过病理学技术对可疑病灶进行确切诊断。

4. 兼具治疗功能　通过上消化道内镜可对部分病灶直接进行内镜下手术干预。

二、上消化道内镜检查的适应证与禁忌证

（一）适应证

上消化道内镜检查的适应证较为宽泛。广义上，疑诊上消化道病变、确诊上消化道病变且需定期观察随访、胃癌早期筛查、无症状体检者，均构成上消化道内镜检查的适应证。具体包含如下内容。

1. 原因未明的上消化道症状　存在消瘦、上消化道出血、上腹痛等各类上消化道疾病相关症状且病因未明的患者，可经上消化道内镜检查明确病因学诊断。

2. 疑诊上消化道病变　经影像学、血清学等前期检查疑诊上消化道病变的患者，可经上消化道内镜检查进一步获得病变形态学表现、病变范围等临床资料，并可通过内镜下病理活检明确病变性质。

3. 上消化道疾病的内镜随访　确诊上消化道疾病需定期内镜随访的患者，如萎缩性胃炎、低级别上皮内瘤变等可经上消化道内镜检查动态观察病变变化，并可通过内镜病理活检明确病变进展情况。

4. 上消化道疾病的内镜筛查　存在上消化道疾病相关危险因素的患者，可在上消化道疾病或相关症状发生以前行上消化道内镜检查加以筛查。

5. 健康体检及其他　因体检或其他需求要求完善上消化道内镜检查的患者。

（二）禁忌证

1. 精神、心理异常等原因不能配合者。
2. 严重心肺功能不全或既往存在慢性心肺系统疾病且近期存在病情加重、症状反复者。
3. 严重贫血或全身营养状况极差者。
4. 可疑上消化道穿孔或处于穿孔急性期者。
5. 因咽喉部疾病内镜不能插入者。
6. 胃、食管化学性物质烧伤急性期者。
7. 脊柱、纵隔、胸腹部大血管严重畸形者。
8. 妊娠期患者。

三、上消化道内镜操作前准备

（一）术前评估及知情同意

上消化道内镜检查前，术者需详细采集患者病史，充分评估内镜检查的适应证并排除禁忌证。对于符合检查指征的患者，需在检查前向待检患者交代病情，介绍拟行检查的必要性、检查目的、检查方法、镜下观察内容及可能发生的风险和并发症。在取得患者同意后签署知情同意书。

对待检患者有针对性地完善血常规、肝肾功能、凝血功能、传染病筛查、心电图、心肺功能等检查，以掌握患者全身情况，评估上消化道内镜检查的风险。

（二）术前宣教

内镜检查前需对患者予以术前宣教以帮助其配合上消化道内镜检查。宣教要点如下：上消化道内镜检查前需禁食8~10h，禁食期间为避免脱水、低血糖等风险，可不限制无色透明液体的摄入。普通胃镜检查需在术前2h内禁饮水以避免上消化道腔内液体积聚影响观察，无痛胃镜检查需在术前4h以内禁饮水以避免麻醉期间发生呛咳、误吸的风险。若患者有活动的义齿（假牙）需取出，以免误入食管或气管。

注意询问患者有无服用抗凝药、抗血小板药物，如患者规律服用上述药物，应考虑在检查前停药。目前，对于内镜检查前上述药物的停药时间国内外学界尚存争议。从安全性角度出发，充分评估出血及高凝导致血栓性疾病风险，如非高血栓风险，可考虑华法林提前停药3~4日，氯吡格雷停药5~7日，阿司匹林停药7日。

术后1~2日，患者常可出现短暂的咽喉部疼痛，同时咽后壁因局部麻醉作用的关系，可有异物感，还可存在咳出分泌物的反射表现。应注意告知患者避免勉强咳出分泌物，以免造成黏膜破损。术中如行黏膜活检，术后应避免辛辣、刺激饮食及过烫食水，以防止对活检创面造成进一步损伤。

（三）术前药物干预

上消化道内镜检查前可酌情给予以下药物干预改善患者术中不适感，优化镜下观察效果。

1. 解痉 可在上消化道内镜检查前肌内注射山莨菪碱、间苯三酚等解痉药以抑制胃食管蠕动与胃液唾液分泌；高龄（70岁以上）、青光眼、前列腺肥大症、心肌病、心律不齐者要慎用或禁用抗胆碱药物。

2. 消除泡沫、溶解黏液 可在上消化道内镜检查前嘱患者酌情口服链霉蛋白酶或西甲硅油以达到溶解黏液、消除泡沫的作用，改善观察效果，避免遗漏微小病变。

3. 咽部麻醉 可在上消化道内镜检查前嘱患者口服咽部麻醉用盐酸利多卡因胶浆、盐酸达克罗宁胶浆（或利多卡因喷雾剂咽喉局部喷洒）以麻痹咽喉，改善患者术中不适感。服药过程中在咽喉深部含服1~2min可加强咽部麻醉效果。

四、上消化道内镜基本操作详解

（一）胃镜的操控方法

内镜操作时双脚站稳，采用腰部没有负担的姿势。左手持操作部，右手持镜身。左掌及环指、小指紧握操作部，拇指操控大小螺旋，示指按压吸引钮，中指按送气钮。如拇指难以灵活操控小螺旋，可用左手中指或暂用右手临时操作。右手持握镜身，以距胃镜头端20~30cm为宜。在胃镜操作过程中，右手需通过捻转镜身来配合左手操作以确保良好的视野。在镜身进入食管之前尽量不要变换把持的部位以保证进镜过程中对镜身维持良好的操控。

（二）上消化道内镜的进镜方法

内镜检查前，首先确认画面质量，检查内镜各装置、按钮、吸引、注气、注水等状态正常，避免因设备原因造成反复进镜、检查时间延长等不良事件。

嘱患者正确佩戴上消化道内镜检查用口垫。在监视器画面观察下缓慢地插入内镜。内镜先端进入口腔内深部以后上打大螺旋，沿着硬腭的正中线推进，见到悬雍垂后在其下方通过并继续进镜。当看到会厌软骨及其深处的喉头、声带结构以后，可从喉头左下侧的间隙进镜，此时可通过轻微内旋镜身以向 1~2 点钟方向进镜通过会厌达到食管。

在此过程中，应注意观察会厌、声带等结构，避免将内镜误入气道。如插入部位显示不清楚、进镜阻力过大，切忌暴力操作。可嘱受检者做吞咽动作以配合进镜，抑或退镜，嘱受检者放松，调整后重新进镜。如从喉头左背侧进镜困难时，也可尝试经对侧进镜。

当进镜通过幽门时，如进镜困难，可嘱受检者短暂屏住呼吸，当幽门环打开时随即通过幽门进入十二指肠球部。进入十二指肠球部后可在不退出球部的情况下略向后退镜，下压大螺旋以观察球腔情况。随后上调大螺旋向 2~3 点钟方向进镜，越过十二指肠上角时顺时针轴向旋转镜身即可到达十二指肠降部。此时可通过适当退镜以调整内镜头端在十二指肠降部的位置以观察主、副乳头结构。

（三）上消化道内镜的观察路径及标准摄影法

1. 咽部　声门及左右侧梨状窝处采集 1~2 张图片（图 1-1）。

2. 食管各段　每间隔约 5cm 采集图像，应覆盖食管全段，注意调整内镜头端位置及摄影方向，确保可观察到食管各象限黏膜情况（图 1-2 至图 1-4）。

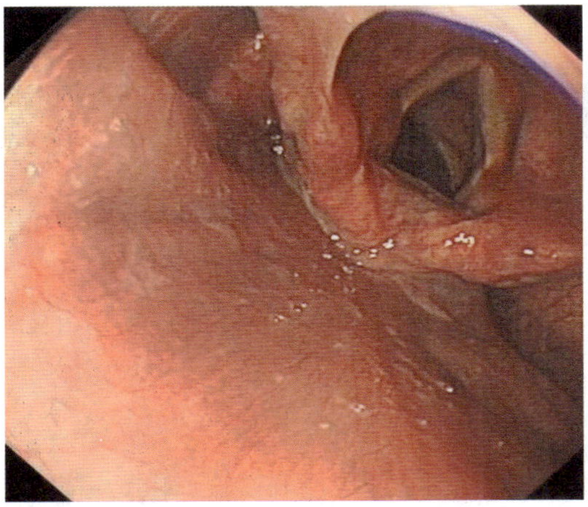

图 1-1　咽部

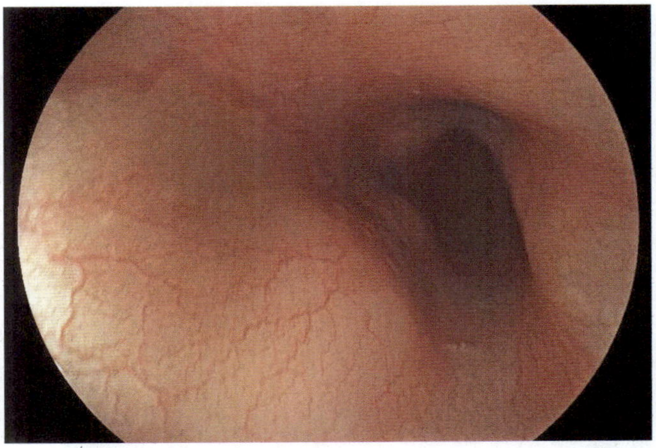

图 1-2　食管上段

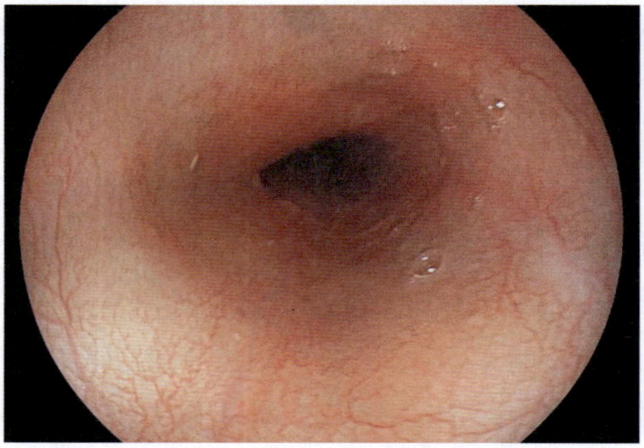

图 1-3 食管中段

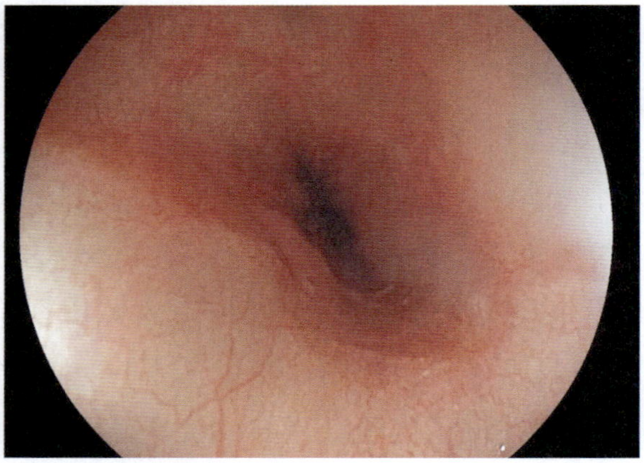

图 1-4 食管下段

3. 食管胃连接部 注意此部位食管蠕动较明显，注意观察齿状线（食管鳞-柱交接部，squamo-columnar junction，SCJ）与食管胃连接部（espophagogastric junction，EGJ）所在位置（图 1-5）。

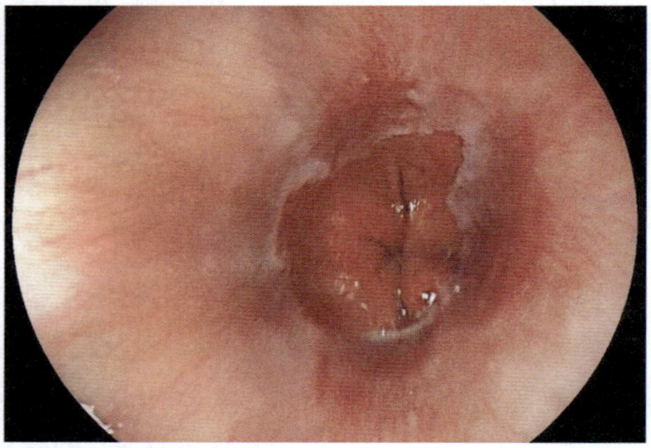

图 1-5 食管胃连接部

4. 胃体部 分别在胃体上部、胃体中部、胃体下部区域采集各象限（前壁、后壁、小弯侧、大弯侧）黏膜图片；注意适当注气以扩张胃腔，观察大弯侧皱襞及皱襞周围凹陷区域内黏膜情况，避免遗漏病灶；必要时需反复注气、吸气对比观察。观察摄影以前还应注意尽量吸引胃液以避免因胃内黏液池覆盖造成观察盲区。如胃黏膜表面附着较多黏液，应注意积极予以冲洗以获得满意的观察效果（图 1-6 至图 1-13）。

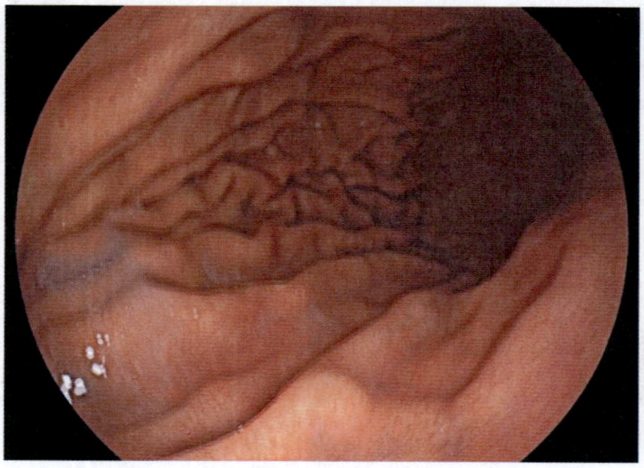

图 1-6 胃体上部大弯侧

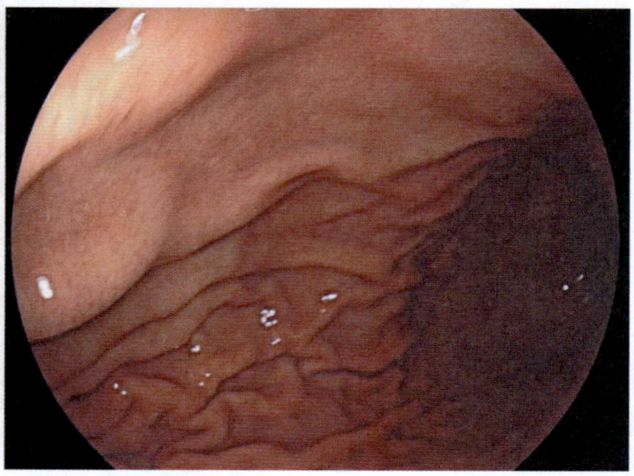

图 1-7 胃体上部前壁

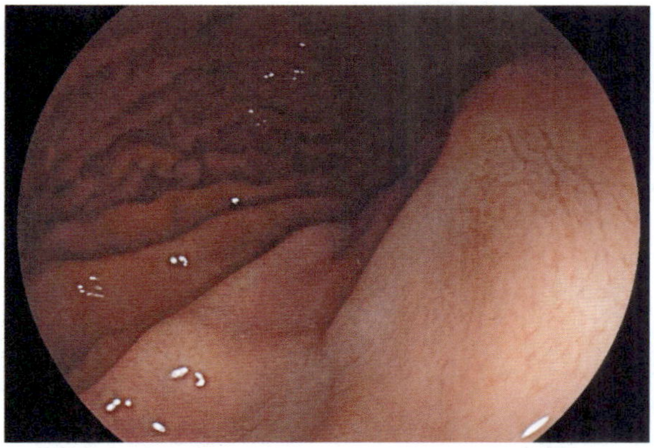

图 1-8　胃体上部后壁

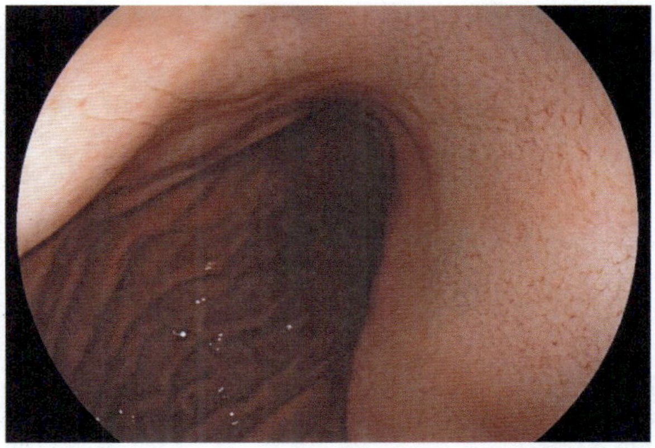

图 1-9　胃体上部小弯侧

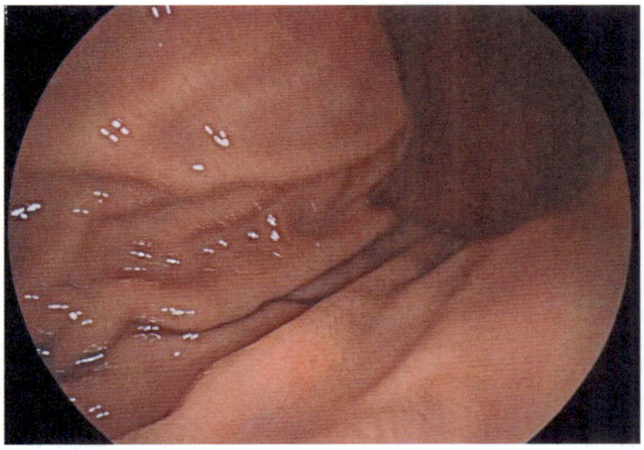

图 1-10　胃体中段大弯侧

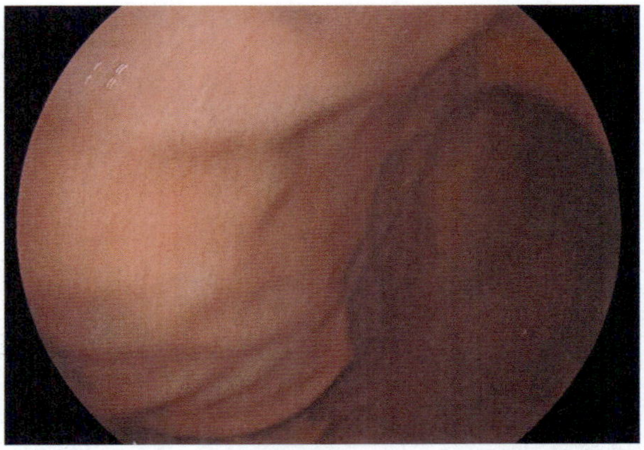

图 1-11　胃体中段前壁

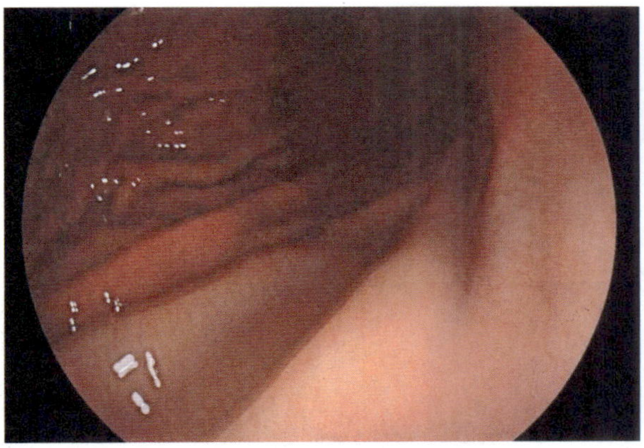

图 1-12　胃体中段后壁

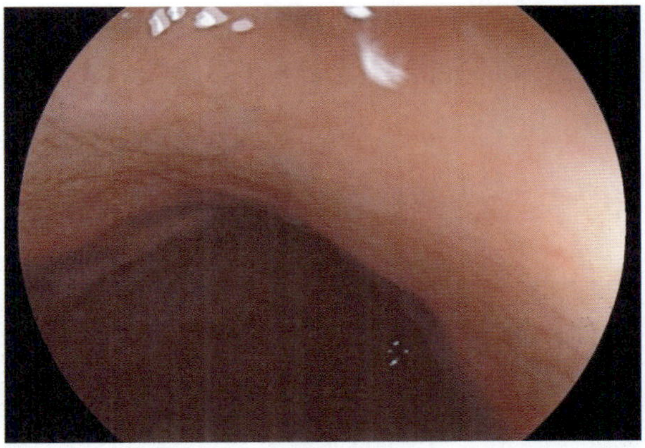

图 1-13　胃体中段小弯侧

5. 胃窦-胃体交界部　进镜至胃窦-胃体交界部时应短暂停留，观察胃窦-胃体交界部黏膜有无色调变化等异常情况，注意切莫遗漏该区域小弯侧黏膜情况（图 1-14）。

6. 胃角部　观察并采集胃角正中部、胃角前壁、胃角后壁图像，如胃角与胃窦-胃体交界部暴露不全，需进一步反转镜身以观察并采集胃体下部、胃角前壁、胃角后壁图像（图 1-15 至图 1-17）。

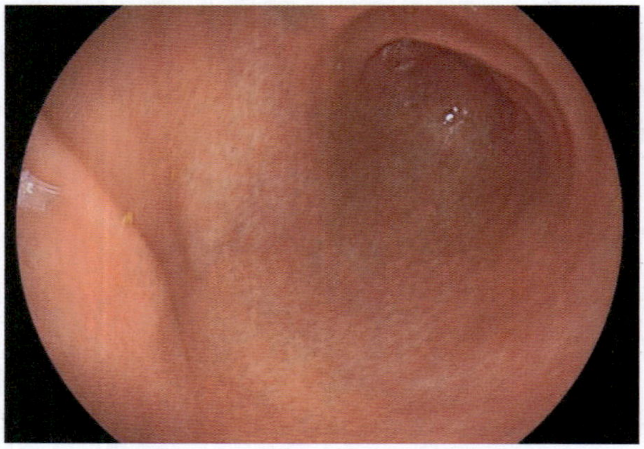

图 1-14 胃窦-胃体交界部

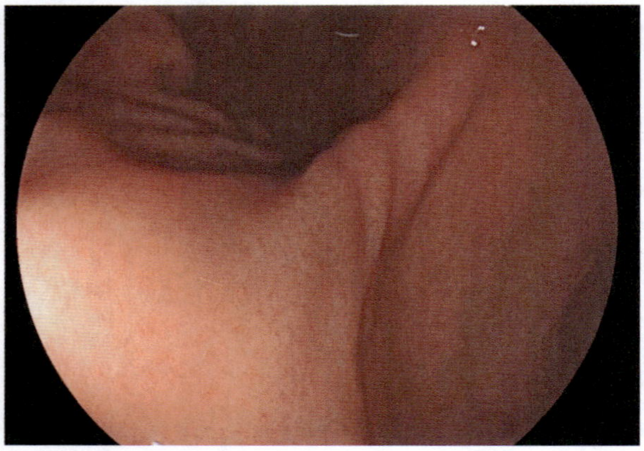

图 1-15 胃角前壁

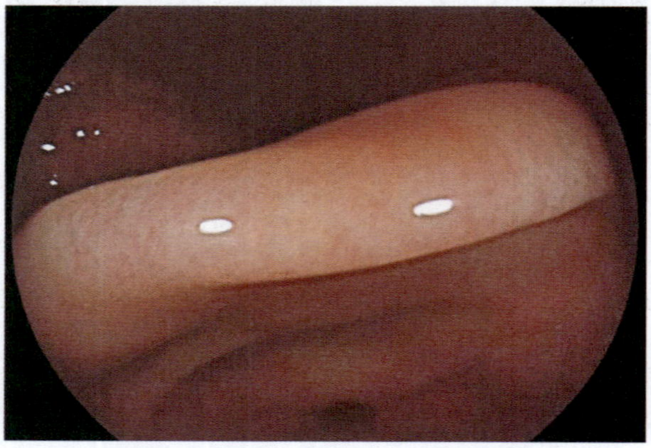

图 1-16 胃角正中部

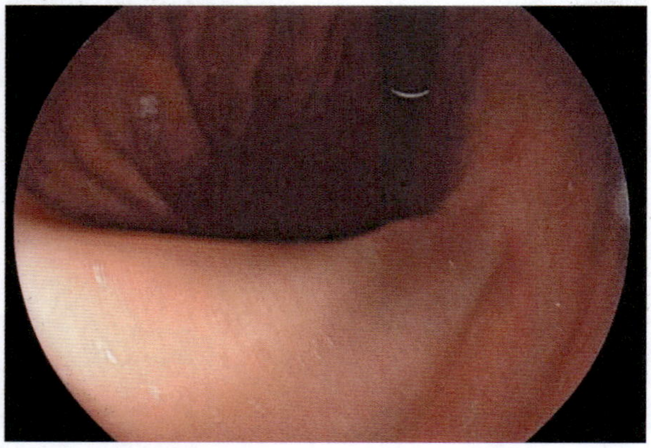

图 1-17 胃角后壁

7. 胃窦部 分别观察并采集胃窦部前壁、后壁、小弯侧、大弯侧及幽门前区(幽门口)图片,注意观察腺管及微血管结构,必要时采用色素内镜或染色内镜对可疑病灶予以进一步观察(图 1-18,图 1-19)。

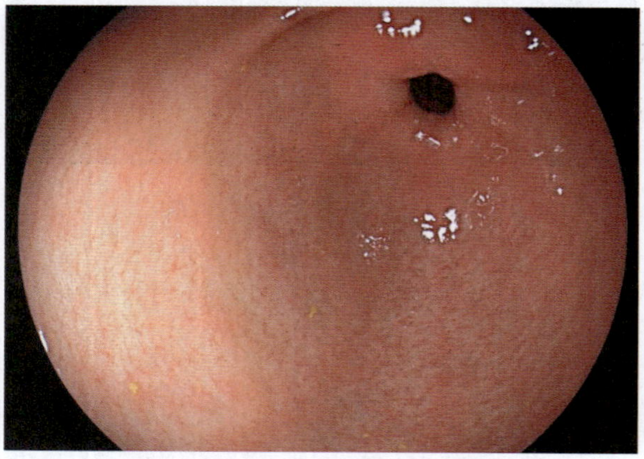

图 1-18 胃窦部前壁

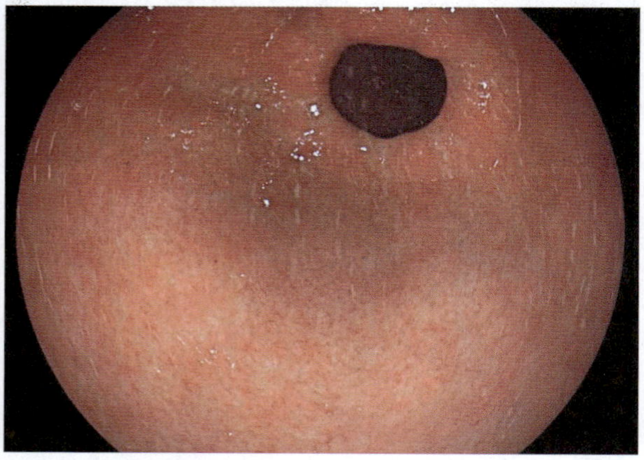

图 1-19 幽门前区

8. 胃底部　反转镜身观察胃底部并采集图像。在此过程中可通过旋转镜身观察胃底部前壁、后壁、小弯侧、大弯侧各区域。其中,近贲门区域易出现观察盲区,应着重观察,切勿遗漏(图 1-20)。

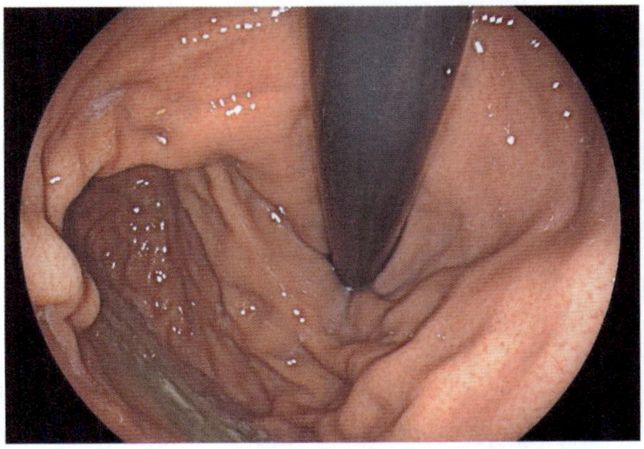

图 1-20　胃底部

9. 十二指肠球部、球后部及十二指肠降部　进镜过程中依次观察十二指肠球部、球后部及降部(十二指肠乳头部)。其中,十二指肠球部后壁、十二指肠球后部因肠腔迂曲较易形成观察盲区,应予特别关注。如确观察困难或存在可疑病变,可反复进镜、撤镜观察,切勿遗漏(图 1-21,图 1-22)。

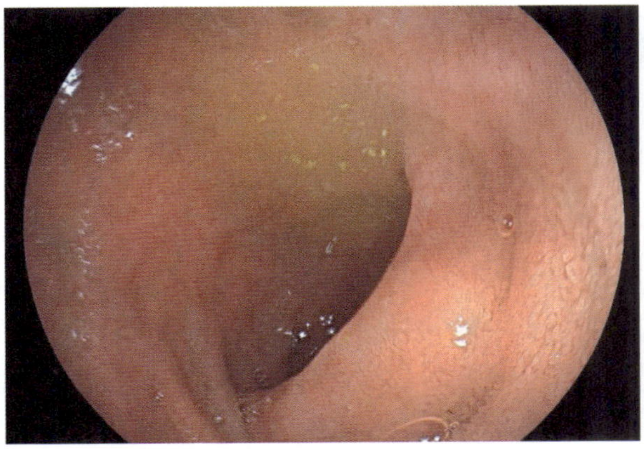

图 1-21　十二指肠球部

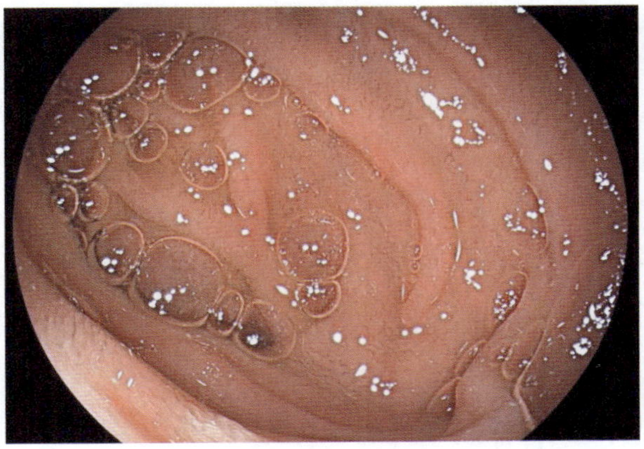

图 1-22　十二指肠降部

五、上消化道内镜操作要点

要点一:牢记上消化道内镜操作的适应证与禁忌证,严格审核操作指征。

要点二:通过咽部时应注意观察局部结构,避免暴力操作。

要点三:上消化道腔内遵循标准路径观察,避免遗漏。

第二节　小　肠　镜

一、小肠镜操作特点

小肠镜(enteroscope)是目前用于小肠疾病诊疗的主要内镜。早期小肠镜包括探头式小肠镜(sonde-type enteroscope,STE)和推进式小肠镜(push-type enteroscope,PTE)等。因其操作难度大、技术要求高、窥视肠段有限、无法进行活检等缺陷,已基本被气囊辅助式小肠镜（balloon-assisted enteroscope，BAE）取代。BAE目前应用最为广泛，包括双气囊小肠镜（double-balloon enteroscope，DBE）和单气囊小肠镜（single-balloon enteroscope，SBE），可进行全小肠的完整、全面检查，即使在小肠深处也能保持良好的可操作性，具有检查范围广、图像清晰、操作可控、诊治一体等特点。螺旋式小肠镜（spiral enteroscope，SPE）和电动螺旋小肠镜（motorized spiral enteroscopy，MSE）是近年来新兴起的小肠镜，操作程序更加简便，平均检查时间更短，具体应用尚在探索中。总体而言，小肠镜操作具有以下特点。

1. 能够覆盖全小肠段的检查及诊疗 目前小肠镜检查可通过“经口/肛进镜”的方式，完成全小肠段的检查及诊疗。当首选进镜方式在小肠段检查过程中无法继续进镜时，予以标记(钛夹或黏膜下注水)，然后采用对侧进镜的方式直至观察到标记点，可完成整个小肠段的镜下观察及诊疗。也有单侧进镜即完成全小肠检查的操作病例，但其成功率与操作者技术水平及小肠肠管走行变异度具有相关性。

2. 是小肠疾病的诊断“金标准” 小肠镜是小肠疾病诊断的“金标准”。小肠胶囊内镜及小肠三维CT检查仍是作为小肠疾病诊断的辅助技术，仅作为小肠镜诊疗前的参考，为小肠镜检查提供基础诊断信息。因小肠镜具有镜下直视观察、病理组织活检、小肠镜下标记定位等优势，能够对小肠疾病实施内镜与病理诊断相结合的诊断策略，对小肠疾病诊断起到了关键作用。

3. 可开展急症患者的小肠镜诊疗 近年来急诊小肠镜已广泛应用于不明原因消化道出血、小肠异物嵌顿等小肠系统疾病的诊治，尤其是在小肠血管畸形出血、小肠憩室出血、黑斑息肉综合征（Peutz-Jeghers syndrome，PJS，简称P-J综合征）合并小肠套叠等急症治疗中，体现了小肠镜诊疗的优势。

4. 小肠疾病的内镜下治疗 随着小肠镜诊疗技术的成熟，小肠镜下针对不同小肠疾病的诊疗术式也日渐增多，如小肠息肉切除术、小肠异物(如胶囊内镜等)取出术、小肠血管病变治疗术、小肠狭窄扩张术等。

5. 小肠镜检查前需要辅助检查支持 小肠系统疾病通常需要经过病史的评估，完善相关胃肠镜检查、胶囊内镜或小肠三维CT成像等技术的综合判断，以此作为小肠镜诊疗的依据和基础，尤其为小肠镜诊疗进镜方式的选择提供了影像学及临床依据。

6. 操作耗时长、难以熟练掌握 由于小肠的肠腔长且在腹腔的走行弯曲，故熟练掌握小肠镜操作技术的难度较大。无论是经口或者经肛进镜，由于小肠镜的镜身较长，其在操作过程中易于成袢，进镜的深度及不同进镜方式对接成功率，均受操作者技术水平、患者的疾病特点、小肠的生理结构等多方面因素影响。同时，应注意到不同区域及等级的消化内镜中心，每年所承担小肠镜检查病例的数量也是小肠镜技术提升的关键因素。

二、小肠镜检查的适应证与禁忌证

小肠镜检查可以在内镜直视下实现全小肠段的检查及诊疗，并可在直视下行小肠活组织检查。但由于小肠镜操作耗时长、技术难度较高、花费高、需要麻醉镇静、属于侵入性检查、可能需要两次检查以发现病变等因素，故对于小肠疾病，通常先采用无痛苦检查手段(如胶囊内镜、小肠三维 CT 或 MRI 等)，在胃镜、结肠镜检查阴性及相关诊断依据提示小肠疾病可能时推荐进一步行小肠镜检查，而非特异性消化道症状(如腹痛、腹泻)时不建议首选小肠镜检查。另外，小肠镜诊疗临床应用有一定的并发症风险。文献指出，DBE 并发症的发生率为 0.8%~1.2%，严重并发症主要为急性胰腺炎和肠穿孔，如行内镜下治疗，并发症发生率约为 4%，故需严格其掌握适应证与禁忌证。

(一) 适应证

1. 潜在小肠出血 随着内镜技术不断发展，多数不明原因消化道出血得以明确诊断，2018 年版《中国小肠镜临床应用指南》将原“不明原因消化道出血”改为“潜在小肠出血”，即对于存在消化道出血临床表现的患者，胃镜和结肠镜检查均正常，则诊断为潜在小肠出血。对于潜在小肠出血的患者，最好在出血后 48~72h 完成小肠镜检查。DBE 检查对潜在小肠出血和其他小肠疾病的诊断率为 60%~80%，并且对显性小肠出血的诊断阳性率高于隐性出血。小肠镜不仅可以用于明确消化道出血的病因，还可用于小肠出血内镜下治疗。对于通过胶囊内镜或 BAE 发现仍有活动性出血相关或进行性贫血加重的小肠出血患者，应行小肠镜下治疗。

2. 疑似克罗恩病 我国炎症性肠病的发病率逐年升高，其中克罗恩病，尤其是回肠型或回肠结肠型克罗恩病的检出率升高，很大程度上得益于小肠镜应用范围的扩展。小肠镜与小肠胶囊内镜、小肠三维 CT 等相比，内镜图像更加直观清晰，判断小肠溃疡的形态更准确，且可以在内镜下行病理组织活检，对于小肠三维 CT 或胶囊内镜提示克罗恩病而结肠镜检查未见异常的患者，可以应用小肠镜行小肠黏膜组织活检以明确诊断。

3. 不明原因腹泻或蛋白丢失 蛋白丢失性肠病被分为原发性和继发性，可由多种病因造成，对于不明原因腹泻或蛋白流失性肠病，行小肠镜检查可进一步获取小肠组织，行病理学检查及微生物检查可能对诊断有帮助。

4. 疑似吸收不良综合征 多种疾病进展过程中存在小肠吸收功能障碍，其病因错综复杂。随着内镜技术的发展，对于疑似吸收不良综合征患者，可以直接应用小肠镜观察小肠黏膜及绒毛的改变，也可以在内镜下进行十二指肠、空肠及回肠等不同小肠部位活检，进行组织学检测及酶活性测定，评估有无克罗恩病、乳糜泻、小肠淋巴管扩张症、双糖酶缺乏症等疾病，为其提供必要的诊断依据。对于无反应性或难治性乳糜泻患者，可应用小肠镜进行诊断和病情监测。

5. 疑似小肠肿瘤或增殖性病变 若影像学检查提示小肠肿瘤，可优先考虑小肠镜检查。当小肠胶囊内镜检查并不能明确小肠肿瘤的诊断时，可应用小肠镜进行活检并标记病变位置；当小肠胶囊内镜检查发现黏膜下肿物时，可选择小肠镜检查进行明确诊断及进一步术前定位标记；对于直径≥1cm 的小肠息肉，相关指南建议行小肠镜下切除术；对于

P-J 综合征，当小肠胶囊内镜或影像学检查提示直径>15mm 或伴有临床症状时，推荐应用小肠镜行切除术治疗，并应用小肠镜对其监测和随访。

6. 不明原因小肠梗阻 对于明确小肠梗阻患者，胶囊内镜为禁忌检查项目，小肠镜不仅可以对梗阻病变进行直接的观察以明确病因，还能够进行内镜下治疗（包括行内镜下超声、组织学活检、选择性放射灌肠、球囊扩张等），可发挥相应的诊疗作用。经口小肠镜无须特殊肠道准备，通常术前 12h 禁饮食后即可操作，必要时也可进行胃肠减压。经肛小肠镜可采取缓泻、清洁灌肠的方法，保证结肠段具有一定的内镜操作视野，故非绝对禁忌证。在选择进镜途径（经口或经肛）时，应基于其他影像学检查选择离狭窄部位较近的一个入口，如果通过初始选定的入路无法明确诊断，可考虑通过另一条路径进行。

7. 外科胃肠道手术后异常情况 外科胃肠道相关手术后如出现不明原因消化道出血、不全性梗阻等症状时，如保守治疗不能缓解，可进一步行小肠镜检查以明确病因，尤其是对于吻合口出血（血管畸形出血）能进行有效的内镜下止血。

8. 临床相关检查提示小肠存在器质性病变可能 对于影像学检查或小肠胶囊内镜检查发现的小肠病变，可应用小肠镜进行病灶的明确诊断及治疗。

9. 已确诊的小肠病变治疗后复查 对于评估小肠疾病（如克罗恩病、息肉、血管畸形等）治疗后的内镜下愈合情况，应用小肠镜复查随访，根据小肠镜的内镜图像，可进一步更新患者的治疗方案。

10. 小肠疾病的治疗 小肠镜下治疗技术，包括小肠息肉切除术、小肠异物（如胶囊内镜滞留等）取出术、小肠血管病变治疗术、小肠狭窄扩张术等，不断发展普及。小肠息肉切除术在我国应用最为广泛，适用于单发或多发息肉，可以采用镜下圈套器切除术，如内镜黏膜切除术（endoscopic mucosal resection，EMR）；对于较大息肉，可进行分片切除。小肠镜下异物取出术可以借助圈套器、异物钳、网篮等附件，最常见的小肠异物为滞留的胶囊内镜，还包括异物、胃石等。小肠血管病变的止血治疗，包括内镜下烧灼止血（氩等离子体凝固术、激光、微波等）、局部注射或喷洒止血剂、硬化剂注射、机械止血（止血夹止血，如钛夹、止血带止血等）等。小肠狭窄的常见病因为克罗恩病所致的肠梗阻和长期服用非甾体抗炎药（nonsteroidal anti-inflammatory drug，NSAID），内镜球囊扩张（endoscopic balloon dilation，EBD）是目前最常用的有效方法。

11. 困难结肠镜无法完成的全结肠检查 对于某些结肠腔宽大、结肠冗长的患者，普通肠镜往往无法完成全结肠段的检查，此类结肠镜诊疗称作困难结肠镜诊疗。通过小肠镜的进镜优势可以实现全结肠段的筛查，是解决困难结肠镜诊疗的有效操作方法。

12. 手术后消化道解剖结构改变导致十二指肠镜无法完成的内镜逆行胰胆管造影 消化道重建术（如空肠 Roux-en-Y 吻合术）后肠道解剖结构发生改变，如肠腔内粘连、成角或狭窄，会导致内镜逆行胰胆管造影（endoscopic retrograde cholangiopancreatography，ERCP）进镜困难，可行小肠镜辅助 ERCP，一项多中心前瞻性研究指出，DBE 辅助 ERCP

到达胆道开口的成功率为 97.7%，治疗成功率为 97.9%。

（二）禁忌证

小肠镜检查禁忌证分为绝对禁忌证与相对禁忌证，这既保障了小肠镜诊疗的安全性，又可最大限度地发挥小肠镜的作用。如小肠镜对于小肠梗阻的诊断价值较高，并且对于肠道准备的要求也不如结肠镜高，可应用小肠镜明确梗阻原因并进行针对性治疗。有多次腹部手术史尽管会对小肠镜进镜造成一定困难，但只要避免暴力进镜造成并发症，仍可尝试应用小肠镜。对于低龄儿童，国内已有多家单位开展对于儿童的小肠镜检查和治疗，年龄亦非小肠镜绝对禁忌。

1. 绝对禁忌证

（1）严重心、肺等器官功能障碍者。

（2）无法耐受或配合内镜检查者。

2. 相对禁忌证

（1）小肠梗阻无法完成肠道准备者。

（2）有多次腹部手术史者。

（3）孕妇。

（4）其他高风险状态或病变者（如中度以上食管-胃静脉曲张者、大量腹水等）。

（5）低龄（<12 岁）儿童。

三、小肠镜操作前准备

（一）医生准备

1. 评估患者病情　小肠镜诊疗前应充分了解患者病史，严格把握适应证，评估患者病情（包括病史、体格检查和辅助检查），明确小肠镜应用指征；完善相关检查，包括血常规、肝肾功能、电解质、凝血功能、术前传染病四项、心电图、胸部 CT 等检查，排除禁忌证。同时，小肠镜诊疗前通常建议先采用无痛苦检查手段（如胶囊内镜、小肠三维 CT 或 MRI 等），在有明确提示小肠病变（胃镜、结肠镜阴性或强烈指征需要小肠镜检查）时采用小肠镜。

2. 确定进镜途径　小肠镜检查的进镜途径分为经口进镜和经肛进镜途径，双侧进镜途径可完成对全小肠的全面检查。正确选择进镜途径会大大提高小肠疾病的检出率。对于进镜途径的选择，取决于术前对小肠病变部位的预判。原则上来说，1~3 组小肠选择经口进镜途径，5~6 组小肠选择经肛进镜途径，而第 4 组小肠既可以选择经口进镜途径，也可以选择经肛进镜途径。有学者指出，经口进镜途径比经肛进镜途径更容易到达第 4 组小肠。内镜医师还可根据疾病的好发部位来选择合适的进镜途径，如克罗恩病好发于回肠，首选经肛进镜途径；P-J 综合征好发于空肠，则选择经口进镜途径。对于疑似小肠出血患者，内镜医生可根据患者症状（如出血性状、频率）及胶囊内镜检查和/或影像学检查

（如小肠 CT）结果，估计小肠出血的部位，选择进镜途径。还要重视测定血尿素氮（blood urea nitrogen，BUN）水平，如果出血后 BUN 水平明显升高，一般都是近段小肠出血，反之，BUN 水平不升高或升高不明显，则提示远端小肠出血可能性较大。经口进镜途径的进镜深度以回肠中下段为宜，对于怀疑空肠病变者（以黑便为主要表现，甚至有过呕血，或胶囊内镜提示时间指数≤0.6、小肠三维 CT/MRI 提示病变位于空肠），建议首次小肠镜检查选择经口进镜途径。经肛进镜途径的进镜深度以空回肠交界区为宜，对于怀疑回肠病变者（以便血为主要表现，或胶囊内镜提示时间指数>0.6、小肠三维 CT/MRI 提示病变位于回肠），建议首次小肠镜检查选择经肛进镜途径。

当无法根据症状及其他检查确定小肠镜进镜途径时，曾有学者推荐首先经肛检查，因患者对经肛进镜途径的耐受性较经口进镜途径好。但在临床实际操作中，小肠镜检查诊疗多在麻醉或镇静状态下进行，无论采取何种进镜方式患者均可耐受；另一方面，Sanaka 等回顾性分析指出，经口进镜小肠镜检查的诊断率相较于经肛检查更高，且操作时间、进镜深度均更优，故在麻醉及镇静条件下，无法判断进镜方式时推荐首选经口进镜。当选择一侧进镜途径未发现病灶时，应在检查最远端小肠黏膜表面喷洒/黏膜下注射染色剂（如亚甲蓝、靛胭脂等），或在小肠黏膜行止血夹标记，当从另一侧进镜时以此标志为节点确认成全小肠镜检查（complete enteroscopy，CE）。

3. 术前备血及输血 常规小肠镜检查前无须备血，对于有消化道活动性出血、慢性消化道出血合并重度贫血及其他符合输血指征的患者，需要检查前输血，纠正血红蛋白（hemoglobin，Hb）至 6~7g/L 以上，以纠正贫血，提高诊疗安全性。小肠镜下治疗需要常规备血。

4. 建立静脉通路 保证小肠镜诊治前及过程中可按需应用静脉支持药物。对于行肠道准备或禁饮禁食时间过长，麻醉前有脱水趋势的患者，诱导前应适当补液，以防发生循环衰竭。有大出血可能的患者，建议采用 18G 以上的套管针开放静脉通路。对操作时间较长（>4h）的手术，建议留置导尿管。

（二）患者准备

1. 患者知情同意 小肠镜诊疗前应向患者及其家属充分告知病情及小肠镜检查的必要性、获益和风险，小肠镜检查及治疗的操作过程、注意事项，以及存在不能发现病灶、出现并发症的可能，告知并发症的后续处理措施，在充分获得患者及其家属知情及配合的情况下，签署小肠镜诊疗知情同意书。

2. 肠道准备 检查前应向患者提供口头联合书面的详细指导，肠道准备前应积极对患者进行宣教，告知完整的肠道准备信息，包括肠道准备的重要性，饮食限制的时间和要求，肠道清洁剂的使用时间、剂量及使用方案。

检查前 1 日开始患者应低渣饮食/低纤维饮食，并于晚餐后禁食。经口小肠镜检查前禁食 8~12h，同时禁水 4~6h；经肛检查者肠道准备方案同全结肠镜检查，即在检查前 4~6h

开始服用肠道清洁剂，2h 内服用完毕。对于无法耐受一次性大剂量清洁剂的患者，可考虑分次服用法，即一半剂量在检查前 1 日晚上服用，另一半剂量在检查当天提前 4~6h 服用。选择肠道清洁方案时应充分考虑患者的整体健康状况、病史、服药史、偏好、既往肠道准备情况等因素，结合清洁方案的疗效、成本、安全性和耐受性等条件，制定个体化肠道准备方案，可选用复方聚乙二醇等温和、含气泡较少的肠道清洁剂。对于不完全性肠梗阻者，应尽可能在肠道梗阻解除并完成相应肠道准备后行小肠镜检查。需要经肛途径进镜检查的消化道出血患者，肠道准备时有诱发及加重出血的风险，应充分备血，在生命体征平稳的前提下可采用分次服用法的肠道准备方案。肠道清洁剂可选用乳果糖口服液，即前 1 日晚口服 200ml 乳果糖+1 000ml 水，检查前 4~6h 再次口服 200ml 乳果糖+1 000ml 水，根据肠道准备情况酌情增减饮水量。若内镜检查过程中发现患者肠道准备不充分，应积极评估，并采取补救措施或改期行内镜检查。

（三）麻醉或镇静

小肠镜检查建议在麻醉或镇静状态下进行。小肠镜检查前，麻醉医师应做好相关的评估工作，充分评估患者病情，排除镇静/麻醉禁忌证，当患者情况符合麻醉要求时，取得患者知情同意，方可实施麻醉。

通常采用静脉麻醉方式，在心电及血氧监护下，予以静脉缓慢推注/泵入异丙酚等药物，镇静可采用咪达唑仑等药物。经口小肠镜检查时，建议气管插管麻醉以避免误吸，减少检查后吸入性肺炎并发症的发生率。经肛检查时，通常只需静脉麻醉即可，但当患者存在胃潴留或肠梗阻时，也需气管插管。诊疗过程中应维持良好的镇静/麻醉深度。当患者存在麻醉禁忌证时，在特殊情况下，如患者有强烈小肠镜检查指征（持续消化道出血、胶囊内镜或常规影像学检查明确提示小肠病变等），且预估检查时间较短，就可能发现病变。在与患者及其家属充分沟通的前提下，可以采用镇静方式（哌替啶、地西泮）实施小肠镜检查。

（四）内镜准备

1. X 射线设备 X 射线对小肠镜检查不是必需的，但对提高进镜效率和深度是有帮助的。对于初次开展小肠镜检查的单位，操作应尽可能安排在有 X 射线设备的操作室进行，这有利于在透视下观察内镜的进镜深度和部位、辅助解袢。具体而言，以下情况常需配合 X 射线透视设备：①在推进外套管时可以确认其前端到达的具体位置，即当推进外套管遇到阻力时，可在 X 射线下确定气囊状态，并且可以用于排除小肠壁卡在外套管和内镜之间的情况；②当短缩肠管时，如果操作者突然感觉阻力增加，提示可能到达短缩标线，必要时可利用 X 射线确认；③当需要确认内镜位置、走行或判断是否结袢时；④BAE 操作中需要造影或进行一些治疗，如对于怀疑小肠局部有瘘管或梗阻的病例，还可进行术中造影（术前对比剂过敏试验阴性）、内镜球囊扩张术。

2. CO_2 气泵 肠管中积存大量气体会导致肠管短缩受阻，内镜插镜困难，并且会增加肠穿孔等并发症的发生风险。CO_2 相比于空气,可迅速被人体吸收,目前有充分证据证实,在小肠镜检查过程中,采用 CO_2 注气代替空气,有利于减少操作过程中的小肠气体滞留,从而使更多长度的小肠套叠于外套管上,提高全小肠检查成功率,并减轻患者术后腹痛、腹胀,因此建议在有条件的单位尽可能开展 CO_2 注气。

3. 检查设备完好性 术前将小肠镜及相关设备彻底清洗、消毒。操作者术前必须仔细检查机器设备、外套管、气囊、气泵等器材设备的完好性,尤其需要注意外套管或内镜前端的气囊是否有漏气或无法完成注气/放气的现象。气囊工作状态的异常通常源于内镜或外套管的注气管道堵塞或安装方法不当,需要重新检查更换。同时,常规准备活检钳、注射针、圈套器、电切开刀、氩气、钛夹等辅助器械装置。

4. 双气囊小肠镜的安装调试 DBE 是目前使用比较广泛的小肠镜设备,其主要优势在于进镜深度较其他小肠镜更具有优势。DBE 检查前的安装及调试很重要,有以下注意事项:小肠镜镜身的前端部有内镜气囊的出气孔(图 1-23),其功效是控制内镜前端气囊的膨胀及收缩,在使用之前应该确保出气孔道中的干燥,故使用前应使用气枪对小肠镜的气道进行清理后,再准备内镜前端气囊的安装。

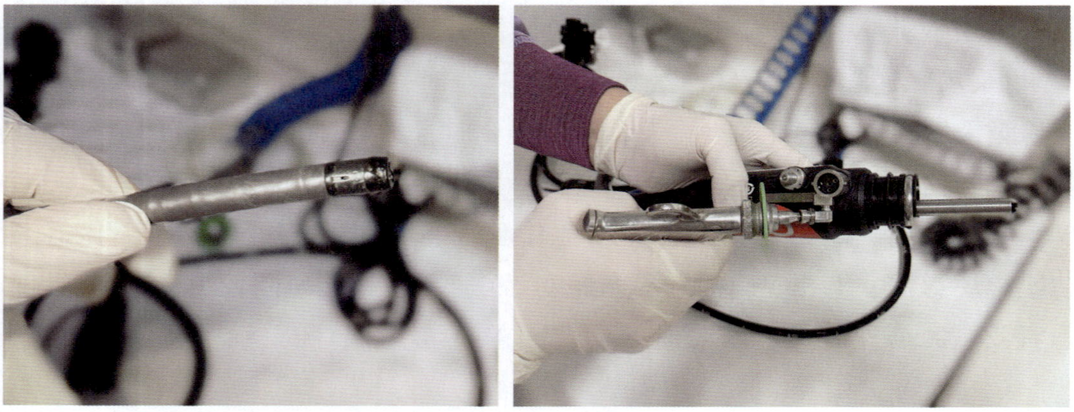

图 1-23 小肠镜内镜气囊前端出气孔

双气囊小肠镜的外套管是一次性使用设备(图 1-24),应该严格区分外套管的注气口及注水口的区别。通常情况下,注气口为透明管道,注水口为蓝色管道,如注气管道注水后会直接影响到外套管的气囊膨胀效果。在使用前为避免不当的使用,可在注气管道前端接上空注射器,防止误注水的操作。

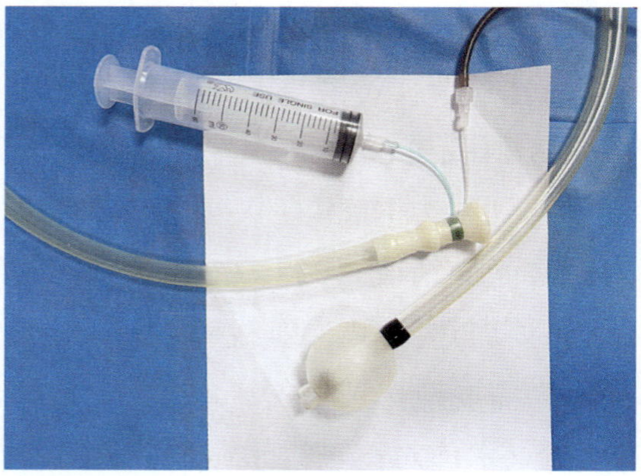

图 1-24 外套管

内镜前端气囊固定用胶圈是用来对气囊进行固定的,防止其出现移位及漏气的装置,气囊固定用胶圈安装不规范是影响小肠镜前端气囊使用的重要因素。小肠镜气囊胶圈安装装置，包括金属环组件、胶圈安装组件（图 1-25）。相关安装的顺序可参照图 1-26 的方法。其中应该注意的是，当内镜气囊安装好后，内镜气囊注气扩张应呈现等半径的球形，当出现偏心的形态时，应重新调整内镜先端气囊的安装。同时，在内镜先端气囊扩张后，暂停注气并观察气囊是否缩小，能够判断气囊是否存在漏气。当内镜气囊处于完全缩小状态时，应注意其是否会遮挡内镜先端的镜头，如有遮挡内镜的情况，应调整内镜气囊两端胶圈的距离。

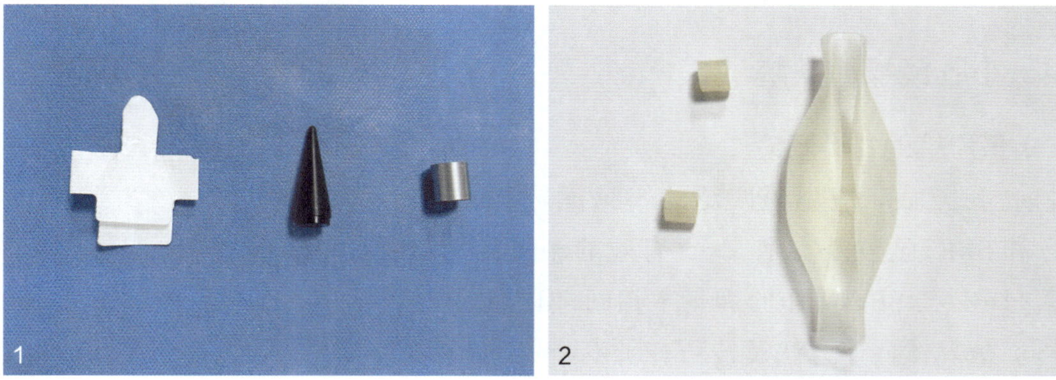

图 1-25 小肠镜气囊胶圈安装装置

1. 金属环组件；2. 胶圈安装组件

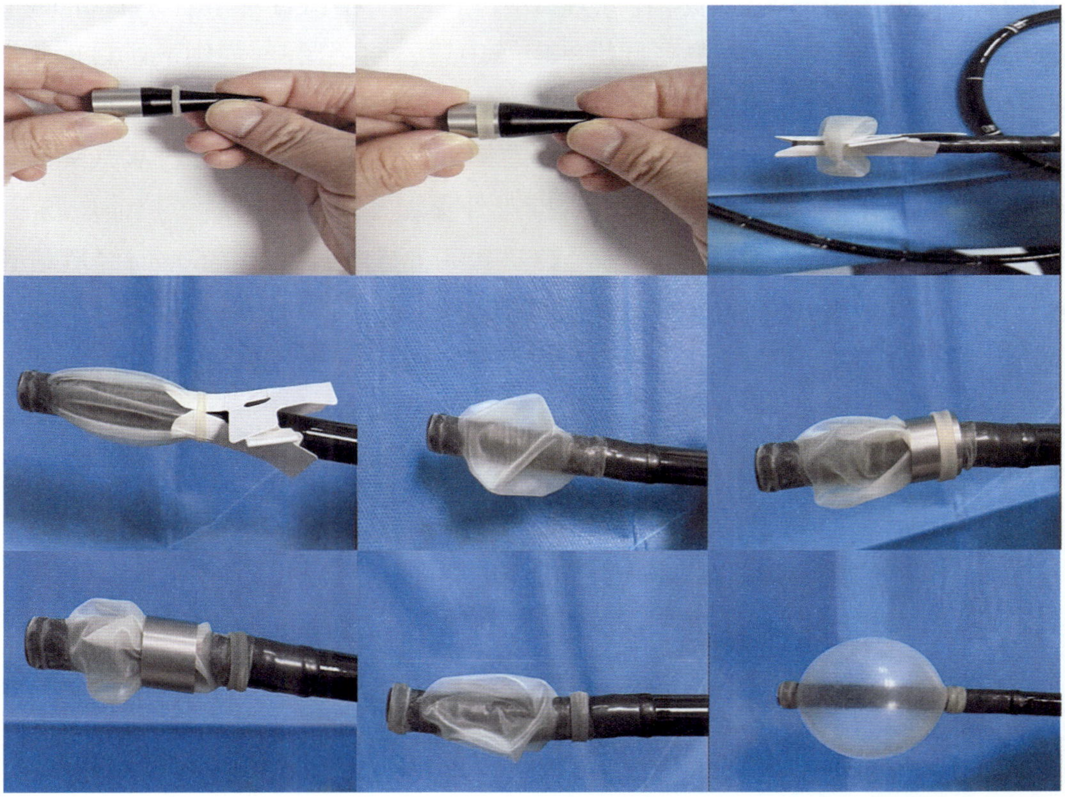

图 1-26 内镜前端气囊安装过程

双气囊小肠镜的外套管与内镜之间应尽量减少摩擦力，保持之间的润滑，外套管的注水管道可注入生理盐水，因外套管的内侧面具有亲水性，无须注入液体石蜡或橄榄油类作为两者之间的润滑剂。

检查之前应将内镜气囊及外套管气囊接驳在气囊控制器（图 1-27）上，测试气囊膨胀及收缩的稳定性，可对两个气囊施加一定的手握压力，观察控制器的压力值变化及报警装置是否正常。

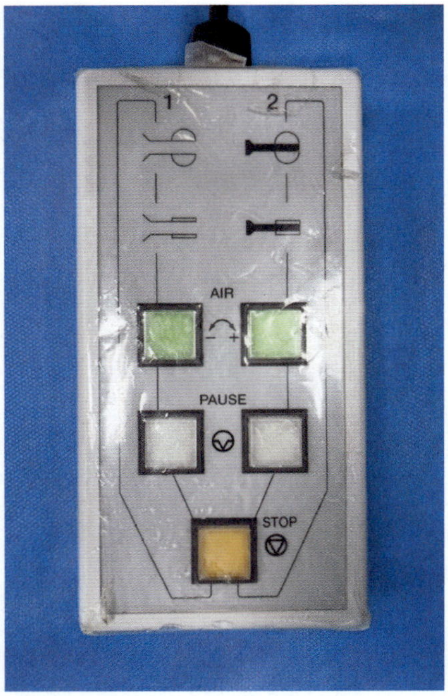

图 1-27 气囊控制器

四、小肠镜操作详解

（一）气囊辅助式小肠镜

目前，我国临床应用最广泛的小肠镜是 BAE，包括 DBE 和 SBE，已被证实是安全、有效的小肠疾病诊疗手段。DBE 与 SBE 操作原理基本相同，但二者构造略有不同，故具体操作方法及技巧有所不同，分别详细论述。

1. 双气囊小肠镜

（1）双气囊小肠镜的构造与操作原理：DBE 于 2001 年由日本学者 Yamamoto 等首次报道，2003 年进入中国临床，其由高分辨率电子内镜、外套管和气囊组成。目前临床应用的 DBE 分为诊断镜和治疗镜两种，直径为 7.5~9.4mm，镜身长度为 152~200cm，操作孔径为 2.2~3.2mm。由于小肠系膜具有一定限度的伸展及收缩功能，通过对双气囊的重复充放气操作使之固定于肠壁，保持内镜稳定，推进外套管及镜身并向后牵拉缩短肠管，使镜头可抵达回肠中下段，甚至末端。DBE 经口进镜可至幽门下 220~360cm，经肛进镜检查可至回盲瓣上 120~140cm，经口和经肛进镜联合应用，可实现对小肠全面且无盲区的检查（图 1-28）。

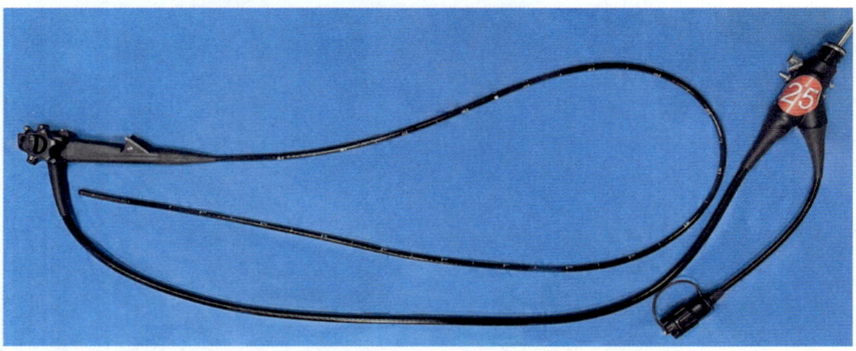

图 1-28 双气囊小肠镜

双气囊小肠镜两枚气囊分别位于内镜和外套管前端。内镜前端气孔处可与一个专用气囊相连接，内镜操作部的通气管通过导管与气泵相连接，以此来实施对镜身前端气囊的充气和放气。外套管的近端由两个导管连接端，白色管道用以连接气泵和外套管气囊，来实施对外套管气囊的充气和放气；蓝色管道通向外套管腔内，用来注水以提高外套管与内镜间的润滑性。外套管的远端气囊近端埋有金属环，以便在X射线透视下清楚地辨认气囊的位置（图1-29）。

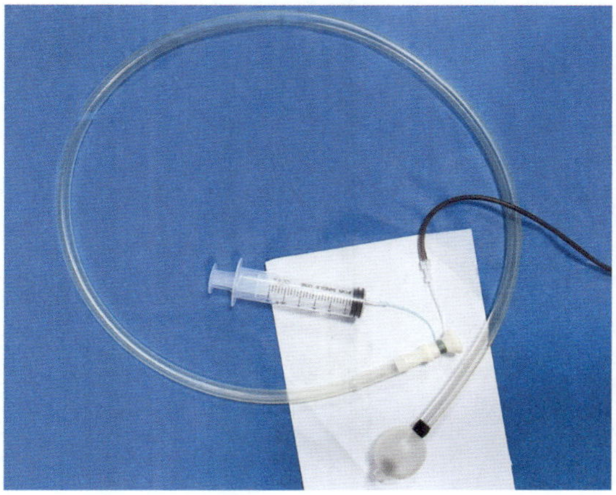

图1-29　双气囊小肠镜外套管

（2）双气囊小肠镜的插入操作方法：①首先使内镜前端气囊处于放气状态，外套管回拉至操作手柄端，将内镜插入一定深度；②而后将内镜前端的气囊充气，使之固定于肠管；③顺着内镜将外套管滑至内镜前端；④外套管前端气囊充气使之固定于肠壁，防止外套管前端滑脱；⑤在外套管前端气囊的固定支撑下，使内镜前端气囊处于放气状态，尽可能向深处推进镜身；⑥将内镜前端气囊充气使之从内部固定肠管；⑦使外套管前端气囊处于放气状态，将外套管沿镜身滑至内镜前端；⑧再次将外套管前端气囊充气，此时内镜与外套管前端气囊均处于充气状态；⑨一并回拉外套管和镜身缩短肠管，使肠管套在镜身上，此时应注意压力警报器的压力值；⑩在外套管气囊充气并固定的状态下，将镜身气囊放气并进镜。不断重复上述过程，每个循环可进镜0~40cm，使小肠镜尽量插入深部小肠（图1-30，图1-31）。

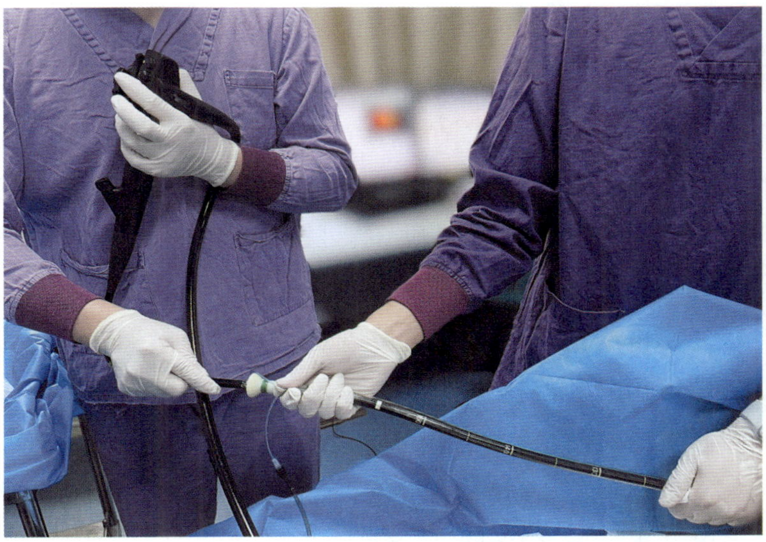

图1-30　双气囊小肠镜插入操作进镜手法

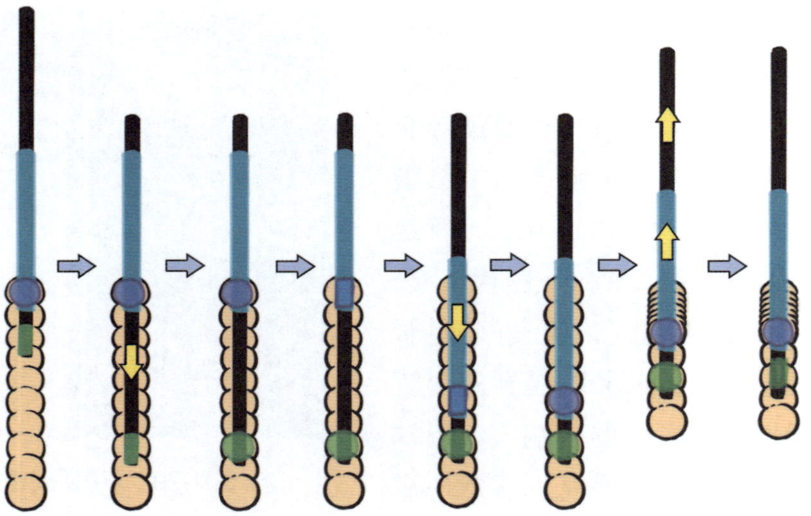

图 1-31 双气囊小肠镜插入操作原理

（3）双人操作详解：

1）经口进镜：

a. 将内镜插入胃内：患者在插管麻醉状态下取左侧卧位，内镜镜身由口腔进入胃腔的操作可由操作者单独完成。进镜前先将外套管拉至内镜最末端，内镜镜身应伸出外套管 40cm 以上，而后操作方式同普通胃镜进镜，即操作者左手持镜，控制操作部，右手夹持镜身先端进镜。通过右手左右旋转调整内镜方向，以确保 UP 方向旋转手柄旋钮时，内镜前端平行于咽部中轴方向，内镜插入下咽部，一般沿左侧梨状隐窝轻轻右旋，看到食管入口时轻柔进镜，使内镜沿食管越过贲门抵达胃腔。

b. 将外套管送进胃内：操作者将内镜插入胃体中下部或胃窦，接下来助手将外套管送进胃内，即将患者头部尽量后仰，沿镜身将外套管从口腔送至镜身 155~160cm 刻度处（记为标定位置）。需要注意的是，外套管与内镜之间应充水润滑以防止外套管与内镜间产生摩擦力，确保进镜顺利。

c. 小肠镜通过十二指肠：操作者控制操作部，助手托住外套管及镜身，将两者送至幽门前区后固定外套管两端，操作者开始插入内镜，将内镜插入十二指肠球腔略向后退，明确肠管走行方向后略右旋内镜，调节 UP 旋钮，进镜于十二指肠降部，部分患者可直接进镜至十二指肠水平部，甚至越过十二指肠悬韧带。若内镜进至十二指肠降部后难以继续进镜，此时助手将外套管再次送至镜身标定位置处，操作者继续进镜，尽量不回拉，操作同胃镜，在到达十二指肠下角时左旋推镜即可到达十二指肠悬韧带，而后右旋进镜越过十二指肠悬韧带，让内镜前端尽量越过十二指肠悬韧带 20~30cm 以上，应避免气囊压迫十二指肠乳头处。操作者将镜身前端气囊充气并固定，使内镜不易滑动，助手再次将外套管送入，推入时如遇阻力可适当调整肠管形状，将外套管滑至镜身标定位置处将其前端气囊充气，此时两个气囊均处于充气状态，同时回拉内镜和外套管，使二者处于伸直状态。

d. 小肠镜进入深部小肠：重复 DBE 插入操作，将内镜前端的气囊放气，镜身缓慢向前插入，最大程度进镜后，再次将内镜前端的气囊充气后固定，再将外套管气囊放气并沿镜身继续向前滑动，再次将外套管前端气囊充气。在两个气囊均充满气的情况下一并回拉外套管和镜身以缩短肠管，使肠管套在镜身上。重复上述充气、放气和“推-拉”动作，使小肠镜尽量插入深部小肠。

2）经肛进镜：

a. 小肠镜通过结肠：患者通常在静脉麻醉状态下取左侧卧位，操作者左手持镜，右手进镜。内镜镜身由肛门口进入直肠及乙状结肠的操作类似结肠镜操作，可由操作者单独完成。当进镜至乙状结肠、降结肠交界处时，先将镜身前端气囊充气并固定于肠壁，使内镜不易滑动，然后助手将外套管沿镜身滑至镜身 155~160cm 刻度处（记为标定位置），将外套管前端气囊充气，在两个气囊均处于充气状态的情况下一并回拉内镜和外套管，使乙状结肠处于伸直状态。而后助手托住外套管及镜身，操作者重复 DBE 插入操作，将内镜前端的气囊放气，进镜至结肠脾曲，将镜身前端气囊充气并固定，外套管气囊放气，助手将外套管滑至标定位置，分别于外套管越过脾曲到达横结肠时、越过肝区到达升结肠时，将外套管前端气囊充气，在两个气囊均充满气的情况下一并回拉外套管和镜身，拉直肠管，抵达回盲瓣处。

b. 小肠镜通过回盲部：内镜前端应尽可能接近阑尾开口处，助手将外套管前端气囊送至升结肠附近，尽可能接近回盲瓣处，有时可反转内镜观察到外套管前端。然后使外套管气囊在升结肠近回盲瓣处充分充气并固定，充分钩拉外套管直至感受到明显的回弹力。由于解剖原因，回肠末端肠管轴与升结肠轴之间往往呈锐角，常规进镜内镜前端需要呈较大角度而形成“拐杖征”，有时甚至需要“U”形反转 180°才得以正对回盲瓣。经过上述操作，外套管充分牵拉后，回肠末端肠管轴与升结肠轴之间成角转换为钝角，此时调整内镜镜头，使得回盲瓣的朝向接近于正对镜头的方向，根据开口方向操控 UP 旋钮，顺势进镜入回肠末端。内镜进入回肠末端后，调整旋钮使镜头尽可能归位，内镜应沿肠腔走行方向尽可能深插，如进镜依然有阻力，可以尝试压迫患者右侧腹帮助调整角度，如果肠腔显示不清可少许注气或注水。当无法再继续进镜时，将内镜前端气囊充气，外套管气囊放气后助手将其滑过回盲瓣，直至镜身标定位置。若此时内镜前端越过回盲瓣不足 20cm，则将外套管气囊充气，内镜前端气囊放气，采取交替复进的操作方法继续尽可能进镜，至内镜前端越过回盲瓣 20cm 以上，则将外套管气囊放气，助手再次送入外套管，将两个气囊均充分充气后轻轻回拉，而后将内镜前端气囊放气后继续深插。小肠镜无法顺利进入回盲瓣的主要原因为小肠镜外套管在结肠段中未充分回拉，小肠镜未形成直线的进镜状态。

c. 小肠镜进入深部小肠：重复 DBE 插入操作，镜身气囊放气、进镜；镜身气囊充气、固定；外套管气囊放气、滑进；外套管气囊充气、固定；拉镜（隔一周期再拉镜）；镜身气囊放气；进镜。使小肠镜尽量插入深部小肠。发现病变后，用清水冲洗，仔细观察病灶并内镜下拍照，钳取组织送病理学检查，在病灶旁黏膜下注射印度墨汁、纳米碳混悬液标记，经活检道注入复方泛影葡胺，X 射线下观察病灶的体表投影和周围情况。

（4）单人操作技巧：DBE 单人操作均由操作者一人完成，故需掌握操作技巧。

1）进镜手法：进镜手法是 DBE 单人操作的关键。操作者可用示、中二指夹持勾住外套管末端，固定外套管，利用大、小鱼际间掌面拖住镜身，借助大鱼际、小鱼际、周围骨性结构和其余三指辅助发力推进镜身；也可以用拇指与示指夹握外套管末端，利用小鱼际掌面拖住镜身，借助小鱼际、周围骨性结构和其余三指辅助发力推进镜身。

2）取直镜身：小肠中的进镜操作应注意保持同心圆形状，此时镜身充分取直、自由度良好，操作者施加在镜身上的力量有效地传导至内镜前端，以利于后续进镜。另需注意的是，当进镜足够深（如贯通）时，小肠肠管几乎被有限的镜身短缩至极限，X 射线下小肠镜走行并非呈同心圆样。

3）内镜下标记：当内镜进至一定深度后，即使重复操作或改变患者体位等均无法再有效进镜，提示进镜到达插镜极限，操作者可标记肠管后退镜，再由对侧进镜到达标记处，则实现对接。小肠镜标记的方法包括黏膜标记和黏膜下注射标记等。对于同日对接检查者，可喷洒甲紫标记肠管；若短期内择期再进行对侧进镜对接，则可应用钛夹标记（将携带金属夹的推送器经内镜操作孔道插入，在需标记的部位夹闭并释放金属夹，之后观察并确定金属夹夹闭牢固后，方算完成标记），或黏膜下注射印度墨汁、纳米碳混悬液（将小肠镜专用的注射针由内镜操作孔道插入，先向黏膜下注入少量生理盐水，见黏膜隆起后再注入 0.5~1ml 的标志物，之后再注射少量生理盐水，以避免注射后拔针时标志物溢出而影响观察。一般注射 1~2 个位点即可满足标记要求）；对于检查过程中发现的病灶，可喷洒甲紫进行标记；对于需择期处理或外科手术治疗的病变，可黏膜下注射印度墨汁、纳米碳混悬液或钛夹标记。

2. 单气囊小肠镜

（1）单气囊小肠镜的构造与操作原理：SBE 其结构与 DBE 类似，也由内镜及外套管两部分组成，单个气囊位于外套管前端，镜身有效工作长度为 200cm，外径为 9.2mm，内镜工作钳道长 2.8mm，外套管长 140cm。相较于 DBE，SBE 只保留了外套管气囊，通过内镜倾斜尖端（钩状尖端）成角钩住肠管将肠道固定在内镜上，而将镜身前端气囊去除，增加了整体的可视范围，安装和操作程序相较于 DBE 均更容易。经口 SBE 的插入深度为 130~270cm，经肛 SBE 的插入深度为 70~200cm。另外，由于将 SBE 推进及回拉时，操作者仅靠钩状尖端钩住肠腔，内镜易于滑出，故对操作技巧有更高要求，深部进镜难度也相对较大。

（2）单气囊小肠镜插入操作方法：SBE 插入操作具体为重复以下 5 步：①将外套管气囊充气，在固定外套管的状态下进镜；②内镜倾斜尖端（钩状尖端）成角勾住肠管以固定肠管，外套管前端气囊放气；③沿内镜推进外套管；④外套管前端气囊充气、固定肠腔；

⑤松开内镜前端角度锁，同时回拉内镜和外套管以短缩肠管（图 1-32）。

（3）单气囊小肠镜操作详解：SBE 的进镜途径和方法与 DBE 大致相同，二者操作的关键区别在于，当外套管气囊放气后准备滑送外套管时，SBE 操作必须调节内镜角度钮至前端弯曲最大，保持内镜下视野固定，用内镜倾斜尖端钩住小肠，以此代替 DBE 内镜前端气囊的作用，固定小肠不致滑脱。

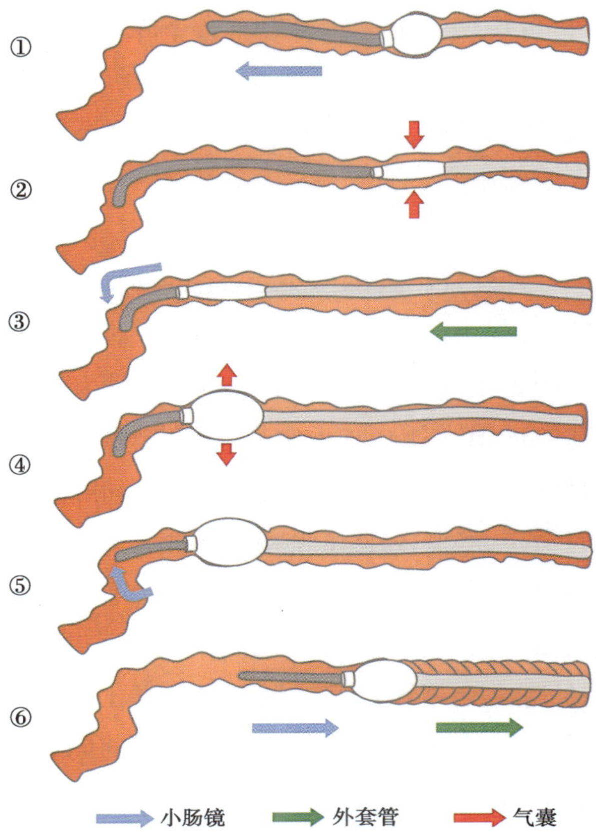

图 1-32 单气囊小肠镜插入操作原理

1）经口进镜：①患者取左侧卧位，操作者左手持镜，右手进镜，操作同 DBE，将内镜进至幽门附近；②将外套管沿内镜向前推至内镜前端，使外套管近端处于镜身标志线 155cm 处（记为标定位置，此时外套管前端与内镜前端保持 5cm 距离，注意不能将外套管置入过深，否则会影响内镜前端的固定作用）；③在气囊不充气状态下继续推进镜身使之越过十二指肠；④调节内镜角度钮至前端达到最大弯曲，保持内镜下视野固定，用内镜倾斜尖端钩住小肠，继续推进外套管至标定位置，确保外套管前端气囊已越过十二指肠乳头（避免气囊充气后压迫乳头，以降低急性胰腺炎的发生率）；⑤将外套管气囊充气以固定肠管；⑥放松内镜角度钮使内镜前端恢复至正常状态，一并回拉内镜及外套管，使肠管套在外套管上以缩短肠管，取直镜身，使镜身与外套管尽量靠近胃小弯侧；⑦重复 SBE 插入操作，使小肠镜尽量插入深部小肠。

2）经肛进镜：患者取左侧卧位，操作者左手持镜，右手进镜。内镜镜身由肛门口进入直肠及乙状结肠的操作类似结肠镜操作。需要注意的是，在结肠就开始采取 SBE 的插入操作步骤：①操作者手持裸镜进镜，遵循“轴保持短缩法”理念，进镜通过降结肠、乙状结肠交界处到达降结肠；②调节内镜角度钮至前端最大弯曲，保持内镜下视野固定，用内镜倾斜尖端钩住小肠以固定肠管；③沿镜身推进外套管至标定位置；④将外套管气囊充气；⑤放松内镜角度钮使内镜前端恢复至正常状态，一并回拉内镜及外套管，使肠管套在外套管上以缩短肠管，取直镜身。重复 SBE 插入操作，使进镜至回盲部；⑥在镜身取直状态下到达回盲部，此时回盲瓣常位于视野 10~11 点钟方向，将外套管送至升结肠近回盲部，然后使外套管气囊在升结肠近回盲瓣处充分充气并固定，回拉外套管，使回肠末端肠管轴与升结肠轴之间成角转换为钝角，再顺势进镜入回肠末端，当插镜进回肠末端仍较为困难时，可让助手用手压迫患者右下腹或者协助患者变换体位，必要时在X射线辅助下进行；⑦同DBE操作一样，内镜进入回肠末端后不要急于进外套管，否则内镜很容易脱出回盲瓣，应当继续进镜一段距离；⑧再次推进外套管；⑨重复SBE插入操作，使小肠镜尽量插入深部小肠。

（二）其他小肠镜

螺旋式小肠镜（spiral enteroscope，SPE）和电动螺旋小肠镜（motorized spiral enteroscopy，MSE）是近年来新兴起的小肠镜。SPE由内镜和带螺纹的外套管组成。螺旋式外套管总长约为130cm，内径为12.7mm，外径为17.5mm，检查时能够撑开周围肠壁，方便小肠镜在其内进退。外套管近端有一可与内镜相连接的锁定装置，远端有一透明螺旋纹包绕。顺时针旋转外套管，前端的螺旋纹如同螺丝钉一样将小肠肠壁套入外套管，通常由于肠系膜的牵拉，小肠不会在腹腔内形成扭转，通过旋转外套管将肠管套叠并固定于外套管上，使得内镜逐渐到达小肠深部。2015年，MSE问世并首次应用于人体，作为SPE的进一步发展，MSE包含一个集成电机，用于旋转内镜螺旋外套管，以折叠和解开小肠。当旋转进镜时，阻力会被测量并显示在显示器上，以避免组织损伤。与传统SPE相比，其简化了操作程序，且克服了经肛逆行检查困难的问题，插入深度与DBE相当，进镜速度更快。但目前由于SPE在我国应用的报道相对较少，MSE应用尚存在空缺，故其具体操作及应用暂有待进一步探索。

五、小肠镜操作要点

小肠镜操作的主要技巧包括循腔进镜、多吸气少注气、正确判断肠腔走向、滑镜、有效钩拉、转动式推进内镜、避免内镜结圈成袢、尽量使内镜走行呈同心圆状、正确退镜，如果遇到进镜困难时，X射线引导有助于解袢和顺利进镜。在小肠镜操作中，掌握一定的操作技巧对顺利完成小肠镜诊疗操作有很大帮助。

（一）循腔进镜技巧

小肠镜进镜的关键在于，将插镜时施加在镜身上的力量有效地传导至小肠镜的前端。在进镜时应避免将大旋钮一直打到底，应在推镜时通过稍打角度和左右旋转镜身使得内镜前端摆动进镜，使推力有效地传导至内镜前端。应尽量避免成角进镜甚至带袢进镜。进镜过程中，尽量使内镜走行呈同心圆状。

（二）外套管的“越袢”技巧

如果小肠镜镜身扭曲或者成袢，插镜时施加在镜身的推镜力无法传导至小肠镜前端，则无法继续进镜。每通过一处扭曲，就应调整镜身姿态，一般通过充分拉直外套管以固定和缩短已经越过的小肠肠管来避免小肠镜镜身扭曲、结袢。但有时由于系膜牵拉等原因，外套管的前方肠段形成了固定且角度较大的“U”形袢，应用X射线透视动态观察结袢情况，可见内镜前端“U”形反转，即形成“拐杖征”，此时外套管即使已经充分回拉，内镜仍无法顺利通过。当存在外套管充分回拉仍无效进镜时，可将 DBE 内镜前端球囊充气固定（SBE 可利用内镜头端的角度和/或安装透明帽吸引辅助固定），将外套管沿着内镜滑入，外套管滑入过程中在一定程度上改变了前方“U”形肠袢的角度，让“U”形变成比较平缓的半圆形，此后可再次进镜。有时需要重复上述操作（连续带袢送入外套管及进镜）。内镜越过肠袢后用镜身前端球囊充气固定（SBE 可利用内镜头端的角度和/或安装透明帽吸引辅助固定），再沿着内镜送入外套管，确保让外套管头端越过肠袢。也可以在 X 射线透视下手法辅助按压，帮助内镜及外套管越过肠袢。切忌盲目推镜，以免产生更多的肠袢。外套管越过肠袢的标志是，在外套管回拉取直后，可继续顺畅进镜。

（三）回盲瓣插入困难小肠镜的处理

对于经肛进镜，部分患者由于存在腹部外科手术史或其他原因所致回肠末端角度较为固定，尽管已经充分钩拉外套管，依然不能改变回肠末端肠管轴向与升结肠肠管轴向之间的角度，导致进镜困难。空军特色医学中心消化科主任宁守斌教授提出如下经验：患者取左侧卧位，充分拉直外套管，将回盲瓣调整至视野 11~13 点钟方向，根据开口方向操控 UP 旋钮，使内镜头端尽可能进入回盲瓣或靠近回盲瓣，此时让助手右手四指沿麦氏点内侧深按并略向外侧用力，给内镜提供合适的支点（必要时可用双手配合按压）。回盲部固定后，操作者再进镜则会相对容易。极少数患者经反复右下腹按压固定后，内镜仍不能进入回盲瓣，可以尝试改变体位并联合手法辅助配合下进镜，如改平卧位或右侧卧位进镜。在条件允许的单位，也可以在 X 射线透视指引下实施更有针对性的精准按压后进镜。

（四）提高小肠镜的插入深度技巧

提高小肠镜插入深度的技巧可以总结为尽量少注气+充分钩拉+外套管的“越袢”技巧。

1. 内镜下充气的掌握 操作过程中采用 CO_2 注气，少注气，多吸气。注意不可持续注气，气体过多不仅无法伸长肠管，还会使外套管已越过的肠管不能充分缩短而不利于进镜，注气后只要能辨认肠腔走行即可，如果注入的气体过多，应及时抽吸。同时，应尽可能减少充气不足和肠道蠕动带来的影响，增加病变检测率。

2. 充分钩拉 应注意充分钩拉外套管，使肠管充分折叠、缩短。操作经口小肠镜的关键在于外套管的前端气囊越过十二指肠悬韧带之后再回拉。操作经肛小肠镜通过结肠时就应充分拉直外套管，尤其升结肠处的钩拉要格外重视。外套管越过回盲瓣 30cm 以上时，就要充分回拉外套管。

3. 外套管的“越袢”技巧 外套管的“越袢”技巧如上文所述，应掌握外套管的“越袢”技巧，保持镜身形成同心圆状对于小肠镜来说非常重要，遇到通过困难的扭曲时，可考虑利用腹腔内的自然曲面、改变患者体位的方式改善客观条件。

（五）进镜深度及病变部位的判断

在空肠上段和回肠末段进镜深度及病变部位可以相对准确地判断，但是当内镜进入小肠较深部位以后则只能做到大概的判断，判断方法大致如下。

1. 粗略判断法

（1）小肠黏膜形态：一般空肠肠腔大、黏膜皱襞高、皱襞间距短，而回肠肠腔小，黏膜皱襞平坦，皱襞间距长、可见树枝状血管。

（2）距天然标志部位的距离：可根据内镜与明确的解剖部位（如十二指肠悬韧带、回盲瓣、手术吻合口等）的距离进行判断，但仅限于距离上述部位50cm以内，超出范围不易判断。也可在病灶处注入对比剂，观察对比剂的流向及抵达标志性区域的距离等。

2. 精确判断法

（1）距离累加法：可根据每次小肠镜的有效进镜距离（插入深度）进行累加，通过每个回合记录内镜镜身前进的距离（A），减去脱落或无效进镜的距离（B）。缺点是增加工作量和时间，并且当后期无效进镜增多时误差较大。进镜深度（cm）=$(A_1-B_1)+(A_2-B_2)+\cdots+(A_n-B_n)$。

（2）外套管深度估算法：依据检查结束时套叠在外套管上的小肠长度，按照一定的拉伸系数计算进镜深度。优点是简便易行，不需频繁记录，仅记录外套管的起始和结束两个刻度，缺点是拉伸系数易受肠系膜脂肪厚度、肠壁厚薄、肠腔残留气体的影响，存在个体差异。进镜深度（cm）=（末次回拉-首次回拉时外套管在门齿或肛缘刻度）×（5~8）。

（3）空军特色医学中心消化科主任宁守斌教授提出的比较精确的估算方法：对于有小肠对接检查需要的患者首先进行内镜下标记（钛夹或黏膜下注射灭菌墨汁），这时开始缓慢退镜，全程录像，边退镜边估算长度，一般一个清晰的视野范围约为5cm，两个视野为10cm，也可以每两个视野照一张照片作为计数依据。

第三节 大 肠 镜

结直肠癌在全世界范围内的发病率位于第三位，肿瘤相关的死亡率位于第四位，结肠镜检查变得日趋频繁。大肠镜检查是发现早期结直肠癌的最有效手段，不仅可清晰观察肠道，并可在直视下钳取可疑病变进行病理学检查，利于早期及微小结直肠癌的发现。简单来讲，大肠镜检查就是需要将一个长的、可弯曲的、镜身前端可变换方向的镜子，经肛门插入一个长的、可弯曲的肠腔内，途经肛管、直肠、乙状结肠、降结肠、横结肠、升结肠至回盲部（图1-33）。但因为肠管有弹性，且移动方向不固定，故操作手法和具体过程也需要因时而异。

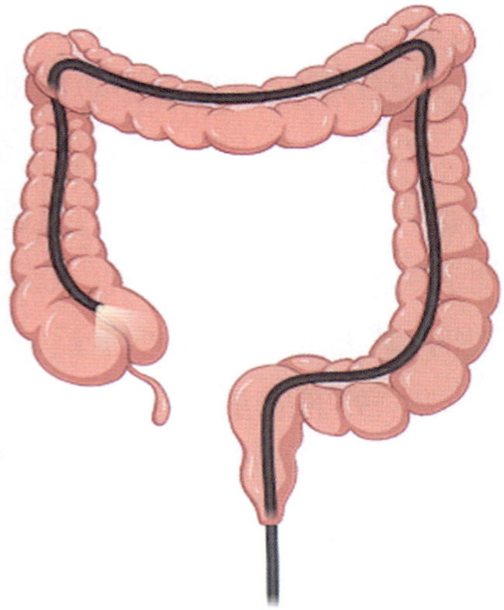

图1-33 大肠镜检查示意图

一、大肠镜操作特点

（一）大肠解剖知识

全大肠由盲肠、阑尾、结肠、直肠和肛管五部分组成。结肠分为升结肠、结肠肝曲、横结肠、结肠脾曲、降结肠和乙状结肠。升结肠、降结肠和直肠为腹膜间位器官，肠管固定，肠镜容易通过。横结肠和乙状结肠为腹膜内器官，有很大伸展度和移动度，肠镜通过时容易结袢。对于大肠镜操作来说，如何判断前方肠腔的走行是进镜的关键，如何定位肠段是判断肠道病变位置的重要方式，因此了解大肠基础解剖知识十分必要，在这里进行简单的解说（图 1-34）。

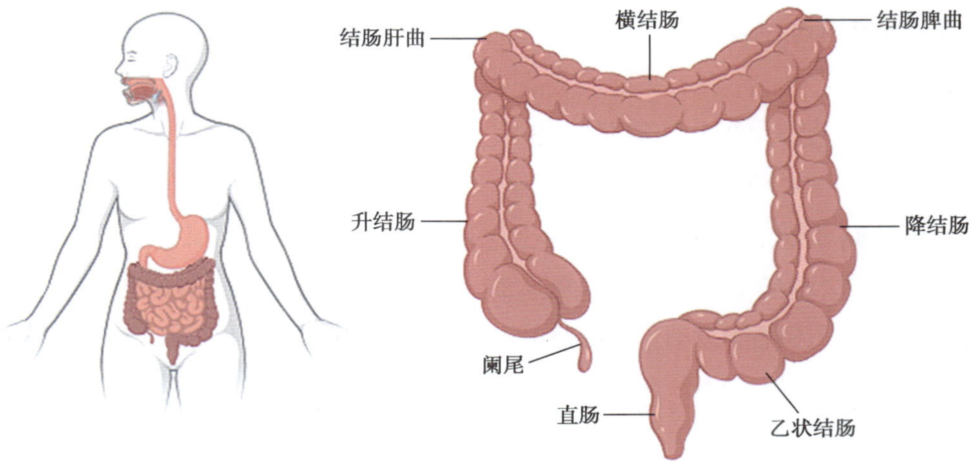

图 1-34　大肠的部分解剖结构示意图

1. 肛管　肛管为大肠的末端，上端连于直肠，下端开口于肛门，长约 4cm，是凹凸不平的齿状线。在大肠镜插入时基本处于闭合状态，较难观察，一般选择在退镜时观察。

2. 直肠　直肠长约 15cm，插入肠镜时如果镜身保持拉直状态，前壁在 6 点钟方向容易观察，后壁在 12 点钟方向，与镜头成死角，不易观察到。此外，直肠与乙状结肠交界处在肠镜下很难分辨，但乙状结肠具有可伸展性和移动性，故据此可推测镜身是否进入乙状结肠。

3. 结肠　结肠长约 1.5m，管径为 5~8cm，具体分为乙状结肠、降结肠、脾曲、横结肠、肝曲和升结肠，在插入肠镜过程中需要注意各段结肠的走行和结构。在结肠的表面有被称为结肠带的结构，结肠带使结肠壁形成袋状，称为结肠袋，腔内可见半月皱襞。

（1）乙状结肠和横结肠：乙状结肠和横结肠由肠系膜相连，具有可动性，向腹侧突出。横结肠腔内由于结肠带形成解剖学特征——三角形皱襞，在进镜时可以帮助定位。

（2）降结肠和升结肠：降结肠和升结肠在背侧与后腹膜相连，肠管固定，进镜较易。镜下观察降结肠肠腔内皱襞不明显，又细又矮，非全周性。而升结肠的特点是肠腔深大，高而厚的皱襞呈正三角形。

（3）脾曲和肝曲：结肠脾曲，是在横结肠至降结肠的拐角处，呈明显锐角，位于脾脏的附近，距离肛门约 40cm，仰卧或右侧卧时可透见紫蓝色“脾斑”。结肠肝曲是横结肠至升结肠的拐角处，与肝脏和胆囊相互毗邻，距离肛门约 60cm，左侧卧时在肝曲的肠腔内常常可见紫蓝色“肝斑”。

（4）回盲部：大肠镜通过结肠后最终到达盲肠，距肛门约 70cm。盲肠腔内可见阑尾开口和回盲瓣。回盲瓣由上下两瓣组成，呈口唇样，随回肠的蠕动而变化，肠镜可通过回盲瓣进入回肠。

（二）大肠镜操作要点

首先熟知基础解剖知识要点：乙状结肠和横结肠由肠系膜相连，具有可动性，向腹侧突出；横结肠肠腔内可见三角形皱襞，进镜时可帮助定位；降结肠和升结肠与后腹膜相连，固定在背侧。

大肠的观察长度长，部分肠管伸展度大，镜子在腔内容易结袢，尽量少注气和保持镜身拉直是最佳之策；大肠拐弯多，尤其直肠与乙状结肠交界处、脾曲和肝曲难通过，需耐心、谨慎，不可盲目滑镜，判断清楚肠腔走行，利用旋转镜身、拉回、调节上下角度钮相互配合；肠道拐角处和结肠皱襞内，病变容易遗漏，可配合肠腔充气扩张和倒回观察，必要时变换体位观察。此外，还需注意直肠后壁和肛周病变，容易被忽视，建议倒镜观察。

二、大肠镜操作的适应证与禁忌证

（一）适应证

1. 便血、便隐血试验阳性者。
2. 怀疑有肠道疾病的临床表现（腹痛、腹胀、腹泻、便秘、排便异常等）。
3. 不明原因贫血者。
4. 钡剂灌肠有病变者。
5. 低位肠梗阻及腹部包块。
6. 结肠息肉和早期癌症切除或需要止血治疗者。
7. 结肠癌术后、息肉切除后等需随访复查者。
8. 肠道手术中需要内镜协助探查。
9. 大肠肿瘤筛查。

（二）禁忌证

1. 严重心肺功能不全。
2. 血流动力学不稳定、休克。
3. 腹主动脉瘤。
4. 急性腹膜炎。

5. 肠穿孔。
6. 中毒性巨结肠。
7. 妊娠。
8. 腹腔内粘连。
9. 重度溃疡性结肠炎。

根据目前大肠镜操作规范，除了溃疡性结肠炎伴有中毒性巨结肠、污染性肠穿孔为绝对禁忌证外，其他均属于相对禁忌证，需要根据患者实际情况及权衡利弊判断。

三、大肠镜操作前准备

大肠镜操作前准备内容主要包括患者知情同意书、患者宣教、饮食限制、常用肠道清洁剂的选择和使用、去泡剂的使用、肠道准备质量的评估、检查前用药。其中肠道准备是大肠镜操作中一项重要的质量指标，也是操作成败的关键因素。为进一步改进国内内镜诊疗前肠道准备的方式方法，提高内镜诊疗的治疗，2019 年 4 月，中国医师协会内镜医师分会消化内镜专业委员会联合中国抗癌协会肿瘤内镜学专业委员会组织在上海制定了新版《中国消化内镜诊疗相关肠道准备指南》。指南强烈推荐内镜医师应在结肠镜操作时评估患者的肠道准备质量，医疗机构应定期检测肠道准备合格率。

1. 患者知情同意书 大肠检查作为一项有创性操作，患者检查前需要签署知情同意书。尽可能地向被检查者提供有关医疗行为的信息(包括大肠镜检查的目的和必要性，具体检查方法和手段、可能的并发症、检查后的注意事项等)，取得被检查者的理解和同意。

2. 患者的宣教 肠道准备前应向患者提供口头联合书面的详细指导，并强调依从的重要性，有条件的单位可联合基于电话、短信及微信等辅助方式指导患者进行肠道准备。指导的具体内容包括告知肠道准备的重要性，饮食限制的时间和要求，肠道清洁剂的使用时间、剂量及使用方案等。可由专业人员通过发放告知单、手册、图示和宣教视频等方式，并使用通俗易懂的语言详细解说，从而提高患者的依从性和肠道准备质量。

3. 饮食限制 一般在术前 24h 开始采用低渣饮食/低纤维饮食(如避免食用含纤维较多的蔬菜、海藻类食物、瓜果类等)，有条件的机构可以给特殊的检查者提供标准化预包装低渣/低纤维饮食。饮食限制可减少肠道中残留的食物残渣，从而提高肠道准备的清洁度。

4. 常用肠道清洁剂的选择和使用 选择肠道清洁方案时应充分考虑患者的整体健康状况、病史、服药史、既往肠道准备情况等因素，结合清洁方案的疗效、成本、安全性和耐受性等条件，制定个体化肠道准备方案。目前常用的肠道清洁剂有聚乙二醇电解质散、镁盐、磷酸钠、匹可硫酸钠、甘露醇、中草药等。其中聚乙二醇电解质散的分次剂量服用方案使用最广泛。这里简单介绍各类肠道清洁剂的使用。

（1）聚乙二醇电解质散：聚乙二醇（polyethylene glycol，PEG）是目前国内外应用最为广泛的肠道清洁剂。PEG 电解质散作为等渗性溶剂性泻药，口服大量液体清洗肠道，对肠道的吸收和分泌无明显影响，不影响肠黏膜的组织学表现，也不引起水和电解质紊乱。结合患者个人情况采用 2~4L 溶液分次口服。PEG 电解质散含有硫酸盐，常出现不适的口感，结合临床经验，建议患者服用 PEG 电解质散过程中辅以咀嚼口香糖或硬质糖果，可以改善不适口感带来的恶心、呕吐等。

用法推荐：2L PEG 方案，在结肠检查前 4~6h，每 10~15min 服用 250ml，2h 内服完；3L PEG 方案，采用分次服用，即肠道检查前 1 日晚上 8 点服用 1L，检查当天检查前 4~6h 服用 2L。服药期间建议多走动，并按顺时针方向轻揉腹部加快排泄。如若服药过程中有严重腹胀等不适，可放慢服用速度或暂停服用，待症状消除后或医师评估后再继续服用，直至排出清水样便。如排便性状达不到质量要求，可加服 PEG 溶液或清水，但总量一般不超过 4L。

（2）镁盐：常用镁盐制剂为硫酸镁及柠檬酸镁。其优点为服用水量少，患者依从性好、价格便宜。高渗的硫酸镁溶液将水分从肠道组织吸收到肠腔中，刺激肠蠕动而排空肠内容物。缺点为浓度过高时有导致脱水的风险，且可能引起肠黏膜溃疡，因此肾功能异常及炎症性肠病患者应避免使用。国内研究显示，镁盐清洁效果显著低于 PEG，不良反应发生率较 PEG 显著增高。

用法推荐：在内镜检查前 4~6h，硫酸镁 50g 加清水 100ml 稀释后一次性服用，同时饮水 2L，大多数患者可以完成充分的肠道准备，建议患者在大便呈清水样时，不再继续饮水。

（3）磷酸钠：磷酸钠不作为常规使用进行肠道准备，仅用于有特定需求无法被其他制剂替代者。磷酸钠类泻药作用机制与镁盐类似。其优点为口服溶液剂量少（1 500ml），且溶液为柠檬口味，口感较好。但由于为高渗溶液，在肠道准备中常伴有大量的体液和电解质转移，在一些特殊患者中容易导致水、电解质紊乱，且可能引发肾功能损害和严重的心律失常，故特别是年龄较大，伴有肾脏疾病史、服用电解质排泄药物的患者不建议使用，仅推荐用于无法耐受其他肠道准备制剂患者。

（4）匹可硫酸钠：复方匹可硫酸钠（包含匹可硫酸钠、氧化镁和枸橼酸）于 2018 年在国内上市。匹可硫酸钠是一种刺激性泻剂，可直接作用于结肠黏膜刺激结肠蠕动，并增加肠腔内液体分泌，且枸橼酸镁作为一种渗透性泻药，通过吸引或保持水在结肠而软化大便，两者形成双重导泻剂，可作为大肠镜检查前的肠道清洁方案。国内外研究显示，匹可硫酸钠与 PEG 溶液清洁效率相当，且口感及肠道准备的体验评分更高。但在血容量低、正在使用大剂量利尿剂、充血性心力衰竭、晚期肝硬化及慢性肾脏疾病的患者中慎用，且可诱发肠道黏膜炎症性改变。

用法推荐：复方匹可硫酸钠（匹可硫酸钠 10mg，氧化镁 3.5g 和枸橼酸 12g），每次加入

150ml 的水服用，第 1 次服药后饮水 1.5~2.0L，第 2 次服药后饮水 0.75L。

（5）甘露醇：甘露醇为一种高渗性强脱水剂，口服后可在肠腔内形成高渗状态，有助于减少肠道对水分的吸收并促进液体进入肠腔，进而刺激肠道蠕动和排空，从而达到清洁肠道的目的。甘露醇多用于外科手术前的肠道准备。缺点为对胃肠道刺激较大，可能导致患者体液大量丢失，造成水、电解质紊乱，也具有利尿和升高血糖的作用，因此糖尿病患者禁用。此外，甘露醇在肠内被细菌酵解可产生爆炸性气体（如甲烷和氢气），故禁止行高频电凝电切治疗。

用法推荐：内镜检查前 4h 口服 20% 甘露醇 250ml，10min 后饮水 1 500~2 000ml，或于 30min 内口服 10% 甘露醇溶液 1 000ml，直至排便呈清水样。

（6）中草药：研究表明，多种中草药具有导泻作用，在内镜诊疗前的肠道准备中具有一定价值。国内常用于肠道准备的中草药包括番泻叶原叶、蓖麻油等。该类物质可直接作用于肠黏膜，具有促进肠道蠕动、抑制水和电解质吸收的作用，从而排空肠内容物。主要不良反应包括腹痛、腹胀，偶可导致肠黏膜炎症性改变。近年来，番泻叶多与其他导泻剂（如 PEG 电解质散、硫酸镁等）联合作为肠道清洁剂。

用法推荐：番泻叶用于大肠镜检查前肠道准备，可于检查前晚用番泻叶原叶 20g 加 400ml 开水浸泡 30min 饮服。导泻作用在给药 2~4h 后即可发生，而促进大肠液分泌的效应则在给药 6h 后明显。蓖麻油一般于检查前 6~8h 服用，一般在服药后 0.5~1h 开始腹泻，持续 2~3h 后自行停止。

5. 去泡剂的使用 在大肠镜检查过程中，黏膜附着的泡沫可影响对肠道黏膜及病灶的观察。目前常用于肠道准备的去泡剂主要为西甲硅油和二甲硅油散，可以有效减少气泡的产生，从而提高肠道准备质量，并有助于提高患者检查时的舒适度和减轻患者内镜检查后的腹胀程度。此外，西甲硅油进入消化道后不被吸收入血液循环，具有较高的安全性。

用法推荐：西甲硅油 30ml，或二甲硅油散加水稀释成 0.5%~1% 的浓度（30~50ml 溶液），可与最后一份泻药同时服用，或者于泻药服用完成后 30~60min 服用。

6. 肠道准备的评估 充分的肠道准备对实现高质量的肠镜诊疗具有重要意义。国际上目前主要有两个肠道准备质量的评估量表：波士顿量表（表 1-1）和渥太华量表（表 1-2），波士顿量表≥6 分、渥太华量表≤7 分均提示肠道准备合格。

表 1-1 波士顿肠道准备评分量表

评分	描述
3 分	极好：全段肠黏膜可见度好，无任何影响观察的杂质
2 分	好：少量着色、粪渣和/或不透明液体，肠黏膜细节显示清楚
1 分	中等：部分黏膜因着色、粪渣和/或不透明液体的存在而显示不佳
0 分	差：局部肠道准备不良，固体粪便大量残留导致黏膜不可见

注：分别对升结肠、横结肠、降结肠进行评分，总分为三部分肠段评分之和。

表 1-2 渥太华肠道准备评分量表

评分	描述
	肠腔内清洁评分
0 分	极好：肠黏膜细节清晰可见，如有液体存留，则为澄清液体，几乎无粪便残留
1 分	良好：有一些混浊液体或粪便残留，但仍可见肠黏膜细节，无须冲洗及抽吸
2 分	一般：混浊液体或残留粪便掩盖肠黏膜细节，但抽吸后仍可见肠黏膜细节，无须冲洗
3 分	较差：粪便掩盖肠黏膜细节和轮廓，但冲洗和抽吸后，尚能获得清楚视野
4 分	极差：固体粪便掩盖肠黏膜细节和轮廓，尽力冲洗和抽吸后仍无法获得清楚视野
	全结肠内液体量评分
0 分	少量
1 分	中量
2 分	大量

注：分别对升结肠、横结肠、降结肠的肠腔清洁进行评分，总分加上全结肠内液体量评分为总评分之和。

7. 检查前用药 检查前用药包括解痉药、镇静和镇痛药、麻醉剂。关于解痉药使用与否目前还没有定论。一般来说，注射解痉药（东莨菪碱、山莨菪碱）后比较容易进镜和观察，但有冠心病、前列腺肥大患者禁用。镇静和镇痛药物主要用于非无痛肠镜检查患者中无法耐受疼痛的人群。考虑患者的舒适度及提高肠镜检查的质量，对不存在麻醉禁忌证的患者首先建议无痛肠镜检查。目前主要应用短效全身麻醉剂用于无痛肠镜检查，如常用的丙泊酚、芬太尼等。麻醉过程中需要配备专职麻醉师及心电血氧监测仪器。

四、大肠镜操作详解

大肠镜插入技术分为单人肠镜操作法和双人肠镜操作法。随着放大内镜技术的发展，要求操作者具备高超的操作准确性，从而达到贴近可疑病灶的精细观察效果。单人操作法由于操作手感明确，已成为当前肠镜检查的主流，而双人操作则由于两人的配合难以十分准确，故下面以单人肠镜操作法介绍具体操作方法。

（一）大肠镜操作的基础

1. 大肠镜持握方法 操作者用左手握持大肠镜的操作部并贴近左胸前，右手持握镜身。左手的环指和小指握住操作部，拇指和中指操作上下螺旋钮，示指控制吸引和送气送水钮，右手的拇指和示指夹持镜身，且尽可能地轻轻把持镜身，保持在距肛门 20cm 左右。此外，为了顺利进退镜身，检查床的高度建议保持在操作者髋关节略低的高度。

2. 左右手的协调运动 大肠镜操作法的基础是左右手的协调运动，且以右手旋转镜身为主体，左手的主要作用是辅助右手的回旋。持握镜身时要经常下意识地保持中位状态，不要过度旋转镜身，避免袢不容易解开。牢记“肠管的轴”，把肠管的自然走行状态当成一个轴,进镜过程中保持镜身沿着这个轴插入,尽量避免在过度旋转的情况下进镜。

3. 练习想象镜身前端的位置 大肠镜从肛门插入,进镜后,就不知道镜身的状态和位置了,因此左手螺旋操作和右手旋转时掌握镜身前端状态十分重要。通过左右手的操作,镜身前端可以在360°方向任意旋转。对于初学者来说,经常在检查台上操作内镜,了解自己操作后镜身前端如何变化,朝向哪个方向是十分必要的。如果能够准确地进行定位,在该位点镜身前端就会有固定朝向的方位。在此基础上,实际操作时就可以一边想象镜身前端的状态一边指导进镜。

(二)肠管短缩法的基本技术

将可动性的肠管进行套叠短缩的肠管缩短法是大肠镜操作的基本技术。为了使肠管短缩,可用钩拉法和右旋短缩法。为了进镜,将肠管推远后拉回,左旋后再向右返回,始终注意保持肠管的轴不过分伸展、捻转肠管,尽可能在保持中位状态下进镜。

1. 钩拉法 钩拉法是肠管短缩法的基础。看到皱襞后,向皱襞方向慢慢进镜,稍微弯曲镜身前端,回拉,进入下一个管腔。见到下一个管腔,继续进镜,对管腔面轻轻吸引,推动镜身,使肠管短缩,镜身前部向前进入。

2. 右旋短缩法 右旋短缩法也是肠管短缩法的基本技术,主要是沿乙状结肠的走行向右旋转镜身,然后配合回拉,使生理状态下松弛的乙状结肠套叠短缩。此处需要注意的是,尽量避免在右旋镜身的基础上不断进镜,否则容易形成"Y"袢,反而加大肠管的屈曲。

3. 空气量的调节 肠镜的操作要点需要注意空气吸引,通过吸引,调节管腔的空气量,有助于使进镜后的大肠短缩化,调节管腔内的空气量也有助于钩拉法和右旋短缩法的施行。在接近屈曲部时,为了确认管腔的方向需要送气,越过屈曲部时,要将多余的空气吸除掉,这样使屈曲部钝角化,比较容易进镜。该方法尤其对镜身前端在屈曲部不能靠近远端的肠壁而无法通过时非常有用。

(三)体位变化的实际操作

1. 进镜时的基本体位和应用 进镜的基本体位包括左侧卧位、仰卧位、右侧卧位,以左侧卧位最常用。在进镜不顺利时,可根据肠段特点进行适当的体位变换,如降结肠至盲肠可采用仰卧位。

2. 体位变换产生的效果 镜身前端在屈曲部时,如果这个部位处于高位,空气向上聚集,不用送气就能获得良好的视野,屈曲部钝角化。在别的部位,特别是肛侧,可以使用吸引使空气移动,通过把聚积的空气吸引出去,达到使屈曲部钝角化的目的,这样肛侧的肠管就不容易弯曲,容易向深部进镜。

3. 体位变换时的注意事项 为了使体位变换取得尽可能好的效果,原则上执行短缩化操作,使镜身直线化。在体位变换过程中,要注意避免镜身扭曲或脱出,尽量使管腔保持在画面中,如果不注意,体位变换不仅不能获得良好的效果,还有可能造成危险。所以既要确认镜身前端的位置,又要把握好近端镜身的形状。

（四）手压迫法的操作

用手压迫的要点是使被检者紧张的腹肌充分松弛，用适当的强度进行压迫。腹肌紧张时不能进行有效的压迫，腹肌紧张解除后，轻轻的压迫就能产生良好的效果。此外，压迫的位置也因病例不同而有变化。常用的 3 个手法压迫点包括乙状结肠、降结肠移行部（SD）处、向横结肠进镜时、肝曲。

1. SD 处手压迫法 进入 SD 处，屈曲部容易向下移位，因此，可以让助手用指尖或手掌把屈曲部从下向上托起，然后进镜。

2. 横结肠进镜时手压迫法 进镜至横结肠时阻挡乙状结肠，向横结肠进镜时，乙状结肠常常向上方移位，因此，可以让助手用手掌拦住乙状结肠后再进镜。

3. 肝曲点压迫法 由肝曲向升结肠进镜时，因为肝曲屈曲较大经常发生进镜困难，这时，可以让助手用指尖试着找到能使肠管接近、使屈曲钝角化的位点，在该点用 1~2 个手指轻轻下压，然后进镜。

（五）识别和解除袢圈

1. 识别袢圈 在插镜过程中可以通过以下几个方面了解肠镜是否形成袢圈：①进镜距离与先端推进的距离不相等；②插镜过程中，先端部不前进，反而自肠腔内向后倒退，当退镜时，先端部反而前进；③先端部缺乏抖动反应。

大肠镜单人操作法的原则是通过钩拉法、右旋短缩法使肠管短缩，尽可能不让肠管成袢，在镜身直线化的基础上进镜，但在现实中，即使是熟练的内镜医师，在进镜时肠镜也会形成一定程度的袢，常常一边解袢一边进镜。解袢的操作要点是尽可能在扭转少、袢小的时候停止进镜，尽早把袢解除。解袢方法要点就是在找到管腔的状态后，左手和右手协同运动向左或向右旋转回拉，试着找到镜身前端不退出的方向即可。

2. 解除袢圈 消除袢圈的几种手法有以下几种。①钩拉法：当先端部越过弯角而不能继续前进时，术者调控弯角钮使镜头保持最大限度的弯角钩住肠壁，然后缓慢退镜，至头部稍微滑动时为止。此时袢圈解除，肠管被拉直、缩短，然后再继续循腔进镜。②旋镜法：当结肠镜形成大的袢圈时，可在退镜的同时配合旋镜法，尤其在通过肝曲时使用此法可明显提高通过率。一般旋转方向取决于袢圈的形式。通常先采用顺钟向旋转镜身退镜，若此时镜头先端产生矛盾运动而前进，即可继续后拉镜身，至先端部停止前进，并稍微后退为止。如果顺钟向旋转镜身退镜时，先端部随之后退，则改为逆钟向旋转镜身退镜。③抖动镜身法：术者通过观察肠腔，同时用右手迅速来回抖动镜身，抖动幅度为进镜 5~10cm，然后退出 3~7cm，如此反复进行可使肠管短缩、肠腔变直，避免形成袢圈。

（六）各个部位的进镜

1. 肛门-乙状结肠 被检者取左侧卧位，先常规进行肛门指诊，注意动作轻柔，避免增加患者的紧张感。然后左手将肛门部暴露，右手持镜斜着插入肛门。进入直肠后，轻轻送气，确认相对于肠管，镜身处于自由状态，轻轻上打螺旋角度钮，一边确认亨氏瓣一边进镜，然后稍稍左旋镜身，上调螺旋钮，推入第 3 个袢后轻轻吸引空气。这时，从直肠到乙状结肠移行部的管腔通常在 3 点钟方向，在这里，再轻轻上打螺旋，从左旋状态向正常位置旋转，镜身前端就自然朝向 SD 处，进入乙状结肠。此处经常需要使用滑镜法，即在不见肠腔的情况下镜头贴在肠壁上滑向深部肠腔，但需见到肠黏膜滑动，且手中阻力不大，此法有一定的危险性。

2. SD 连接处进镜　一边吸引空气使管腔屈曲钝角化，一边向 SD 方向进镜。在 SD 处进镜的原则是保持管腔在 3~4 点钟方向，钩拉结合轻度的右旋，回拉进镜，见到降结肠的管腔后，在右旋的状态下慢慢推进镜身，使镜身直线化。

3. 降结肠向深部进镜　在降结肠进镜时，为了防止乙状结肠打弯，要使镜身在稍微右旋的状态进镜。当镜身在成袢或打弯的状态下由乙状结肠进入降结肠时，尽量在见到降结肠管腔的同时回拉（加上右旋或左旋），镜身直线化后再向口侧进镜。但有时在没有形成很强的屈曲、镜身带着大袢进入降结肠时，如果被检查者不感到疼痛，也可以带袢越过脾曲，然后再解袢，但患者感到疼痛，就得回拉，反复进行短缩操作。

镜身一旦越过脾曲，就可以见到横结肠的管腔，这时一边尽量吸气，一边回拉镜身，使镜身完全直线化（距肛门约 40cm）。谨记：脾曲是进入深部大肠的起点，所以一定要把镜身完全直线化再向横结肠进镜。

镜身在横结肠左侧时要稍微左旋，下打螺旋进入横结肠中央部，继续保持左旋镜身，上打螺旋通过。在横结肠下垂使屈曲角度比较大时，可稍微顶住镜身，保持钩住皱襞，反复钩拉，将屈曲钝角化，再进镜至深部。确认横结肠右侧管腔后，再轻轻左旋、回拉，使肝曲靠近镜身前端，尽量使管腔保持在画面中央，注意不要碰到半月皱襞。吸气使肠管短缩，用回拉手法使镜身进到肝曲。

镜身越过肝曲后，这时可见到升结肠，注意不要急于通过，利用吸引、回拉进一步短缩肠管，然后推入升结肠至回盲部。进一步把管腔内空气吸引出去，稍稍退镜，在镜身不打弯的状态下接近回盲部，将镜身前端调整至回盲瓣的上唇和下唇之间，轻轻上打螺旋，分开上下唇进入回肠末端。

（七）插镜的基本原则

1. 少充气　充气过多，肠管增粗、伸长而且变僵硬，移动度减小，形成更锐的弯角及折叠，加大了进镜的难度。故应使肠腔保持最小的充气量，使肠腔柔软短缩，弯角呈钝角。

2. 循腔进镜结合滑镜　循腔进镜最安全，但乙状结肠、横结肠迂曲，有时需采用滑镜。

3. 去弯取直　可借助手法使镜身取直，需取直的肠管为乙状结肠及横结肠。

4. 急弯变慢弯，锐角变钝角

（八）退镜观察

因前述原因，操作者很难在进镜时对肠腔进行仔细观察，因此，应以退镜时观察为主。但是在进镜时操作者如发现有难以发现的凹陷性肿瘤等高度恶变，为了避免在退出时漏掉，此时应优先观察和处理病变。在退镜观察时，必须适量送气以达到观察皱襞内侧的目的。但是在观察后需吸出空气以减轻观察后被检者的腹胀感，这也很重要。因此，在退出时必须巧妙地调节空气量。此外，在观察时，尤其注意屈曲的周边部位和一些观察不良的部位（如肛管）。在这些部位，操作者可以一边推拉镜身，一边在可反转的部位反转镜身，可进行有效观察。

退镜拍照留图建议每个标志性部分正常留图：阑尾窝、回盲瓣、回肠末端、升结肠、肝曲、横结肠、脾曲、降结肠与乙状结肠交界处、乙状结肠、直肠、肛门齿状线（正镜与倒镜），无病变者大约 20 张图片，有病变者无上限。

（九）报告的书写

1. 检查报告书要点

（1）检查时的肠道清洁度评价，有无麻醉状态。

（2）进镜到达的部位，到达所用的时间。

（3）检查所见。

（4）内镜下的诊断。

2. 报告书写内容　重点描述检查所见，包括部位，病变大小、色调、形态、分布范围，糜烂或溃疡的有无，周边黏膜的状态，活检弹性等。

五、大肠镜操作要点

大肠镜操作如果单纯以到达盲肠为目的的话，并不能使医师成为操作高手。其实医师重要的是熟练掌握短缩操作。即使遇到复杂的病例能勉强推进到盲肠，也不能认为是掌握了基本操作。相反，再简单的病例，如果能反复进行基本操作，则更容易提高技术。

大肠镜检查虽然有进镜困难的病例，但是除了因为腹部手术后粘连导致的物理性因素外，通过改进进镜方法，一般都能解决。陷入进镜困难的境地多是由于推进操作或过度送气等人为因素造成肠管过度伸展，形成大的弯曲。在这种情况下，即使是交给上级医师，也很难继续进镜。越是处于进镜困难状态，就越要忠实于基本操作，将镜身回拉或完全直线化，在镜身处于自由感良好的状态下，再反复进行短缩操作，然后试着重新进镜，这才是最快的解决方法，同时又能防止并发症的发生。

大肠镜操作要点：熟知大肠解剖要点，熟记操作禁忌证，肠道准备要充分，进镜操作需牢记肠管的轴，尽量少注气和保持镜身拉直是最佳之策，过程中以右手旋镜为主，辅以左手角度螺旋钮协调配合，必要时变换体位、手法压迫可收获良效。遇到阻力不强行推入，可暂时退镜。遇到复杂病例勿焦躁，多思考、多判断，努力恢复镜身自由感；注意操作时限为 10min，及时寻求上级帮助。退镜观察时需仔细，肠道拐角处和结肠皱襞内，病变容易遗漏，可配合肠腔充气扩张和倒回观察，必要时变换体位观察。直肠后壁和肛周病变建议倒镜观察。

第四节　内镜逆行胰胆管造影

一、内镜逆行胰胆管造影操作特点

内镜逆行胰胆管造影（endoscopic retrograde cholangiopancreatography，ERCP）是将十二指肠镜插至十二指肠降部，通过内镜活检孔道插入造影管至十二指肠乳头开口部，注入对比剂，进行X射线胆胰管造影。这项技术于1968年由McCune等首次报道，标志着ERCP诊断技术的诞生。该技术自1968年诞生以来，经过不断开拓与完善，逐渐从诊断向治疗的方向发展。1974年日本学者Kawai及德国Classen教授等相继报道了内镜下十二指肠乳头括约肌切开术用于治疗胆总管结石，标志着治疗性ERCP的开端。ERCP技术20世纪80年代末传入我国，从寥寥数家到星火燎原，经过一代又一代ERCP人的努力奋斗，并随着科技的进步、内镜操作技术的提高和器械设备的更新，现在的ERCP，不仅可以通过钳道导入子镜/超声探头观察、进行脱落细胞/组织收集等操作，还能完成对胆、胰疾病的诊断，而且在诊断基础之上可以实施相应介入治疗。例如：经胆管胰管取出结石、针对肿瘤置入胆管胰管支架、经十二指肠乳头进行胆道射频消融等治疗，被誉为“20世纪微创外科的典范”。

二、内镜逆行胰胆管造影操作的适应证与禁忌证

（一）适应证

磁共振胆胰管成像（magnetic resonance cholangiopancreatography，MRCP）出现后，许多过去需要ERCP方能诊断的疾病，现在仅需MRCP即可完成，故目前ERCP主要应用于胆、胰疾病的治疗。在ERCP的基础上可进行内镜十二指肠乳头括约肌切开术（endoscopci sphincterotomy，EST）、胆胰管结石取石术、内镜下胆道引流和胰胆管支架置入术、经口胆道镜检查和治疗等。

凡疑有胆、胰疾病者均为适应证。

1. 梗阻性黄疸且原因不明者。
2. 疑有胰、胆及壶腹部肿瘤者。
3. 胆囊切除或胆管手术后症状仍反复发作者。
4. 临床疑有胰腺肿瘤、慢性胰腺炎或病因不明的复发性胰腺炎。
5. 疑有十二指肠乳头或壶腹部炎症、肿瘤或胆源性胰腺炎，须去除病因者。
6. 疑有胰胆系先天畸形及胰胆管汇流异常，如胆总管囊肿、胰腺分裂、胆胰管汇合异常等。
7. 原因不明的上腹痛而怀疑有胰、胆疾病者。

8. 因胆胰疾病需收集胆汁、胰液或行奥狄括约肌测压者。

9. 因胆、胰疾病需行内镜下治疗者。

10. 胰腺外伤后疑胰管破裂及胰漏者。

11. 胆管手术后疑有误伤及胆漏者。

12. 怀疑胰腺先天性变异者。

13. 某些肝脏疾病，如肝胆管细胞癌、硬化性胆管炎及肝移植术后须了解胆管情况等。

（二）禁忌证

1. 非胆源性急性胰腺炎。

2. 有上消化道狭窄、梗阻，估计内镜不可能抵达十二指肠降部者（经扩张或置入金属支架已解除狭窄或梗阻者，可行 ERCP 检查治疗）。

3. 有严重心肺功能不全等其他内镜检查禁忌证者。

4. 非结石嵌顿性急性胰腺炎或慢性胰腺炎急性发作期。

5. 有严重的胆道感染及胆管狭窄或梗阻而不具备胆管引流技术者。

三、内镜逆行胰胆管造影操作前准备

ERCP 是最复杂的消化内镜操作，包含了一系列主要通过十二指肠乳头进行的介入操作。除了内镜医师外，高素质的 ERCP 医疗团队还应包括内镜护士、放射医师、麻醉医师等。

1. 签署检查或治疗知情同意书，详细向患者及其家属说明检查或治疗的必要性、术中或术后可能出现的并发症，取得患者及其家属同意后方可进行检查或治疗。

2. 术前向患者做好解释工作，以消除顾虑，争取积极配合。

3. 行碘过敏试验及抗生素过敏试验。

4. 检查前 1 日晚餐后禁食（空腹 6~8h）。

5. 患者穿着需符合 X 射线摄片的要求，去除有金属的物品或其他影响摄影的衣着。

6. 咽部麻醉与普通胃镜相同。

7. 右手前臂建立静脉通路，术前常规注射丁溴东莨菪碱 20mg、地西泮 5~10mg、哌替啶 50mg，或可由麻醉医师评估后在静脉麻醉下操作。

8. 病情危重者、老年患者及伴有心、肺、脑等重要脏器疾病者，应予以心电、血压及血氧饱和度监护，必要时吸氧。

9. 预防性抗生素应用。没有必要对所有拟行 ERCP 患者术前常规应用抗生素，但有以下情况之一者，应考虑预防性应用抗生素：①已发生胆道感染/脓毒血症；②肝门部肿瘤；③器官移植/免疫抑制患者；④胰腺假性囊肿的介入治疗；⑤原发性硬化性胆管炎；⑥有中、高度风险的心脏疾病患者，建议应用广谱抗生素，抗菌谱需涵盖革兰氏阴性菌、肠球菌及厌氧菌。

四、内镜逆行胰胆管造影操作详解

术前准备：患者应禁食水 8h 以上，操作医师应明确患者病情，有明确的操作计划、治疗方案、应急预案等，明确患者心肺情况，要建立静脉通路，心电、血氧监护；操作器械准备完善，确保操作可以全程平稳安全进行。

患者体位：常规为左侧俯卧位、左侧卧位，具体情况根据患者心肺情况、手术方案而定，必要时可行气管插管下操作。

（一）插镜摆乳头

选择合适的十二指肠镜，检查吸引、注气功能正常，前端帽牢固及镜面清洁后，确定患者处于睡眠或镇静状态，术者站在 X 射线机床旁，面向患者，开始操作。

1. 操作者体位 面向患者，左手持镜操作部于左胸前，右手持镜身于 23~25cm 处，插镜前使镜端处于左右方向的中立位，通过舌背进入咽部时下旋大螺旋使镜端向腹侧弯曲，使之成弧形以适应舌背到咽部的弯曲，到达咽部后微微上调大螺旋以复位镜身弯部在通过舌面时所形成的弧形，凭右手插镜无阻力感觉，逐渐缓慢插入内镜，到达食管入口时一般从入口的左侧进食管，以保证镜端顺着咽后壁滑入食管入口。也可嘱患者进行吞咽动作以配合镜端通过咽及食管入口。平缓进镜，适量充气使食管腔扩张，一边观察食管纹理，一边凭阻力感觉用右手送镜。

2. 镜端到达贲门处后 向左逆时针旋转内镜镜身约 90°顺利通过贲门。进入胃腔后适当充气，如有较多胃液即行吸引，而后向右顺时针旋转镜身约 90°循腔进镜，即可观察幽门管及幽门口。可在正面观察幽门口情况下插镜至幽门口，下旋大螺旋调整内镜视野使之恰可见到月牙形幽门口（俗称“落日征”）（图 1-35），甚至完全看不到幽门口插入内镜，使镜端通过幽门口。镜端通过幽门后，适当充气并上抬大钮，并少量退镜，使镜头观察到大部球腔，寻找十二指肠肠腔，见腔后循腔深插内镜约到十二指肠降部。完全右旋小螺旋并固定，拇指下旋大螺旋并保持下旋状态，右手持镜身，利用身体适当向右旋转的力量循腔拉出内镜，拉镜过程中注意寻找乳头。寻找到乳头后继续拉镜直至拉直镜身，此时，镜身标记刻度距门齿 60cm 左右，X 射线下镜身呈“倒 7 字”（图 1-36）。术者体位保持与患者体位成 90°，适当向上旋转大螺旋放松小螺旋，使乳头处于视野的 12 点位置，再次固定小螺旋（也可以不固定）。当视野内无法找到乳头时，常由于镜端插入过深而达到十二指肠水平部。此时应缓慢退镜，并且轻微顺逆时针旋转镜身，边退镜边寻找乳头。再逐渐退镜可发现十二指肠纵向皱襞。循纵向皱襞至其止点即可发现乳头。当乳头被横行皱襞覆盖或处于十二指肠憩室内时，循纵向皱襞寻找乳头是最为重要的方法（图 1-37）。

3. 找到乳头后 通常通过下列措施使乳头处于标准视野位置（图 1-38），一般使乳头调整在左上象限内：①适当上旋大螺旋；②适度调节小螺旋（调整后旋钮完全锁定）；③适当方向旋转镜身或术者摆动身体；④适当插入或退出内镜。

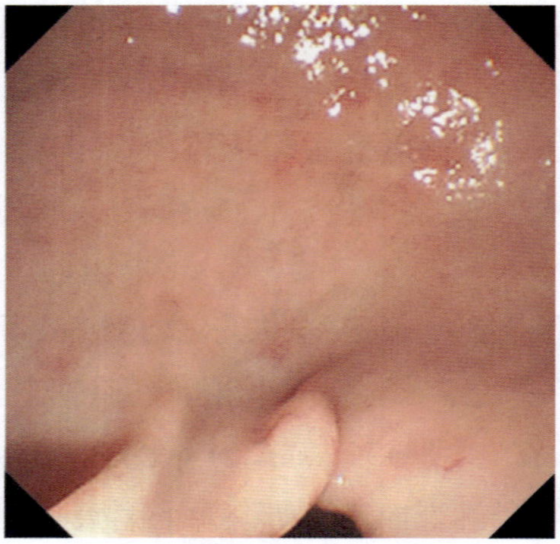

图 1-35 幽门“落日征”

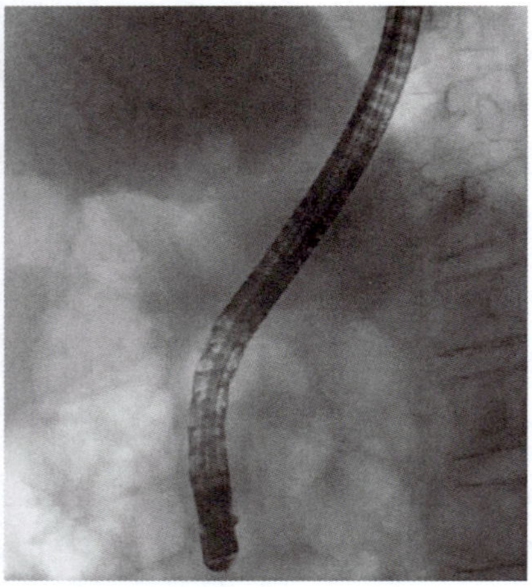

图 1-36 X 射线下镜身呈“倒 7 字”

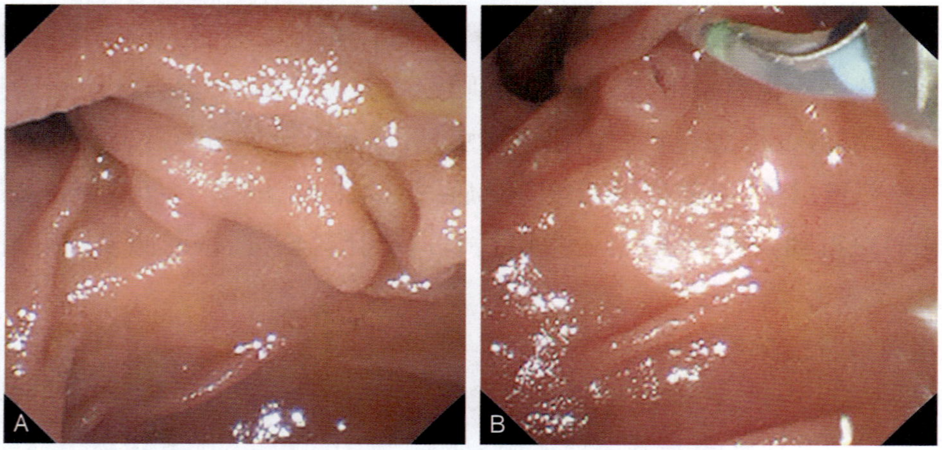

图 1-37 使用切开刀拨动被皱襞覆盖的乳头显露其开口

A. 十二指肠乳头开口未暴露；B. 在切开刀辅助下，十二指肠乳头开口暴露

（二）选择性插管

1. 插管前十二指肠内环境要求

（1）抑制肠蠕动：过度肠蠕动不利于进行各种内镜操作，应尽可能保持较少的肠蠕动，必要时可再次追加解痉药或胰高血糖素。

（2）无黏液泡沫：肠腔内有大量黏液泡沫，可通过内镜工作道注入蒸馏水或去泡剂冲洗局部肠腔或乳头周围，然后将液体吸出。

（3）拉直镜身：应尽可能保持镜身在拉直位状态，以使患者保持较为舒服状态，同时有利于内镜前端保持相对固定的位置。

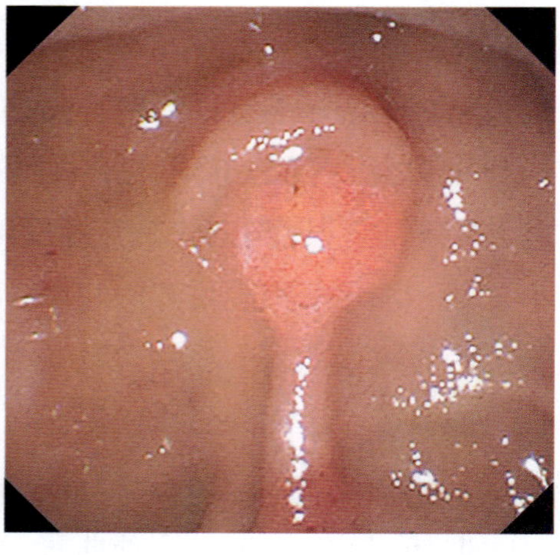

图 1-38 调整乳头至适合插管的方向

（4）一些特殊情况（如过度肥胖或腹部手术后）下乳头深在且远离视野，为保证乳头

处于近视野以利操作,可采取下列方法达到目的。

1)助手挤按右侧腹壁,自下而上,寻找适当按压点以使乳头接近视野。

2)用加压腹带持续压迫上腹部,通常是非常有效的方法。

3)调整患者体位。

2. 辨认乳头开口,调整乳头位置

(1)辨认乳头开口点:在进行任何 ERCP 操作前,术者都应尽可能清楚地辨认出主乳头或副乳头,以及乳头开口的位置所在,不宜在不辨认清楚乳头及开口之前试图凭运气插管成功。

(2)调整乳头位置:乳头在视野的位置适当与否,决定着能否顺利而成功地进行 ERCP 操作。所谓在视野内理想的乳头位置,根据临床不同要求可有所不同。以内镜视野为钟表面,可试将内镜视野划两条线将其分为四个象限:①正中线:6 点钟与 12 点钟连线,将视野分为左侧部和右侧部;②水平线:3 点钟与 9 点钟连线,将视野分为上部和下部。通常情况下,患者取左侧卧位,工作时乳头宜处于第二象限范围,当需要行 ERCP 时,乳头处于水平线上方,即视野前上部;行 ERCP 时,乳头处于水平线稍偏上位,即视野正前稍上部。

行 ERCP 时,乳头处于水平线微偏下方,即第四象限内。此种位置仅是一种举例,仅供参考,总之术者应根据内镜型号(内镜型号不同其工作道开口于内镜前端视野的位置各不尽相同)及患者体位来调整乳头位置以达到理想的插管位置。

3. 内镜逆行胰胆管造影步骤

(1)内镜插入十二指肠并将镜身拉直调整乳头于视野合适位置后,即通过内镜工作道插入 ERCP 导管,至视野适当位置。

(2)认准乳头开口,调整乳头位置;进行任何插管前,首先应辨认清楚乳头的开口位置。当乳头位置不正或被皱襞所覆盖时,用造影管或切开刀拨动乳头或皱襞,即可清楚看到乳头全貌及其开口。看到乳头开口后,根据所选用的内镜类型、造影管插入视野后的位置和方向,以及临床要求的目的,行内镜逆行胆管造影术(endoscopic retrograde cholangiography,ERC)、内镜逆行胰管造影术(endoscopic retrograde pancreatography,ERP)或 ERCP,调整乳头使之处于理想的操作位置。

(3)插管:ERCP 要求胆胰管双造影时,将 ERCP 造影管头端对准乳头开口中央部插入深 1~2mm,适当调整插管轴向,使之适合于双管造影,或边缓慢推注对比剂,边根据显影情况微微调导管轴向,通常胆、胰管可自然同时显影。准确的乳头开口内插管通常较容易即刻显影。如不显影或显影不清楚时,除调节插管的轴向外,必要时应拔出导管重新插管。

插管时应避免出现下列情况。①用力过大,插管过深:如此则难以在保持乳头原形态、位置不变的情况下进行插管,因为插管时用力过大可使乳头变形,过深可能仅一管显影,此时,胰管较胆管更易显影;②推注对比剂用力过大,因为插管深度仅需 1~2mm,对比剂应在 X 射线荧光屏观察下缓慢推注,用力过大可使造影管脱出或使较多对比剂外漏,刺激十二指肠过度蠕动。

（4）选择性插管:ERCP 技术中最困难的是选择性插管及从胰管/胆管转插胆管/胰管。选择性插管要求内镜医师必须具有一定的实践经验。成功的选择性插管关键在于两个重要因素。

1）导管准确插入所要求的管口:准确地直接选择性插管要求具有胆、胰管在乳头内开口的解剖定位知识。①胆总管开口:绝大多数情况下斜行于乳头开口的上半 11 点钟位处开口;②胰管开口:水平开口于乳头开口的下半 5 点钟位处(图 1-39)。

2）选择性胆管插管:导管插入的理想位点是乳头开口的顶部偏左,约 11 点钟位置。导管的轴向是自下向左上斜方斜行插入(图 1-40)。

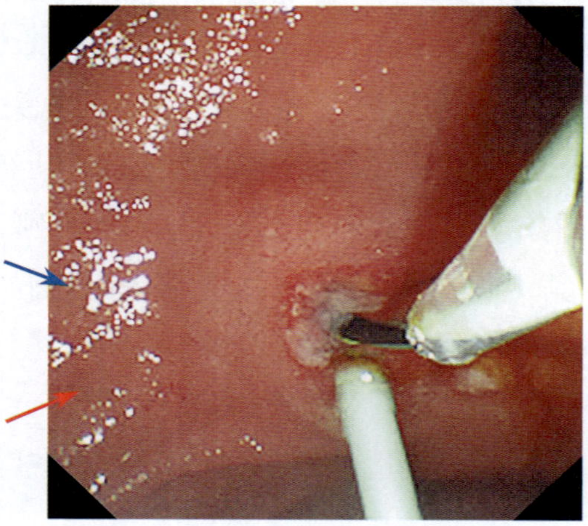

图 1-39 胆管开口及胰管开口

蓝色箭头所指为胆管开口,红色箭头所指为胰管开口

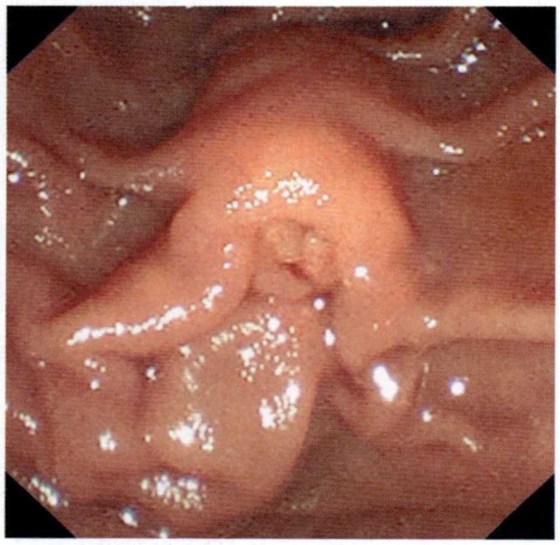

图 1-40 乳头插管最佳位置

约 11 点钟位置,导管的轴向是自下向左上斜行插入

3）选择性胰管插管:导管插入的理想位点是开口底部。导管的轴向是自左向偏垂直方向插入。准确插入胆总管或胰管的开口后,当轴向不妥时保持导管前端插入状态,通过调整内镜及导管,根据所需要的轴向,使导管左右或上下方向适当游走,以达到理想的插管轴向。选择性胆管插管常较困难,如过度强调自下而上插入导管,内镜插入过深时应稍微退出内镜,以便调节插入轴向;强调拉直内镜,内镜拉出过多时宜稍微插入内镜以达到正确的插管轴向。环行胰腺非常少见,其可通过选择性胰管造影得到证实。

（5）特殊情况下插管:①胃切除后。在胃毕Ⅰ式吻合术后,寻找乳头一般不困难,乳头在视野偏右侧,比一般患者插管有些困难。胃毕Ⅱ式吻合术后(图 1-41),因解剖位置的变化,ERCP 成功率仅为 50%~75%,可选用前视胃镜,也可用侧视十二指肠镜,取左侧卧位,于视野的 2~5 点钟位置寻找输入袢,逆行进镜,可见胆汁泡沫,达十二指肠盲端后,稍退镜即可见乳头,X 射线监视下可见内镜走行与正常相反。插管时,内镜与乳头稍有距离便于掌握方向,也可借助导丝插管。②乳头成形术后:胆管十二指肠吻合术后及乳头旁置瘘

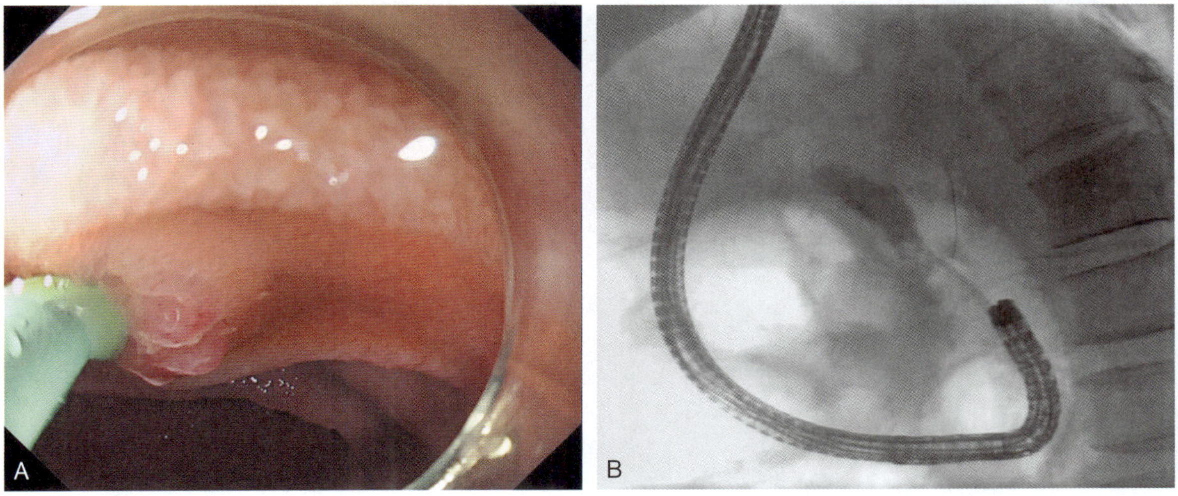

图 1-41 胃毕Ⅱ式吻合术后内镜逆行胰胆管造影

A. 内镜下插管方向；B. 透视下内镜形态

管者，可用带气囊导管造影，避免因开口过大致对比剂外漏、胆管显影不佳。③乳头部病变：正常结构已破坏，插管时应选乳头隆起及胆汁溢出处有目的地插管，应先造影再取活检，防止出血影响插管视野。④乳头旁憩室：乳头位于憩室底部口缘处，应沿乳头系带寻找开口；若乳头位于憩室内，则插管有一定困难。⑤孕妇及小儿 ERCP：原则上没有极强适应证时，孕妇不宜作 ERCP；<12 岁患儿行 ERCP 时应在全身麻醉下进行，<1 岁患儿需用小儿十二指肠镜操作，操作时要求步骤简化，摄片时用专用的铅皮遮护生殖器官及腺体部位，使用最低限度的 X 射线。

（三）造影与摄片

插管成功后，注入对比剂前，最好先摄腹部平片，以做对照，排除伪影。确认导管已插入胆管或胰管后，先注入已稀释 30% 左右的对比剂（常用的有泛影葡胺、碘海醇、碘佛醇等），推注速度以 0.2~0.6ml/s 为宜，压力不宜过大，以免胰管分支过度充盈引起腺泡显影或注入量太大、太浓而遮盖病变（结石）。对比剂用量视造影目的而定，一般胰管只需 2~5ml，胆总管及肝管需 10~20ml，充盈胆囊则需 50~80ml（图 1-42）。若发现有胆管梗阻性病变，在注入对比剂前应先抽出胆汁，再注入等量对比剂（原液，不需稀释），以免因注入量大，致胆管内压力过高，引起或加重胆道感染。

在胰管无梗阻情况下，对比剂在胰管通常 1~2min 排空，故胰管尾部充盈后应立即摄片（图 1-43），摄片时令患者屏住呼吸，尽量避开内镜遮挡胰胆管及其病灶，对比剂在胆道内滞留时间比在胰管内长，因而有较充裕的时间供透视和摄片，在 X 射线透视下胆总管、胆囊及肝内胆管显影后即可摄片。有时虽未充满，但病变显示最清楚，也应及时摄片。为了使肝内胆管显示清楚，可采取头低脚高位，右侧肝内胆管充盈欠佳时亦可改为仰卧位，头高脚低位则更有利于显示胆总管下端及胆囊。对胆囊部位加压，能显示胆囊小结石。

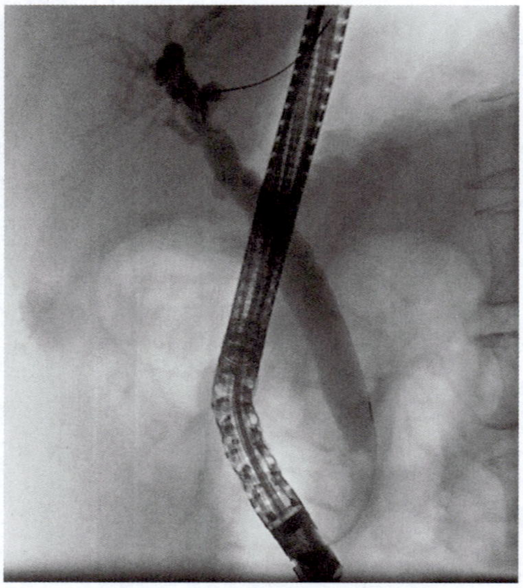

图 1-42 胆管造影示例

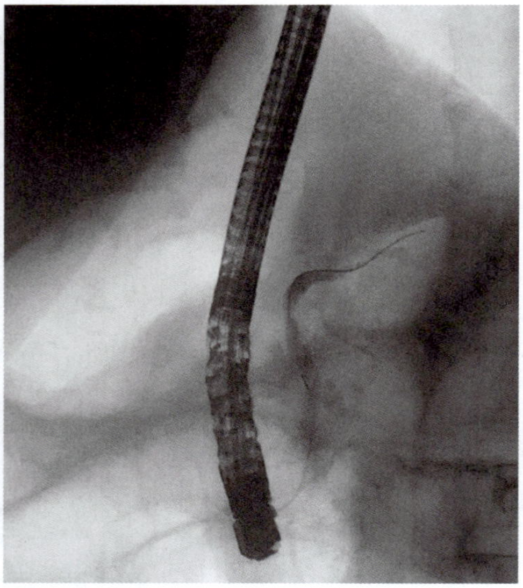

图 1-43 胰管造影示例

退出内镜时，应边吸引边退镜，退至胃底时将残留胃内气、液体尽量抽吸干净，退出内镜。按照病灶部位可转动体位使病灶显示清楚再行摄片。

五、内镜逆行胰胆管造影操作要点

1. 严格掌握 ERCP 适应证与禁忌证。

2. 行 ERCP 的目的为胆、胰疾病的诊疗，上消化道检查不是主要的目的，因此，十二指肠镜应简捷地通过胃，进入十二指肠到达其降部，找到乳头并插管造影，否则会降低 ERCP 的成功率。

3. 插管造影过程中，遵循胰、胆管走行方向，尽量行选择性造影，插管要有一定深度。

4. 选择性插管造影困难时，可通过拉式刀、导丝等方法试插管造影。除非治疗性 ERCP，一般不主张积极使用针状刀做乳头预切开造影，否则会大大增加并发症的发生率。

5. 胆道有梗阻，又不具有胆管引流条件时，避免向胆管内注入较多对比剂，以免增加胆管感染的概率。

6. 为不遮盖胆胰管病变，应准备不同浓度的对比剂，边注入边透视，适时摄片，并不断变换体位，选择最佳位置。

7. 插管过程中，避免操作粗暴及少用尖头造影导管，以免将对比剂注入黏膜下，导致乳头水肿，影响进一步检查及治疗。

8. 整个操作过程中，应注意患者的反应，尤其是使用清醒镇静麻醉者，应行血氧饱和度、心率及血压的监测。

9. 术后处理包括以下几个方面。

（1）抗生素的使用需根据患者术前、术中的具体情况衡量使用。

（2）术后禁食 1 日。

（3）术后 3h、24h 常规检查血清淀粉酶，有升高者继续复查，如出现术后胰腺炎应积极治疗，直至恢复正常。

（4）注意观察患者有无腹痛、恶心、呕吐、体温升高、黄疸加深及腹膜刺激征等异常情况。

（5）禁食期间常规补液。

六、内镜逆行胰胆管造影并发症及处理

诊断性 ERCP 并发症总发生率为 1.01%~9.20%，手术死亡率为 0.13%~0.50%。

（一）高淀粉酶血症及胰腺炎

高淀粉酶血症及胰腺炎是 ERCP 最常见的并发症之一，高淀粉酶血症可表现为单纯性血清淀粉酶升高，而没有明显临床症状，发生率为 20%~75%。若同时出现上腹痛及上腹部压痛，则为 ERCP 后胰腺炎，发生率为 1.9%~5.2%，多为轻型胰腺炎，但也可发生重症胰腺炎。胰腺炎是 ERCP 术后发病率和死亡率最高的事件，通常预测术后胰腺炎的危险因素包括年轻女性、胆总管直径正常、胆红素水平正常、ERCP 术后胰腺炎病史、低年资内镜医师及学员参与等。熟练的插管技术、选择性胰管支架置入、应用 NSAID 及尽可能避免球囊括约肌扩张术，这些做法的综合应用可降低胰腺炎的风险（但不能消除）。

（二）胆道感染

ERCP 术后发生感染比较少见，发生率为 0.33%~1.50%，肝移植患者、肝门部或肝内胆管狭窄等发生感染风险较高，表现为发热、腹痛、黄疸或黄疸加深、右上腹部压痛，甚至可发生中毒性休克及败血症。基于既往研究的结果，以下患者需预防性应用抗生素：不能引流或难以引流的梗阻性疾病（原发性硬化性胆管炎、肝门部肿瘤、慢性胰腺炎的局部狭窄等），假性囊肿及胆漏情况下，肝移植患者。术前未预期的有感染风险的手术结果（如取石失败），应尽快应用抗生素，最好在术中就使用。目前通常不推荐对所有黄疸患者预防性使用抗生素。

（三）穿孔

穿孔发生率为 0.1%，一般发生于过度牵拉、旋转内镜、切开刀大切开乳头或切开方向不合理时，一旦发生应积极处理。及时、确切的内镜下创面封闭是切实有效的，有助于大幅度改善患者的预后和生活质量，内镜下修补困难时须果断转外科手术处理。

（四）出血

出血发生率<0.5%，诊断性 ERCP 发生率较低，一般只发生于接受治疗性 ERCP 患者。出血见于因患者胃肠反应过大，剧烈恶心、呕吐而致贲门黏膜撕裂者，也可发生于乳头切开后。经内科治疗或内镜治疗多可痊愈。术中出血经处理后仍能完成操作的，不属于不良事件。

（五）其他

药物反应，心脑血管意外，心跳、呼吸骤停等常规内镜检查并发症，进行常规处理。

（六）特殊人群

尤其是儿童，由于其特殊的解剖及生理特点，ERCP 操作失败率较成人高，且患儿各脏器发育尚不完全，抵御术后并发症能力弱，故应提高警惕并及早处理。

第五节 放大内镜

放大内镜（magnifying endoscopy，ME）是一种具有高像素和高分辨率的电子内镜，通过将电子内镜和显微镜结合，采取类似于相机数码变焦及物理变焦的手段，不同程度地放大常规内镜所能观察的黏膜表面结构，对黏膜表面腺管、血管等微细结构进行观察。放大内镜可将内镜下的物象放大几十倍甚至上百倍，而普通的内镜放大倍数只有几倍，放大内镜大大提高了分辨率，提供了病变形态学和病变表面细微结构的放大视野，同时结合色素染色在内镜诊断中的应用，可以帮助医师更准确地评估组织的异常变化，早期发现病变，并进行精确定位和诊断，与病理学诊断相符合的概率可达 80%~90%。

一、放大内镜操作特点

目前用于消化道恶性肿瘤早期诊断的内镜有常规白光内镜、色素内镜、放大内镜、荧光内镜、激光共聚焦内镜和电子染色内镜等。目前电子染色内镜利用的是窄带光波显像技术，能够清晰显示血管和黏膜表面的微细结构，有助于确定病变范围及血管分布。但是仅仅依靠普通的、不具备放大功能的电子胃肠镜观察早期癌症或腺管开口和微血管形态是不够的，它还需要联合放大内镜或具有高清晰分辨率 CCD 的内镜一并使用。放大内镜结构和原理类似于显微镜，只是在物镜与导光束或物镜与 CCD 之间装有不同放大倍数的镜头，同时像束更密集。新型放大内镜为变焦内镜，可放大 60~170 倍，接近实体显微镜的放大倍数，可观察隐窝、腺管开口形态或黏膜下血管形态，对早期黏膜病变的诊断效果明显优于普通内镜。

放大内镜的操作特点主要体现在其能够通过光学放大功能，对消化道黏膜表面的微细结构进行清晰观察。内镜医师在操作过程中，首先要使用普通内镜对消化道进行全面观察，当发现可疑病变后，更换为放大内镜进行更细致的操作。在放大内镜的帮助下，医师能够观察到消化道黏膜表面的腺管开口、微血管及毛细血管等微细结构的改变，这有助于判断黏膜病变的病理学性质，明确病变浸润范围，并提高活检的准确性。

放大内镜可用于消化道病变的观察，还可以与色素染色、电子染色、高分辨率等技术结合使用，更清晰地显示病变部位形态与黏膜微血管结构，提高病变的早期诊断率，可用于早期胃癌、早期食管癌、萎缩性胃炎、肠化生、良性增生性息肉等疾病的诊断，了解消化性溃疡的愈合程度。

在操作过程中，还可以使用黑帽来固定镜头和病变间的距离，解决对焦困难的问题，并通过呼吸在吸气时抓住接近病变的一瞬间来固定图像。

二、放大内镜操作的适应证与禁忌证

（一）适应证

1. 有不明原因吞咽困难，胸骨后疼痛、烧灼，上腹疼痛、饱胀等症状的人群。

2. 有不明原因便血、大便习惯改变、腹痛、消瘦等症状的人群。

3. 需要监测和随访的消化道疾病患者，如溃疡病、萎缩性胃炎、胃部手术后患者等。

4. 原因不明的消化道出血者。

5. 需要对消化道黏膜表面的微细结构进行细致观察和诊断的患者，如疑似有黏膜病变、息肉或肿瘤的患者，尤其是分化型早期癌症患者。

6. 患有需要监测和随访的消化道疾病，如溃疡病、萎缩性胃炎、胃部手术后等，放大内镜能够提供更为详细的病情信息。

（二）禁忌证

1. 怀疑有消化道穿孔或出血者。

2. 患有严重的心、肺、肾、脑功能不全及多脏器衰竭者。

3. 有严重咽喉部疾病的患者，如腐蚀性食管和胃炎患者、巨大食管憩室患者、严重颈胸脊柱畸形患者等。

4. 处于休克、昏迷、神志不清、精神失常不能配合者。

5. 食管、肛门、直肠严重狭窄者。

6. 急性传染性肝炎、胃肠传染性疾病、急性弥漫性腹膜炎、腹腔脏器穿孔、急性中毒结肠炎的患者。

7. 凝血机制障碍及胃炎急性期者。

8. 妊娠期女性。

三、放大内镜操作前准备

首先，患者需要签署知情同意书，了解检查的目的、过程和可能的风险，确保患者充分理解并积极配合。此外，根据医师的建议，可能需要进行一些健康状况的告知，包括药物过敏史、既往病史、正在使用的药物等。

（一）食管

1. 检查前准备

（1）禁食：食物、药物及唾液都可能附着在食管表面而影响观察，检查前8h禁食水，胃部排空延迟者，应禁食更长时间。

（2）局部麻醉：准备行放大胃镜检查的患者，检查前遵医嘱进行咽部局部麻醉，口腔内有异物（如有活动义齿），检查前需要取出。

2. 检查前用药 患者呕吐反射，食管痉挛引起食管蠕动，无法保持病灶与内镜的相对位置，而且放大检查比常规检查需要更长的时间，因此建议患者常规在镇静麻醉下进行放大检查，以获得清晰图像。

（二）胃

1. 检查前准备 检查前禁食 8h，禁水 2h，常规口服去泡剂，去除黏膜表面附着的泡沫，口服链霉蛋白酶去除黏膜表面的黏液，保持视野清晰。黄色胆汁在 NBI 模式下为鲜红色，影响观察，必须冲洗吸引去除干净。

2. 检查前用药 患者呕吐反射、胃蠕动会影响图像清晰度，采用无痛内镜技术可减少患者不适反应。应用解痉药可使胃蠕动减少，降低漏诊误诊率。

（三）十二指肠

1. 检查前准备 参考胃检查前准备。十二指肠有胆汁潴留，需冲洗干净。

2. 检查前用药 十二指肠蠕动较强，应酌情使用解痉剂。

（四）结肠和直肠

1. 检查前准备 肠道准备同普通结肠镜检查。肠道清洁程度直接影响观察效果，NBI 模式下，残留的黄色粪便或粪液显示为红色，影响病变的识别，检查过程中随时冲洗吸引，保持视野干净。

2. 检查前用药 检查前 5~10min 用阿托品或东莨菪碱，以减少胃肠蠕动。情绪紧张者可注射镇定药物。

四、放大内镜操作详解

（一）食管的放大观察方法

放大观察时尽量避免胃镜与病灶接触，必须接触时要轻柔，先从病灶口侧开始观察，然后病灶两侧，最后是病灶中央及肛侧。下压内镜操作手柄上的放大操作杆就能移动内镜先端部的镜片，从而实现光学放大观察，而向反方向上抬放大操作杆则逐渐降低放大倍数。放大观察时先调节放大倍数，逐渐接近病灶，定格到清晰的图像时稍稍后撤内镜或脱离接触，保存图像。然后逐渐增加放大倍数，接近病灶从而依次获得高倍数的图像。

高倍放大时胃镜前端与病灶非常接近，焦平面距离镜头仅 2mm。食管病灶通常有微血管增生、扩张等病理表现，接触时容易破裂出血。在呼吸、心脏搏动、食管蠕动的情况下接触性出血往往无法避免，可以用生理盐水或生理盐水加肾上腺素轻轻冲洗后继续观察。

胃镜在食管腔内与食管纵轴平行，即使调节弯角钮也无法做到镜面与黏膜保持平行，又保持一定距离。为了获取最大放大倍数下稳定的放大内镜图像，应该在内镜先端安置柔软的黑色橡皮帽。橡皮帽的深度和最大放大倍数下内镜的观察距离相同，因此只要将橡皮帽垂直贴于黏膜表面即可获得最大倍数的图像。也就是说，在最大放大倍数下可以稳定地观察到毛细血管水平的结构。

在每一次内镜检查前，应该检查内镜的光学放大功能是否正常及黑帽的位置是否恰当。在实际工作中，可以用一张 1cm×1cm 的方格纸贴在操作车上。在安装好柔软黑帽后，将黑帽顶端垂直贴于方格纸上并调整放大操作杆到最大放大倍数。如果视野的水平宽度正好 3.2mm 或 4.0mm，则说明内镜放大功能正常且黑帽安装位置正确。

（二）胃的放大观察方法

胃腔较大，不同部位胃镜接近的方法不同。除了常规运用进退旋转镜身和调节弯角钮法之外，还可以运用调节胃腔空气量、改变患者体位等方法使得胃镜前端逐渐靠近病灶。先调节放大倍数，在接近的过程中获取清晰的图像并保存，然后逐渐增加放大倍数，重复由远及近的操作以获得图像。由于胃腔较大及受呼吸、主动脉搏动的影响，在没有先端帽的情况下，无论放大内镜的分辨率有多高，都难以简单迅速地获取对焦精准的图像。使用先端黑帽，能容易地获取所需分辨率的放大图像。

首先是常规内镜检查，一旦发现病灶，先进行全面的常规内镜检查，采集非放大的图像。完成全面筛查后，再将内镜靠近每个可疑病灶，逐渐上调放大倍数直至最大，并将黑帽垂直靠近病变，在最大倍数下观察病灶以确定是否存在分界线或不规则微血管构造并采集对焦清晰的放大图像。无论观察小病灶还是确定大病灶的边缘，带黑帽的放大内镜操作技巧的重点在于，通过冲洗、吸气和内镜的微小移动，永远保持黑帽从非癌变黏膜部位贴近，并始终保持适当距离使黑帽顶端只接触非癌变黏膜。

在黏膜、内镜镜头和柔软黑帽间的狭小空间内注入无气泡水，能够提高放大内镜检查的准确性。常用水浸没法：充水法，在检查前将胃内充满水；注水法，应用内镜内置附送水功能或 EUS 给水泵向黑帽内注水。

发现病变后必须遵循先远后近，先周围再中间的顺序进行细致观察。远景和中景主要观察病变形态，决定重点观察部位；近景主要观察局部黏膜的表面结构和黏膜浅层的微血管，判断病灶与正常组织的边界、病灶的分化程度和浸润深度。

（三）十二指肠的放大观察方法

本法同食管和胃的观察方法。

（四）结直肠的放大观察方法

结肠迂曲冗长，插入困难，某些弯曲部位和皱褶处的黏膜很难观察，呼吸、心脏搏动及粪水都会影响结肠镜与黏膜的相对稳定性，影响图像的采集，可以借助闭合状态的活检钳轻轻顶住病灶靠近内镜侧的正常黏膜，同时调节空气量，使得病灶表面与焦平面重叠，获得清晰的放大图像。结肠镜单人操作法可以获得更好的操控灵活性和稳定性。必要时可以嘱患者变换体位、助手按压等获得更好的观察效果。

发现病变后遵循先远后近、先周围后中央的顺序进行观察，逐级调整放大倍数，逐渐接近病灶以获得清晰的放大图像，定格后拍照留图。

五、放大内镜操作要点

1. 从非放大模式切换到放大内镜观察。

2. 内镜先端安装黑帽，固定镜头和病变间的距离，解决对焦困难，利用呼吸在吸气时抓住接近病变的一瞬间固定图像。

3. 内镜进入消化道后先用普通内镜进行全面观察，对于病变黏膜存在问题的部位，一般应在白光下观察病变的远景、近景及调节注气量状态的图像，发现可疑病变后更换放大内镜进行操作。

4. 水浸没法能够提高放大内镜检查的准确性。

第六节 超 声 内 镜

一、超声内镜操作特点

超声内镜（echoendoscope，EUS）是一种在消化道管腔内进行超声扫描检查方法，依靠安装在内镜前端的微型变频超声探头，在清晰观察消化道壁的同时，又可对管壁各层组织结构及胆胰系统、纵隔和肾上腺等毗邻组织器官进行实时超声扫描（图 1-44，图 1-45）。与传统腹部超声相比，EUS 的超声探头更接近病变，声路缩短，声衰减降低，对消化道管腔及周围脏器的良恶性病变具有更高的定位和定性诊断价值。

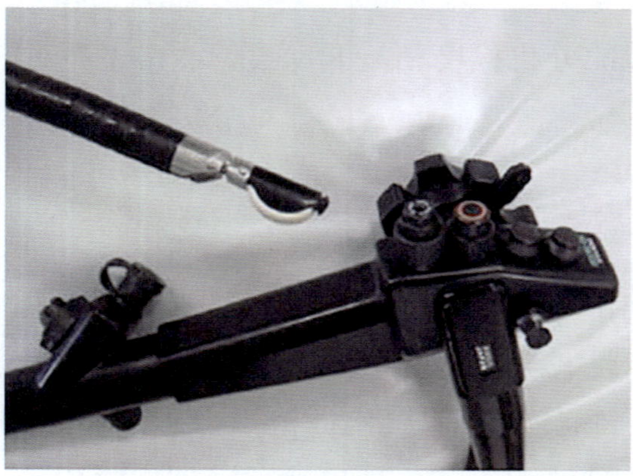

图 1-44 超声内镜操作部及探头

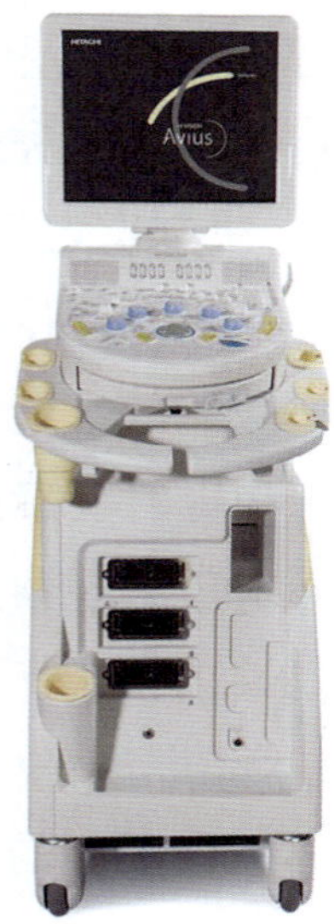

图 1-45 独立超声主机

EUS是由美国的Frazin及日本的松崎首先报道的食管超声发展而来的，距今已走过40多年的发展历程。随着科学技术的不断发展，包括线阵式彩色多普勒超声内镜的出现、穿刺技术的不断改进，目前EUS已不仅仅是单纯的影像学诊断技术，而是成为集诊断、活检取材、治疗为一体的微创性诊疗新技术。

目前，虽然EUS技术存在一些不完善之处，但我们更应认识到术者自身操作技术和解读分析能力水平差异的问题。EUS探头在消化道内活动范围很大，体外无法直接观察到探头的方位，并且胰腺胆管系统本身解剖结构复杂，初学者很难对空间解剖位置有准确的把控，对图像又缺乏辨认、理解能力。医学诊断是客观的，而EUS在诊治方面存在很强的主观性，这要求EUS操作者必须勤加学习，反复练习，善于总结，才能成为合格的EUS操作者。

二、超声内镜操作的适应证与禁忌证

（一）适应证

EUS是一种具有高分辨力的影像学检查方法，患者在接受其他筛选检查后仍无法确诊，而超声内镜检查可能对患者诊疗起到积极作用时，应当考虑进行超声内镜检查。自1980年EUS问世以来，EUS的适应证范围逐渐扩大，对于许多疾病的诊断价值已经得到普遍认可。无论是临床医师还是超声内镜医师，理解和掌握EUS的适应证至关重要。

1. 上消化道肿瘤的诊断 目前EUS已广泛应用于上消化道肿瘤术前风险评估和术前分期。通过超声内镜检查，可以清晰地观察到肿瘤的浸润深度和淋巴结转移情况，为临床医师提供更准确的T分期和N分期依据，有助于制定更加合理的诊疗方案。

2. 胰腺疾病的诊断 超声内镜检查是目前诊断胰腺占位最敏感的检查技术，可以无盲区地观察胰腺的形态、结构，发现胰腺的微小病变，包括胰腺癌、胰腺炎性肿块、胰腺神经内分泌肿瘤、胰腺囊性病变等。对于性质不明的占位性病变可行穿刺活检以进一步明确诊断。通过观察胰腺癌是否侵犯周围器官或血管，评估手术治疗的可能性。

3. 胆管系统疾病诊断 常规的腹部超声在观察远端胆总管时容易受到肠道气体的干扰，而超声内镜检查受肠道气体影响较小，可以清晰地观察到胆管的管壁结构和病变情况，如胆管扩张、胆管结石等。而EUS对胆管内微小肿瘤的早期发现、胆管癌分期的作用越来越得到认可。随着内镜介入技术的不断革新，超声内镜已广泛应用于胆管系统疾病的治疗。EUS引导下胆管引流术（EUS-guided biliary drainage，EUS-BD）作为ERCP失败后的替代治疗已被广泛接受和应用。

4. 其他疾病的诊断 包括肝脏占位、壶腹癌、贲门失弛缓症、食管静脉瘤等疾病的鉴别与诊断。

（二）禁忌证

超声内镜检查的禁忌证与普通胃镜检查相似，包括绝对禁忌证和相对禁忌证。

1. 绝对禁忌证

（1）严重心肺疾病，如重度心功能不全、重度高血压、严重肺功能不全和急性肺炎。

（2）已知或者怀疑消化道穿孔。

（3）胃和食管的腐蚀性损伤，易发生穿孔者。

（4）休克等病情危重者。

（5）不能良好配合者，如严重精神病患者、严重智力障碍患者。

2. 相对禁忌证

（1）一般的心肺疾病。

（2）严重的食管静脉曲张、巨大食管憩室。

（3）食管畸形、胸廓或脊柱畸形等解剖结构改变。

三、超声内镜操作前准备

（一）术者准备

1. 了解患者的病史，包括消化系统疾病的症状、手术史、用药情况等；若患者为女性，检查需避开月经期。

2. 查阅相关实验室检查及影像学检查报告。

3. 若需行穿刺活检，需排除操作禁忌，明确穿刺部位及其毗邻脏器情况，穿刺路径应以路径最短和避开血管为标准。

（二）患者准备

1. 签署知情同意书，了解操作目的及操作的可能风险。

2. 空腹4~6h。

3. 术前口服利多卡因胶浆。

4. 行穿刺操作者，非甾体抗炎药（包括阿司匹林、氯吡格雷、华法林等）停药1周。

5. 不能耐受者可由麻醉师予以静脉麻醉，在心电监护下操作。

（三）器械准备

1. 内镜系统 将电子超声内镜、纤维超声内镜和超声主机与内镜主机连接，并连接相应的注水泵和负压吸引器，测试注水、打气等功能。超声内镜检查前，需要对内镜系统进行全面的检查和调试，以确保其正常运行和准确性。

2. 水囊的安装和调试 水囊的作用是使消化道壁与探头保持合适的距离，从而将目标控制在超声探头的焦距范围内，从而获得清晰的图像。在安装水囊之前，需要仔细检查水囊是否有变色、破损或膨胀等情况。乳胶过敏患者应禁用水囊。将待安装的水囊放置在专用的推送器中，翻转大孔径一端的橡皮圈，使其覆盖在推送器的边缘，卡在凹槽内。将水囊推送器套在超声内镜的前端，使翻折的橡皮圈套在超声内镜前端的大凹槽内。拔出推送器，将水囊小孔径一端的橡皮圈卡在超声内镜前端的小凹槽内。安装完毕后，按压注水阀门，向内囊内注入无气水，水囊直径限度为 3cm。若出现水囊边缘渗水情况，适当调整水囊位置；若出现漏水，应重新安装。注水后若发现水囊呈明显偏心状态，可以用手指轻轻按压校正。注意检查水囊内有无气泡存在，可以将超声内镜头部朝下，反复吸引注水，从而洗尽囊内气泡。每位患者检查前，均需检查水囊是否漏水。

3. 超声系统　开启超声电源，调整图像。输入患者信息，包括姓名、性别、年龄及病案号等。开启电脑进入图像采集系统，选择患者。超声内镜系统目前分为环扫型超声内镜与线阵型超声内镜。环扫型超声内镜采用 360° 电子环形扫描方式，操作轻巧，操作性能良好，能够充分采集病变、血管及其他消化管道的信息。线阵型超声内镜使用小型凸阵排列式换能器，图像清晰，视野宽广。彩色多普勒和能量多普勒在吸引活检的同时能观察血流动态，活检管道孔径大，适合进行多种诊断和治疗。

4. 超声微探头的连接与调试　微探头需使用 2.8mm 以上活检管道的内镜。在活检管道口安装微探头专用注水接口及阀门，将微探头末端连接部上标志性固定键向上、平直地插入超声驱动装置。注意避免微探头头端朝上。将微探头置于无气水中，启动超声装置，观察发出的超声波形是否正常。

四、超声内镜操作详解

（一）总论

EUS 作为一种重要的工具，在消化系统疾病的诊治中起着至关重要的作用。本部分内容将深入探讨超声内镜的插入方法和探头分类操控技术，以帮助医学从业者更好地应用这一技术，提高诊断准确性和治疗效果。

1. 操控探头类型　EUS 按扫描方式分为环扫型和线阵型两种。

（1）环扫型超声内镜：为直视镜，操作简便，可进行 360°扫描，获得如同 CT 的消化道管壁及周围器官、结构的横截面或斜切面的环周影像，常用于评估病变深度和定性（图 1-46）。

（2）线阵型超声内镜：为前方斜视镜，能提供 100°~180° 的扇形扫描图像，探头需对准特定方位才能显示病灶，不能同时观察消化管四壁，可引导超声内镜细针穿刺抽吸术（EUS-FNA）等介入技术（图 1-47）。

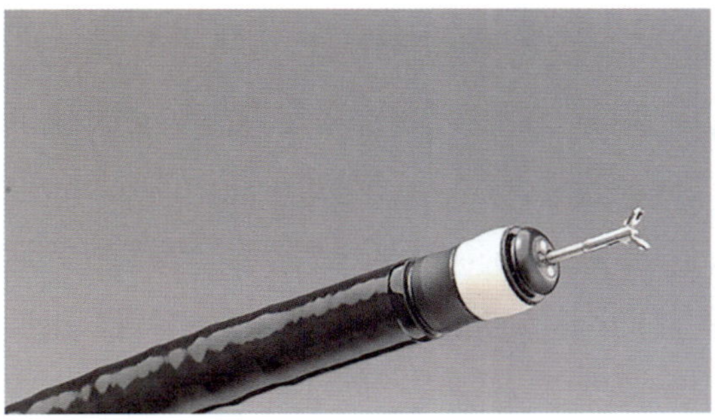

图 1-46　环扫型超声内镜

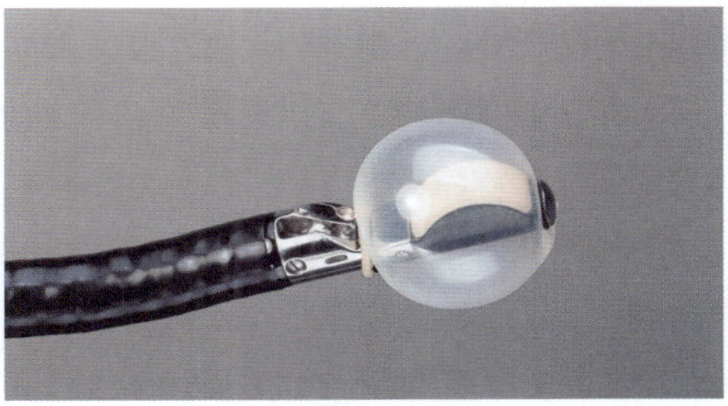

图 1-47　线阵型超声内镜

2. 内镜插入要点

（1）线阵型超声内镜插镜法:患者取左侧卧位,口咬牙垫。使内镜头端前 20~30cm 与患者检查台保持平行,并轻轻下压大钮,将内镜插至咽部。当遇到阻力时,轻轻上抬大钮可以从会厌软骨处看到气管,表明内镜已达食管入口。此时,嘱患者吞咽,有时还需要头部稍后仰。左手轻轻上移大钮,右手轻柔插镜就可以进入食管。进镜直到食管胃连接部上方可见栅栏状血管,此时一边稍稍下压大钮,一边将内镜逆时针方向旋转约 90°,推镜进入胃腔。进入胃腔后,镜身向右旋转,一边观察胃体下部、胃角及胃窦小弯,一边沿胃大弯侧进镜,此时上抬大钮,可见幽门环。如果此时仅仅推镜,内镜头端可能无法通过幽门环。需要一边想象幽门环的位置,一边轻轻下压大钮盲过幽门环。内镜进入十二指肠球部后,可采用推镜的方法进镜,内镜头端要保持在十二指肠肠腔中央行进。在越过十二指肠上角的位置后,将小钮向右旋并固定,然后下压大钮,使用内镜镜身轴或用身体带动镜身向顺时针方向边旋镜边拉镜,内镜便进入了十二指肠降部。

（2）环扫型超声内镜插镜法:操作方法与直视胃镜基本一致,但有一些操作技巧。超声内镜的硬性部分相对较长,虽然通常通过咽部和贲门不是问题,但无法进行"U"形反转,可能存在胃底突出部分的盲区。在进入十二指肠球部后,为了顺利进入十二指肠水平部,需要借助适当的内镜拉直技巧。

（二）食管超声内镜

1. 食管超声内镜操作要点及正常食管壁结构 食管位于胸骨的后方,与气管、支气管和肺紧密相邻。由于这一位置的特殊性,传统体表超声无法清晰显示食管,而超声内镜则弥补了这一不足,因此在食管及其周围疾病的诊断中具有关键意义。

（1）超声内镜在食管内的 3 种检查方法

1）接触法:超声探头直接接触食管壁进行扫描。

2）水囊法:超声内镜插入食管后,向水囊注入 5~8ml 无气水,然后进行扫描。

3）水充盈法:直接在食管内注入无气水 100~200ml,使超声探头浸泡在水中。

在临床实践中,常结合后两种方法以获得满意的效果。

（2）食管超声内镜操作要点

1）术前准备:大多数食管疾病可以使用标准的超声内镜进行检查。术前处理和体位设置与一般胃镜检查相同,让患者服用去泡剂 20ml,并进行咽喉部麻醉。

2）常规内镜检查:在进行超声内镜检查前,应首先进行常规内镜检查,确定病变的部位、大小等。

3）超声内镜检查步骤:在进行食管成像时,通常将超声内镜的头端置于胃腔,然后退至食管腔,边退镜边观察。一旦病变位置明确,将超声内镜靠近吸引食管内空气,并通过注入无气水使用水囊法开始超声观察。

4）病变类型决定使用方法:对于浅表或 1cm 左右的食管病变,通常使用注水法进行观察，此时应用频率为 12MHz 或 20MHz。对于较大的食管病变，可以使用水囊法，应用频率为 5MHz 或 7.5MHz 以显示整体图像。为评估淋巴结情况，应用 5MHz 或 7.5MHz 扫描食管从贲门到颈部的整个长度。

（3）正常食管壁结构：超声频率为 7.5MHz 和 12MHz 的专用 EUS 能显示食管壁的典型 5 层结构（图 1-48）。

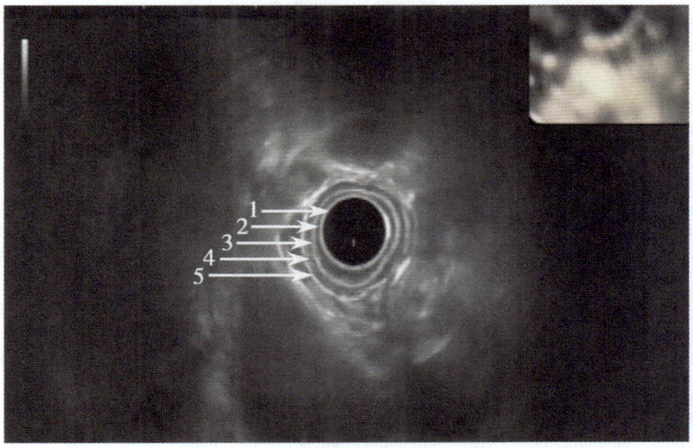

图 1-48 超声内镜下正常食管壁结构

1. 浅表黏膜层；2. 黏膜肌层；3. 黏膜下层；4. 固有肌层；5. 外膜层

1）第一层：高回声区，对应浅表黏膜层。

2）第二层：低回声区，对应深黏膜层。

3）第三层：高回声区，对应黏膜下层。

4）第四层：低回声区，对应固有肌层。

5）第五层：高回声区，对应外膜层。

由于探头与黏膜之间的压力变化，食管壁的 5 层结构并不总是清晰可见，有时只能观察到 3 层回声结构，包括第一层的高回声（对应黏膜及黏膜下层），第二层的低回声（对应固有肌层），以及第三层的高回声（对应外膜）。

2. 食管癌应用诊断与分期 食管癌在我国是常见的恶性肿瘤之一，其早期诊断和准确分期对于治疗的选择和患者的预后至关重要。多项研究已证实，对于食管癌的局部区域性分期，EUS 比经腹超声、CT、MRI 和 PET 扫描更为准确。EUS 对 T 和 N 分期的总体准确性达到 90%，因此 EUS 作为一种高度精准的检查手段，被视为首选的局部区域分期方法。本部分内容将深入探讨 EUS 在食管癌中的应用，以及其在病变定位、T 分期、N 分期和淋巴结评估方面的作用。

（1）报告描述：超声内镜检查报告应包括以下内容：肿瘤位置、特征（如肿瘤侵犯周径范围、跳跃区、是否存在巴雷特食管）、解剖标志（如食管胃连接部、膈裂孔、鳞状柱状上皮接合处）、T 分期（包括食管壁最大厚度）、N 分期，以及所识别淋巴结的具体特征（位置、形状、大小、边缘、回声情况）。

（2）食管癌的超声内镜下表现

1）早期浅表癌：黏膜内癌表现为黏膜层和/或黏膜肌层增厚，黏膜下层清晰、连续、完整且形态规整。而黏膜下癌可表现为黏膜肌层和黏膜下层的层次紊乱、分界消失，黏膜下层增厚、中断，以及内部出现小型低回声影。

2）进展期食管癌：食管壁内可见低回声占位，回声不均匀，边界模糊，有时呈混合性回声。食管壁增厚，结构消失，层次紊乱，回声降低。T2 期 EUS 征象：病变累及固有肌层，但外膜尚完整。T3 期 EUS 征象:食管外膜中断(图 1-49)。

T4 期 EUS 征象:病变穿透固有肌层和外膜,累及周围结构,如心包、心房主动脉、腔静脉、支气管、膈、腹膜或胸膜,导致邻近结构正常解剖结构消失、不规则或呈锯齿状且管壁僵硬。

3)术前淋巴结分期:恶性肿瘤侵犯淋巴结的 EUS 标准包括淋巴结宽度大于 10mm、呈圆形、边缘光滑,呈低回声模式(图 1-50)。其中,低回声和淋巴结宽度大于 10mm 对于恶性肿瘤的特异性诊断最为有力。

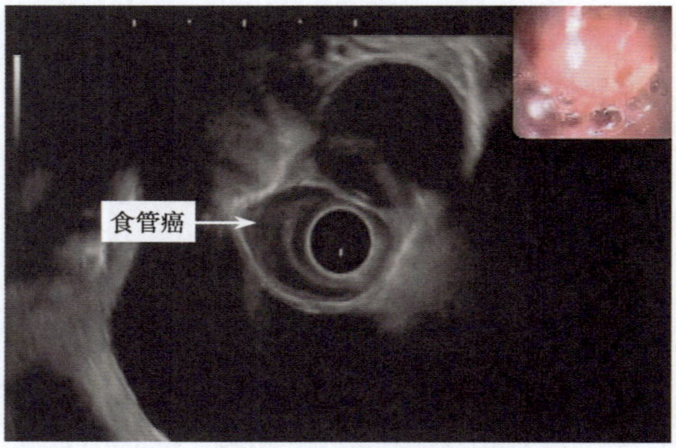

图 1-49 T3 期食管癌

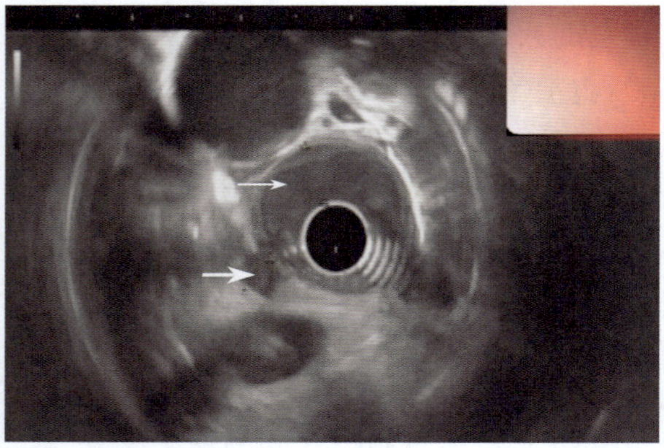

图 1-50 肿大淋巴结

细箭头所指为食管癌,粗箭头所指为肿大淋巴结

(三)胃超声内镜

1. 胃超声内镜操作要点 胃内 EUS 的仪器包括环扫型超声内镜、线阵型超声内镜及内镜超声微探头等。其中,环扫型超声内镜具有操作简单、可 360°扫描、可切换频率等优点,因而在临床上应用最多。但对于难以获得图像的部位,需选择合适的设备。例如,对于较大病变,可以选用普通超声内镜,而对于较小的浅表病变,建议使用双腔胃镜和高频导管探头。

胃内 EUS 的操作方法包括水囊法和浸泡法。临床操作时往往将两种方法结合使用,例如,当患者取左侧卧位时,胃窦及胃角很难浸泡入水中,此时需要联合使用水囊法对这些部位进行观察。下面将简述两种方法的操作步骤。水囊法具体方法是将超声内镜前端进至胃窦近幽门口,之后往球囊内注水,同时持续吸引以抽尽胃内气体,以适度压力接触消化道壁,缓慢退镜观察。浸泡法,也称注水法、无气水充盈法,其要求操作者先将胃内空气抽尽,再向胃腔内注水,总量为 200~400ml。需要注意的是,注水法需警惕微气泡干扰成像,操作时要求缓慢注水,并抑制胃蠕动。

胃内 EUS 检查包括 5 个标准位置。位置一:内镜前端接近幽门,可显示胃窦壁图像。位置二:由位置一撤镜并反转镜身至胃体,可显示胃角,胃角的超声图像为双胃壁。位置三:由位置二撤镜至胃窦-胃体交界部,可显示胃窦及胃体的大小弯。位置四:内镜撤回胃体中部，可显示胃壁及胃毗邻的肝和胰腺体尾。位置五：内镜顶端位于贲门，可观察胃底、脾、肝左叶。

除了上述的基本操作外，胃内 EUS 仍需注意焦距、探头频率的选择，以及解决盲区如何探查等技术难题，并可根据是否 EUS 下穿刺诊断或治疗选择适合的设备及方法。

2. 胃正常表现 正常胃壁解剖结构分 4 层，即黏膜层、黏膜下层、固有肌层、浆膜层。其中黏膜层包括由单层柱状上皮构成的胃腺、由平滑肌细胞构成的黏膜肌层、胃腺表面的黏液。超声内镜可观察到 5 层结构，分别为高回声、低回声、高回声、低回声、高回声。二者的对应关系如下。

（1）第一层：高回声，黏膜界面回声及浅表的黏膜。

（2）第二层：低回声，其余的黏膜，主要为黏膜肌层。

（3）第三层：高回声，黏膜下层。

（4）第四层：低回声，固有肌层。

（5）第五层：高回声，浆膜层。

其中，黏膜下层所呈现的第三层高回声带最清晰，幽门和贲门的固有肌层较其他部位明显。超声内镜下正常胃壁厚度为 3.0~4.5mm，胃窦厚于胃底和胃体。如今随着科学技术的发展，腔内超声分辨力提高，胃壁层次可显示 9~11 层，但临床应用仍以 5 层分法为主（图 1-51）。

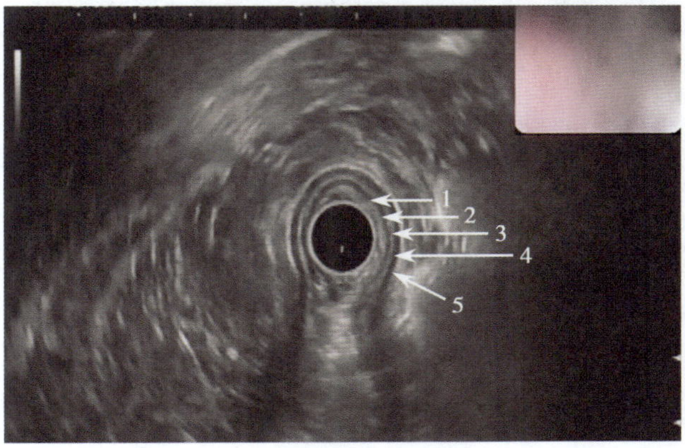

图 1-51 胃壁结构

1. 浅表黏膜层；2. 深黏膜层；3. 黏膜下层；4. 固有肌层；5. 浆膜层

3. 胃黏膜下病变 指起源于胃上皮层以下的病变。有研究统计，每 300 例胃镜检查中便有 1 例黏膜下病变。在常规胃镜下，胃黏膜下病变外形相似，且在获取病理活检时多局限于黏膜层，很难区分黏膜下病变性质，同时需要与胃外压性隆起相鉴别，而超声内镜的出现弥补了对于黏膜下病变观察的不足。胃黏膜下病变包括肿瘤性黏膜下病变和非肿瘤性病变。肿瘤性黏膜下病变瘤包括胃间质瘤、脂肪瘤、神经源性肿瘤、胃平滑肌源性肿瘤、纤维瘤、血管瘤等；非肿瘤性病变包括异位胰腺、静脉曲张、囊肿、血肿、脓肿等。其中，临床上最常见的肿瘤性胃黏膜下病变为胃间质瘤，而非肿瘤性黏膜下病变以胃壁异位胰腺较为常见。以下将重点讲述这两种黏膜下病变的超声内镜下表现。

（1）胃间质瘤：起源于胃肠道的间质干细胞，具有潜在恶变倾向，约占所有胃肠道恶性肿瘤的 1%~3%。胃间质瘤多数起自固有肌层，少数起源于黏膜肌层，极少数起源于黏膜下层、浆膜层。在声像图特征方面，胃间质瘤与平滑肌源性肿瘤极度相似，典型表现为低回声病灶，内部回声均匀，多呈圆形或梭形(图 1-52)。恶性的胃间质瘤多表现为分叶状大病灶，表面欠光滑，内部回声不均匀，边缘不清，可压迫周围组织、截断胃壁的正常解剖层次结构，形成“断壁征”，并可转移至邻近组织或器官。

（2）异位胰腺：指在胰腺以外的与胰腺无解剖或血管连接的胰腺组织，可出现在多种器官或组织，包括整个胃肠道、纵隔、胆囊、肾上腺、大网膜等，尤其好发于胃窦，发病机制与胚胎发育异常相关，很少发生恶变。有研究认为，异位胰腺发病率约为 0.5%。胃壁异位胰腺多起自黏膜下层，可累及胃壁一层或多层。其胃镜下表现为隆起型病变，表面有特征性凹陷；在超声内镜声像图中呈高回声或中等回声，内部回声不均匀，部分可见类似胰管回声的导管样结构(图 1-53)，彩色多普勒血流图无血流信号，超声造影无强化。

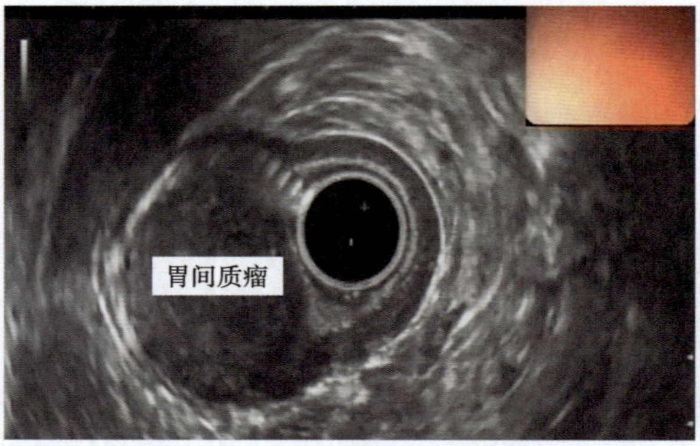

图 1-52 胃间质瘤

可见起自固有肌层的内部均匀低回声的梭状病变

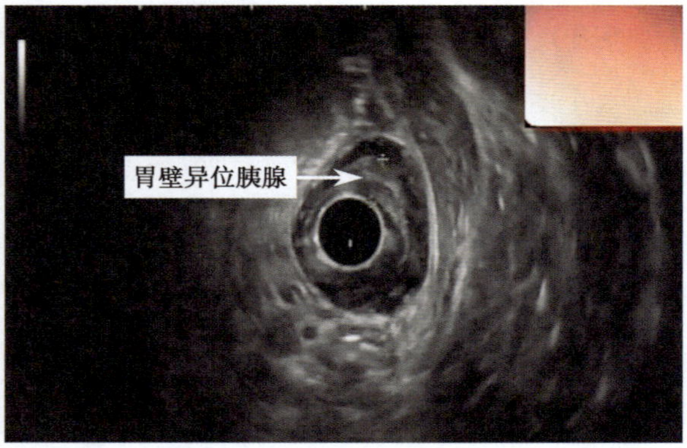

图 1-53 胃壁异位胰腺

可见内部不均匀回声

胃黏膜下病变还需与胃外压性隆起相鉴别。胃外压性隆起由胃壁外周良恶性病变或正常组织压迫引起，多数情况下，超声内镜声像中可见完整的胃壁层次结构，但有时炎性或恶性病变与胃壁粘连融合时需仔细鉴别。EUS 可清晰显示胃壁层次结构，且距离病变更近，因而诊断的特异性和敏感性更高，从而避免盲目切除或活检。

4. 胃肿瘤的诊断 胃部肿瘤根据是否原发、不同组织来源、胃壁起源部位不同、良恶性等可有多种分类方法，下面将概述常见的胃肿瘤——胃癌、胃淋巴瘤。

（1）胃癌：是我国最常见的消化道肿瘤之一，中晚期胃癌 5 年生存率仅为 20%~30%，其发病率与病死率之高往往让人“谈癌色变”。超声内镜可清晰显示胃壁的 5 层结构，对胃周围器官、淋巴组织亦有一定的探查能力。因此，EUS 在胃癌早期识别及分期等方面具有良好的临床应用价值，可为胃癌治疗方案的选择提供强有力的依据。早期胃癌尚未侵及固有肌层，超声内镜声像特征为第四层结构完整，前 3 层以内胃壁结构破坏。根据侵及胃壁层次的不同，胃癌可分为 T1 期黏膜癌、T1 期黏膜下层癌；肿瘤多呈低回声、内部不均匀、边界欠清晰。中晚期胃癌指侵犯固有肌层及浆膜层，并伴有转移，此时超声内镜下显示胃壁第四、五层结构模糊、中断，甚至有淋巴组织侵犯或远处转移(图 1-54)。

（2）胃淋巴瘤：指原发于胃部的淋巴瘤，是仅次于胃癌的高发胃肿瘤。根据病理表现，胃淋巴瘤可分为低度恶性的黏膜相关淋巴组织淋巴瘤（MALT 淋巴瘤）和高度恶性的弥漫性大 B 细胞淋巴瘤。其起源于胃黏膜下层的淋巴组织，逐渐向外侵袭，并沿淋巴组织转移。早期胃淋巴瘤的 EUS 典型声像特征为局限性或弥漫性胃壁二、三层低回声增厚，但原有层次结构完整；进展期胃淋巴瘤则表现在胃壁弥漫性增厚，原有层次结构破坏，可侵及周围组织。EUS 结合细针穿刺活检是目前确诊胃淋巴瘤的有效手段。

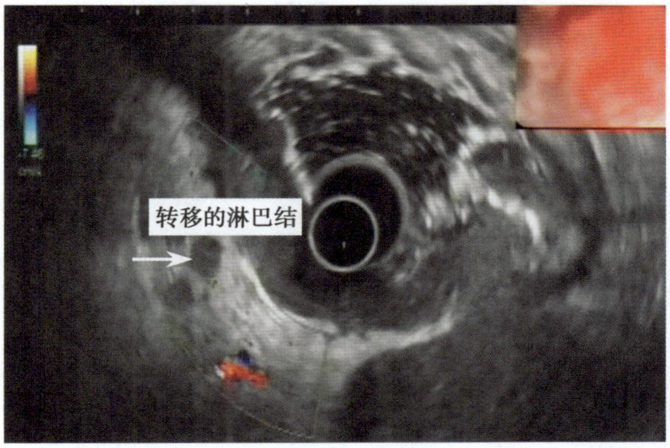

图 1-54 胃癌并淋巴结转移

箭头所指为转移的淋巴结

（四）胰腺超声内镜

胰腺是人体重要的消化腺，外分泌腺产生的胰液含有消化酶，通过胰管排入十二指肠，胰岛分泌多种内分泌激素。胰腺的代谢功能非常旺盛，易受损伤，某些胰腺疾病难以通过常规影像学检查显示。超声内镜可以实时扫查胰腺及其周边病变，已成为常用且主要的影像学诊断方法之一。

胰腺是位于腹膜后的器官，跨越第 1 至 2 腰椎之间，分为头、颈、体、尾四部分。胰头位于十二指肠弯曲内，紧邻下腔静脉和胃十二指肠动脉，后外侧沟则走行胆总管。肝脏位于胰头的上方及右侧，而胆囊则位于其右前方。在胰体的前面是胃，左侧是脾，后方则是脾静脉。因此，超声内镜可以在十二指肠球后清晰地观察到胰头，并在胃体显示胰体和胰尾的形态。

1. 胰腺超声内镜操作要点 首先将超声内镜插入十二指肠乳头平面稍下方，然后边往外退镜边扫查，直至清楚显示全部胰腺。在十二指肠内扫查时，调节弯曲钮使探头伸直，吸尽十二指肠内空气及黏液，注入水，囊壁与十二指肠紧密接触后显示超声图像。如有肠腔气体干扰，可注入适量无气水并调节探头位置以消除干扰。通过调节内镜操纵部和外拉内插超声内镜，使图像保持最佳状态并清楚显示胰腺及其毗邻结构。在胃内扫查时，将内镜退至胃窦部并向水囊内注入无气水，边显示超声图像边后退超声内镜至胃体及胃底区域后显示胰腺体部和尾部。再向胃内注入 200~300ml 无气水，使胰腺体尾部显示更清晰。如胃底黏液湖中的黏液影响声像图显示，应先将其吸引干净后再注水。最后将胃内液体吸引干净并拔镜。

2. 正常胰腺的超声内镜表现 正常胰腺在超声内镜下呈现出均匀细腻的网格状点状回声，稍较肝脏回声粗大，中央可见细长管状结构，主胰管结构在其中，为无回声区（图 1-55）。

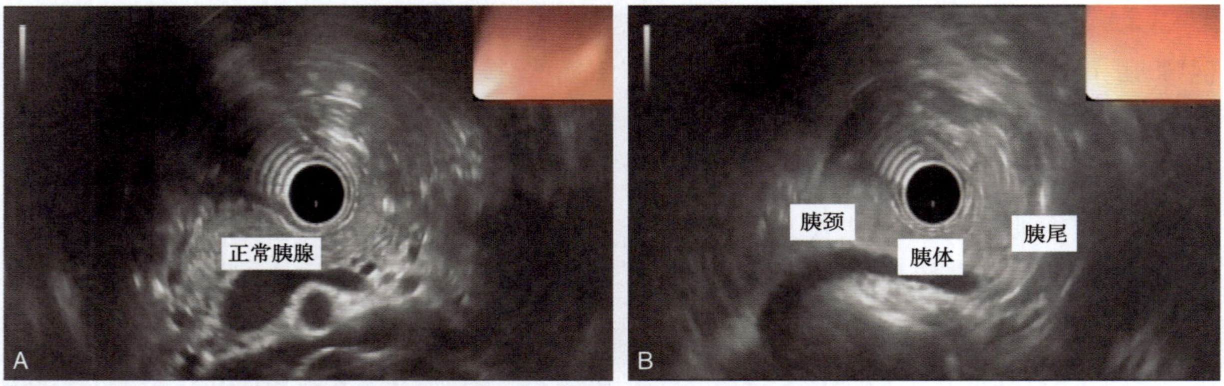

图 1-55 正常胰腺

A. 超声内镜下的胰腺；B. 超声内镜下胰腺结构分区

主要结构：①胰头部胰管的正常内径≤3mm；②胰颈部胰管的正常内径≤2mm；③胰尾部胰管的正常内径≤1mm；④腹侧胰腺组织的回声往往会比背侧胰腺组织的回声偏低。

3. 相关胰腺疾病超声内镜下的诊断

（1）慢性胰腺炎（chronic pancreatitis，CP）：是由各种因素导致的胰腺炎性浸润、纤维化、萎缩及钙化，导致胰腺结构和功能永久性损害，早期表现为腹痛，晚期出现腹泻、体重下降、营养不良及糖尿病。本病可由酒精中毒、胆道系统疾病、遗传、自身免疫、损伤等多种因素造成，我国胆道疾病所占比例较高，酒精性因素呈上升趋势，自身免疫性疾病越来越受到重视。

EUS 对慢性胰腺炎的诊断主要是基于胰腺实质和胰管的形态学改变。据此，国际工作组依据最小化标准命名法原则制定了诊断慢性胰腺炎的 9 项 EUS 标准（表 1-3），符合≥3 项标准则诊断可能性很大（阳性预测值>85%）。

表 1-3 慢性胰腺炎的 9 项 EUS 标准及相应组织学改变

EUS 标准	相应组织学改变
胰腺实质异常	
强回声灶	灶性纤维化
强回声条带	桥接纤维化
小叶化	小叶间纤维化
囊肿	囊肿/假性囊肿
胰管异常	
主胰管扩张	胰头>3mm，胰体>2mm，胰尾>1mm
胰管不规则	胰管局部扩张/狭窄
管壁回声增强	胰管周围纤维化
侧支胰管显现	侧支胰管扩张
结石	钙化结石

（2）胰腺假性囊肿：胰腺有多种囊性病变，最常见的是胰腺假性囊肿。假性囊肿的囊壁由肉芽组织和纤维组织构成，无上皮组织，其可位于胰腺内或表面。假性囊肿的超声内镜典型表现：①胰腺内或胰表面，多为单发，内可有分隔；②囊壁与周围组织分界不清，大囊肿可压迫胰腺及周围组织，使其结构显示欠清；③囊肿后方有回声增强效应；④陈旧的假性囊肿壁厚且囊内机化组织多，甚至还有囊内分隔和钙化；⑤囊内可见坏死碎片，无附壁结节。

（3）胰腺癌：是一种恶性程度很高的消化系统肿瘤，诊断和治疗都相当困难。EUS 和体表 B 超的声像图表现基本相同，但 EUS 能更清晰地显示病灶及其毗邻结构的浸润性征象。EUS 诊断胰腺癌主要依据声像图变化，确诊需依靠 EUS 引导下的肿块穿刺及其病理诊断。EUS 与体表超声声像图表现基本一致，分为直接征象和间接征象（图 1-56）。

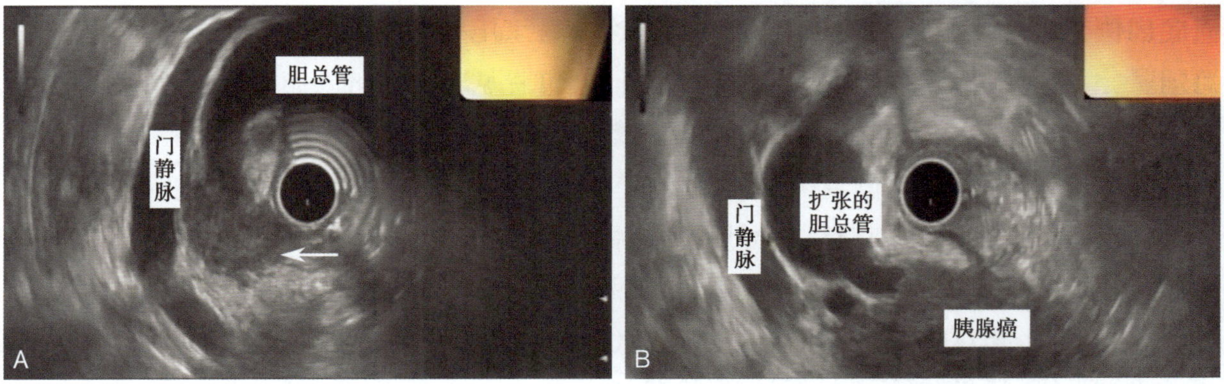

图 1-56　胰腺癌

A. 箭头所指处为胰腺癌；B. 胰腺癌可见胆总管扩张

1）直接征象：①胰腺形态失常，肿瘤所在部位胰腺呈结节状、团块状或不规则状局限性肿大；②肿块轮廓向外突起或向周围呈蟹足样或锯齿样浸润性伸展，其边缘不规则，边界欠清楚；③胰腺癌以低回声型多见，部分呈高回声和混合回声型，少数为等回声型及无回声型。

2）间接征象：①胆道扩张，系胰头压迫或浸润胆总管，引起梗阻以上部位的肝内外胆管和胆囊扩张；②主胰管扩张；③主胰管浸润性闭塞；④胰腺周围血管（如门静脉等）浸润；⑤胰腺毗邻脏器（如肝脏）浸润；⑥十二指肠的浸润性征象；⑦淋巴结转移征象；⑧腹水征。

（4）胰腺神经内分泌肿瘤（pancreatic neuroendocrine tumors，pNET）：来源于胰腺内分泌细胞，是发病率低、异质性高的肿瘤。诊断依赖于 EUS 引导下穿刺活检或手术病理。EUS 在诊断 pNET 方面具有优势，可精确定位肿瘤、发现转移灶并穿刺活检。

超声内镜表现：pNET 在 EUS 下通常为均匀的弱、低回声，边缘清晰，多位于胰体尾部，无胰管或胆道扩张。瘤体较大者常为非功能性，表现为混杂回声，若有瘤体内出血和囊性变则出现无回声区。pNET 的回声较胰腺癌相对更高，且与周围正常胰腺组织分界明显，不伴有胰管和/或胆道扩张或周围脏器组织受压、浸润和转移征象。

（五）肝胆超声内镜

1. 肝胆系统超声内镜操作要点

（1）自十二指肠降段逐步退镜，不断微调镜身可显示肠系膜上动脉从腹主动脉发出，肠系膜上静脉则与脾静脉汇合形成门静脉，绕十二指肠后壁向肝脏走行，胆总管离开胰腺实质，走行方向与门静脉类似。

（2）当超声内镜退至十二指肠球降交界部位时，微调镜头环扫层面恰与门静脉走行方向相同，因此可见门静脉的纵切面。胆总管逐渐向胆囊靠近。

（3）在十二指肠球降交界部位继续微调探头，可显示胆总管的纵切面。

（4）退镜至十二指肠球部，逆时针旋转镜身可看见胆囊，胆囊颈部位于图像左侧，胆囊底部位于右侧。顺时针旋转可见 3 个管状结构，可用多普勒超声判断门静脉、胆管和肝总动脉，继续顺时针旋转镜身，追踪胆管至乳头，可看见乳头附近的胆管和主胰管。

2. 胆囊、胆管、肝脏的正常超声内镜下表现

（1）胆囊：由于胆囊位置多变，于十二指肠降部、球部，或胃窦甚至胃体上部，均可能探及，因超声探头距胆囊甚近，不受肠道气体干扰，对胆囊细小病灶的敏感度优于腹部超声。正常胆囊的超声内镜下表现：①胆囊壁薄而均匀一致；②胆囊壁为光滑连续线，由内到外分 3 层，即高-低-高（黏膜层-肌层-浆膜层）；③胆囊内部为均匀的无回声区域（图 1-57）。

（2）胆管：通常在十二指肠降部扫查可以很好地探查胆管。正常胆管超声内镜下表现：①胆管壁强回声，由内到外分 3 层，即高-低-高（黏膜层-肌层-浆膜层）；②内径为 4~6mm，超过 8mm 可认为是扩张，老年人正常值可达 10mm（图 1-58）。

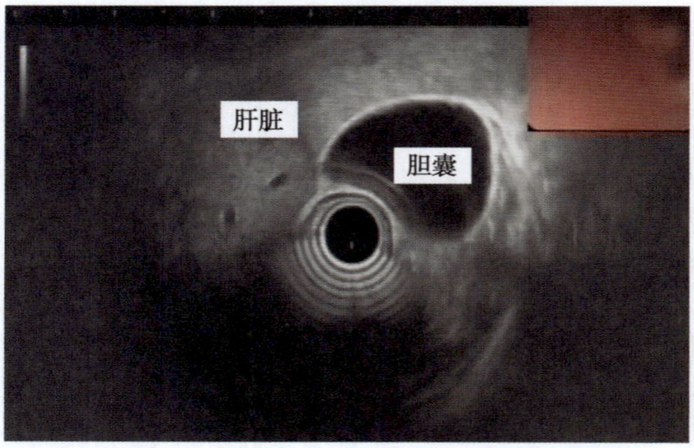

图 1-57 正常胆囊

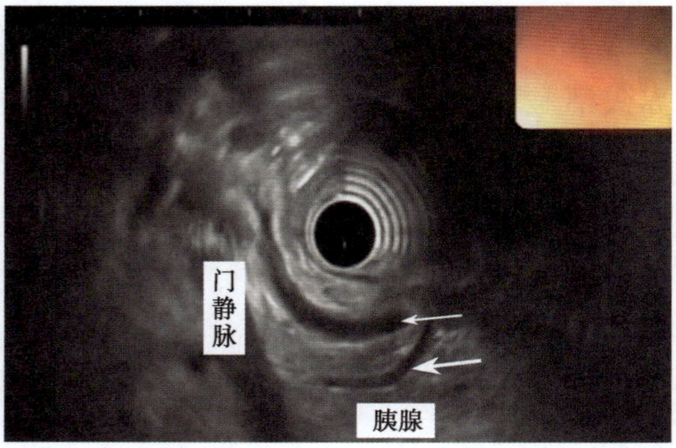

图 1-58 正常胆管
细箭头所指为胆管，粗箭头所指为胰管

（3）肝脏：超声内镜主要观察肝左叶，肝右叶和肝门及门静脉显像易受外界影响。可在超声内镜引导下行细针穿刺活检。正常肝脏超声内镜下表现：①肝脏表面光滑，左叶边缘锐利，包膜为线样回声；②肝实质为均匀点状中等回声；③肝内胆管与门静脉分支伴行；④肝内血管呈树状，形态和走行自然（图 1-59）。

3. 肝血管瘤、原发性肝癌及转移性肝癌的超声内镜下表现

（1）肝血管瘤：是肝脏良性肿瘤，其生长缓慢，治疗方法和预后与原发性肝癌相差甚远，常不需要手术治疗，一般不会对患者生活质量和生命造成影响。超声内镜下表现：肝内可见类圆形边缘清晰的强回声光团。

1）小血管瘤：①肝内圆形中强回声光团，边界清晰但不光滑；②内部多为网状回声，周边无声晕；③病灶内部及周边无法检测到血流信号。

2）中等大小血管瘤：与小血管瘤相似，但彩色多普勒超声有时可见有静脉通过瘤体。

3）大血管瘤：①一般以低回声为主，边界清晰；②内部呈杂乱的网状回声，周围无声晕；③内部可检测到点条状的静脉血流（图 1-60）。

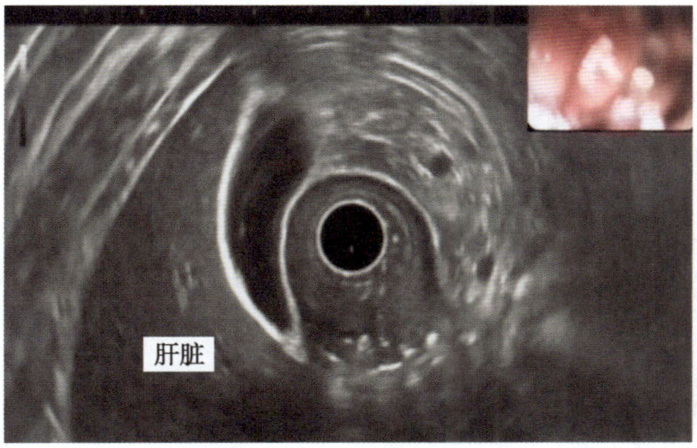

图 1-59　正常肝脏

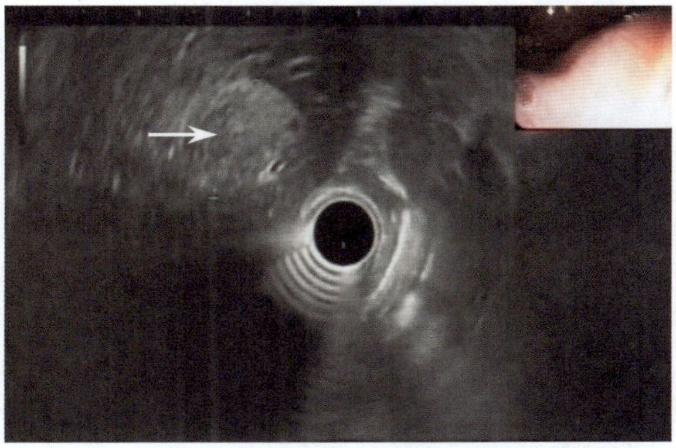

图 1-60　肝血管瘤

（2）原发性肝癌：是肝脏恶性肿瘤。起病隐匿，发展迅速，预后差，严重威胁患者生命安全，早期诊断和手术是改善预后的关键。肝癌大体形态分为三型，即结节型、巨块型和弥漫型。直径≤2cm 为微小肝癌，2cm<直径≤5cm 为小肝癌，5cm<直径≤10cm 为大肝癌，直径>10cm 为巨大肝癌。

超声内镜下表现如下。

1）早期病变较小，肝脏形态无明显变化，随着病变的增大，肝脏外形可有不规则局限性增大。

2）较大的巨块型病变或邻近肝表面的病变可导致肝脏轮廓局限性地向外隆起。

3）病变区域可呈现低回声型、高回声型、混合型及弥漫型。①低回声型：病变区回声较正常肝实质低，边界清楚，病变一般较小，直径为 1~2cm。②高回声型：病变区回声高于肝实质，可有单个高回声结节，分叶状高回声结节，巨块状高回声团。③混合型：当肿瘤内部有液化、出血、坏死时呈混合型回声。④弥漫型：肝内弥漫低回声结节，肝脏形态可无明显变化。

（3）转移性肝癌：原发肿瘤主要是结直肠癌、胃癌、胰腺癌和胃肠平滑肌瘤等，肺癌、乳腺癌、肾癌、宫颈癌、卵巢癌等也可发生肝转移。转移性肝肿瘤较小时一般无症状，随着肿瘤增大可出现上腹或肝区不适或隐痛，病情加重时可出现乏力、发热、体重下降等。

超声内镜下表现：①肝脏外形可无明显变化，病变较大时肝脏可以有局限性增大；②病灶常为多发；③病变区域可呈现低回声型、高回声型、无回声型。高回声型最多见，病变区域回声明显高于周围肝实质。

4. 胆囊疾病超声内镜下表现

（1）胆囊结石：是临床常见疾病，进食油腻食物时加重，发作时可出现右上腹部绞痛，并向后背部放射。

超声内镜下表现如下

1）典型表现：①胆囊腔里出现强回声光团；②后方伴有声影；③随患者体位改变而改变。

2）非典型表现：①胆囊萎缩；②充满型胆囊结石；③胆囊壁内结石（图 1-61）。

（2）胆囊息肉：该疾病为胆囊壁往腔内息肉样生长病变的统称，临床表现具有隐匿性，一些患者存在上腹部饱胀、右上腹疼痛症状，部分患者存在发热、胆绞痛等症状。

超声内镜下表现：①胆囊壁上皮来源的低回声光团，可呈小的菜花状赘生物突入管腔；②后方多不伴有声影；③不随患者体位改变而改变（图 1-62）。

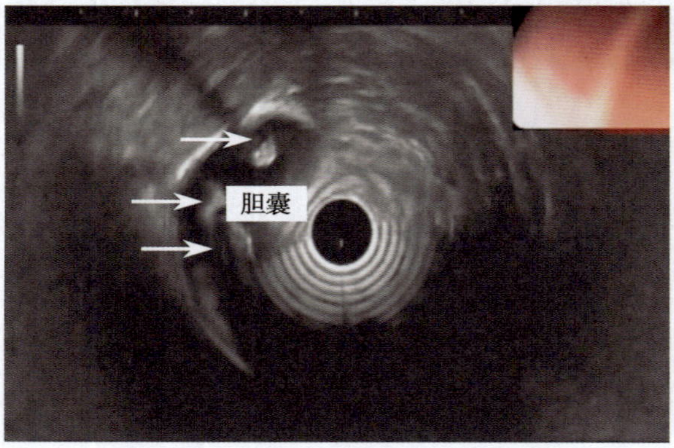

图 1-61 多发胆囊结石
箭头所指为结石

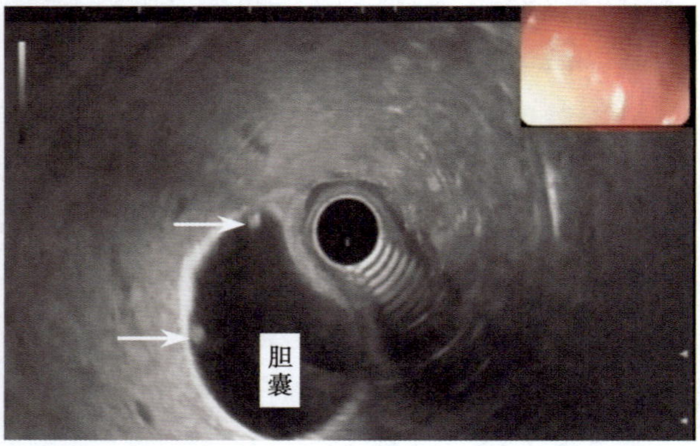

图 1-62 胆囊息肉
箭头所指为胆囊息肉

（3）急性胆囊炎：各种原因导致的胆囊流出不畅。继发感染是急性胆囊炎的主要原因，胆囊结石嵌顿是最常见的病因。

超声内镜下表现：①胆囊体积增大，形态饱满。②胆囊壁弥漫增厚，厚度多在 10mm 以上，常对称性增厚，并累及整个胆囊壁。在强回声带间出现连续或间断弱回声带，形成胆囊壁的“双边影”或“双壁征”。③胆囊腔内可见密集或稀疏的点状或絮状回声，后方多不伴声影，可随体位移动。④在胆囊炎初期或恢复期胆囊腔内可形成沉积层或低回声团块状改变。⑤多有胆囊颈结石嵌顿。

（4）慢性胆囊炎：90% 以上患者有胆囊结石，炎症反复发作，可使胆囊与周围组织粘连，囊壁增厚并逐渐瘢痕化，胆囊萎缩，失去功能。

超声内镜下表现：①初期无明显异常，炎症严重时可增大，长期反复发作者显著缩小，甚至形成瘢痕。②胆囊壁一般均匀增厚，但也可能局部性增厚。显著者大于 5mm，回声增强，边缘粗糙。易误诊为胆囊癌。③胆囊腔内可形成沉积层或中低回声团块状改变，后方可有声影。胆囊萎缩时胆囊内无回声区消失，仅在胆囊区见较高回声的弧形光带。

（5）胆囊腺瘤：是胆囊肿瘤中最常见者，占 23%~28%，大小及部位不一，有蒂者占 4/5 以上，可呈平滑的圆形（非乳头状瘤）或绒毛状。可伴有胆囊结石、胆囊炎，可自行脱落而漂浮在胆囊内，大多无症状。

超声内镜下表现：①胆囊腔内可见起源于黏膜层向胆囊腔内隆起的圆形或者乳头状高回声或中等回声肿块，体积较小，多在 15mm 以内，回声均匀；②肿块表面包膜不光滑，可呈“桑椹状”或“分叶状”，基底宽大，也可见蒂，但局部胆囊壁结构多无异常。③后方不伴声影。④不随体位移动。

（6）胆囊癌：是胆道常见的恶性肿瘤，约 80% 为腺癌，早期胆囊癌指仅侵犯到黏膜层的病变，侵犯至肌层以外的均为进展期胆囊癌。

超声内镜下表现：相比体外超声而言，EUS 更能清晰地判断胆囊癌的局部浸润深度及肝门和胰腺周围淋巴结转移情况。典型表现：①胆囊壁不规则低回声团块；②胆囊壁三层结构紊乱；③可侵入肝脏及周围器官；④可探及高速血流信号（图 1-63）。

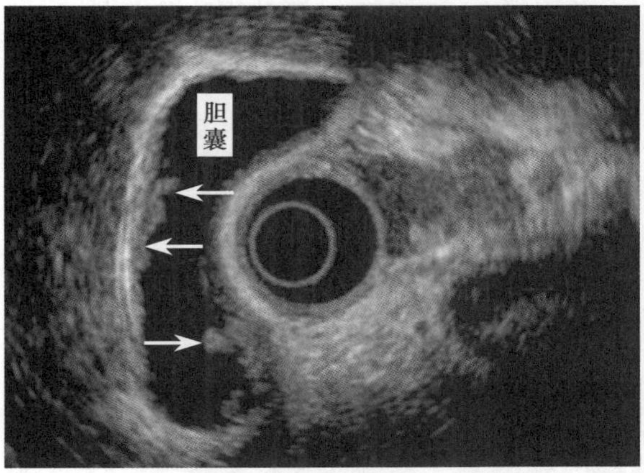

图 1-63 胆囊癌 T1b 期
箭头所指为胆囊肿瘤

5. 胆管疾病的超声内镜下表现

（1）胆管炎：胆管炎分为原发性胆管炎和继发性胆管炎。原发性硬化性胆管炎是一种以特发性肝内外胆管炎症和纤维化导致多灶性胆管狭窄为特征，以慢性胆汁淤积病变为主要临床表现的自身免疫性肝炎。继发性胆管炎可由多种原因（如医源性胆管损伤、胆囊炎、胆管系结石、慢性胰腺炎等疾病）导致。临床常见表现为右上腹痛、腹胀、黄疸、发热等，当胆管结石或胆管蛔虫诱发急性梗阻时可发展为急性化脓性胆管炎，其发病急骤、病情发展迅速，除有寒战高热、腹痛、黄疸外，还可有休克、神经中枢系统受抑制表现。

超声内镜下表现：①病变部位胆管壁增厚，可达 4~5mm，胆管壁 3 层结构清晰并伴有回声增强，主要为第二层增厚；②病变部位管腔狭窄而近端胆管扩张；③病变累及胆囊可有胆囊壁增厚；④慢性胆管炎：可呈现僵硬的强回声带，胆囊壁3层结构分界不清，肝内小胆管受累可呈现“等号”状高回声线；⑤急性化脓性胆管炎：肝外胆管明显增粗，胆管壁明显增厚，分界不清，第一、二层增厚最为明显，回声增强。

（2）胆管结石：可发生在胆管系统的任何部位，胆囊内的结石为胆囊结石，左右肝管汇合部以下的肝总管和胆总管内结石为肝外胆管结石，汇合部以上的结石为肝内胆管结石。当结石发生嵌顿或胆管发生急性炎症时，可导致完全性梗阻，患者多有反复发作的上腹疼痛和胆系感染病史，严重时出现典型的三联征，即寒战高热、腹痛、黄疸。

1）肝外胆管结石超声内镜下表现：①胆管腔内伴有声影的强回声团；②管壁连续，结石与管壁之间有明确的分界；③伴有声影，结石较小或者泥沙状时声影不明显；④病变近端胆管有不同程度的扩张，部分有壁增厚，回声增强；⑤EUS可以准确诊断胆总管内微小结石，敏感度优于ERCP（图1-64）。

2）肝内胆管结石超声内镜下表现：①沿肝内胆管分布，贴近门静脉的片状或条索状强回声，伴声影；②结石近端小管扩张，与伴行的门静脉分支可形成“平行管”征，或呈囊状，多数伴有肝外胆管扩张；③当胆管有胆汁淤积时，强回声周围呈现宽窄不等的无回声区。

（3）胆管癌：发生部位以胆总管最多（约占40%），左右肝管分叉处占30%，总肝管占20%，左右肝管占6%，也可弥漫发生于胆道各部分，大多为腺癌。按照所发生的部位可分为肝内胆管癌和肝外胆管癌两大类，肝内胆管癌起源于肝内胆管及其分支至小叶间细胆管树的任何部位的衬覆上皮；肝外胆管癌又以胆囊管与肝总管汇合点为界分为肝门部胆管癌和远端胆管癌。

超声内镜下表现：①肿瘤呈低回声向管腔内隆起，边界清楚，回声不均匀。②浸润深度未超过外膜层，胆管第二层清晰可见且第三层无不规则的低回声。③浸润深度达浆膜下层，第三层有不规则或中断。④浸润深度超过浆膜甚至浸润周围脏器，第三层破坏消失（图1-65）。

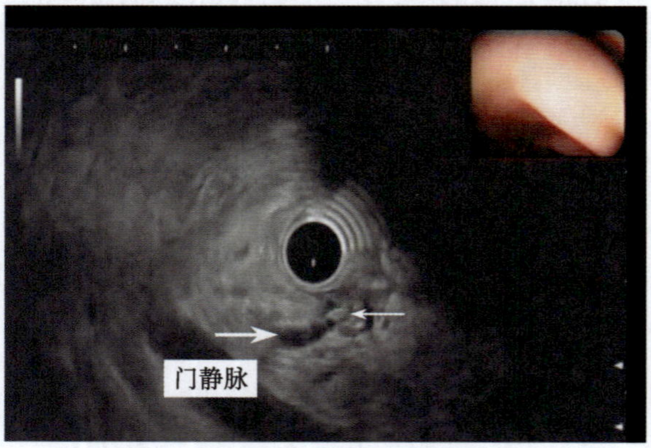

图1-64 胆总管结石

粗箭头所指为门静脉，细箭头所指为胆总管结石

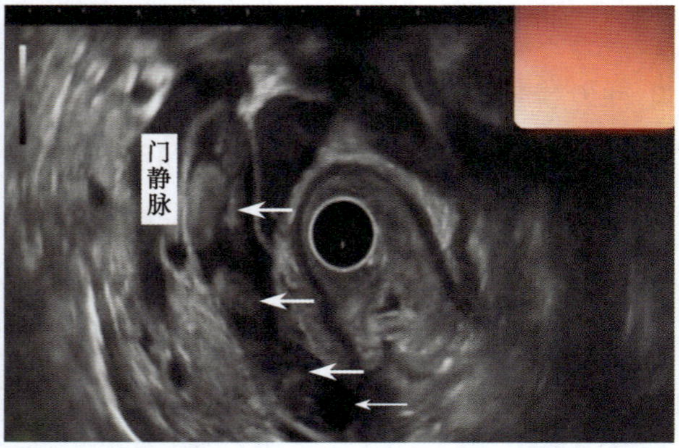

图1-65 胆总管癌T2期

细箭头所指为扩张的胆总管，粗箭头所指为胆总管内肿瘤

五、超声内镜操作要点

1. 明确超声内镜检查禁忌证及适应证。

2. 做好充分术前准备，空腹4~6h。

3. 超声内镜插入患者左侧卧位，口咬牙垫。使内镜头端前20~30cm与患者检查台保持平行，并轻轻下压大钮，将内镜插至咽部。嘱患者吞咽，有时还需要头部稍后仰。左手轻轻向上移动大钮，右手轻柔插镜就可以进入食管。进镜直到食管胃连接部上方可见栅栏状血管，此时一边稍稍下压大钮，一边将内镜逆时针方向旋转约90°，推镜进入胃腔。进入胃腔后，镜身向右旋转，一边观察胃体下部、胃角及胃窦小弯，一边沿胃大弯侧进镜，此时上抬大钮，可见幽门环。如果此时仅仅推镜，内镜头端可能无法通过幽门环。需要一边想象幽门环的位置，一边轻轻下压大钮盲过幽门环。内镜进入十二指肠球部后，可采用推镜的方法进镜，内镜头端要保持在十二指肠肠腔中央行进。在越过十二指肠上角的位置后，将小钮向右旋并固定，然后下压大钮，使用内镜镜身轴或用身体带动镜身向顺时针方向边旋镜边拉镜。这时，内镜进入十二指肠降部。

4. 观察消化道局部病变　可直接经水囊法或水充盈法将探头靠近病灶，进行超声扫描。观察消化道邻近脏器，可将探头置于下述部位进行显示：①胰腺、胰头部（十二指肠降部）、胰体和尾部（胃窦胃体后壁）；②胆道下段（十二指肠降部）和中段（胃窦部）；③胆囊（十二指肠球部或胃窦近幽门区）；④肝右叶（十二指肠、胃窦部），肝左叶（贲门部、胃体上部）；⑤脾脏（胃体上部）。不断改变探头的位置与方向，可以获得不同切面的超声图像。常用方法：①通过调节内镜角度旋钮改变探头的方向；②通过插镜或拔镜调节探头的位置；③通过旋转镜身寻找病灶进行超声扫描；④改变患者体位。胃底和胃体部还可用内镜镜头倒转手法。超声图像的调节方法：①检查任何部位均先用低倍圆图，发现病灶后再逐级放大。②显示局部病灶可取放大的半圆图。③频率切换：观察消化道或其外邻近器官时均先用7.5MHz，待初步显示病灶后再切换成其他频率以反复比较。

第七节　超声内镜引导下穿刺术

超声内镜（endoscopic ultrasound，EUS）是一种消化内镜的新兴诊疗工具，可以进行诊断和治疗。超声内镜引导细针穿刺抽吸/活检术（endoscopic ultrasound-guided fine-needle aspiration/biopsy，EUS-FNA/B）在超声内镜实时引导下对病灶进行穿刺，抽取消化道管壁及周围病灶病变组织进行细胞或组织病理学检查。该技术自应用于临床以来，已成为消化道及邻近器官病变诊治的重要手段。EUS-FNA/B不仅可以获取细胞或组织以确定病变的病理性质，还可以鉴别淋巴结和其他器官的转移病灶，对病变进行准确分期，从而影响治疗方案的选择。

一、超声内镜引导下穿刺术操作特点

EUS是一种内镜和超声技术融合的工具,既可以诊断也可以治疗。EUS-FNA的前提是准确显示病灶。EUS可清晰显示以下病变:①胰腺疾病。EUS可用于检测胰腺炎、胰腺囊性病变、胰腺实性病变,包括胰腺炎性假瘤、胰腺癌、胰腺神经内分泌肿瘤等,对胰腺癌的早期诊断具有较高价值。②消化道疾病。EUS可用于检测食管、胃、十二指肠、结肠等消化道疾病,如溃疡、息肉、黏膜下肿瘤等。③肝脏疾病。EUS可用于检测肝脏疾病,如肝囊肿、肝癌等。④淋巴结疾病。EUS可用于检测淋巴结疾病,如淋巴结结核、淋巴瘤等。⑤肺部疾病。EUS可用于检测肺部疾病,如肺癌、肺结核等。⑥心血管疾病。EUS可用于检测心脏和血管疾病,如心脏瓣膜病、主动脉瘤等。

EUS-FNA/B具有以下特点:①实时引导与精准定位。超声内镜能够实时显示病变及其与周围组织的关系,避开血管及重要器官,选择最佳的穿刺位置和角度,提高穿刺的准确性和安全性。②创伤小、安全性高。与其他影像学引导下的穿刺相比,EUS-FNA的穿刺路径更短,气体干扰更少,因此创伤更小,安全性更高。同时,在操作过程中可以实时观察,有效避开血管,显著减少并发症的发生。③恢复快。由于创伤小,患者通常可以在短时间内恢复,减少了对患者日常生活的影响。④适用范围广。EUS-FNA/B不仅可以用于诊断消化道及其周围器官的病变,还可以用于治疗,如将药物或器械导入病变进行治疗。尽管EUS-FNA/B具有许多优点,但操作前仍需要进行充分的评估,包括患者的病情、凝血功能等,以确保操作的安全性和有效性。同时,要求操作医师也需要具备丰富的经验和技能,以应对可能出现的各种情况。总的来说,超声内镜引导下穿刺术以其独特的操作特点,为消化道及其周围器官疾病的诊断和治疗提供了新的诊疗手段。

二、超声内镜引导下穿刺术适应证与禁忌证

根据多篇荟萃分析和系统性回顾研究的报道,EUS-FNA/B对于胰腺癌的诊断敏感度可达到85%~93%,特异度可达96%~100%。对于性质不明的胰腺实性占位性病变,EUS-FNA/B可以获取细胞或组织学诊断以鉴别病变类型。多个研究报道了EUS-FNA/B对胰腺神经内分泌肿瘤具有极高的诊断敏感度和准确率,基于EUS-FNA/B标本的Ki-67免疫组织化学染色可以进行神经内分泌肿瘤的诊断和分级。对于一些其他的胰腺实性病变或弥漫性胰腺肿大,如肿块型胰腺炎、自身免疫性胰腺炎、淋巴瘤及胰腺转移病灶等,EUS-FNA/B可以进行鉴别诊断。大量文献报道了EUS-FNA/B鉴别胰腺癌与神经内分泌肿瘤、自身免疫性胰腺炎及其他胰腺实性病变的有效性和可靠性。近年来一些新的检测项目(如囊液DNA定量和甲基化检测、KRAS或GNAS基因突变检测及基于EUS-FNA的激光共聚焦观察和囊壁活检等)的开展,为胰腺囊性病变的诊断提供了新的方法。消化道上皮下肿瘤是来源于消化道黏膜上皮以下组织肿瘤的总称,包括平滑肌瘤、胃肠道间质

瘤、脂肪瘤、神经内分泌肿瘤、施万细胞瘤等多种病理类型，其中大多数为良性。根据欧洲生物医学超声学会联盟（European Federation of Societies for Ultrasound in Medicine and Biology，EFSUMB）的指南，对于无法行外科手术切除的长径≥2cm 的上皮下肿瘤，当初始治疗考虑应用酪氨酸激酶抑制剂时，推荐治疗前行 EUS-FNA/B 以明确病理诊断。EUS-FNA/B 标本可以通过 Ki-67 和核分裂象评估上皮下肿瘤的侵袭性分级，同时可以预测药物的敏感性和耐药性。

除了在胰腺病变和消化道上皮下肿瘤中的应用外，EUS-FNA/B 对于消化道毗邻脏器（如肝脏、肾上腺、脾脏和胆道系统及纵隔或腹腔组织）占位或不明原因淋巴结肿大均有很好的安全性和重要的诊断价值。对这些组织病变进行穿刺前，通常需要综合评估病变的位置及穿刺的必要性。对于采用常规的经皮或经其他腔镜无法取材或取材结果不理想的病变，当病变位置在 EUS-FNA/B 可到达范围内，以及对转移性病变或肿大淋巴结的穿刺可能影响恶性肿瘤分期从而改变临床治疗策略时，推荐行 EUS-FNA/B。对于消化道管壁增厚性病变，如皮革胃、巨大肥厚性胃炎（又称梅内特里耶病）、黏膜相关淋巴瘤等反复内镜下活检阴性时，可考虑行 EUS-FNA/B。

（一）适应证

1. 对于性质不明的胰腺实性占位性病变，不可切除病变行放化疗前，或潜在可切除病变行新辅助放化疗前，推荐行 EUS-FNA/B。

2. 对于经 CT、MRI 或 EUS 等检查不能确定性质的胰腺囊性病变，当 EUS-FNA/B 可能改变治疗策略时，推荐行 EUS-FNA/B。

3. EUS-FNA/B 可用于长径≥2cm 需要手术切除但具有高手术切除风险，或不能切除的消化道上皮下肿瘤的鉴别诊断。

4. 对于消化道毗邻组织中性质不明的占位性病变或淋巴结肿大，当 EUS-FNA/B 可能影响治疗策略时，或对于消化道管壁增厚性病变当反复内镜下活检阴性时，推荐行 EUS-FNA/B 以获取病理诊断。

目前专门针对 EUS-FNA/B 禁忌证的研究较少，总体而言，EUS-FNA/B 属于相对安全的检查，因此 EUS-FNA/B 的禁忌证大部分与常规内镜检查相似。在行 EUS-FNA/B 前亦应仔细评估患者的出血风险，一般要求血小板计数不低于 50×10^9/L，凝血酶原时间国际标准化比值（INR）小于 1.5 方能行 EUS-FNA/B。

（二）禁忌证

1. EUS-FNA/B 的禁忌证包括因严重心肺脑疾病不能耐受操作、严重精神疾病不能配合、口咽部及食管急性损伤内镜穿孔风险极大或有严重出血倾向的患者。

2. 由于可能引起严重感染，除非高度怀疑恶性可能，否则不建议对纵隔囊性病变常规行 EUS-FNA/B。

3. 对于穿刺结果不影响治疗决策的患者及拒绝签署知情同意书的患者，亦应避免行

EUS-FNA/B。

三、超声内镜引导下穿刺术操作前准备

超声内镜引导下穿刺术虽然创伤小,安全性高,但作为一种有创操作,术前需要进行充分准备。操作前的准备事项主要包括以下几个方面。

1. 明确适应证 首先需要明确患者是否确实需要进行超声内镜引导下穿刺术,即患者是否具有穿刺的适应证。

2. 凝血功能与血常规检查 术前进行凝血功能和血常规检查,了解凝血功能,同时明确凝血功能及是否存在严重贫血或血小板减低等情况,这些因素可能增加穿刺后的出血风险。

3. 心肺功能评估 心电图和心脏彩超检查用以评估患者的心功能,排除心律失常等可能影响手术安全性的因素。严重心律失常是穿刺活检的禁忌,以避免诱发心脏骤停。肺功能检查可明确肺功能。

4. 禁食 穿刺介入检查前,患者需要禁食 4~6h,以确保在空腹状态下进行检查;盆腔穿刺则应在排尿后进行。

5. 药物调整 对于正在服用抗凝血药物的患者,建议治疗前 5~7 日在医师指导下暂停使用该类药物,以降低术中出血的风险。

这些准备措施旨在确保患者在手术过程中处于最佳状态,降低手术风险,提高手术成功率。

四、超声内镜引导下穿刺术操作详解

EUS-FNA/B 的手术过程如下。

1. 术前穿刺规划 根据病史、影像学检查明确病变的位置大小。选择合适的线阵超声、穿刺针。

2. 患者术前准备 应在术前 8h 禁食水,抗高血压等药物可于术前少量饮水服药。

3. 器械准备 准备好所需的线阵超声、穿刺针、玻片、液基细胞瓶、甲醛溶液瓶及其他材料。

4. 麻醉 可以使用局部麻醉、镇静、静脉麻醉,特殊情况也可以使用气管插管麻醉。

5. 线阵超声设备检查 将超声内镜插入患者体内前需要检查送气送水及超声图像。

6. 病变定位 一般先对穿刺器官进行全面扫查,结合术前 CT/MRI 等影像学选择最佳穿刺路径,避开重要器官及血管。

7. 穿刺 在超声引导下,确定穿刺点,锁定大弯角钮;移除活检阀门,安装并固定穿刺针。首先调节穿刺针外鞘长度,以超声下可见外鞘末端为准,外鞘不宜过长。把针芯外移约 0.5cm,把穿刺针滑块移至合理位置,超声内镜保持吸气状态,在超声实时监视下调

整抬钳器角度，穿刺针缓慢或快速穿入病灶。移除穿刺针针芯，连接负压针筒，在超声监视下提插穿刺针，使针尖在病灶内部移动，并进行抽吸以收集细胞、组织标本。穿刺结束，关闭负压针筒阀门，快速退针，固定穿刺针滑块完成穿刺（图 1-66）。

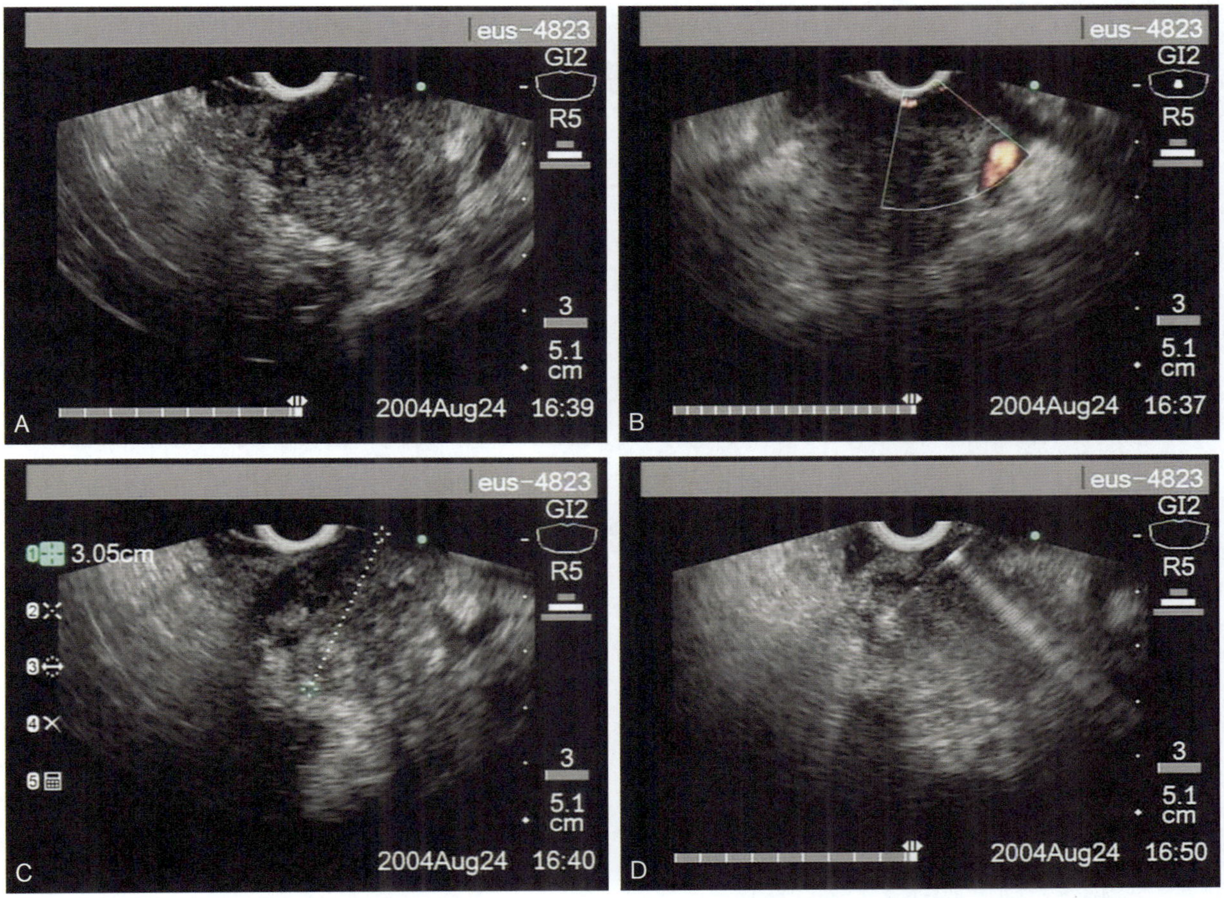

图 1-66　胰腺占位 EUS-FNA 操作过程

A. 超声内镜显示胰腺低回声占位；B. 多普勒超声显示针道有无血管；C. 测量占位大小及穿刺深度；D. 超声内镜引导下穿刺

8. 标本转移　穿刺完毕从内镜活检管道卸下穿刺针，移至标本处理台，将穿刺针滑块移至 2cm 左右露出针头，对准玻片，以针芯插入穿刺针，退出针腔内组织条及穿刺物。组织条挑出放入甲醛溶液瓶。将碎屑及液体进行涂片。拔除针芯，再次用少量生理盐水冲洗穿刺针至液基细胞瓶。标本送至病理科进一步处理分析。

9. 术后处理　术后观察患者是否有出血、疼痛或感染等并发症，对症处理。

值得注意的是，EUS-FNA 是一种微创手术，但仍有出血、感染和附近器官损伤等并发症的风险。因此，只能由专业医疗中心有经验的医师进行。

超声内镜引导下穿刺术虽然是一种有效的微创诊断方法，但也存在一定的风险和并发症。因此，应充分了解手术的风险和注意事项，并严格按照规范进行操作。

五、超声内镜引导下穿刺术操作要点

(一) EUS-FNA/B 穿刺针粗细的选择

不同粗细的穿刺针对实性病变或淋巴结穿刺的诊断准确率无统计学差异。在穿刺针的选择上,应综合考虑病变的解剖学部位和类型、标本倾向的处理模式及操作者经验。

目前临床使用的 EUS-FNA/B 针主要为 19G、22G 和 25G 3 种型号,此外还有新型 20G 的 FNB 穿刺针(图 1-67)。Facciorusso 等对 27 项随机对照试验(randomized controlled trial,RCT)研究进行荟萃分析显示,在无快速现场评估(rapid on-site evaluation,ROSE)和扇形穿刺的情况下,19G、22G 与 25G 穿刺针对于胰腺实性占位的诊断准确率、样本量及组织条获取均无统计学差异。目前在临床应用最广泛的是 22G 穿刺针,其灵活性和超声下可视性均较好,可以获得足量的细胞学或组织学样本,同时不增加操作并发症风险。一项包含 51 篇各种实性病变或淋巴结 FNB 研究的荟萃分析显示,22G 穿刺针可以提高 FNB 总的诊断准确率和操作成功率并减少并发症发生率。多个包含各种实性病变或淋巴结穿刺的 RCT 研究显示,25G 穿刺针与 22G 穿刺针在细胞学诊断准确性方面无统计学差异,甚至优于 22G 穿刺针。有 5 篇荟萃分析对 25G 与 22G 穿刺针的诊断敏感度和特异度

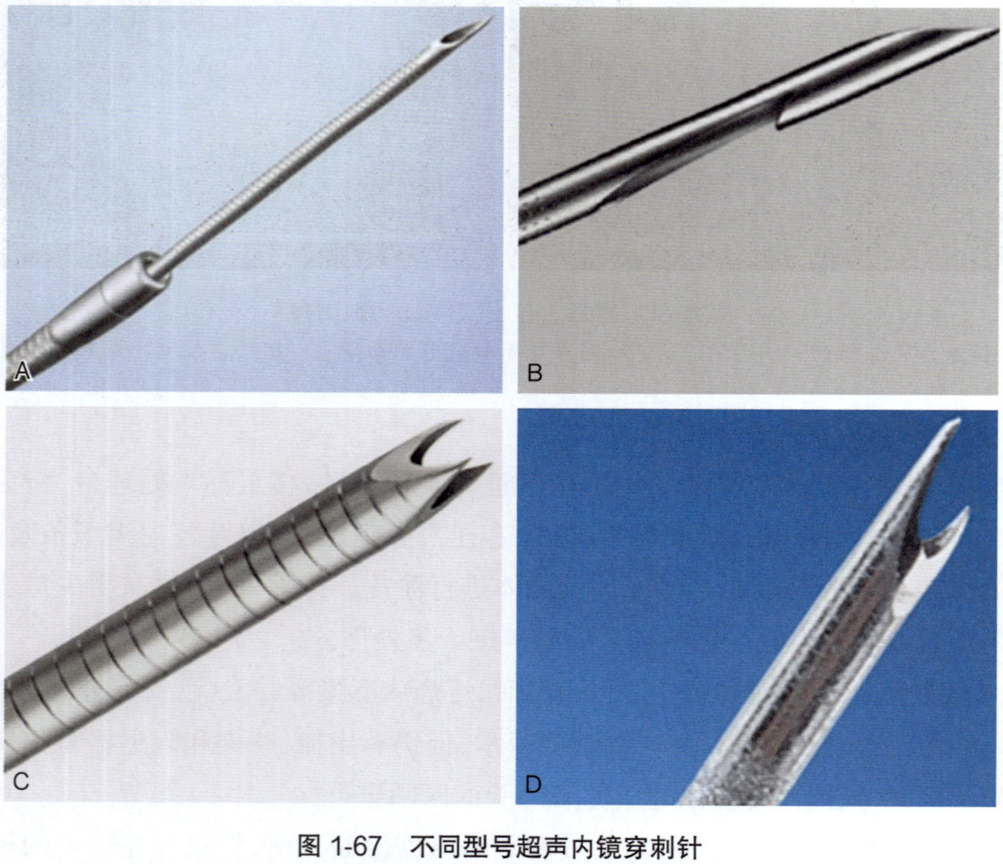

图 1-67 不同型号超声内镜穿刺针

A. 22G 穿刺针;B. echotip procore 穿刺针;C. Acquire 穿刺针;D. Sharkcore 穿刺针

进行了比较，但结论不一，其中仅纳入RCT研究的荟萃分析显示25G穿刺针与22G穿刺针对于胰腺实性病变的诊断准确率和特异度均无统计学差异。与22G和25G穿刺针相比，19G穿刺针在组织获取方面有一定优势，但标本血污染率高，而且19G穿刺针较硬，灵活度较差，对于胰头部及钩突病变需要经十二指肠穿刺时操作困难，技术失败率更高。

对于胰腺钩突部病变，25G穿刺针的诊断准确率最高，而对于胰腺体尾部病变，3种针型之间无统计学差异。

（二）EUS-FNA/B时FNA与FNB穿刺针的选择

对于实性病变或淋巴结的常规EUS引导下穿刺，FNA穿刺针与FNB穿刺针同等推荐。当初始目标为获取组织标本时，推荐FNB穿刺针。对于囊性病变的常规EUS引导下穿刺，推荐FNA穿刺针。

一般认为，FNB穿刺针与FNA穿刺针的区别在于前者具有为了切割并获取组织条而专门设计的侧面斜切孔道或倒钩。虽然常规的较粗的穿刺针，如22G或19G穿刺针，亦能获取一定的组织条，但仍归于FNA穿刺针。最早的FNB穿刺针为19G Trucut针，但其外径较粗，穿刺损伤大，增加了术后并发症的风险，同时由于针体较硬，操控性能较差，因此近年来已被弃用。

目前的FNB穿刺针有不同厂家的多种类型，有25G、22G、20G及19G等不同粗细的针型可供选择。

多项RCT研究比较了FNA穿刺针与Procore系列的FNB穿刺针在实性病变或淋巴结穿刺中的诊断价值，这些研究大部分使用的是22G或25G针型。研究显示，使用FNA穿刺针与使用FNB穿刺针诊断准确性无统计学差异，也有研究显示，使用FNB穿刺针的诊断准确性优于使用FNA穿刺针。另有研究显示，与22G FNA穿刺针相比，应用22G FNB穿刺针可以显著提高上皮下肿瘤的诊断率。有2篇Meta分析亦证实无论是对于所有实性病变或淋巴结的穿刺还是仅讨论对胰腺实性病变的穿刺，使用FNA穿刺针与使用FNB穿刺针的诊断准确性均无统计学差异。对于样本充足度或样本质量的评估不同研究之间的定义标准有所差异，因此穿刺针类型对此的影响难以定论。多项RCT研究显示，FNA穿刺针与FNB穿刺针获取样本的充足度和样本质量相当，也有RCT研究显示，FNB穿刺针在获取充分的组织学诊断样本、获取核心组织条及获取充分的总诊断样本（联合细胞学与组织学）等方面所需的穿刺针数均少于FNA穿刺针，另有一些研究分别发现FNB穿刺针在诊断样本率、组织样本充足度、ROSE样本充足度、组织样本质量等方面优于FNA穿刺针。有一项RCT研究提出FNB穿刺针的组织样本质量不如FNA穿刺针，但该研究是在FNB穿刺1针与FNA穿刺2针之间进行的比较。2项Meta分析显示FNA穿刺针与FNB穿刺针的病理样本充足度和核心组织条获取率在各种实性病变、淋巴结及胰腺占位病变的穿刺中均无差异，但是FNB穿刺针获取足够的诊断样本所需的穿刺针数显著少于FNA穿刺针。并发症发生率及技术失败率方面两者之间无差异。

目前使用其他系列 FNB 穿刺针与 FNA 穿刺针进行比较的 RCT 研究较少。不同 FNB 穿刺针之间的比较目前证据较少，不同报道之间结论不一。一些回顾性或前瞻性非随机对照研究显示，Acquire 穿刺针在组织充足度与诊断准确率上可能优于 Sharkcore 穿刺针和 Procore 穿刺针。然而一项 RCT 研究比较 Acquire 穿刺针与 Sharkcore 穿刺针，结果显示两者组织样本获得率及诊断准确率无统计学差异。根据已有的证据，对于实性病变或淋巴结的常规 EUS 引导下穿刺，相同尺寸的 FNA 穿刺针与 FNB 穿刺针的诊断效率基本相当。

对于目标为获取组织标本的病变，如淋巴瘤、神经内分泌肿瘤或自身免疫性胰腺炎肿块的鉴别及基于精准医学与个体化治疗需要对肿瘤进行基因检测或分子分型时，FNB 穿刺针可能提供更多的组织样本和诊断信息。对于囊性病变的常规 EUS 引导下穿刺，其目的为吸取囊液进行生化和细胞学检测，目前绝大多数文献报道使用的是 19G 或 22G FNA 穿刺针。由于 FNB 穿刺针的侧面斜切结构或倒钩存在切割囊壁增加出血、囊液渗漏及感染等风险，因此一直以来缺乏使用 FNB 穿刺针进行囊性病变穿刺的文献报道。目前应用 FNB 穿刺针进行囊性病变穿刺的证据有限，其安全性及有效性有待进一步验证。

（三）EUS-FNA/B 吸引方式的选择

对实性病变或淋巴结进行穿刺时使用不同的吸引方式在样本获取率上无统计学差异，建议根据穿刺针类型、病变部位、病变类型及血供特点、标本倾向的处理方式及操作者经验综合决定。

目前临床上行 EUS-FNA/B 时常用的负压吸引方式，包括标准负压（10ml 或 20ml 负压）、高负压（50ml 负压）、微负压（在病灶内重复抽提穿刺针动作的同时缓慢移出针芯）和湿抽法（穿刺针内充满生理盐水后接 10~20ml 负压）等。

在穿刺过程中使用负压抽吸可能增加样本获得率，但同时可能增加穿刺标本血污染程度，影响细胞学诊断。有 RCT 研究结果显示采用标准负压 EUS-FNA 比无负压具有更高的敏感度和准确率，而另一项 RCT 研究则表明使用负压吸引对获取诊断无影响。这些研究基本使用的是 22G 的 FNA 穿刺针，而有无负压吸引对应用 FNB 穿刺针时穿刺结果的影响目前尚无 RCT 研究报道。

一项 RCT 研究比较了应用 25G 穿刺针对胰腺实性占位行 EUS-FNA 时 50ml 高负压与标准负压的影响，结果显示 50ml 负压可能提高组织获得量，但同时增加了细胞样本血污染程度，对恶性病变总的诊断准确率与 10ml 负压相比无统计学差异。另一项应用 22G 穿刺针进行胰腺实性占位 EUS-FNA 的回顾性研究结果亦相同，采用 50ml 负压可以提高组织获得量，但与标准负压相比诊断准确性无统计学差异。

一项 RCT 研究比较了湿抽法与标准负压在多种实性病变和淋巴结 EUS-FNA 中的作用，发现湿抽法可以提高样本充足度和质量，但两种方式对诊断准确性的影响未做比较。另一项正在进行中的 RCT 研究已发表部分结果，显示当应用 22G FNB 穿刺针对胰腺实性占位进行穿刺时，湿抽法与标准负压在组织获取量、组织诊断率、样本血污染程度及诊断准确率等方面均无统计学差异。国内最近发表的一项多中心 RCT 研究显示，对实性病变进行 EUS-FNA 时采用湿抽法在组织学诊断率、样本充足度及样本血污染程度等方面均优于干抽法，但两种方法使用的负压均为 5ml，与既往报道的标准负压有所差异。

2 项回顾性研究报道对于胰腺实性占位行 EUS-FNA 采用微负压比标准负压更好。但是最近发表的 2 项 RCT 研究均显示，当应用 22G FNA 穿刺针进行胰腺实性占位穿刺时，采用微负压或标准负压在细胞或组织样本充足度、诊断率、诊断敏感度、特异度和准确率等方面均无统计学差异。另一项多中心 RCT 研究应用 20G FNB 穿刺针进行胰腺实性占位穿刺，同样证实采用微负压或标准负压时，诊断的敏感度和准确率无统计学差异。

(四) EUS-FNA/B 提高样本获取率的方法

1. 建议在实性病变或淋巴结穿刺时采用扇形穿刺手法以提高样本获得率。

2. EUS-FNA/B 中可以利用声学造影和/或弹性成像指导实性病变的穿刺。

肿瘤异质性、肿瘤中央部位坏死及间质纤维化引起肿瘤细胞灶性分布等原因，常常使得在同一部位穿刺不易获得足够的样本，在穿刺过程中每次进针时稍微调整穿刺角度，使穿刺路径在病变内形成扇形，可以扩大穿刺范围，实现多层面立体穿刺以获取不同区域的组织样本，有助于提高穿刺阳性率。

Ueda 等首次报道了 2 例应用声学造影指导胰腺实性占位的 EUS-FNA，与常规 EUS-FNA 相比，声学造影指导下的 EUS-FNA 有利于识别病变内的坏死区域并在穿刺时避开此区域，同时可以辨别当病变较小时与周围胰腺实质分界不清的情况。一项纳入 292 例胰腺实性占位病变的研究显示，对于声学造影显示存在无血管区的病灶进行 EUS-FNA 敏感度显著降低。一项国内的回顾性研究纳入了 163 例胰腺实性占位病例，分别行常规 EUS-FNA 或声学造影 EUS-FNA，结果显示应用声学造影辅助 EUS-FNA 可以提高穿刺的样本获得率和总的诊断率。迄今仅有 2 篇 RCT 研究对比了常规 EUS-FNA 与声学造影 EUS-FNA 在胰腺实性占位诊断中的应用，虽然两者的敏感度、特异度及样本获得率无统计学差异，但后者可以显著提高 1 针穿刺获得充足样本的比例并降低总的穿刺针数。弹性成像对 EUS-FNA 亦有一定的指导作用。一项回顾性研究显示，当设定一定的弹性应变率界值来指导胰腺实性占位的 EUS-FNA 时，诊断的准确率、敏感度和特异度分别可以达到 94.4%、93.4% 和 100%，联合弹性成像和 EUS-FNA 与传统 EUS-FNA 相比可能更有效和安全。

目前尚无弹性成像 EUS-FNA 与传统 EUS-FNA 相比较的 RCT 研究报道。

(五) EUS-FNA/B 获取的标本的处理

1. 从穿刺针中推出标本可以使用针芯、注入空气或生理盐水冲洗。

2. 标本的处理根据所采用的检测项目而有所差异。

穿刺结束后，常用 3 种方法将穿刺针中标本推出至玻片或装有生理盐水的小瓶中，分别是使用针芯、注入空气或使用生理盐水冲洗。

一项 RCT 研究纳入了 81 例胰腺实性占位行 EUS-FNA 的病例，分别使用针芯或注入空气的方式将标本推出穿刺针，结果显示两种方法在样本质量和诊断准确率方面无统计学差异，但使用注入空气推出的细胞涂片与使用针芯推出相比血污染更少。

临床实践中联合使用不同方式是可行的。有研究显示，先使用针芯推出，然后再注入空气或生理盐水冲洗，可能与高诊断阳性率相关。

临床上亦需考虑实际操作中的问题，如使用针芯轻柔地推出样本可以避免抽吸标本的溅洒，可以较精确地控制推到玻片上的样本量，因此可以制备厚度最小、空气干燥和血凝块最少的高质量涂片。

使用生理盐水大力地冲洗针道有利于收集到更多的细胞样本。当拟采用细胞块（cell block）技术、标准组织学处理或制备液基薄层涂片时，直接使用生理盐水冲洗针道内容物至相应的保存液或固定液中是最有效率的。

根据预期采用检测项目的不同，标本的处理有所差异。直接涂片是把针道内物质直接推送到玻片上，然后均匀、薄薄地推在玻片上，涂片可以晾干或使用 95% 乙醇固定浸泡 30min 后染色。对于液基细胞检测，样本应保存在装有相应的固定液或运送液介质的小瓶内。对于细胞团或组织条块通常应浸入甲醛溶液中固定，甲醛溶液体积应为组织块总体积的 5~10 倍，固定时间室温下 3~24h，最长不超过 48h。涂片或组织学的染色方法可以根据临床需求或病理医师的建议选择 Diff-Quick 染色、巴氏染色或苏木精-伊红染色等。对于细胞学处理及组织病理学标本的收集，各中心还是应该根据实际情况，选择医院内常用的方法进行。

（六）EUS-FNA/B 标本的常规检测项目

1. EUS-FNA/B 标本可以进行传统细胞学涂片、液基薄层细胞学检测、DNA 倍体检测、组织学检测及其他个体化治疗所需检测。

2. 与传统细胞学涂片相比，EUS-FNA/B 标本可以优先选择液基薄层细胞学检测。

3. 临床实践中建议联合采用传统细胞学涂片、液基薄层细胞学检测、DNA 倍体检测及组织学检测以提高诊断率。

EUS-FNA/B 的标本可以进行细胞学或组织学检测，根据不同的诊断目的，选用相应的检测项目。对于胰腺癌、淋巴结或肝转移癌，通常细胞学检测即可诊断。而对于可疑淋巴瘤、神经内分泌肿瘤或胃肠道间质瘤等则常需要进行组织学检测。

目前临床常用的细胞学检测项目主要为传统细胞学涂片和液基薄层细胞学检测，前者可以提供穿刺现场或当天的快速诊断，但由于标本血污染或涂片较厚可能导致诊断困难，而液基薄层细胞学检测通过高速离心制作均匀的薄层细胞涂片，有利于细胞形态学观察，还可以在此基础上进行 DNA 倍体检测，但同时亦存在细胞丢失的可能，降低诊断敏感度。

3 项前瞻性对比研究显示，液基薄层细胞学检测对于淋巴结和胰腺病变穿刺的诊断敏感度、准确率和阴性预测值均不如传统细胞学涂片，另有一项回顾性研究也有相同的结论。

与此相反，一项倾向匹配评分研究则发现液基薄层细胞学对于胰腺病变穿刺的诊断敏感度和准确率显著高于传统细胞学涂片。但以上这些研究纳入的病例数（58~130 例）相对较少。

最近 *GIE* 发表的来自国内的一项纳入 819 例患者的大样本回顾性研究显示，液基薄层细胞学检测对于胰腺病变穿刺的诊断敏感度、准确率和阴性预测值均优于传统细胞学涂片。

与此同时期发表在 *GIE* 的一项来自韩国的 RCT 研究纳入了 170 例胰腺实性病变行 EUS-FNA/B 的病例，结果显示液基薄层细胞学的诊断敏感度、准确率和阴性预测值均高于传统细胞学涂片，虽然这些差异无统计学意义，但液基薄层细胞学显著减少了血污染背景，可以提供更好的观察视野。

虽然两者孰优孰劣可能仍然难以定论，但很多研究均证实联合采用传统细胞学涂片和液基薄层细胞学检测或同时结合 DNA 倍体检测、细胞团或组织学检测等均能提高诊断效率。

此外，近年来精准医学概念的提出扩展了 EUS-FNA/B 标本的检测项目，除了上述常规检测项目之外，还可以进行单细胞测序及肿瘤相关突变基因等个体化治疗所需检测，可以根据临床诊疗需求选择性开展。

（七）EUS-FNA/B 安全性

EUS-FNA/B 是一种相对安全的检查，总体并发症发生率较低，不足 1%。

国内长海医院开展的一项系统性回顾分析纳入了 51 篇研究共 10 941 例行 EUS-FNA 的患者，结果显示 EUS-FNA 的总并发症发生率为 0.98%，EUS-FNA 操作相关的死亡率为 0.02%。

另一项针对 EUS 引导下纵隔病变穿刺（含经食管和经支气管）的系统性回顾纳入了 190 篇研究共 16 181 例患者，总并发症发生率为 0.36%，其中严重并发症发生率为 0.14%，无操作相关死亡发生。

最近发表的另一篇 Meta 分析纳入了 51 篇研究共 5 330 例行 EUS-FNB 的患者，结果显示 EUS-FNB 总并发症发生率为 0.59%。由此可见，EUS-FNA/B 是一种相对安全的检查，其并发症发生率较低。

EUS-FNA/B 常见的并发症包括出血、感染、消化道穿孔和急性胰腺炎等，根据不同的研究报道，各自的发生率分别为 0.13%~1.3%、0.4%~1.0%、0.03%~0.15%、0.19%~2.35%。

其他一些较罕见的并发症包括胆囊或胆管穿刺造成的胆瘘、纵隔淋巴结穿刺引起的气胸、胰腺穿刺引起的气腹和胰瘘、针道种植转移等。

（八）在 EUS-FNA/B 围手术期抗血小板或抗凝药物的应用原则

1. 对于服用抗血小板或抗凝药物的患者，在 EUS-FNA/B 前是否停药需要综合权衡出血和发生血栓事件的风险。

2. 对于口服噻吩并吡啶类抗血小板药物的患者，推荐在 EUS-FNA/B 前停药 5~7 日。

3. 对于口服阿司匹林的患者，由于在国内临床实践中观察到可能增加出血风险，推荐术前停药 7~10 日。

4. 对于服用抗凝药物的患者，推荐在 EUS-FNA/B 前停用相关药物，对于有高血栓形成风险的患者建议采用桥接治疗。

目前临床常用的抗血小板药物包括非甾体抗炎药（如阿司匹林）和噻吩并吡啶类药物（如氯吡格雷、普拉格雷和替格瑞洛等），抗凝药包括维生素 K 拮抗剂（如华法林）及新型口服抗凝药（如达比加群）等。

一项前瞻性对照研究显示，在 EUS-FNA/B 围手术期服用阿司匹林或其他非甾体类抗血小板药物不增加术后出血事件的发生风险。

另一项前瞻性对照研究也发现，口服抗血小板或抗凝药物不影响胰腺头颈部实性病变患者 EUS-FNB 的出血风险，但该研究纳入的病例较少，服用抗血小板或抗凝药物的患者仅 32 例。

2018 年发表在 *Gut* 的一项来自日本国家数据库的大样本倾向匹配评分的研究发现，口服华法林的患者内镜术后发生出血的风险高于口服新型抗凝药的患者，而在停用华法林期间采用低分子肝素桥接治疗会增加出血风险并且不能避免血栓事件的发生，这一研究共纳入 16 977 例患者，包含 13 类内镜下操作，其中 329 例行 EUS-FNA/B。

根据 2016 年欧洲胃肠内镜学会（European Society for Gastrointestinal Endoscopy，ESGE）与美国胃肠内镜学会（American Society for Gastrointestinal Endoscopy，ASGE）的指南，EUS-FNA/B 被列为具有出血高危风险的内镜操作，两项指南对高危出血风险内镜操作围手术期抗血小板及抗凝药物的管理意见也大致相同。

对于单独口服阿司匹林的患者推荐可以继续服用；对于单独口服噻吩并吡啶类药物的患者，推荐术前停用 5 日或用阿司匹林替代。

对于同时服用两种抗血小板药物的患者，如血栓形成风险低，推荐停用噻吩并吡啶类药物而不停阿司匹林，如具有高血栓形成风险，推荐不停用阿司匹林，是否停用氯吡格雷需要咨询心脑血管医师权衡风险获益比。

对于服用华法林的患者，推荐术前 5 日停用，高血栓形成风险的患者需采用低分子肝素桥接治疗。

对于服用新型抗凝药的患者，根据药物代谢停用相应时间，如服用达比加群的患者，推荐术前停用 48h。

截至目前，关于这些药物与 EUS-FNA/B 相关出血风险的研究仍然较少，已有的一些报道也存在结论不完全一致的情况，而且目前尚无针对国内患者的相关研究。

由于在国内临床实践中观察到服用阿司匹林可能增加出血风险，因此是否停用阿司匹林仍然需要审慎决定。

（九）EUS-FNA/B 操作者应具备的资质

1. 建议在开展 EUS-FNA/B 前进行系统的标准化教育和培训。

2. 在独立开展 EUS-FNA/B 前，建议在至少完成 50 例有经验的上级医师监督下的 EUS-FNA/B 操作。

多项研究表明，系统化标准化培训对于 EUS-FNA/B 的学习十分重要。对于 EUS-FNA/B 的培训，一般认为应按照不同阶段循序渐进地进行，包括内镜与超声理论知识学习、EUS-FNA/B 临床操作观摩、利用模体或动物模型手把手教学练习及在有经验的上级医师监督下对临床患者进行 EUS-FNA/B 操作等。由于目前缺乏关于获取 EUS-FNA/B 操作资质所需最少病例数的文献报道，本指南沿用国外指南意见，建议在独立开展 EUS-FNA/B 前至少在完成 50 例有经验的上级医师监督下进行 EUS-FNA/B 操作。

第八节 胶囊内镜

一、胶囊内镜操作特点

胶囊内镜（capsule endoscope，CE）系统是一种一次性的无创消化道无线检查系统。胶囊内镜是胶囊外形的内镜，胶囊内置有摄像头、无线收发装置、发光二极管与图像处理装置，所有元件密封于一个由符合化学稳定性和生物相容性的高分子材料制成的胶囊中。口服胶囊内镜后，在消化道内拍摄图像，并无线传输至外部接收设备，进行存储记录。医务人员通过影像工作站分析所记录的图像，了解患者的整个消化道情况，从而对病情做出诊断。

根据检查部位可将胶囊内镜分为食管胶囊内镜、磁控胶囊胃镜、小肠胶囊内镜和结肠胶囊内镜 4 类。胶囊内镜操作具有以下特点。

（一）无痛、无创、无交叉感染

相比传统内镜，胶囊内镜尺寸较小，大部分临床患者可自行吞咽胶囊内镜完成相应部位的检查，具有一次性使用、无须插管、无须麻醉等优势，并且在临床应用过程中，患者耐受性良好，接受度高。

（二）各类型胶囊内镜已覆盖全消化道的检查

现有的 4 种类型胶囊内镜已覆盖食管、胃、小肠、结肠全消化道检查，并且与传统内镜相比诊断性能相当。

（三）培训周期短、易于熟练掌握

胶囊内镜检查过程操作简便，经过规范的短期培训，护理人员即可熟练掌握，可以有效提高检查效率，节约临床工作时间。

（四）检查后图像分析工作较枯燥

食管胶囊内镜、磁控胶囊胃镜可以实时阅片出具检查报告。小肠及结肠胶囊内镜胶囊拍摄图像量多，检查结束后期阅片工作较枯燥，阅片软件的研发可以提高阅片效率。

（五）尚无活检及治疗作用

由于技术限制，目前胶囊内镜尚不具备活检及内镜下治疗的功能，随着科技进步，采样胶囊内镜、释药胶囊内镜等多功能胶囊内镜已有研究报道。

二、胶囊内镜适应证与禁忌证

（一）适应证

1. 食管胶囊内镜适应证 食管炎、食管静脉曲张等食管疾病。

2. 磁控胶囊胃镜适应证

（1）最佳适应证：

1）不愿接受或不能耐受传统胃镜（含无痛胃镜）或存在胃镜检查高风险人群。

2）健康管理（体检）人群胃部检查。

3）胃癌（浅表性肿瘤等）的初步筛查。

4）胃溃疡、胃息肉、胃底静脉曲张、糜烂性与萎缩性胃炎等病变检查随访。

5）药物相关性胃肠黏膜损伤的评估与监测。

（2）相对适应证：

1）急性上消化道出血（血流动力学稳定）。

2）食管静脉曲张与巴雷特食管等食管病变。

3）十二指肠溃疡与息肉等十二指肠病变。

4）胃部分切除及内镜微创治疗术后复查随访。

5）若胃部检查后可完成小肠检查，适应证同小肠胶囊内镜。

6）无手术条件或拒绝接受任何腹部手术者（包括内镜手术）。

3. 小肠胶囊内镜适应证

（1）疑似小肠出血。

（2）慢性缺铁性贫血。

（3）疑似克罗恩病。

（4）疑似小肠肿瘤。

（5）遗传性息肉病综合征。

（6）疑似或难以控制的吸收不良综合征。

（7）已确诊的小肠病变（如克罗恩病、息肉、血管畸形等）。

（8）非甾体抗炎药相关性小肠黏膜损害。

4. 结肠胶囊内镜适应证

（1）需要接受结肠镜检查，但不能耐受或条件不允许。

（2）结肠镜检查无法达到回盲瓣（不完整肠镜），同时无消化道梗阻者。

（3）炎症性肠病监测。

（4）肠息肉及结肠癌筛查。

（5）健康管理（体检）人群结肠检查。

（二）禁忌证

1. 相对禁忌证

（1）已知或怀疑胃肠道梗阻、狭窄及瘘管。

（2）吞咽功能障碍者。

2. 绝对禁忌证

（1）无手术条件或拒绝接受任何腹部手术者（包括内镜手术）。

（2）体内有心脏起搏器、电子耳蜗、药物灌注泵、神经刺激器等电子（磁控胶囊内镜）设备。

（3）装置与磁性金属物，但除外 MRI 兼容型产品（磁控胶囊内镜）。

（4）身体状态或精神心理原因不能配合检查者。

（5）妊娠期女性。

三、胶囊内镜操作前准备

胶囊内镜检查无须插管，无须麻醉，具有无痛、一次性、安全且高效等优势。但正由于其自身结构的限制，无法像普通电子胃肠镜进行注水充气与抽吸，胃腔及肠腔内的气泡、黏液、胆汁、滞留的食物残渣及粪渣会影响胃肠道检查的清晰度，易限制胶囊内镜检查完整程度，造成漏诊或误诊。而良好的肠道准备方案对于提高胶囊内镜的图像质量、病灶检出率及检查完整性具有重大意义。

（一）器械准备

1. 胶囊内镜设备 根据检查类型不同选用不同类型及尺寸的胶囊，检查前核对胶囊生产日期、有效期及胶囊内镜包装完整性。

2. 便携式记录仪 便携式记录仪作为无线可穿戴设备，可进行胶囊内镜图像转载、观察及保存，是胶囊内镜检查的中继设备。在使用前检查设备完整性及可穿戴性。打开设备确认电源及开机性能，查看内存容量，确保设备在检查过程中的续航能力与存储能力。

3. 胶囊内镜探测器 某些品牌配备胶囊探测器，于低磁干扰环境中可探测体内胶囊滞留情况。

4. 胶囊内镜操作设备及控制器 在主动胶囊内镜检查中，检查者通过操作控制器操控胶囊于患者胃部的检查，在开始检查前，对设备进行通电，打开控制程序，开始设备自检。操作控制器摇杆或按键，确认可操作性。连接便携式记录仪，确保信号传输无干扰后可准备后续检查。

5. 一次性水杯和吸管　准备一次性水杯及吸管供患者检查前吞咽胶囊及检查中胃部准备使用。

6. 附件　某些胶囊会额外附加可分离式系统附件，用以加强食管段检查。

7. 监护及急救设备　胶囊吞服及某些缓泻剂的应用有可能引发一定的误吸窒息、电解质紊乱或其他不可知的风险。需配备具有监测心电、脉搏、血压、呼吸、血氧饱和度功能的监护仪；吸氧吸痰装置；必要的急救药品；呼吸机除颤仪等急救设备。

（二）患者准备

进行胶囊内镜检查前询问患者病史以排除相关禁忌证，并签署知情同意书。

1. 小肠胶囊内镜　由于无法注水冲洗与抽吸，检查前需进行肠道准备以清除小肠内食物残渣，保证检查完整性。小肠胶囊内镜肠道准备：①检查前 8~12h 禁食或进食清流质；②检查前 4h 口服 2L 聚乙二醇；③西甲硅油 80~200mg 口服；④吞服胶囊内镜后酌情使用红霉素、甲氧氯普胺、鲁比前列酮及莫沙必利等促胃动力药物促进胃排空以降低胶囊滞留风险；⑤可酌情将聚乙二醇替代为磷酸钠盐作为缓泻剂。

2. 磁控胶囊胃镜　要求胃腔清洁，充分充盈以减少皱襞折叠，且需要尽可能清除胃内的黏液与气泡。不同于传统胃镜可于检查时注气扩张与冲水清洗，磁控胶囊胃镜前期需要患者饮用去泡剂，并于检查前较短时间内饮用适当量清水扩容胃腔以达到观察要求。磁控胶囊胃镜胃部准备：①禁食 8h 以上（可饮用少量清水）；②检查前 40~60min 时服用适量去泡剂（5g 二甲硅油散），可同时加用 2 000U 链霉蛋白酶；③反复翻身活动改变体位约 15min；④检查前 10min 起分次饮水（500~1 000ml）至腹部有充分饱胀感；⑤检查时根据胃充盈度评估情况适度增加饮水（每次 200ml）。若有需要进行小肠检查，可参考上述小肠胶囊内镜肠道准备方案。完成消化道准备后，于检查前嘱受检者取下身上金属物品、磁卡及电子产品，以防高磁环境损坏物品或导致患者受伤。

3. 结肠胶囊内镜　在胶囊内镜续航时间内完成结肠段的检查，除严格的缓泻剂清肠外，还需额外增加加速胶囊转运的“增强剂”。增强剂不单起到加速转运的介质作用，同时可充盈结肠肠腔黏膜，加强观察效果。结肠胶囊镜肠道准备：①检查前 1 日禁食或进食清流质。②检查前 12h 口服 2L 聚乙二醇。③检查前 1h 完成 2L 聚乙二醇口服。④吞服结肠胶囊内镜（若胶囊胃内滞留超 1h 加服 10mg 甲氧氯普胺）。⑤增强剂 1：胶囊进入小肠后口服 30ml 磷酸钠盐+1L 清水。⑥增强剂 2：3h 后若未排出胶囊，加服 15ml 磷酸钠盐+0.5L 清水。⑦增强剂 3：2h 后仍未排出者 10mg 比沙可啶纳肛。

4. 食管胶囊内镜　由于检查节段较短，且通常在其他类型胶囊内镜检查中一起评估，故操作前准备通常与胶囊胃镜检查相同，若单纯行食管胶囊内镜检查，则建议禁食 8h。

四、胶囊内镜操作详解

(一) 食管胶囊内镜

在胶囊内镜检查当中，患者在吞咽各类型胶囊内镜时均有一定数量的食管图像采集，医务人员可根据所采集的图像进行食管情况的评估。但胶囊内镜吞咽转运的速度及胶囊图像采集帧数将限制食管图像观察及诊断的敏感性。针对有食管症状的人群，设计有专门的食管胶囊内镜。现有包括被动检查的食管胶囊内镜，胶囊头尾双摄像头设置，具备更高的图像采集帧数，但食管诊断效能与传统胃镜依旧存在一定差距；磁控食管胶囊内镜，通过手柄式磁控装置紧贴胸前食管体表投影处，吸引胶囊内镜用以控制胶囊停止，延长胶囊通过食管时间；可分离系线式食管胶囊内镜，为通过一带帽状结构的空心连通乳胶系线连接用以操控胶囊内镜进行食管检查。

可分离系线式食管胶囊内镜操作流程如下。

1. 操作前流程

（1）核对患者信息，再次询问患者现病史及既往病史以排除相关检查禁忌。嘱患者完成胶囊内镜检查消化道准备。

（2）患者完成消化道准备后，进入检查室，再次核对患者信息，询问患者体感是否有明显不适。

（3）为患者穿戴便携式记录仪，坐于检查床上。

（4）打开胶囊内镜外包装，激活胶囊内镜，确认胶囊内镜电压、曝光及图像传输状态正常。

（5）录入患者基本信息，手持胶囊内镜拍摄患者面部图像信息。

（6）取一次性可分离式系线，乳胶帽套于胶囊尾端。

2. 检查流程

（1）将胶囊后端帽吸盘包裹于胶囊尾端，系线一端握于检查者手中。

（2）患者随水缓慢吞下系线胶囊，胶囊内镜拍摄频率设置为 6F/s。

（3）系线胶囊到达胃部后，先带着系线在体外磁场控制下观察胃底情况。

（4）患者观察完胃底后，患者取左侧卧位进一步检查食管。

（5）将胶囊内镜从胃内拉回食管，确认受检者无明显不适，嘱患者深呼吸，检查者缓慢往回牵拉吸附管，胶囊内镜在食管中缓慢上升以全面检查食管情况，牵拉过程中密切关注患者情况。

上述过程可重复数次以全面检查食管情况；食管检查完善以后，注射器抽取 15ml 左右气体，与后端帽的圆锥头连接，用注射器往吸附管内注入适量空气使吸盘与胶囊分离，胶囊内镜继续进入胃腔继续下一步检查，后端帽则单独从患者口中牵拉出，不再参与检查过程。

后续操作流程同磁控胶囊内镜检查。

（二）磁控胶囊内镜

由于受胃腔囊状结构与胃蠕动等影响，目前各种类型的磁控胶囊内镜在体外磁控引导的同时均需要结合体位改变达到完整检查的目的，当体外磁场控制胶囊不易到达目标部位时，可尝试结合多种体位变化实现胶囊的定点移动（图 1-68）。

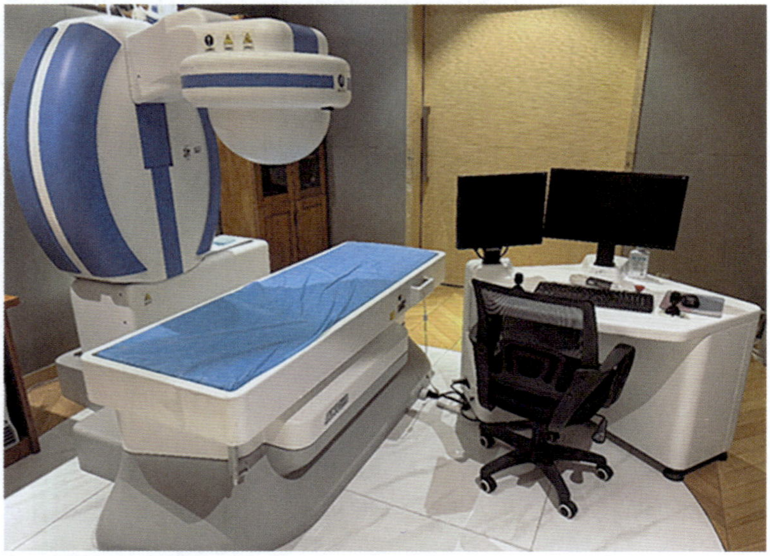

图 1-68 磁控胶囊内镜操作系统

胶囊内镜可在体外磁场作用下进行前后，左右及上下平移及水平旋转与垂直翻滚

各种类型的磁控胶囊胃镜大多都按照近端胃→胃体→远端胃的顺序对胃内各解剖结构进行检查。以机器臂式磁控胶囊胃镜为例，其胃部标准检查流程如下。

1. 操作前流程

（1）核对患者信息，再次询问患者现病史及既往病史以排除相关检查禁忌。嘱患者完成磁控胶囊检查消化道准备。

（2）患者完成消化道准备后，进入检查室，再次核对患者信息，询问患者体感是否有明显不适。明确患者饮水后存在饱腹感，确保胃部充盈以利于观察。

（3）为患者穿戴便携式记录仪，头侧指向控制器屏幕方向，并嘱患者左侧卧于检查床上。

（4）打开胶囊外包装，激活胶囊，确认胶囊电压、曝光及图像传输状态正常。

（5）录入患者基本信息，手持胶囊拍摄患者面部图像信息。

2. 检查流程

（1）患者于左侧卧位时吞服胶囊，嘱患者吞服时切勿咬损胶囊，饮水送服并做小幅度吞咽动作。吞咽过程中有概率拍摄软腭后部向下垂略呈圆锥形的肌肉小隆起，为悬雍垂。

（2）食管段转运时扫查食管图像，胶囊运输转运受阻时可多次饮水直至胶囊进入胃腔。正常食管黏膜呈粉红色，与橘红色的胃黏膜相比色调要淡得多。食管黏膜有比较明显的毛细血管网，血管走向为上段呈纵行，中段呈树枝状，下段呈纵行。进入胃腔前可见粉红色的食管黏膜与橘红色的胃黏膜形成明显的分界线，两者相互交错，为齿状线。齿状线形态个体差异大，多为锯齿形，也可为升降形、圆滑形等。

（3）受检者取左侧卧位，控制磁球停留在受检者右肩上部，胶囊停留在胃底处，控制胶囊镜头方向指向胃近端、胃远端及磁球，以分别观察胃底、底体交界处及贲门远景。期间对胶囊施加微量水平旋转量并调整翻滚角度略微将胶囊指向检查床，使胶囊内镜摄像头呈圆锥形视野进行扫查。贲门是食管胃连接部，是胃上端的入口，贲门闭合似梅花状，周围黏膜柔软呈橘红色放射状，吞咽时可见水流或气泡涌出，检查时可嘱患者吞咽以观察贲门形态及功能。胃底是胃的最上部分，位于贲门至胃体大弯的水平连线之上，食管与胃底的左侧为 His 角。胃底黏膜皱襞排列杂乱呈脑回状，与胃体大弯侧皱襞相连接。可见少量澄清的胃液聚集于此，称黏液湖。

（4）调整受检者为仰卧位，调整磁球向患者头侧运动，调整胶囊镜头方向观察贲门近景。

（5）下降磁球，控制胶囊镜头指向检查床，与胃底观察相似。调整胶囊内镜观察胃体后壁、胃体大弯、胃体小弯及胃底、胃体交界处。胃体是胃底以下部分，其左界为胃大弯，右界为胃小弯，胃小弯垂直向下突然转向右，其交界处为胃角切迹，胃角切迹到对应的胃大弯连接线为其下界。胃体黏膜色泽橘红，胃体的小弯侧，黏膜相对光滑、平坦，皱襞较少而细，体部大弯侧可见纵行弯曲的黏膜皱襞向胃窦延伸。

（6）升高磁球，控制胶囊镜头指向磁球，观察胃体前壁。

（7）移动磁球至受检者左侧季肋区，下降磁球调整胶囊镜头方向指向患者右侧偏胃远端，观察胃角。胃角为内镜下胃体与胃窦交界处最隆起的部分，呈光滑弧形，为胃内重要定位标记，是溃疡和肿瘤的好发部位，需重点观察。其黏膜及其皱襞光滑而有光泽，皱襞呈同轴同心圆皱缩起来，胃角正面观呈嵴状缘，其一方为胃体腔，另一方为胃窦腔。

（8）调整受试者为右侧卧位，胶囊进入胃窦区域，控制胶囊镜头 45°斜指向检查床，水平旋转 360°，观察胃窦、窦体交界处及幽门。胃角切迹向下至幽门的部分称为胃窦部，其黏膜色泽橘红，较光滑，蠕动活跃。胃窦部尤其是胃窦小弯侧是胃癌的好发区域，磁控胶囊内镜检查时应在查看全貌后近距离仔细观察，注意有无溃疡、糜烂、结节、局部褪色、僵直变形等病灶。幽门是胃与十二指肠相通的部分，为胃溃疡多发部位，亦可因肿物、病变瘢痕收缩造成梗阻。正常时幽门呈开放、关闭交替出现状态，开放时幽门呈圆形空洞状，黏膜橘红，边缘整齐、光滑。胃部检查时，有时可看到胃窦部蠕动收缩，使胃窦腔闭锁，形成假幽门。

（9）胃检查结束后，下降磁球至胃窦位置上方，控制胶囊靠近幽门口，利于其通过幽门观察十二指肠与小肠。进入十二指肠后可见球部腔呈球形，黏膜呈天鹅绒样表现，较细、较短，色泽较胃黏膜略淡，球部后壁有一急弯进入降部。

（10）检查完毕，消化道典型解剖图像详见图 1-69。

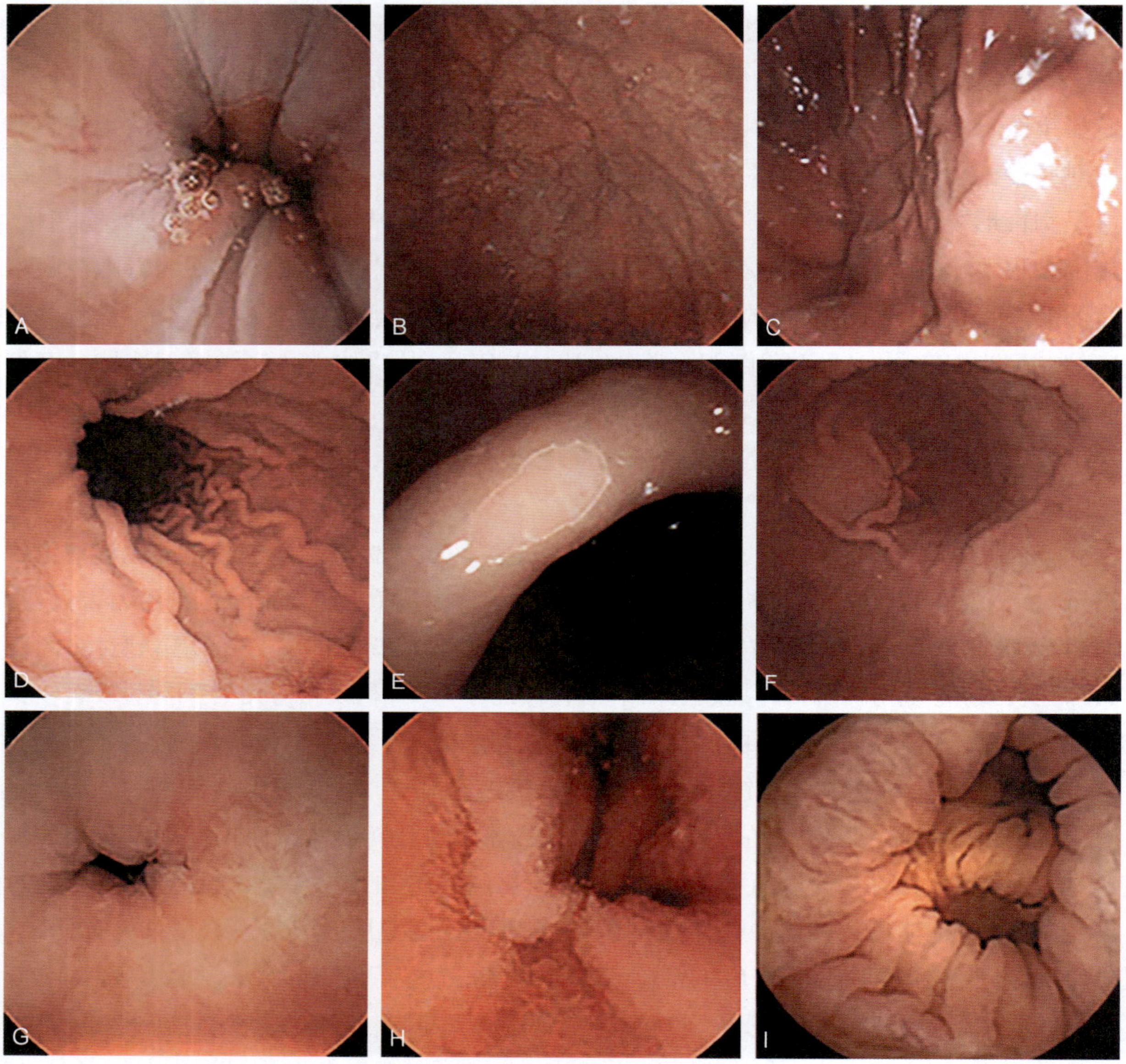

图 1-69 消化道典型解剖部位图像

A. 齿状线；B. 贲门；C. 胃底；D. 胃体；E. 胃角；F. 胃窦；G. 幽门；H. 小肠；I. 结肠

3. 操作后流程

（1）断开便携式记录仪与控制设备连接，继续进行小肠段检查，嘱患者第二日归还便携式记录仪并进行数据导出。

（2）若单纯行胃部检查则取下便携式记录仪进行数据导出。

（3）嘱患者未排出胶囊前切勿行核磁共振检查（可使用胶囊内镜探测器、腹部 X 射线检查或腹部计算机断层扫描等影像学检查加以确认胶囊是否于体内滞留)。

(4)不良事件及处理方法:不良事件是指磁控胶囊胃镜检查前的胃肠道准备时间、接收检查时和检查结束后磁控胶囊胃镜排出3个时间段里出现的不良医学状况或导致原有医学状况的恶化,无论该情况是否与胃肠道准备、磁控胶囊胃镜检查之间有无因果关系。但需要说明的是,目前研究显示,各种类型的磁控胶囊胃镜检查过程均较为安全,不良事件发生率低,多数临床研究均未发生严重不良事件。常见不良事件如下。

1)一过性症状:少见。腹胀、恶心、呕吐、头晕、头痛、体内异物感等,多数与消化道准备有关,酌情予以观察,无须特殊处理。

2)胶囊滞留:少见。指胶囊内镜滞留于胃肠道系统超过2周未排出,或无论时间长短需要采取药物、内镜或手术等相关措施取出。胶囊内镜的滞留原因主要包括克罗恩病、不明原因消化道出血、非甾体抗炎药相关性肠病、小肠肿瘤、放射性肠炎、小肠憩室或家族性息肉病等。胶囊内镜滞留是胶囊内镜检查过程中最主要的并发症,可滞留于食管、胃及小肠中。其中,滞留或停留于食管和胃内者可通过胃镜取出或送入小肠继续进行检查,而滞留于小肠者则难以处理,通常分别以经口小肠镜及经肛小肠镜进行胶囊取出。极端情况下需行外科手术治疗。

3)误吸、窒息:比较罕见。与高龄、吞咽障碍病史相关,可能与检查体位有关。在检查前若发现经过2~3次吞咽后仍不能吞下胶囊的,建议由内镜帮助下放置胶囊。一般误吸可及时发现,一旦发现胶囊误吸应及时采取措施,避免胶囊进入支气管分叉以下,增加取出难度或出现呼吸方面的并发症:①嘱患者左侧卧以避免胶囊进入气管深部。②患者取膝胸卧位,尽量保持头低臀高位,利用重力作用配合患者咳嗽将胶囊咳出(胶囊自行咳出的病例时间最长为8h)。③胶囊进入气管支气管分叉以下,就会增加咳出胶囊的难度,使胶囊咳出的机会减少,如不能自行咳出,需借助支气管镜协助取出胶囊。

(三)小肠胶囊内镜及结肠胶囊内镜

小肠胶囊内镜及结肠胶囊内镜作为被动式胶囊内镜,通常在确认胶囊内镜工作性能并吞服胶囊内镜后便无须进一步操作,但依旧需要注意以下几点。

1. 小肠胶囊内镜

(1)胶囊内镜吞服完成后每小时观察胶囊内镜进入幽门的情况,其间可予以适当运动与饮水以促进胶囊内镜进入幽门。

(2)2h后胶囊内镜未进入幽门可适当予以甲氧氯普胺或其他促胃肠动力药促进胶囊内镜进入幽门。

(3)4h后胶囊内镜仍未进入幽门者可建议行内镜下干预将胶囊内镜送入幽门。

2. 结肠胶囊内镜

(1)胶囊内镜吞服完成后每小时观察胶囊内镜进入幽门的情况。

(2)根据结肠胶囊内镜肠道准备方案,及时使用增强剂方案。

（3）结肠胶囊内镜检查不完全或消化道准备不佳者（评分见表 1-4），建议行影像学检查以完善结肠筛查。

表 1-4 结肠胶囊内镜肠道准备清洁度及气泡影响评估

	分级	描述
清洁度评分	差	观察不完整，检查不完全 大量粪便残留妨碍全面检查
	一般	观察不完整，但检查完全 充满粪便或混浊液体，无法进行可靠检查
	良好	观察充分，检查完整 少量粪便或混浊液体，不干扰检查
	优秀	观察充分，检查完整 极少量黏附粪便
气泡影响评估	显著	存在干扰检查的气泡 大于等于 10% 的表面积被气泡遮蔽
	不显著	无气泡或存在不干扰检查的气泡 小于 10% 的表面积被气泡遮蔽

五、胶囊内镜操作要点

磁控胶囊胃镜行胃部检查的总体原则如下。

1. 操作人员应按既定顺序对胃内各解剖结构（胃底、贲门、胃体前后壁、胃体大小弯、胃角、胃窦、幽门）进行完整检查并捕获相应图像留档存证。

2. 至少完整观察 2 遍。

3. 当胃部准备质量不佳时，也可根据具体情况调整检查顺序。

4. 在检查过程中时刻注意胃部充盈度，当充盈度不足以撑开黏膜皱襞时建议患者分次补充饮水以确保观察完整性。

5. 发现可疑病灶时，应对其进行远近景与正侧面等多角度重点反复观察，以捕获尽可能多且清晰的图像。

6. 病灶图像远景需与关键解剖标志一同拍摄以明确病灶位置。

针对不良事件与并发症，需采取相应措施进行预防与处理，如在检查前完善病史采集（评估吞咽与胃肠功能）、充分告知患者风险并签署知情同意书、适当调整胃部准备方案与吞服体位、检查后密切随访、必要时行内镜干预等。

胶囊内镜因其特殊的结构及控制方式，致使其操作难度较其他内镜低，且风险更小。提高操作熟练度的要点在于平时操作的连贯性与数量的积累。牢记操作流程，规避操作风险，在临床操作中精益求精。

第九节　上消化道异物取出术

上消化道异物是消化内镜治疗的最佳适应证之一，在施行异物取出术之前，首先应该了解异物的种类、形状、质地及滞留部位，据此选择恰当的器械，采取适当的操作技巧。

一、异物种类

1. 按性质分类　植物性异物，如枣核等；动物性异物，如鱼刺、家禽骨等；金属类异物，如硬币、电池、义齿等；其他，如塑料制品、玩具等。

2. 按是否能够透过 X 射线进行分类　密度高、硬度大的异物可透过 X 射线进行观察。

3. 按形状进行分类　类圆形、柱状、方形、不规则形等。

4. 按是否锐利进行分类　锐利的异物包括刀片、别针、坚果核等，有刺破黏膜，导致出血、穿孔的风险。

5. 按滞留部位进行分类　包括下咽部、食管上中下段、胃内、十二指肠球降部。据报道，超过 60% 的成人食管异物滞留在食管上段（颈部），25% 左右滞留在食管中段（胸部），不到 10% 滞留在食管下段。

二、术前评估

1. 评估患者一般状况，是否能够耐受内镜检查，除外其他系统疾病，增加内镜手术风险者，必要时给予心电监测、吸氧、镇静等治疗措施。

2. 内镜下视野清晰，可观察到全貌的异物，且术中发生出血、穿孔风险较小者，给予内镜下手术治疗。

3. 内镜下视野不清，或无法观察到全貌的异物，比如部分异物刺穿黏膜，无法判断异物大小者，建议先行胸腹部 CT 检查（建议所有异物卡顿者均常规行 CT 检查），明确异物大小、部位及其与周围脏器的关系，尤其注意与周围血管的关系，以排除消化道穿孔、出血、形成瘘管等高危风险。异物刺穿方向可能波及周围大血管者则需要在手术室进行异物取出操作，不幸刺破血管者及时行外科急诊手术治疗。

4. 根据内镜和 CT 评估结果，部分刺入黏膜的异物，在发生穿孔风险较小的情况下，仍可进行内镜下手术治疗，但要做好严密的术前评估和知情同意。

三、操作方法

1. 操作器械　包括各种形态的异物钳、异物夹、网篮、三角钳、圈套器、外套管等。

2. 具体操作举例

（1）下咽部异物操作技巧：患者进食时不小心将完整义齿咽下，不能说话、进食，CT

提示异物位于下咽部，耳鼻喉科就诊未能取出，消化科建议行无痛胃镜，麻醉科因患者年龄大基础疾病多不能麻醉。行普通胃镜，进镜观察，可见完整义齿位于会厌软骨下方，因异物巨大、决定使用圈套器，咽部反射剧烈，进镜前将圈套器插入活检孔，进镜后看到异物立即将圈套器伸出活检孔套住异物后快速退镜，将异物取出（图 1-70 至图 1-72）。

（2）食管异物操作技巧：

操作技巧 1：戴上透明帽，以防异物嵌顿，进镜观察枣核位于食管上段、没有嵌顿、没有刺入食管壁，用异物钳抓取后将异物一端收入透明帽，退镜取出枣核（图 1-73 至图 1-75）。

操作技巧 2：进镜观察枣核位于食管上段、两端刺入管腔。戴上透明帽，在刺入较浅的一侧，通过注气、透明帽挤压管壁等方法，将刺入的枣核从管壁分离，然后取出（图 1-76）。

（3）胃内异物操作技巧：

操作技巧 1：患者以“上腹痛半天”为主诉，行胃镜检查：镜下可见约 1/2 牙签刺入胃窦前壁，退镜后询问病史，有无误吞牙签，患者诉半天前醉酒，酒醒后出现上腹痛，自己推

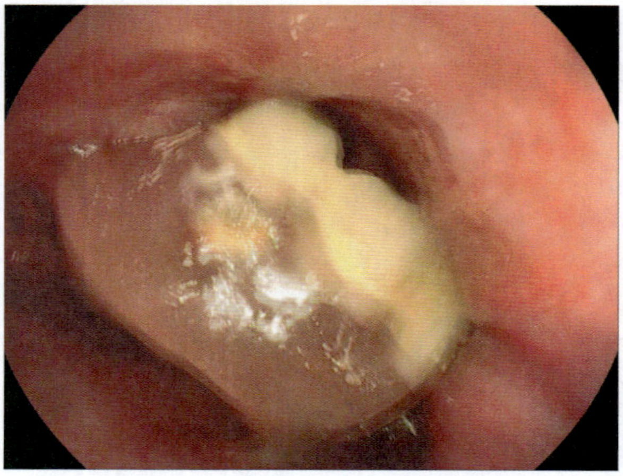

图 1-70 远观义齿

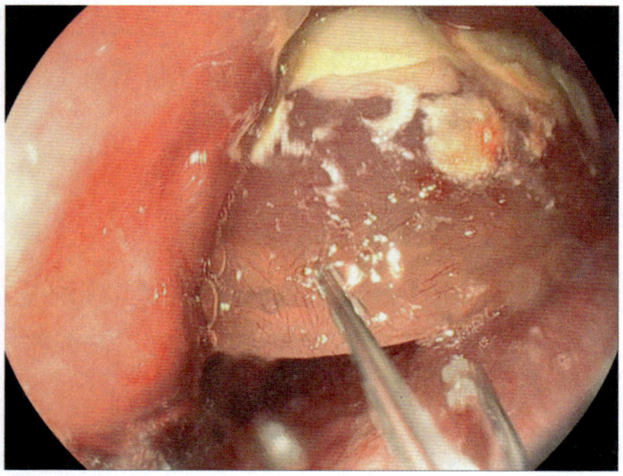

图 1-71 近观义齿

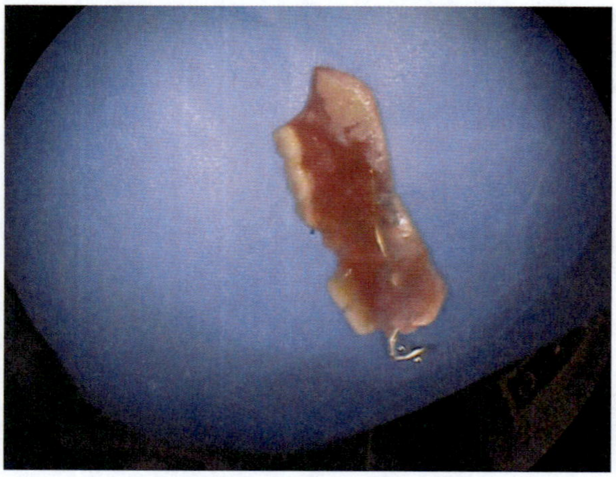

图 1-72 义齿取出

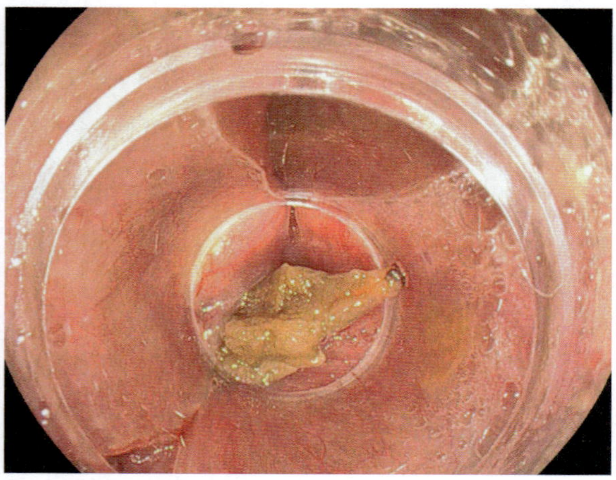

图 1-73 远观枣核

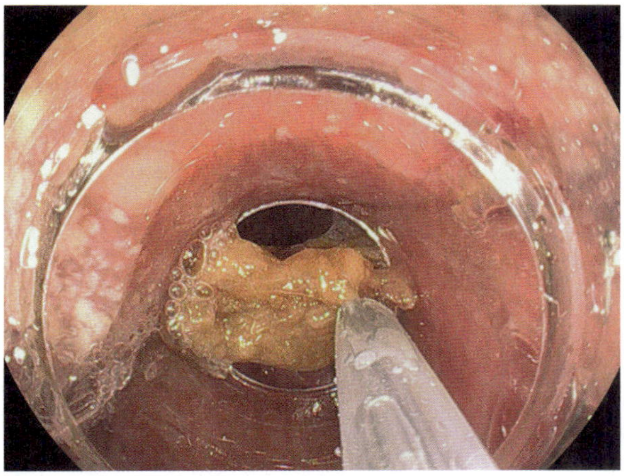

图 1-74 异物钳抓取

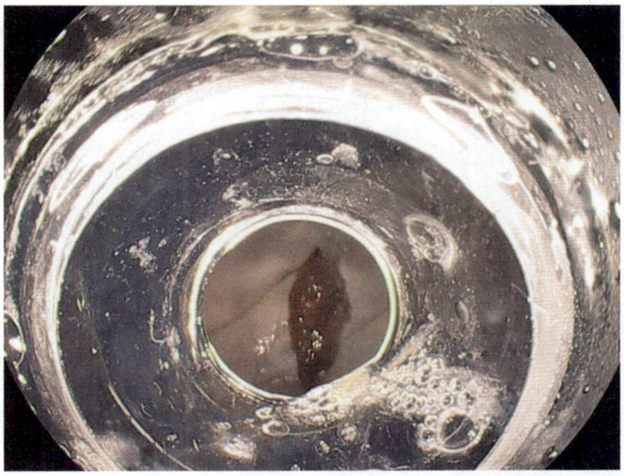

图 1-75 枣核取出

测可能是饮酒过程或醉酒后误吞牙签，考虑牙签一半已经刺入胃窦，肯定已经穿透胃壁。因牙签运动很快，为防止完全进入腹腔，应立即在内镜下取出牙签。带上透明帽进镜，到达胃窦，持续吸引，使牙签与镜身平行，然后用鼠齿钳夹住牙签根部，缓慢拔出，拔出后鼠齿钳再夹住牙签尖端并置于透明帽内，缓慢退镜取出牙签。取下透明帽，重新进镜，观察刺入点无出血，结束治疗（图 1-77 至图 1-83）。

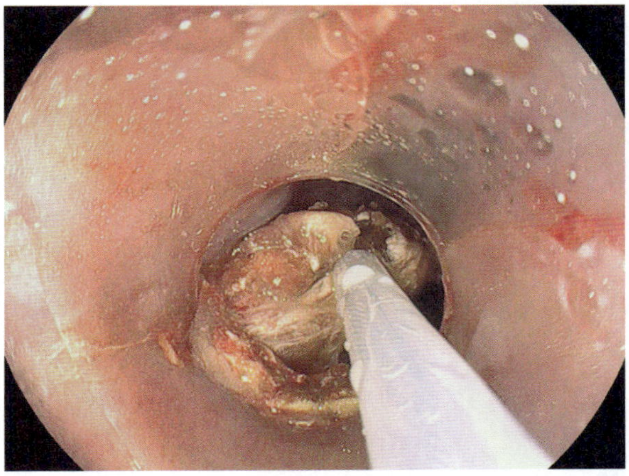

图 1-76 异物钳抓取

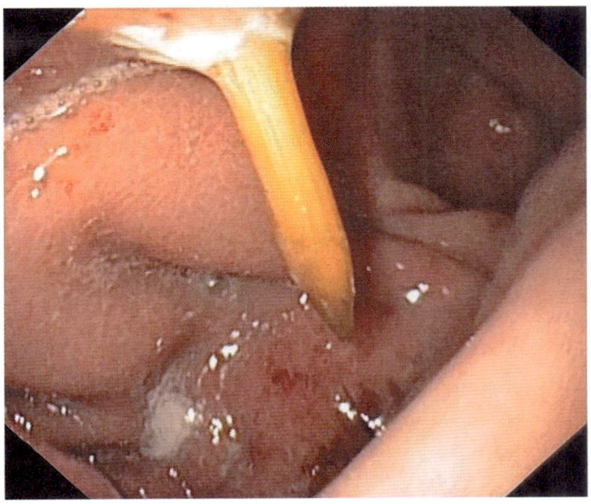

图 1-77 牙签嵌入

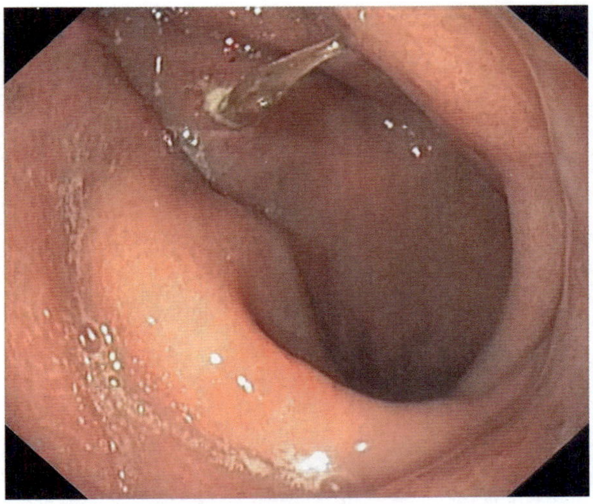

图 1-78 远观

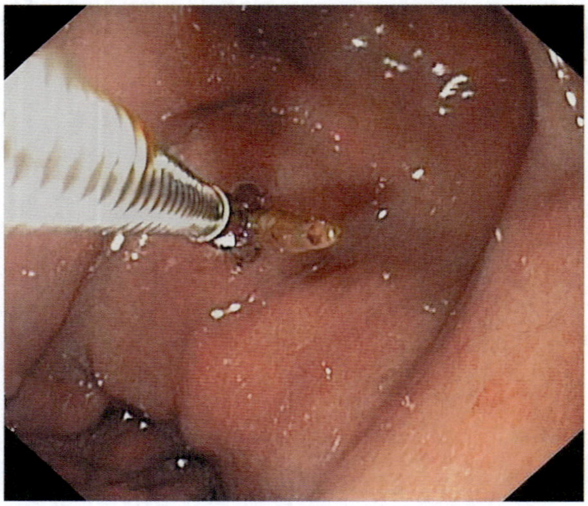

图 1-79 异物钳夹取

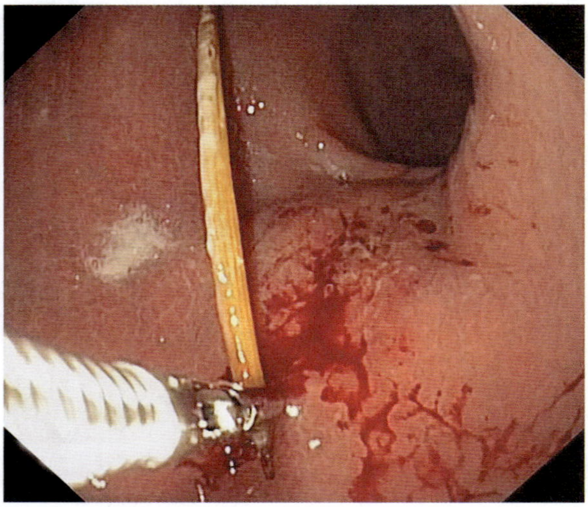

图 1-80 顺向拔出

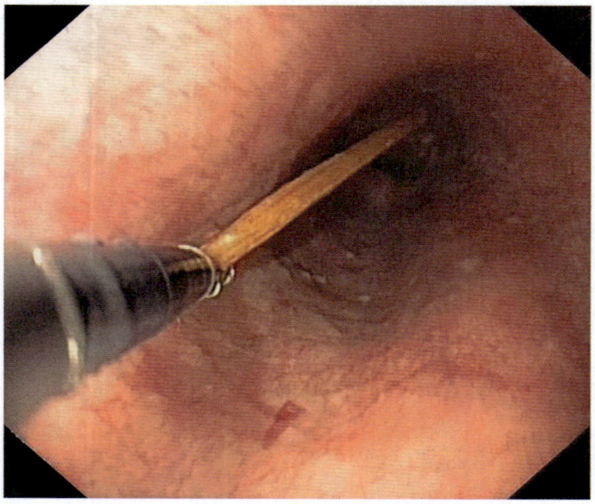

图 1-81 收入透明帽

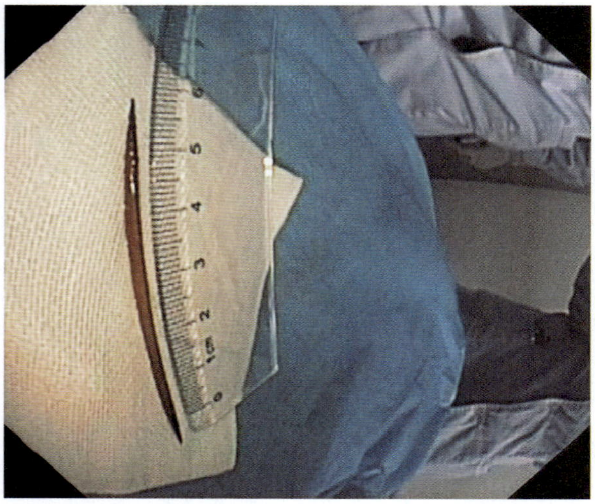

图 1-82 异物取出

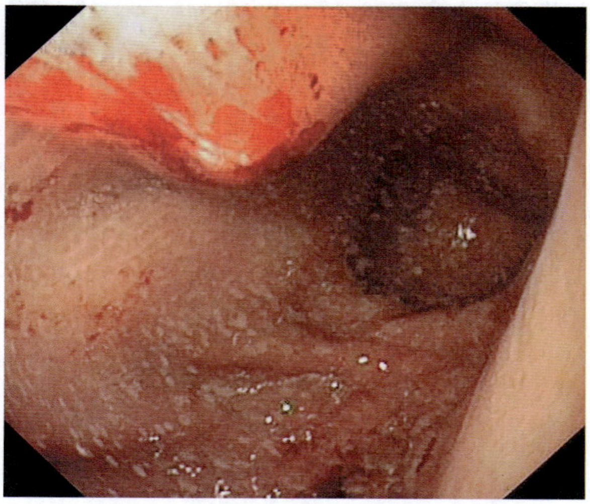

图 1-83 检查创面

操作技巧 2：枣核滞留于幽门前区，两端均刺入胃壁，通过注气、透明帽挤压将刺入较浅的一侧与胃壁分离，然后取出（图 1-84，图 1-85）。

操作技巧 3：本例是占据整个胃体的巨大胃石，胃石壁很坚硬，用圈套器反复多次切割，将胃石切割成小块，无须取出碎块，禁食不禁水，并嘱患者多饮用可乐。一周后复查，胃石碎块完全排出（图 1-86 至图 1-89）。

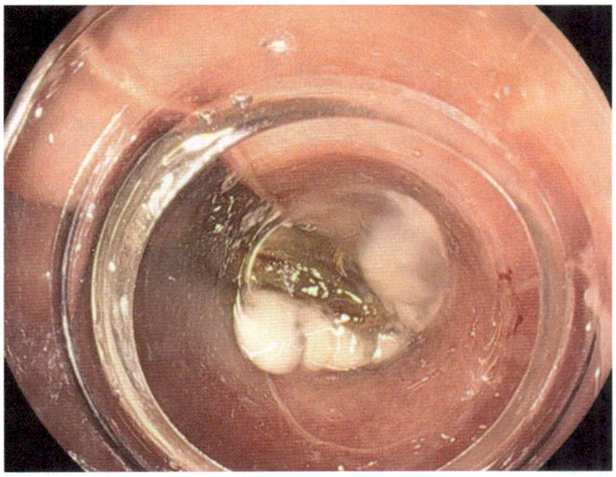

图 1-84　观察异物

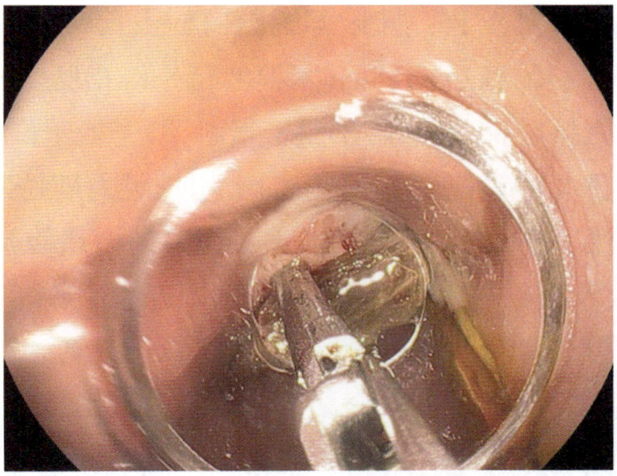

图 1-85　夹取异物

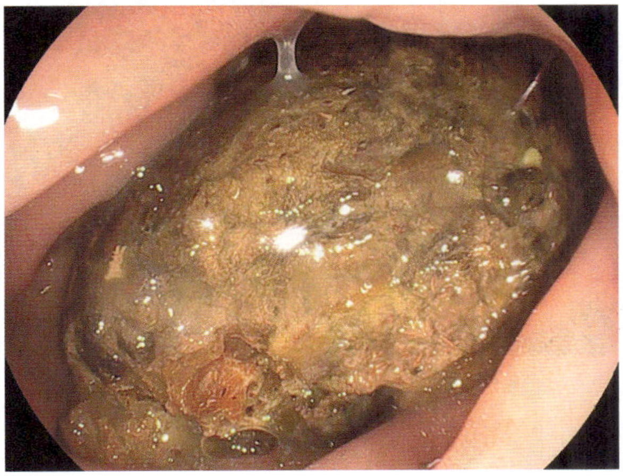

图 1-86　观察胃石

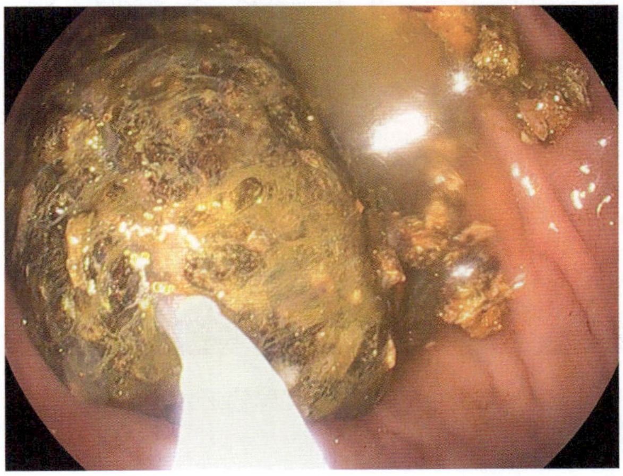

图 1-87　圈套器套取胃石

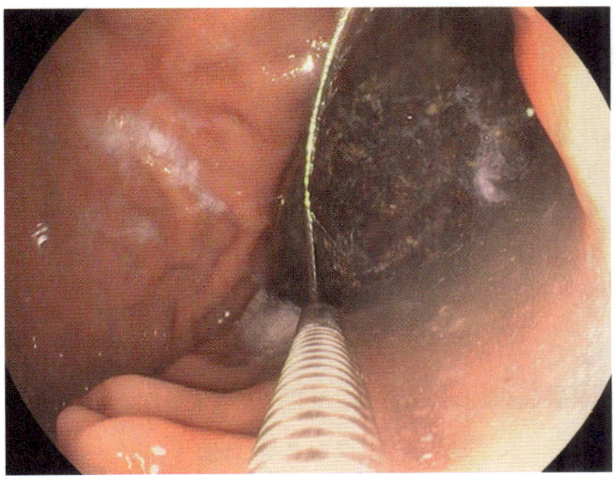

图 1-88　圈套器勒切胃石

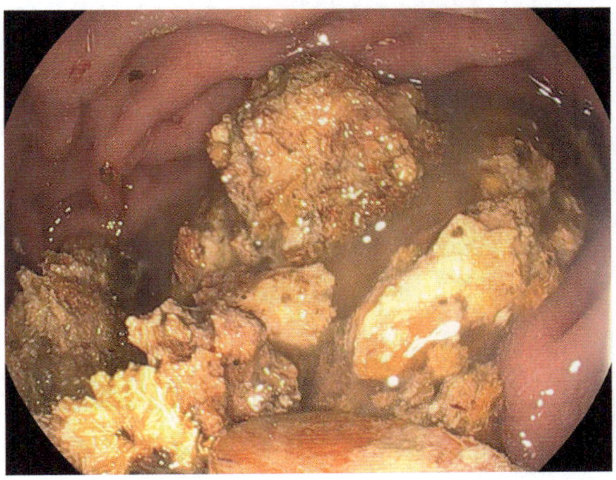

图 1-89　胃石破碎

（4）十二指肠异物操作技巧：

此例是长 14cm 木筷滞留十二指肠 10 年。镜下观察，筷子上端与十二指球部上壁紧密接触，下端与降部紧密接触，筷子处于嵌顿状态。进镜后伸出圈套器从筷子下端套住筷子并收紧圈套器，助手向上用一定力度拉紧圈套器，术者用较大力度向下送镜，使镜身和圈套器位置相对固定，通过镜身的力量使筷子向下移动，从而解除嵌顿，嵌顿解除后，松开圈套器并向上滑动到筷子顶部并再次收紧圈套器，然后术者缓慢退镜，助手用一定力度保持镜身和圈套器的位置相对固定，最终取出筷子（图 1-90 至图 1-98）。

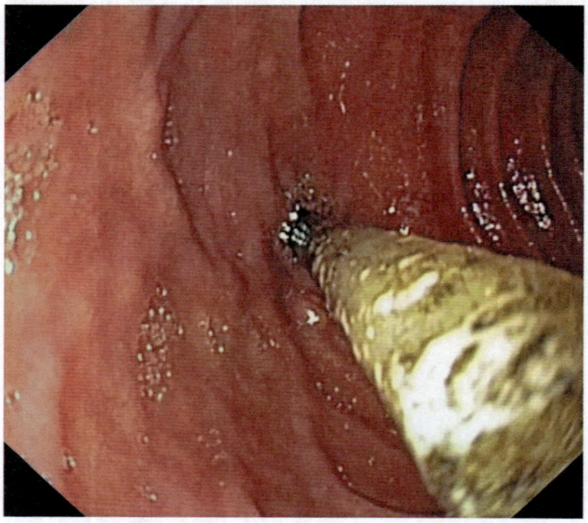

图 1-90 观察异物近端

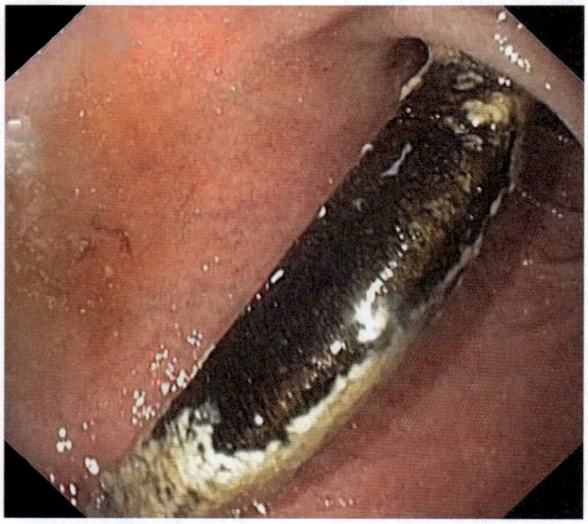

图 1-91 观察异物中间

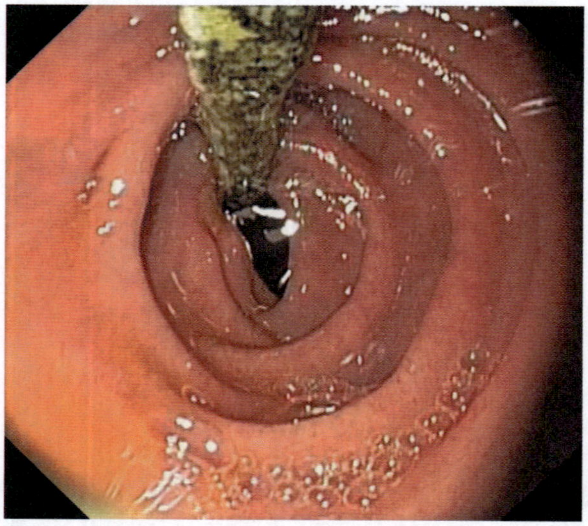

图 1-92 观察异物远端

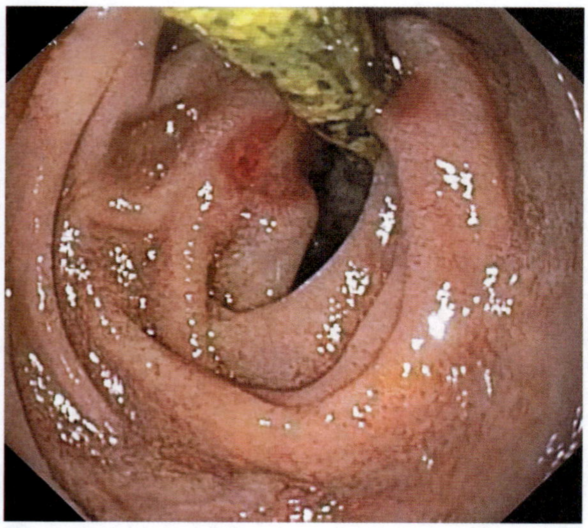

图 1-93 异物远端

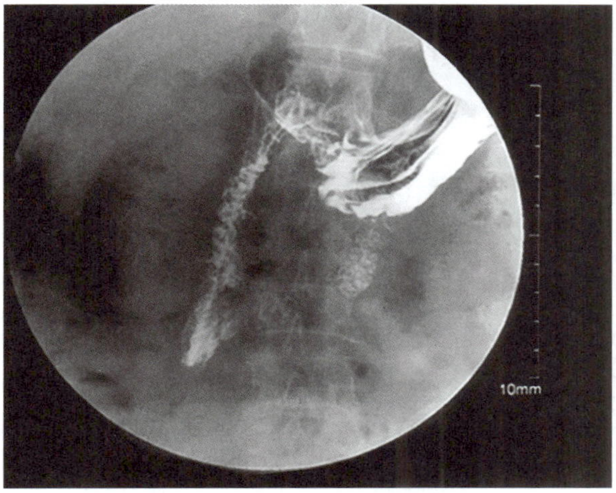

图 1-94　X 射线下观察异物

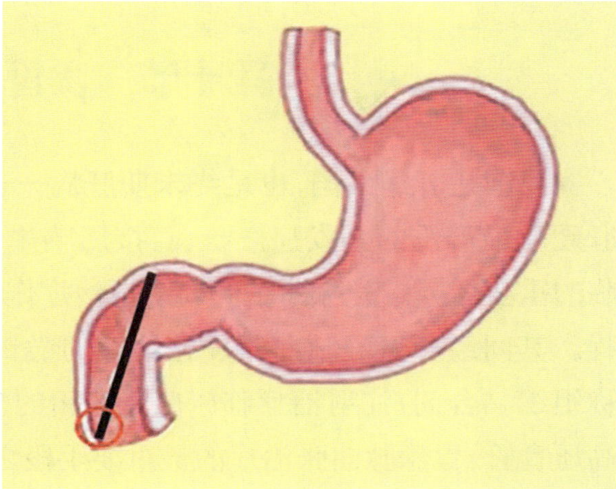

图 1-95　异物嵌顿示意图

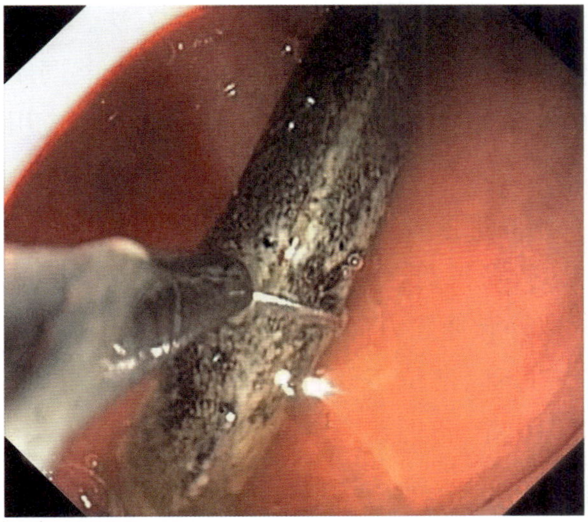

图 1-96　圈套器套取异物

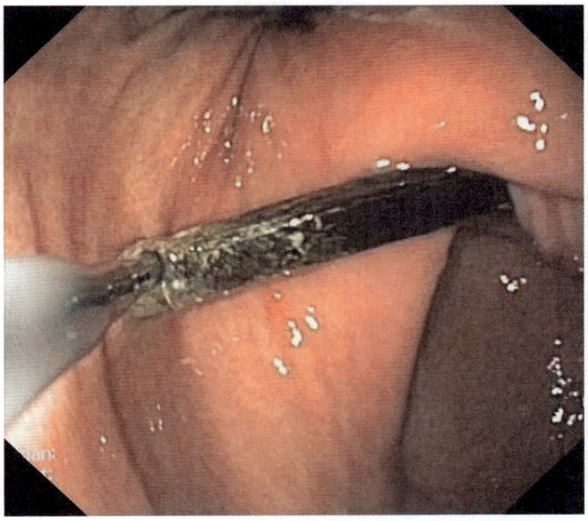

图 1-97　拖出异物

四、术后护理

术后通常需要暂禁饮食，根据术中创面大小及有无黏膜出血评估禁食时间。如术中无出血，无黏膜损伤，术后 2h 可正常进食；如术中有黏膜损伤，术后禁食禁水 24h，并给予补液、抑制胃酸、黏膜保护剂、抗感染、营养支持治疗；如术中可疑穿孔，术中给予夹闭创面，术后适当延长禁食时间，必要时胃肠减压，复查 CT。严密观察术后患者一般状况。对于内镜操作失败的患者，应尽快行外科手术治疗。

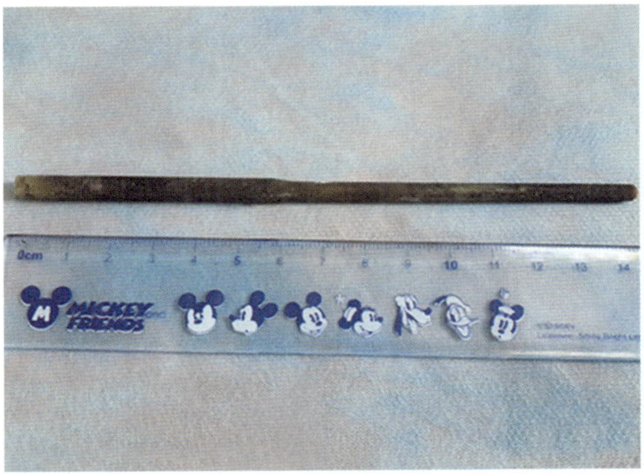

图 1-98　测量异物

第十节 食管、胃静脉曲张内镜

我国是肝病大国，也是终末期肝病——肝硬化发病最多的国家。静脉曲张出血作为肝硬化最严重的并发症之一，直接影响患者的生存质量和生存期，是我国医务工作者面临的重要任务。静脉曲张的内镜下治疗作为一种较为成熟的技术，已经历了 80 多年的历程。其间经历了静脉曲张硬化治疗的尝试与普及、套扎治疗的改进与发展及组织胶（又称组织黏合剂）注射治疗临床广泛应用的多个阶段和发展。使得内镜下治疗成为门静脉高压食管、胃静脉曲张治疗的最重要手段之一。

一、食管、胃静脉曲张内镜操作特点

要进行食管胃静脉曲张诊治，首先要了解消化道静脉曲张的分型与分级方法。2022 年中华医学会肝病学分会、中华医学会消化病学分会、中华医学会消化内镜学分会共同制定的《肝硬化门静脉高压食管胃静脉曲张出血的防治指南》沿用了 2015 年旧版共识应用的静脉曲张分型与分级方法，暨 LDRf 分型方法（表 1-5）。LDRf 分型主要参照如下 3 个因素进行描述记录：①曲张静脉位置（location，L）；②曲张静脉直径（diameter，D）；③危险因素（risk factor，Rf）。该分型方法便于识记和书写，可覆盖全消化道静脉曲张，对既往的分型与分级标准，在食管胃静脉曲张以外的消化道静脉曲张方面进行了补充。同时，该方法集记录、分类、治疗方法与治疗时机于一体，针对不同部位、不同直径、不同血管表型的静脉曲张，采用何种治疗方法，何时采取治疗，可提出指导建议。

表 1-5 静脉曲张分型与分级方法

项目	表示方法	描述
位置（L）	Le	曲张静脉位于食管
	Le_s：曲张静脉位于食管上段	
	Le_m：曲张静脉位于食管中段	
	Le_i：曲张静脉位于食管下段	
	Lg：曲张静脉位于胃部	
	Lg_f：曲张静脉位于胃底	
	Lg_b：曲张静脉位于胃体	
	Lg_a：曲张静脉位于胃窦	
	Le，g：食管曲张静脉与胃曲张静脉完全相通	
	Le，Lg：食管曲张静脉与胃曲张静脉各自独立	
	Le，g，Lg：1 支以上胃曲张静脉与食管曲张静脉完全相通，但还有胃孤立曲张静脉存在	
	多段或多部位曲张静脉使用相应部位代号联合表示	

续表

项目	表示方法	描述
直径(D)	D_0:无曲张静脉 $D_{0.3}$:曲张静脉最大直径≤0.3cm $D_{1.0}$:曲张静脉最大直径>0.3~1.0cm $D_{1.5}$:曲张静脉最大直径>1.0~1.5cm $D_{2.0}$:曲张静脉最大直径>1.5~2.0cm $D_{3.0}$:曲张静脉最大直径>2.0~3.0cm $D_{4.0}$:曲张静脉最大直径>3.0~4.0cm 曲张静脉最大直径>4.0cm,按 D+直径数字方法表示	
危险因素(Rf)	Rf_0:RC–,未见糜烂、血栓头及活动性出血 Rf_1:RC+,或者肝静脉压力梯度(HVPG)>12mmHg,未见糜烂、血栓头及活动性出血 Rf_2:可见糜烂、血栓头、活动性出血,或镜下能够见到新鲜血液,并能够排除非静脉曲张出血因素	

注:食管静脉曲张也可按静脉曲张形态、是否有红色征及出血危险程度简分为轻、中、重三度。轻度(G1):食管静脉曲张呈直线形或略有迂曲,无红色征。中度(G2):食管静脉曲张呈直线形或略有迂曲,有红色征或食管静脉曲张呈蛇形迂曲隆起但无红色征。重度(G3):食管静脉曲张呈蛇形迂曲隆起且有红色征或食管静脉曲张呈串珠状、结节状或瘤状(不论是否有红色征)。

内镜作为一种侵入性的检查措施,其直视性好,分辨率高,临床应用广泛,是诊断食管胃静脉曲张、评估静脉曲张大小和发现危险因素的“金标准”。在做胃镜检查时,应对食管静脉曲张进行分级,应指出静脉曲张的轻、中、重度及曲张静脉所在的部位、直径和有无危险因素等。内镜下治疗是食管胃静脉曲张治疗最常用的手段,急诊情况下还可以进行床旁救治。内镜还对治疗疗效评估和随访起到最重要的作用。

内镜对于食管胃静脉曲张的诊治有一定难度和风险,需由有经验的内镜医师或在有经验的内镜医师指导下进行。操作前仔细评估患者的一般情况,急诊患者要严密观察生命体征等变化。操作者动作需尽量轻柔,以减少对患者的刺激,在急诊普通内镜下诊治中尤为重要。择期检查需要对食管、胃及十二指肠球部和降部进行检查,全面评估内镜可及范围内静脉曲张及其他病变情况。确定可能出血部位后再行治疗。如检查过程中发现静脉曲张活动性出血、血栓头或糜烂则需及时进行内镜下治疗,治疗后再行评估,如患者可以耐受进一步检查,仍需检查至十二指肠降部。静脉曲张出血是危及患者生命的严重病症,诊治过程要做到胆大心细,尽快制定方案并及时实施治疗。术者与助手要密切配合,并随时检测患者的生命体征变化。术后需注意观察相关并发症发生的可能性;必要时预防性使用抗生素及血管活性药物等;急诊大出血患者术后还需检测因出血造成的缺血性器官功能损伤,如肝功能异常、凝血功能异常、肝肾综合征、肝性脑病等;及时补充血容量、纠正功能不良及防治并发症。食管胃静脉曲张内镜下治疗后需终身随访，以预防再出血的发生。

二、食管、胃静脉曲张内镜适应证与禁忌证

（一）适应证

1. 一级预防 预防食管、胃静脉曲张的首次出血。适用于有明显近期出血风险或Child-Pugh B、C级一旦出血预后较差的患者。中度以上食管胃静脉曲张和/或具有红色征（$D_{1.5}$，Rf_0，Rf_1）且对非选择性β受体阻滞剂（nonselective beta blocker，NSBB）有禁忌证、不耐受或依从性差的患者可考虑采用内镜治疗进行一级预防。

2. 二级预防 初次出血后，预防和减少再出血。适用于无禁忌证的所有初次出血后患者，通常使用内镜和NSBB联合治疗。对于择期手术患者，应尽量满足术前血红蛋白（hemoglobin，Hb）>70~80g/L，血小板（platelet，PLT）>5×10^{12}/L，白蛋白>30g/L，凝血酶原时间（prothrombin time，PT）、活化部分凝血活酶时间（activated partial thromboplastin time，APTT）>正常值下限80%，血细胞比容>正常值下限30%。

3. 控制急性出血 急诊内镜通常在食管胃静脉曲张大出血发生后的24h内进行[血流动力学恢复稳定者应在12h内进行（B1），如病情不稳定，应在保证安全的前提下尽早进行（D1），门静脉高压巴韦诺第七版共识（BavenoⅦ共识）]，控制出血是第一要务。遵循气道（A）、呼吸（B）和循环（C）管理的基本医学原理；遵循限制性扩容原则，目标血红蛋白水平为70~80g/L；维持生命体征和内环境稳定。危急症患者可在与患者及其家属充分沟通和认可的前提下，根据实际情况选择合理的治疗方案。

（二）禁忌证

1. 有上消化道内镜检查禁忌证。
2. 出血性休克未纠正。
3. 未控制的肝性脑病。
4. 伴有严重肝、肾功能障碍，大量腹水患者；患方未签署知情同意书。

三、食管、胃静脉曲张内镜操作前准备

1. 术前检查 包括常规检查及特殊的辅助检查及知情同意部分。

（1）常规检查：包括血常规、肝肾功能及电解质、凝血功能、术前病原、尿常规、便常规等检查。另外，还有心电图、胸部X射线或CT检查，必要时行肺功能测定、心功能测定、血气分析及其他必要的检查。

（2）特殊辅助检查

1）胃镜检查：是对食管胃静脉曲张进行筛查、分度及分型、评估治疗风险和预后的重要检查方法。可内镜检查和内镜治疗分开进行，亦可内镜检查与内镜治疗一次完成。

2）CT 或 MRI 门静脉血管成像：可作为筛查门静脉高压症及食管胃静脉曲张的无创性检查方法，同时能获得肝脏、胰腺、脾脏等脏器和门静脉系统的相关影像信息，对于门静脉高压症的病因诊断有益。更重要的是，上述检查可清晰显示门静脉主干及其分支与侧支的循环状况，有利于治疗方案的选择、手术风险的评价和治疗效果的预估。

3）超声内镜：在胃镜检查的基础上提供更多细节信息，有助于早期发现食管胃静脉曲张；能通过准确测量曲张静脉的直径、管壁厚度、血流量及流速、食管旁静脉曲张从而判断曲张静脉出血风险；监测食管周围曲张静脉大小有助于评估普萘洛尔联合内镜下曲张静脉套扎术（endoscopic variceal ligation，EVL）二级预防的疗效及食管静脉曲张复发的影响等。

4）X 射线钡剂检查：可了解是否有明显的食管静脉曲张，同时可获得食管脑膜皱襞、张力蠕动等方面的信息。

5）腹部超声：除可反映肝脏、胆囊、脾脏、胰腺的形态、大小、内部回声变化外，还可以观察并测量门静脉系统及其属支的直径、血流速度、血栓情况以评估肝硬化和门静脉高压的严重程度，辅助食管胃静脉曲张的诊断。

6）脾显像：当肝硬化门静脉高压致门腔侧支循环开放时，入肝血流量减少，肝脏显像不清，而直肠上部血液大量经分流道回心，致心脏提前于肝显像，并可显示侧支循环。脾显像可显示门静脉形态、肝灌注时相及侧支循环，测定门体分流指数。

7）数字减影血管造影：可以清楚显示血管的走行，空间分辨率较好，可应用于诊断门静脉高压食管胃静脉曲张。

8）肝静脉压力梯度（hepatic venous pressure gradient，HVPG）：是目前用于准确评估门静脉压力变化的“金标准”，对于评估门静脉高压的严重程度、选择合适的个体化治疗方案、预估食管胃静脉曲张内镜下治疗的效果具有重要意义。

（3）知情同意及相关医疗文书：内镜治疗知情同意书，主要指内镜治疗各种方法的适应证、禁忌证，可能出现的并发症及处理预案、预期疗效和风险等。知情同意及相关的医疗文书各单位可结合自身特点，参照门静脉高压相关指南或共识设计即可。治疗方案知情同意书用于向患者和/或患者家属告知、沟通、讨论食管胃静脉曲张治疗方案的选择。主要涉及：药物保守治疗；内镜治疗，包括 EVL、内镜下硬化剂注射术（endoscopic injection sclerotherapy，EIS）、组织胶栓塞、EUS 辅助下相关治疗等；血管介入治疗；外科手术，如脾切除、肝移植等。需详细告知各种方案的利弊与风险，患者或其委托人充分知情后慎重选择。此外，术前沟通病情时还应充分告知内镜治疗费用和医保报销范围等内容。

2. 术前器械及辅助器件准备

（1）内镜及相关附件，如吸引器、CO_2 泵、吸引器等。

（2）附件准备，如圈套器、注射针、硬化剂、组织胶等。

（3）其他辅助药品及设备，如止血药物、吸氧装置等。

（4）必要抢救设备：如双囊三腔管、呼吸机等。

四、食管、胃静脉曲张内镜操作详解

（一）食管静脉曲张硬化治疗

1. 硬化剂注射治疗作用机制 硬化剂注入曲张静脉内后，可引起血管内皮细胞破坏损伤，白细胞聚集，形成血栓性静脉炎，从而阻断血流，出血停止。同时出现成纤维细胞增生，一周左右发生局部组织坏死、溃疡，于10~14日出现肉芽组织，3~4周发生纤维化，血管闭塞，曲张静脉消失。以上病理变化的时间与曲张静脉粗细、血流速度、硬化剂用量等有密切关系。

2. 硬化剂治疗的适应证与禁忌证

（1）适应证：

1）食管静脉曲张（esophageal varices，EV），食管胃静脉曲张破裂出血（esophagogastric variceal bleeding，EVB）。

2）外科手术等其他方法治疗后再发急性EVB。

3）EVB的二级预防。

4）作为胃静脉曲张（gastric varices，GV）组织胶治疗的预充剂。

5）GV急性出血而组织胶不可及时起作用，亦可考虑使用硬化剂治疗。

6）硬化剂尤其适用于以下EVL不适用的情形：①EV直径>2cm。②乳胶过敏患者。③曾接受过套扎、硬化治疗，食管壁纤维化或瘢痕化，曲张静脉无法吸引入套扎器内。④EV伴食管狭窄扭曲或食管憩室，套扎难以操作者。

（2）禁忌证：

1）绝对禁忌证：①有上消化道内镜检查禁忌。②未纠正的失血性休克。③未控制的肝性脑病，患者不配合。④患者拒绝内镜下治疗。

2）相对禁忌证：①精神障碍患者。②严重肝肾功能损害或大量腹水。

需要指出的是，随着内镜治疗技术、麻醉技术、危重症监护医学的进步，在ICU及麻醉科的支持下，对难控制的失血性休克或肝性脑病患者，在征得家属充分理解和知情的基础上，在全身麻醉插管下仍可采取内镜治疗。

3. 硬化剂的注射方法 通常情况下，食管静脉曲张择期硬化治疗时，多选择从食管下端近齿状线上方开始注射，并且一次性对多条静脉曲张同时注射，以提高预防出血和血管闭塞的效率。出针方向以与靶静脉成30°~45°为宜。在急诊止血时，治疗目的是尽快控制出血。所以，注射部位、方法、注射量及选择的血管数目也与择期治疗不尽相同。应先从靠近出血部位开始注射，即先在内镜下找到食管静脉曲张破裂出血的位置，在出血点下方用注射针刺入血管内进行注射。根据静脉曲张程度和出血速度，确定推注适量的硬化剂，直至出血停止。如果患者情况允许，再依次对其余曲张静脉进行注射。如果患者情况较重，可仅对出血的血管进行注射，而其余曲张静脉可留待后期处理。

4. 硬化剂的选择 硬化剂种类较多，5% 鱼肝油酸钠、无水乙醇、5% 油酸氨基乙醇、1% 乙氧硬化醇等都先后被用于临床，都有很好的止血和消除静脉曲张的效果。其中多数认为 1% 乙氧硬化醇副作用较小，局部刺激小，且无异味，患者接受度高，效果较理想。所以，近年来在静脉曲张出血的治疗中，1% 乙氧硬化醇已成为应用最多的硬化剂。目前国产硬化剂聚桂醇就是以 1% 乙氧硬化醇为主的一种复合制剂，在国内应用很广。

5. 注射针的选择 很多品牌和型号的内镜用注射针，原则上都可以选用。注射针以 25G 为宜。太粗的注射针易造成不易控制的针眼出血。针头的长度适当，以 4~6mm 为宜。

6. 硬化剂注射用量 应重视硬化剂的用量，合适剂量的硬化剂注射是达到安全有效止血的保证，量不足则不能有效止血，也会增加术后近期出血的可能性，并且会影响曲张静脉的消除，从而影响长期疗效。剂量过大则会增加发生并发症的风险。一般择期初次治疗时，每条曲张静脉内注射 10~15ml，急诊情况下每条曲张静脉可注射 15~25ml，以能达到有效控制出血为准。

7. 并发症及其防治 随着硬化剂的改进，硬化方法的不断完善和操作技术的不断成熟，硬化治疗的并发症已较从前大大降低。一般认为，择期硬化治疗的并发症发生率已降至 5% 以下，而急诊硬化剂止血并发症发生率高达 10%~20%。

硬化治疗的并发症包括局部并发症和全身并发症。局部并发症包括狭窄、穿孔、出血、食管纵隔瘘等。急诊硬化止血后会大大增加深大溃疡、穿孔和严重狭窄的风险，主要原因是剂量过大和视野不清导致硬化剂注射到血管外。所以，应尽可能准确掌握硬化剂剂量。在操作的过程中，应通过注气、注水冲洗、吸引等措施，保持视野清晰，也可以借助内镜前端安装透明帽的作用，既容易寻找出血部位，压迫出血口，又有利于固定镜体，确保针头准确刺入血管内。全身并发症包括菌血症、异位栓塞、血红蛋白尿、呼吸窘迫综合征、纵隔炎、误吸导致窒息等。肝硬化患者上消化道出血是发生严重细菌性感染的高危因素(自发性细菌性腹膜炎和其他感染)。内镜止血治疗后可能会进一步增加感染的风险，因此，所有肝硬化急性静脉曲张破裂出血患者的标准治疗中应考虑短期预防性使用抗生素，特别是硬化止血治疗后，均应开始短程(最多 7 天)抗生素预防性应用。

由于硬化止血并发症多，止血效果不及套扎治疗，近年来有被套扎治疗取代的趋势。但需要指出的是，在紧急情况下或特殊情况下仍可以作为食管静脉曲张出血的最佳选择。建议在下列情况下应首选硬化治疗。①紧急止血，患者情况特别紧急，来不及采取套扎等其他止血方法或无其他止血条件，注射硬化剂可在最短的时间内实施，并迅速达到止血。②显露不明显的食管静脉曲张出血，如经过内镜治疗后的患者出血或比较深在的曲张静脉出血，难以进行有效套扎止血。③食管胃连接部静脉曲张破裂出血治疗。此处静脉曲张往往比较深在，所以表面显露不明显，一旦破裂出血，主要有空间狭小、易被出血掩盖，且静脉曲张不显露，所以出血隐蔽，难以发现；多数出血量大而猛，止血难度大，如采用套扎治疗的方法，则很难将较深的曲张静脉吸引至套筒内，所以，套扎往往难以奏效，此时局部硬化剂注射可达到有效止血的效果，当然，这种情况也可选择少量组织胶注射止血。④套扎治疗后脱痂出血的患者，资料显示，套扎治疗后近期再次出血的发生率为9%~19%，脱痂期出血大多数为大出血，凶险、死亡率高，一般认为死亡率高达26%。通过对脱痂出血部位行少量硬化剂注射可达到止血的目的。方法为在脱痂出血处上下分别注射硬化剂，每点注射2~5ml，直至出血停止。

（二）食管静脉曲张的套扎治疗

1. 套扎术治疗作用机制 无论套扎器如何变换，其套扎的基本原理相同。预先将单个或多个特制高弹小“O”形橡胶圈扩张后顺序安装在圆管状套扎器外侧，然后再将套扎器套接在胃镜前端，插送入食管内，在内镜明视野状态下寻找并对准曲张的食管静脉实施负压吸引，待曲张的食管静脉被完全吸入套扎器内侧呈“O”形时，释放套扎胶圈，依靠套扎胶圈自身的高弹性回缩力，从曲张静脉根部将其完整结扎，从而起到以下作用：①机械中断病变静脉血流，使静脉萎缩；②被套扎的静脉内血流停止，形成血栓并逐渐机化；③静脉管壁形成瘢痕和纤维化；④最终曲张静脉退化，达到废除曲张静脉之目的。同时，被套扎的静脉及其表面黏膜缺血坏死，5~7日后组织脱落，局部形成浅溃疡，愈合后留下结缔组织瘢痕，有进一步预防静脉曲张复发的作用。

2. 器械准备

（1）内镜：需用前视式胃镜，胃镜的外径应配相应的套扎器，一般采用外径为9.8~10mm的胃镜。

（2）套扎器：套扎技术开展早期使用过单环套扎器，包括外套管、内套管、牵引线、橡皮圈和橡皮圈安装器。为便于重复插镜，内镜外套管可用ST-E1管。单环套扎器的具体安装方法可参考厂家提供的使用说明书，目前已很少使用。现多使用多环套扎器。

3. 适应证和禁忌证

（1）适应证：

1）预防食管静脉曲张首次出血。

2）急性食管静脉曲张破裂出血。

3）外科手术等其他方法治疗后食管静脉曲张复发急性出血者。

4）中重度食管静脉曲张、既往有食管静脉曲张破裂出血史。

5）出血风险较大者（Child-Pugh B、C级）或RC阳性的食管静脉曲张。

6）对非选择性β受体阻滞剂有禁忌证、不耐受或依从性差的食管静脉曲张患者。

7）LDRf分型$D_{1.0}$~$D_{2.0}$食管曲张静脉。

8）部分D小于1cm非孤立型胃底静脉曲张者。

（2）禁忌证：

1）相对禁忌证：严重心、肺、脑、肾功能不全。

2）绝对禁忌证：①有上消化道内镜检查禁忌证；②循环不稳定，出血性休克未纠正；③严重凝血功能障碍；④肝性脑病≥Ⅱ期；⑤过于粗大或细小的静脉曲张。

4. 操作方法和技巧

（1）食管静脉曲张套扎操作方法：从齿状线上方开始套扎，每根静脉上两个套扎点距离为2~3cm，自下而上呈螺旋式向上密集套扎。套扎时先将透明帽完整接触靶静脉，吸引，吸引的压力要适中。当静脉被吸入套扎器内，术野呈红色时，顺时针扭动把手（新手操作习惯误操作小旋钮，要警惕），牵拉引线，橡皮“O”形圈即脱落结扎静脉，松开吸引钮可以观察到静脉球和静脉球根部的橡皮圈，套扎静脉球不够饱满时可在静脉球上再次吸引套扎，再进行第二点套扎。吸引静脉球不充分时可松开吸引钮观察是否吸引到靶静脉，再次对准吸引，可推动镜身头端辅助吸引。扭动把手动作要轻，释放橡皮圈后有轻度落空感，过于用力会引起橡皮圈脱落（图1-99至图1-101）。每次套扎圈的多少和套扎次数要根据患者食管静脉曲张的程度和范围而定，一般每次套扎6~12个橡皮圈，每条静脉扎2~4个圈。套扎橡皮圈7~10日会自行坏死脱落，可间隔14日复查、追加套扎治疗。经过2~3次套扎治疗，食管静脉曲张多可基本消失。若有残留，要评估是否可再套扎。有时局部瘢痕形成，强行套扎可能造成套扎环脱落而出血，追加硬化治疗是比较合适的方法。对过于短小、过于粗大的食管静脉曲张，不能吸入圆柱状附着器内的静脉，有食管炎者，不宜做套扎治疗。贲门下有静脉延伸形成胃静脉曲张，尤其是胃静脉曲张有红色征者，要先处理胃静脉曲张，否则食管静脉结扎后阻断了胃静脉曲张回流，胃静脉曲张压力升高，有破裂出血风险，而此时食管内多个套扎后形成的多个静脉球影响内镜对胃底静脉曲张的处理。

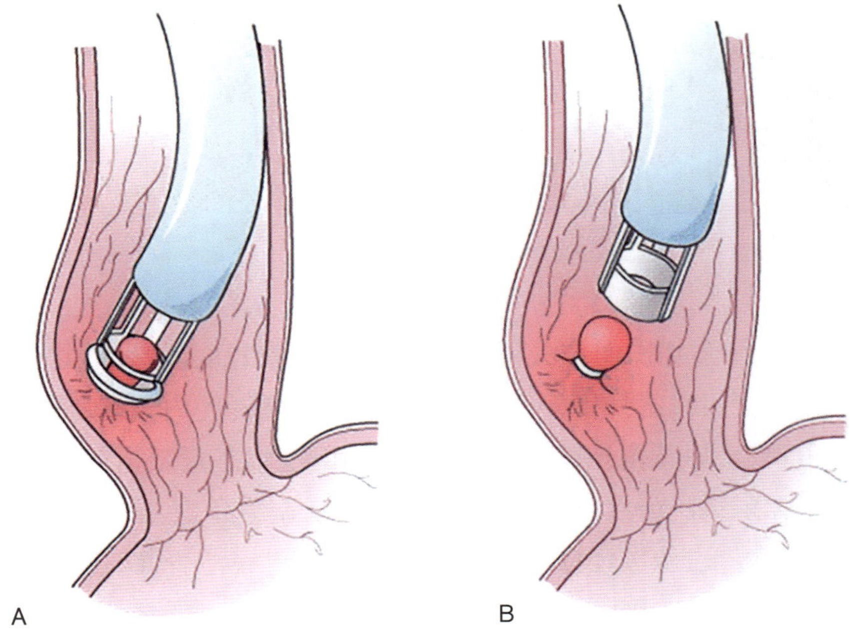

图1-99 套扎示意图

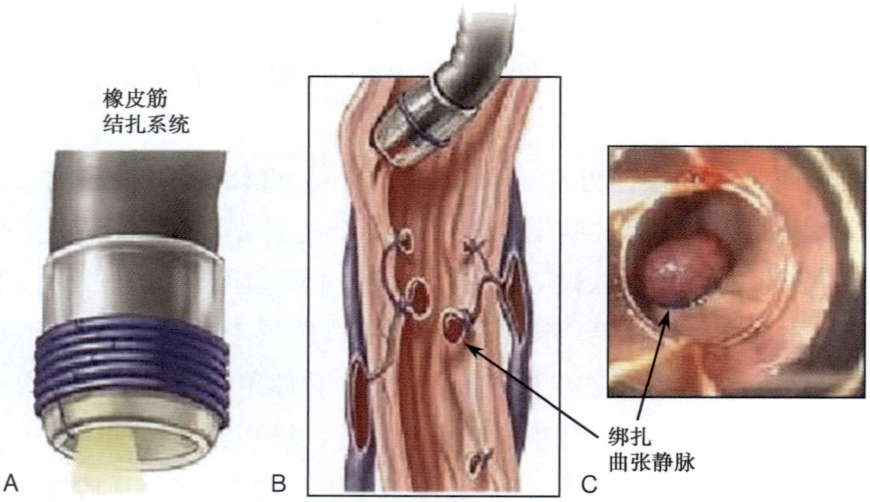

图 1-100 套扎原理

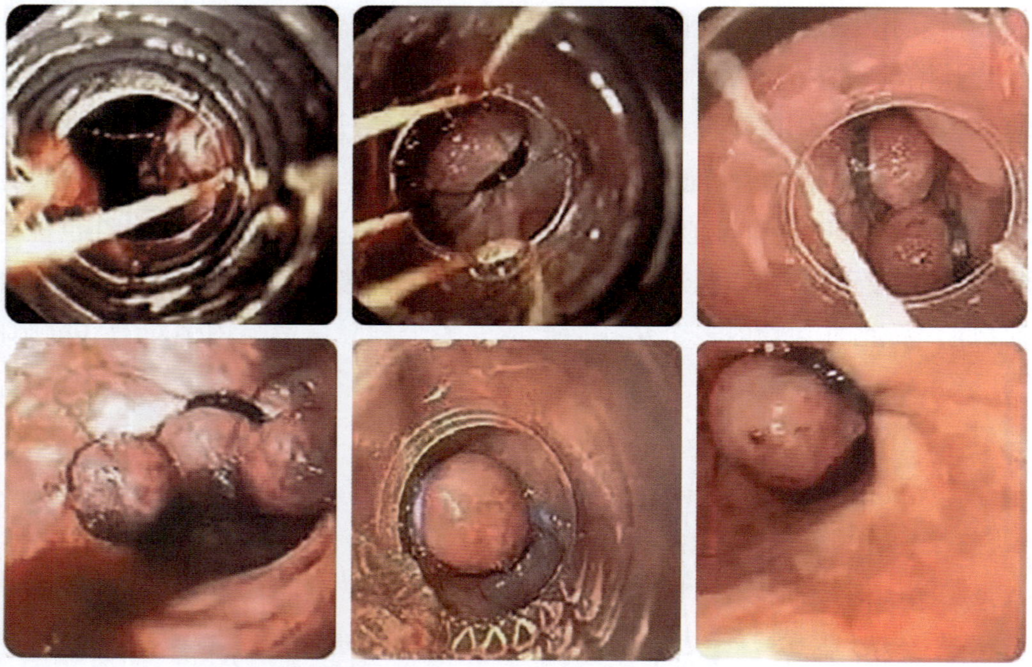

图 1-101 套扎操作

（2）胃底静脉曲张套扎操作方法:首先通过内镜观察胃底静脉的情况,选择靶静脉的最佳套扎部位,选择贲门齿状线以下 0~2cm 曲张静脉,把胃腔内气体、液体尽量抽吸。由于抽吸,胃腔变小,胃底静脉可在镜前显现,胃镜不倒镜状态置于贲门下,镜头靠近静脉,吸引套扎(胃底静脉距贲门齿状线≥2cm 可倒镜套扎,调整角度,靠近静脉吸引套扎)。当听到镜头“咔”的一声,表示放环成功,停止负压吸引,胃镜注少许气体,然后逐步使被套的静脉脱开,此时镜下可见一个被橡皮圈套住的深紫色静脉球。对于 D 大于 1cm 静脉团因不能完全阻断静脉血流,有可能导致大出血,不适合行胃底静脉曲张套扎术。

（3）急诊内镜下食管静脉套扎术：针对急性活动性出血，直接在出血部位结扎。若可见静脉血栓头，可选择先在血栓头下方 2cm 处套扎，再直接对准血栓头套扎。

5. 术后处理

（1）向患者说明套扎术顺利完成，消除顾虑，树立信心，配合医疗和护理。

（2）术后禁食禁水 24h，再由全流饮食逐步过渡至半流饮食。

（3）术后取半卧位或将床头抬高 15~20cm，使头高脚低以减轻腹压，减少胃酸、胆汁反流，预防性应用抑酸剂（如质子泵抑制剂），避免胃酸刺激套扎创面引起再出血。

（4）绝对卧床休息 1~2 日，避免屈身、弯腰、下蹲等动作。2 周内避免剧烈活动，以防缺血、坏死的组织过早脱落导致出血，一般坏死组织 1 周脱落。

（5）严密观察意识、尿量及生命体征的变化。术后可能会有不同程度的低热，这与套扎组织坏死引起的吸收热有关，体温通常在 37.5~38℃，一般术后 3~5 日体温恢复正常，其间可预防性使用抗生素。

（6）观察有无呕血、黑便及次数、量、性状及伴随的症状。

（7）观察有无胸痛等并发症。向患者解释术后 1~2 日可能有短暂的咽痛及咽后壁异物感，必要时可用温盐水漱口、草珊瑚含片或雾化吸入，数天后症状可自行消失。

6. 并发症 EVL 术后反应与每次套扎“O”形橡皮圈多少有关，一般套扎 5~6 个反应较轻，部分反应较重，有短暂胸骨后疼痛、吞咽阻塞，少数患者发热，发生菌血症、肺功能和凝血功能障碍、食管运动功能障碍等。文献报道，EVL 并发症较 EVS 少，可有短暂发热（59%）、胸骨后疼痛和食管梗阻感（67.0%）、食管狭窄（1.9%）、再出血（3.5%），食管撕裂较少见，术中还可发生橡皮圈脱落、曲张静脉机械性切割所致出血等。常见并发症如下。

（1）术后出血：包括以下两种情况。①早期再出血：静脉曲张破裂出血控制 3 天~6 周再次发生活动性出血，多因术中套扎不完全橡皮圈过早脱落有关。②迟发性再出血：静脉曲张破裂出血控制 6 周后发生出血，可能与套扎时吸引过猛、套扎过度导致溃疡过深有关。预防早期出血需注意：①对套扎器的正确使用；②套扎时吸引力要适当；③套扎部位最好在食管下段，避开糜烂点和贲门区套扎；④过粗的静脉不宜套扎。

（2）食管狭窄：多与套扎过于密集或在同一平面套扎导致愈合时瘢痕组织挛缩有关，因此套扎时一定遵循螺旋式套扎原则，每条静脉扎 2~4 个圈。

（3）溃疡：EVL 所致的溃疡通常较浅表，2~3 周愈合，但也有报告使用外套管致穿孔和大出血。

（4）术后疼痛：一般较 EIS 轻微，术后 24~48h 可缓解，疼痛明显时可予以异丙嗪、哌替啶等止痛剂止痛治疗。

7. 随访 静脉曲张套扎术后需关注疗效、并发症、复发等情况，且单次治疗后无法使静脉曲张完全闭塞，因此规律随访至关重要。

（1）随访时间：一般初次治疗后间隔 2 周套扎 1 次，一般需要连续治疗 3~4 次，直至曲张静脉完全闭塞。此后 3 个月、6 个月复查，以后每年复查 1 次内镜。如有曲张静脉复发，则不论是否出血，都需行内镜下治疗术，直至曲张静脉再闭塞。

（2）随访方式：可以采用电话、微信或门诊随访的方式。

（3）随访内容：记录患者有无再次呕血或黑便等，若有，嘱其及时就医。同时询问患者服药情况、一般状况、饮食等。

（三）组织胶注射治疗

1. 组织胶注射治疗原理 组织胶又称组织黏合剂，作用机制为在血液、组织液中阴离子的作用下，快速聚合，固化成膜，产生一层具有高抗拉强度的弹性薄胶膜，胶膜的网状结构可阻止血细胞、血小板通过，封闭创面断裂的小血管网，从而达到有效封闭止血的目的。1986 年德国医生 Soehendra 首先报道内镜直视下注射组织胶保守治疗或硬化治疗失败的急性胃静脉曲张出血（gastric variceal bleeding，GVB）。我国于 20 世纪 90 年代最早由中国人民解放军总医院报道。

2. 器械及附件准备 组织胶注射可选择在内镜直视或 EUS 引导下进行。内镜直视下治疗时优先选择有附送水的内镜，建议使用透明穿刺针。EUS 引导下可单纯组织胶注射治疗或弹簧圈置入联合组织胶注射治疗，曲张静脉直径≥2cm 者可考虑联合弹簧圈置入。操作时建议使用纵扫超声内镜，根据病变实际情况选择 22G 及以上穿刺针，不推荐使用带有切割功能的穿刺活检针。

目前常用的氰基丙烯酸盐包括正丁酯、异丁酯、正辛酯。目前尚缺乏关于各种类型组织胶疗效对比的高质量研究，内镜医师可根据单位条件等综合选择组织胶类型。

3. 适应证与禁忌证

（1）适应证：

1）急性 GVB。

2）有首次出血高危风险的 GV 的一级预防。

3）GVB 的二级预防。

4）急性 EVB 其他方法无效或不可及（小剂量应用）。

5）少见部位静脉曲张出血。

（2）禁忌证：

1）绝对禁忌证：①有上消化道内镜检查禁忌；②未纠正的失血性休克；③患方未签署知情同意书。

2）相对禁忌证：①未控制的肝性脑病；②严重肝、肾功能损害或大量腹水。

需要指出的是，随着内镜治疗技术、麻醉技术、危重症监护医学的进步，在 ICU 及麻醉科的支持下，对难控制的失血性休克或肝性脑病患者，在征得家属充分理解和知情的基础上，在全身麻醉气管插管条件下仍可采取内镜治疗。

4. 操作方法与技巧 胃底贲门部静脉曲张治疗时建议以翻转内镜操作为主，操作困难时亦可正镜操作。内镜直视下注射组织胶时，应将组织胶注射入曲张静脉内，回抽见血可作为组织胶在曲张静脉内的一个重要标志（图 1-102）。推荐使用三明治法进行组织胶注射治疗，因碘化油易随血流移动，可能增加异位栓塞风险，建议使用高渗葡萄糖、聚桂醇或生理盐水进行预充。组织胶注射量应根据曲张静脉的大小进行估计，一般情况下直径 1cm 曲张静脉注射 1ml 组织胶，最好一次将可见曲张静脉完全闭塞。使用 EUS 引导下治疗时组织胶剂量以 EUS 直视下观察到血流消失为准（图 1-103）。如曲张静脉表面存在活动性出血或血栓头，建议于出血点或血栓头附近穿刺注射组织胶，不主张在出血点或血栓头上直接穿刺注射。如曲张静脉栓堵效果不满意时，可追加治疗，直至曲张静脉闭塞。

对难控制的失血性休克或肝性脑病患者，在征得家属充分理解和知情的基础上，在全身麻醉插管下仍可采取内镜治疗。有条件的单位，如患者有无痛诊疗要求，活动性静脉曲张出血患者可在气管插管条件下行内镜下组织胶注射治疗，非活动性出血患者可选择镇静或静脉麻醉进行治疗。

5. 术后处理

（1）一般处理：纠正低血容量性休克、防止胃肠道出血相关并发症（感染、电解质酸碱平衡紊乱、肝性脑病等）、有效控制出血、监测生命体征和尿量，有条件者可入住 ICU。少量出血、生命体征平稳者可在普通病房治疗观察。保持有效（至少两条）的静脉通路，以便快速补液输血，根据出血程度确定扩血容量和液体性质，输血以维持血流动力学稳定并使血红蛋白维持在 7~9g/dl 为宜。必要时应及时补充血浆和血小板等。

（2）生长抑素及其类似物、血管升压素及其类似物的应用：生长抑素及其类似物、血管加压素及其类似物能提高急性上消化道静脉曲张出血的止血率、改善患者 7 日内死亡率和再出血率，并能减少输血需求和住院时长。在内镜下注射组织胶控制急性 GVB 时，应将血管加压素及其类似物和生长抑素及其类似物作为首选的一线方案，建议使用 3~5 日。

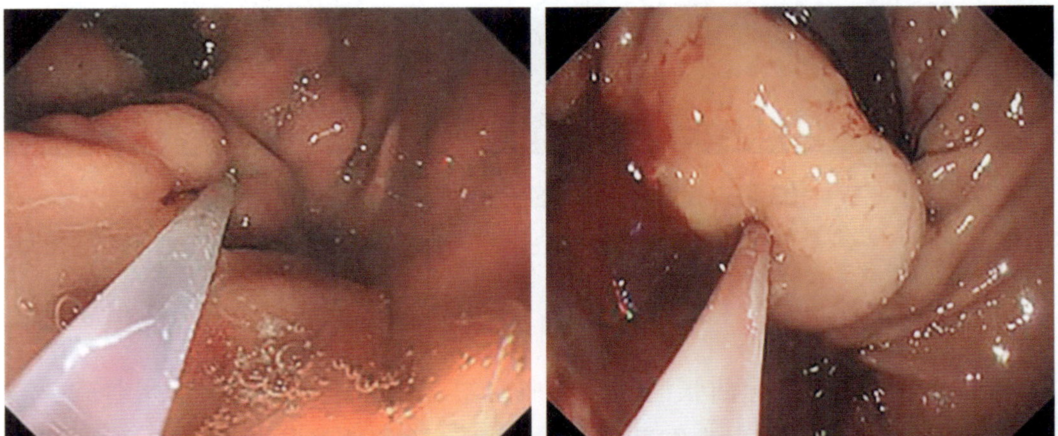

图 1-102 胃底静脉曲张组织胶注射治疗步骤

A. 内镜下胃静脉曲张组织胶注射治疗；B. 翻转内镜操作及回抽见血

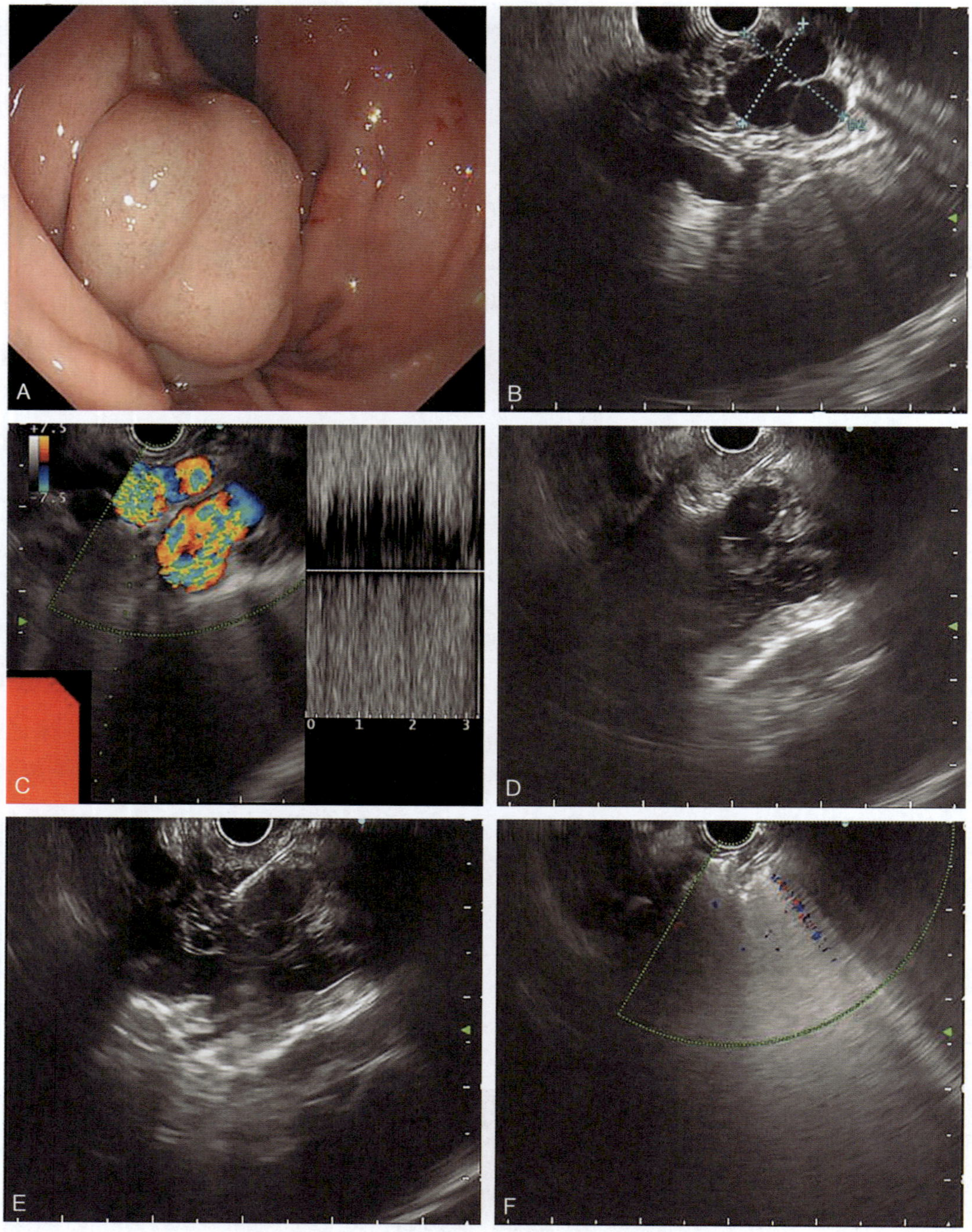

图 1-103 EUS 引导下弹环圈+组织胶注射治疗胃静脉曲张

A. 内镜直视下见胃静脉曲张;B. EUS 下见曲张静脉声像;C. 多普勒显示曲张静脉内血流;D. EUS 引导下放置弹环圈;E. EUS 引导下注射组织胶;F. 治疗后多普勒示局部血流消失

（3）抗生素的应用:静脉曲张活动性出血时常存在消化道黏膜炎症水肿,20% 左右急性静脉曲张出血患者 48h 内发生细菌感染。对肝硬化急性静脉曲张破裂出血的患者应短期使用抗生素,首选头孢三代类抗生素,若过敏,则选择喹诺酮类抗生素,如左氧氟沙星、莫西沙星等,一般疗程为 3~7 日。

（4）质子泵抑制剂的应用：组织胶治疗是否需要使用质子泵抑制剂（proton pump inhibitor，PPI）目前仍有争议。笔者认为PPI可作为EGV患者组织胶注射治疗后的辅助治疗，建议疗程不超过1个月。如果PPI不可及，也可考虑使用H2受体阻滞剂。

6. 并发症 内镜下组织胶注射治疗的并发症包括异位栓塞、注射针滞留曲张静脉内、粘针、注射套管堵塞、出血、门静脉血栓、感染等，其中最严重的并发症为异位栓塞，常见的为肺栓塞、脑栓塞和脾梗死。出血常见排胶出血（图1-104）、注射针眼出血，后者多与操作不当或组织胶用量不足有关。内镜下组织胶注射治疗后，大部分患者在1~3个月开始排胶，平均时间为术后23天，并在6~12个月基本排完，但亦有少数患者排胶过程长达1~2年。排胶出血的发生率约为3.1%~14.2%。

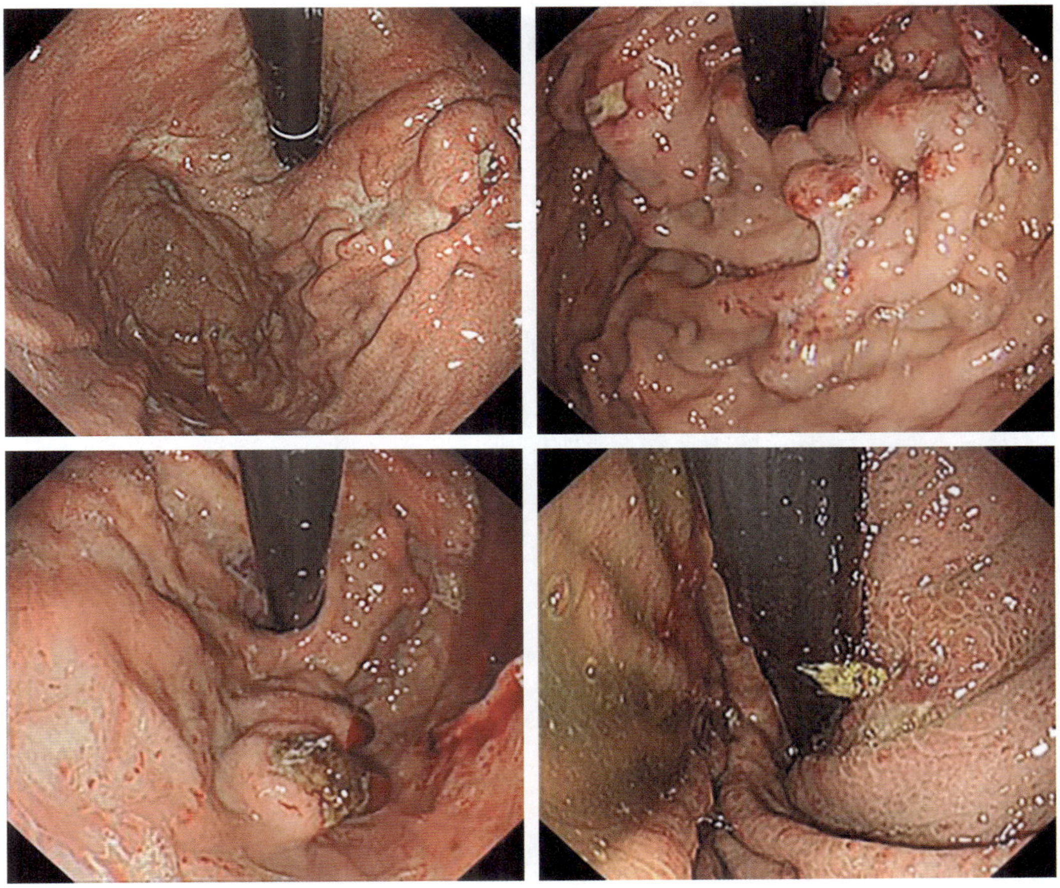

图1-104 排胶溃疡（出血）内镜下表现

7. 随访 GV组织胶治疗后随访策略目前尚无统一共识，多数临床研究中治疗后前半年复查2~3次，半年后每6个月进行检查，直至确认曲张静脉被消除，消除后可进行年度复查。因大部分患者在术后1~3个月开始排胶，结合我国国情，建议组织胶治疗后前半年每1~3个月复查1次，后每半年复查1次，直至曲张静脉消除，后年度复查胃镜。EUS可清晰显示曲张静脉的闭塞情况及复发的小曲张静脉，有条件的单位可使用EUS进行治疗后复查。

五、食管、胃静脉曲张内镜操作要点

1. 掌握好内镜下治疗食管胃静脉曲张的适应证与禁忌证。

2. 可以在普通、无痛及插管麻醉下进行操作。

3. 注意患者生命体征是否平稳及其对内镜的耐受程度；保持呼吸道通畅，特别是防止误吸，甚至窒息的发生。

4. 胃镜检查除急诊以外需检查至十二指肠降部。

5. 内镜下治疗方式主要为硬化治疗、套扎治疗及组织胶注射治疗。硬化治疗、套扎治疗主要用于食管静脉曲张，组织胶注射治疗主要用于胃静脉曲张。

6. 诊治过程中需要内镜医师与助手的默契配合。

7. 检查过程中如发现出血点则应先行止血，后视情况决定是否进一步检查。

8. 诊治过程尽量做到：稳——患者更容易耐受；准——准确操作，避免并发症；快——治疗一气呵成，减少操作时长，减少术后腹胀等不适。

9. 术后注意观察相关并发症发生的可能性，必要时预防性使用抗生素级血管活性药物等。急诊大出血患者术后需注意生命体征的变化及因出血造成的缺血性器官功能损伤，如肝功能异常、凝血功能异常、肝肾综合征、肝性脑病等的发生，及时补充血容量、纠正功能不良及防治并发症。

10. 内镜下治疗后患者均需要终身随访。

第二章

疾病篇

第一节　慢性萎缩性胃炎内镜诊治及中医治疗

一、慢性萎缩性胃炎概述

(一) 慢性萎缩性胃炎的定义

慢性萎缩性胃炎(chronic atrophic gastritis,CAG)是慢性胃炎的一种类型,系指胃黏膜上皮遭受反复损害导致固有腺体减少,伴或不伴肠腺化生和/或假幽门腺化生的一种慢性胃部疾病。胃黏膜萎缩(gastric mucosal atrophy,GA)和肠化生(intestinal metaplasia,IM)属于癌前状态,胃黏膜上皮内瘤变(gastric intraepithelial neoplasia,GIN)属于癌前病变,二者均有胃癌发生风险。GIN 既往称为不典型增生或异型增生,属于癌前病变,包括低级别上皮内瘤变(low-grade intraepithelial neoplasia,LGIN)和高级别上皮内瘤变(high-grade intraepithelial neoplasia,HGIN)。最早 Correa 等提出肠型胃癌(占胃癌 80% 以上)的发生模式为正常胃黏膜→慢性炎症→萎缩→肠化生→胃黏膜上皮内瘤变→胃癌(Correa 模式)(图 2-1)。

胃黏膜萎缩是指胃腔固有腺体减少,胃黏膜变薄,胃小凹变浅,包括生理性萎缩和病理性萎缩,其中病理性萎缩又包括非化生性萎缩及化生性萎缩两种类型。进展为胃腺癌最常见的胃黏膜状态是 GA 和 IM,统称为 CAG。

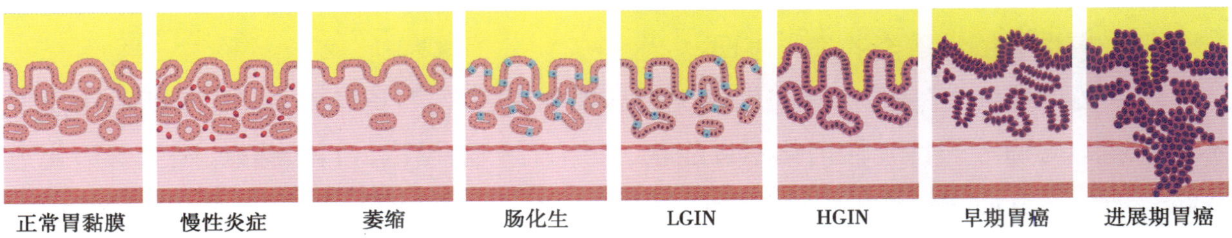

图 2-1　胃黏膜癌前状态进展为胃癌的 Correa 模式模拟图

LGIN 为低级别上皮内瘤变;HGIN 为高级别上皮内瘤变。

（二）慢性萎缩性胃炎的病因

慢性萎缩性胃炎的病因主要有生物因素、饮食和环境因素、化学因素、免疫因素等。

1. 生物因素 幽门螺杆菌（Helicobacter pylori，Hp）感染是慢性萎缩性胃炎最主要的病因。Hp 从口腔进入人体后特异地定植于胃黏膜上皮，定植后机体难以自发清除，从而造成持久或终身感染。Hp 感染几乎均可引起胃黏膜活动性炎症。Hp 为革兰氏染色阴性微需氧菌，仅寄居于胃上皮细胞表面，其致病机制与以下因素有关：①Hp 产生的多种酶，如尿素酶及其代谢产物氨、过氧化氢酶、蛋白溶解酶、磷脂酶 A 等，对黏膜有破坏作用；②Hp 分泌的细胞毒素，如含有细胞毒素相关基因（*CagA*）和空泡毒素基因（*VacA*）的菌株，可导致胃黏膜细胞的空泡样变性及坏死；③Hp 诱导上皮细胞释放的白细胞介素-8，可诱发炎症反应，后者损伤胃黏膜；④Hp 抗体，可造成自身免疫损伤。

2. 饮食和环境因素 进食过冷、过热及粗糙、刺激性食物等不良的饮食习惯可以导致胃黏膜的损伤。流行病学调查研究显示，饮食中高盐和缺乏新鲜蔬菜、水果与胃黏膜的萎缩、肠化生及胃癌的发生密切相关。

3. 化学因素 胆汁反流、长期服用非甾体抗炎药（NSAID）（包括阿司匹林）、吸烟和乙醇摄入等是相对常见的病因。正常胃黏膜的表面覆盖一层黏液——碳酸氢根屏障，可以防止胃酸损伤黏膜。当各种原因引起的胃肠道动力异常、肝脏和胆道疾病及远端消化道梗阻时，可以引起胆汁反流，反流入胃内的胆汁、胰液、十二指肠液可以破坏胃的黏液——黏膜屏障，从而造成胃黏膜损伤，长期反复刺激可以发展为慢性萎缩性胃炎。药物尤其是阿司匹林等非甾体抗炎药，可以通过直接损伤胃黏膜，还可以通过代谢途径，抑制前列腺素的合成，降低胃黏膜的防御和修复能力，也是慢性萎缩性胃炎一个明确的致病因素。乙醇的摄入，同样可以引起胃黏膜损伤出血。乙醇和非甾体抗炎药联合应用，对胃黏膜会产生更严重的损伤。

4. 免疫因素 自身免疫性胃炎是自身免疫机制所致的慢性萎缩性胃炎，患者体内产生针对胃组织不同组分的自身抗体，如抗内因子抗体和抗壁细胞抗体，从而造成组织破坏和功能障碍。胃体腺壁细胞除分泌盐酸外，还分泌一种黏蛋白，称为“内因子”。它能与食物中的维生素 B_{12} 结合，形成复合物，使之不被酶消化。当体内出现针对壁细胞或内因子的自身抗体时，自身免疫性的炎症反应导致壁细胞总数减少、泌酸腺萎缩、胃酸分泌降低，使内因子分泌减少，继而导致维生素 B_{12} 吸收不良，出现巨幼红细胞贫血。

（三）慢性萎缩性胃炎的临床表现

慢性萎缩性胃炎是临床常见病，常无特异性临床表现，有症状患者主要表现为上腹部不适、饱胀、疼痛等非特异性消化不良症状，可伴有纳差、早饱、口苦、嘈杂、嗳气等消化道症状。消化不良症状和严重程度与慢性萎缩性胃炎的分类、镜下表现、胃黏膜病理组织学分级均无明确相关性。该病临床症状常反复发作，影响患者的生活质量。其发病率及检出率随年龄增长而增高。慢性萎缩性胃炎伴肠上皮化生、胃黏膜上皮内瘤变者发生胃癌的风险明显升高。

自身免疫性胃炎患者在胃体萎缩前无典型临床表现，进展至胃体萎缩后多以贫血和维生素 B_{12} 缺乏引起的神经系统症状就诊。

慢性萎缩性胃炎的诊断需要依赖内镜和病理活检的结合，只要病理活检显示胃黏膜固有腺体发生萎缩，即可诊断为慢性萎缩性胃炎，内镜下活检是目前诊断慢性萎缩性胃炎的“金标准”。

此外，血清胃蛋白酶原Ⅰ、Ⅱ（PGⅠ、PGⅡ）及胃泌素17（Gastrin-17）的检测有助于判断有无胃黏膜萎缩及萎缩部位。胃体萎缩者，PGⅠ、PGⅠ/PGⅡ值降低，血清 Gastrin-17 水平升高；胃窦萎缩者，血清 Gastrin-17 水平降低，PGⅠ、PGⅠ/PGⅡ值正常；全胃萎缩者则两者均降低。通常将 PGⅠ水平≤70μg/L 且 PGⅠ/PGⅡ值≤3.0 作为萎缩性胃炎的诊断临界值。国内胃癌高发区筛查常采用 PGⅠ水平≤70μg/L 且 PGⅠ/PGⅡ值≤7.0 的标准，目前尚缺乏大样本的随访数据加以佐证。

（四）慢性萎缩性胃炎的西医治疗

慢性萎缩性胃炎的治疗目标主要是去除病因、缓解症状、改善胃黏膜炎症反应、延缓或阻滞病变的进展、降低癌变的风险、提高生活质量。

对于幽门螺杆菌感染的患者，根除治疗仍然是慢性萎缩性胃炎和肠化生最基本的治疗。多项研究证实，根除幽门螺杆菌可以延缓甚至逆转萎缩；虽然目前还没有证据支持逆转肠化生，但是可以延缓肠化生的进展。

根据患者症状对症治疗。上腹饱胀、恶心或呕吐等为主要症状者可用促胃动力药；而伴胆汁反流者则可应用促胃动力药和/或有结合胆酸作用的胃黏膜保护剂；具有明显的进食相关的腹胀、纳差等消化不良症状者，可考虑应用消化酶制剂；上腹痛、反酸等，可适度选用 PPI、H2 受体阻滞剂或中和胃酸药物；伴有精神心理因素、睡眠障碍者，常规治疗无效和疗效差者，可考虑进行精神心理治疗，消除或缓解患者心理压力及临床症状的对症治疗，对改善预后有一定意义。

对于服用引起胃黏膜损伤的药物，如阿司匹林等非甾体抗炎药的患者，首先根据患者的病史及治疗目的评估是否可以停用该药物；对于需要长期服用此类药物的患者，应该进行 Hp 检测并根除，并根据病情选用质子泵抑制剂或胃黏膜保护剂。

此外，CAG 患者需规律饮食，多食新鲜食物，优质蛋白质饮食，以低盐清淡饮食为主。避免进食粗糙、刺激性食物，以及腌制、熏烤和油炸类食物；避免咖啡、大量饮酒和长期吸烟。同时保持良好的心态和充足的睡眠，正确认识疾病的风险；做好定期监测和随访。

经过上述饮食习惯的改变和生活方式的调整，以及对因、对症治疗，慢性萎缩性胃炎可以得到有效的控制，延缓疾病的进展，甚至部分患者可以达到逆转萎缩的可能。

二、慢性萎缩性胃炎内镜诊治要点

(一) 慢性萎缩性胃炎内镜下表现

正常胃黏膜内镜下表现为黏膜红白相间，以红色相为主，黏膜光滑，胃黏膜皱襞规则，没有水肿，没有粗大皱襞，没有糜烂，没有溃疡，没有出血点等，胃内的黏液相对比较少，胃液清澈(图 2-2A、B)。

慢性萎缩性胃炎内镜下表现为黏膜红白相间，以白为主，皱襞变平甚至消失，黏膜血管显露，可伴有黏膜颗粒或结节状等基本表现(图 2-2C~F)。高清内镜结合放大内镜可使胃黏膜观察更为精细，能清楚看到胃小凹的结构，对胃炎的诊断和鉴别诊断具有一定价值。采用电子染色内镜或显微内镜，如窄带成像技术(NBI)、蓝激光成像(BLI)、智能分光染色技术(FICE)、激光共聚焦显微内镜(CLE)等检查能提高诊断准确性。放大胃镜结合NBI观察肠化区域时，可见来自上皮细胞边缘蓝色的反射光，称之为蓝亮嵴(LBC)。高清染色内镜可用来诊断癌前状态及癌前病变，指导精确活检并进行临床分期(图 2-3)。

慢性萎缩性胃炎的内镜诊断主要依据普通白光或特殊成像方法所见的黏膜变化，需与病理学检查结果结合做出最终判断。

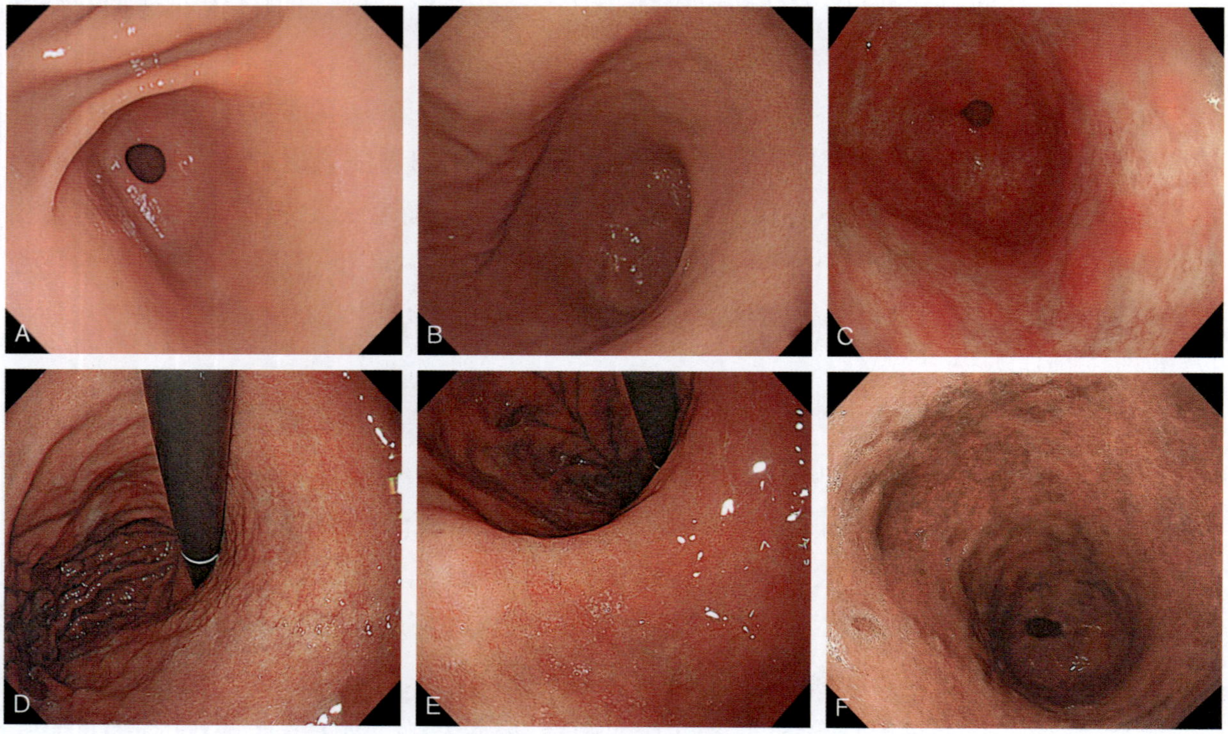

图 2-2 正常胃黏膜与慢性萎缩性胃炎内镜下黏膜表现

A、B. 正常胃黏膜；C、D、E. 萎缩性胃炎；F. 萎缩肠化生的胃窦 NBI

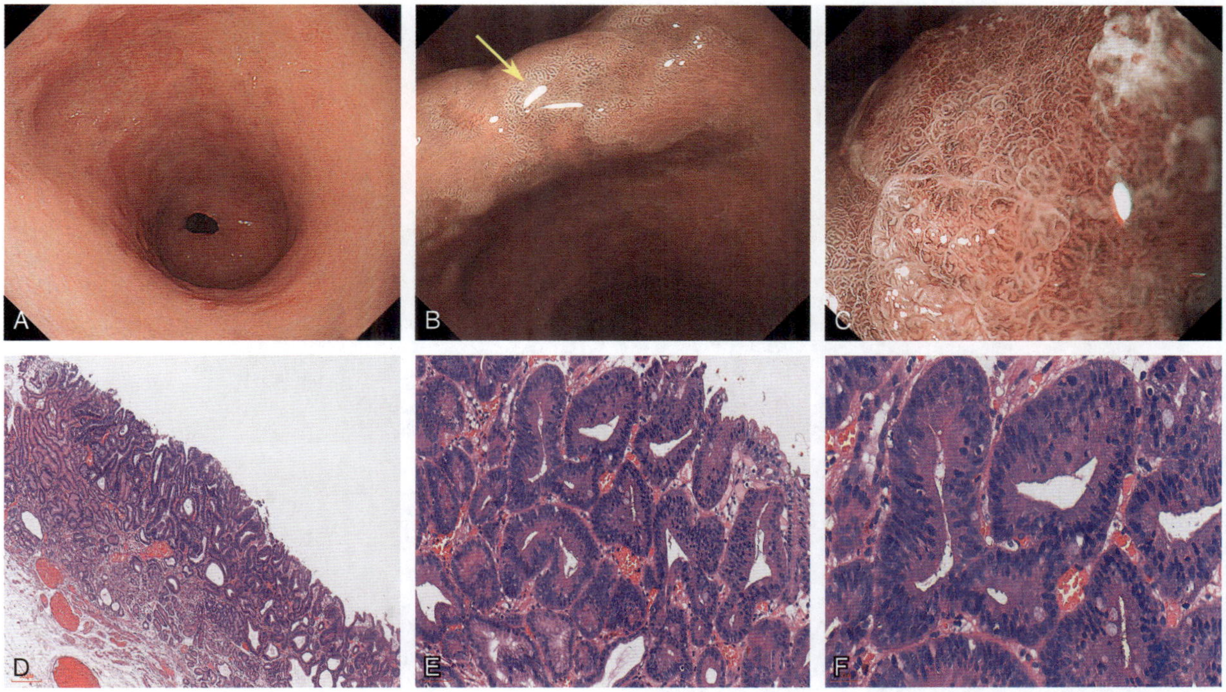

图 2-3　胃黏膜癌前状态及病变的内镜及病理表现

A. 萎缩性胃炎的白光内镜图像；B. 窄带光成像+放大内镜显示肠化的"亮蓝嵴"（黄色箭头指示处）；C. 窄带光成像+放大内镜显示管状腺瘤伴低级别上皮内瘤变；D. 胃黏膜管状腺瘤伴低级别上皮内瘤变病理学改变 HE×40；E. 胃黏膜管状腺瘤伴低级别上皮内瘤变病理学改变 HE×200；F. 胃黏膜管状腺瘤伴低级别上皮内瘤变病理学改变 HE×400

（二）慢性萎缩性胃炎内镜诊断要点

1. 明确有无萎缩　对怀疑有萎缩性胃炎的患者应进行胃镜和病理学检查，白光内镜检查是判断胃黏膜萎缩的基本方法，采用电子染色内镜或显微内镜等可提高诊断的准确性（图 2-4）。临床医师可根据病理学检查结果并结合内镜所见，最后做出萎缩范围和程度的诊断。取材活检根据病变情况和需要，用于研究时，希望根据新悉尼系统要求取 5 块标本，胃窦 2 块取自距幽门 2~3cm 的大弯和小弯，胃体 2 块取自距贲门 8cm 的大弯和小弯（约距胃角近侧 4cm 处）和胃角 1 块。对可能或肯定存在的病灶要另取。标本要足够大，达到黏膜肌层；用于临床时，建议取 2~3 块，即胃窦小弯、胃体小弯及胃角各 1 块；不同部位的标本须分开装瓶；须向病理科提供取材部位、内镜所见和简要病史。

2. 评估萎缩（和肠化生）的程度和范围

（1）内镜下可采用木村-竹本分类：根据胃镜下萎缩的部位和范围，将 CAG 分为闭合型（C-1、C-2、C3）和开放型（O-1、O-2、O-3）（图 2-5）。

1）C-1 型：萎缩界限局限在胃窦部。

2）C-2 型：萎缩界限超过胃角部到达胃体小弯。

3）C-3 型：萎缩界限超过胃角到胃体小弯且接近贲门部。

4）O-1 型：萎缩界限刚刚超过贲门部。

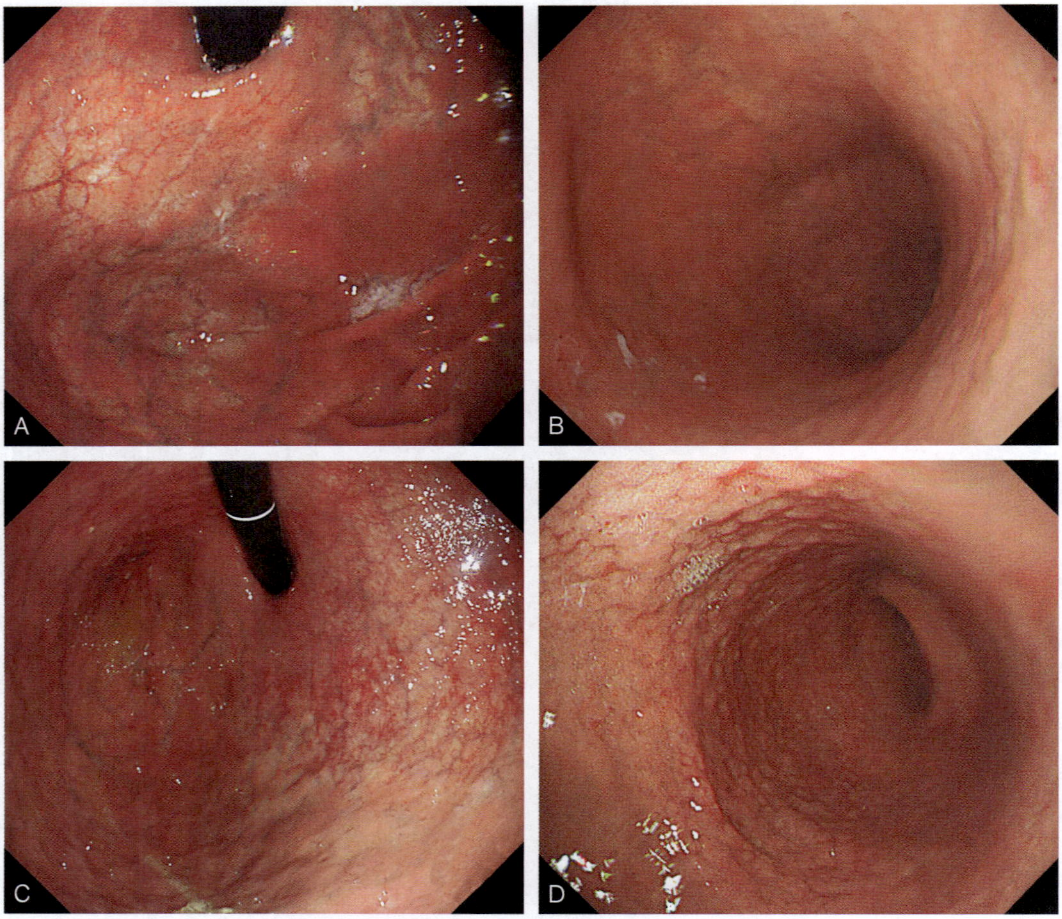

图 2-4 慢性萎缩性胃炎的典型表现

A. 贲门部可透见的血管；B. 俯视胃体部所见；C. 仰视胃角小弯所见；D. 胃体下部的萎缩边界

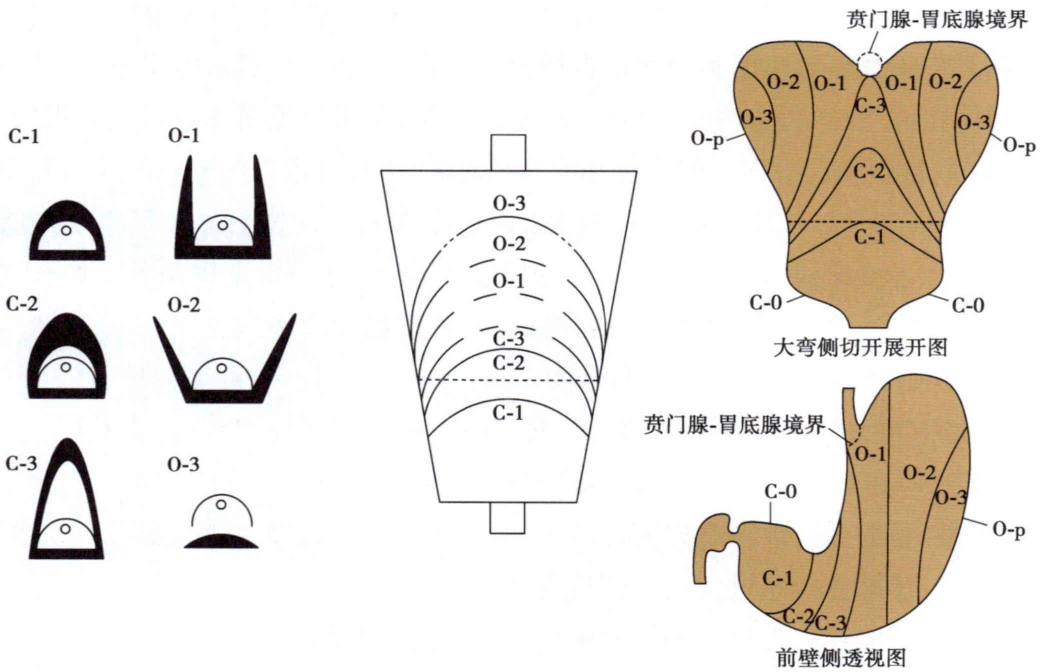

图 2-5 木村-竹本分类

5）O-2 型:萎缩界限已经遍及整个胃底。

6）O-3 型:萎缩界限延伸到胃体大弯。

（2）评估癌变风险:应对 CAG 患者进行癌变的风险评估,主要根据萎缩的范围、程度、Hp 感染状况,结合年龄、胃癌家族史等进行综合判断。根据胃窦与胃体的病理学萎缩及肠上皮化生的程度,对胃癌风险进行评价的分类有慢性萎缩性胃炎严重程度的胃炎评价系统（OLGA）及慢性萎缩性胃炎严重程度基于肠化生的胃炎评价系统（OLGIM）。该类系统综合了萎缩、肠化生的部位和程度并进行分期,可以反映癌变的不同风险(表 2-1,表 2-2)。

表 2-1 慢性萎缩性胃炎严重程度的胃炎评价系统（OLGA）

	胃体无萎缩	胃体轻度萎缩	胃体中度萎缩	胃体重度萎缩
胃窦无萎缩	0 期	Ⅰ期	Ⅱ期	Ⅱ期
胃窦轻度萎缩	Ⅰ期	Ⅰ期	Ⅱ期	Ⅲ期
胃窦中度萎缩	Ⅱ期	Ⅱ期	Ⅲ期	Ⅳ期
胃窦重度萎缩	Ⅲ期	Ⅲ期	Ⅳ期	Ⅳ期

表 2-2 慢性萎缩性胃炎严重程度基于肠化生的胃炎评价系统分期（OLGIM）

	胃体无肠化生	胃体轻度肠化生	胃体中度肠化生	胃体重度肠化生
胃窦无肠化生	0 期	Ⅰ期	Ⅱ期	Ⅱ期
胃窦轻度肠化生	Ⅰ期	Ⅰ期	Ⅱ期	Ⅲ期
胃窦中度肠化生	Ⅱ期	Ⅱ期	Ⅲ期	Ⅳ期
胃窦重度肠化生	Ⅲ期	Ⅲ期	Ⅳ期	Ⅳ期

3. 慢性萎缩性胃炎内镜治疗及监测流程

《中国慢性胃炎诊治指南（2022 年,上海）》建议对经内镜和病理诊断为局限于胃窦的慢性萎缩性胃炎酌情进行内镜随访。涉及胃体的慢性萎缩性胃炎,每 1~3 年进行 1 次内镜检查。当伴随其他胃癌危险因素时,则更需密切地进行内镜随访。与胃癌相关性较强的危险因素是 Hp 感染和胃癌家族史;血清学证实的恶性贫血也是胃癌的危险因素。此外,来自胃癌高发地区、胃次全切除术后≥15 年、年龄≥45 岁、男性、高盐摄入史和吸烟史也是胃癌不容忽视的危险因素。

LGIN 随访观察或积极进行内镜下干预的目的一方面是及时阻断病变的进展,另一方面也防止因活检病理诊断的局限性等而造成对整体病变评估不足所导致的误诊。《胃低级别上皮内瘤变规范化诊治专家共识（2019,北京）》推荐以下管理措施。

（1）对于存在病理升级高危因素的 LGIN,建议 3 个月后再次内镜精细评估及精准活检。若再次活检病理仍诊断为 LGIN,建议行内镜下诊断性完整切除。

（2）对于暂不存在病理升级高危因素的 LGIN,仍建议在初次发现 LGIN 3 个月后再次内镜精细检查并对可疑病变处再次活检。此外，如合并有 Hp 感染，建议先行根除 Hp 治疗。对于无高危因素的 LGIN，若再次活检病理诊断无 LGIN 存在，建议 1 年后行胃镜复查。对于无高危因素的 LGIN，若再次活检病理仍诊断为 LGIN，推荐行内镜下毁损治疗或胃镜密切随访。其中内镜下黏膜毁损治疗方法包括射频消融治疗（RFA）和氩等离子体凝固术（APC），胃镜密切随访间期为 3 个月。

而《中国胃黏膜癌前状态及癌前病变的处理策略专家共识（2020）》建议累及全胃的慢性萎缩性胃炎患者（OLGA 和 OLGIM 分期Ⅲ/Ⅳ期）每 1~2 年复查 1 次高清内镜，轻中度、局限于胃窦的 CAG 每 3 年复查 1 次。高清染色内镜显示边界不清的 LGIN 建议每年复查 1 次高清染色内镜，边界清晰、未行内镜治疗的 LGIN 建议每 6 个月复查 1 次高清染色内镜。行内镜下治疗的 GIN，建议治疗后 3~6 个月复查高清染色内镜，并按照胃黏膜的基础状态制定随访间隔（图 2-6）。

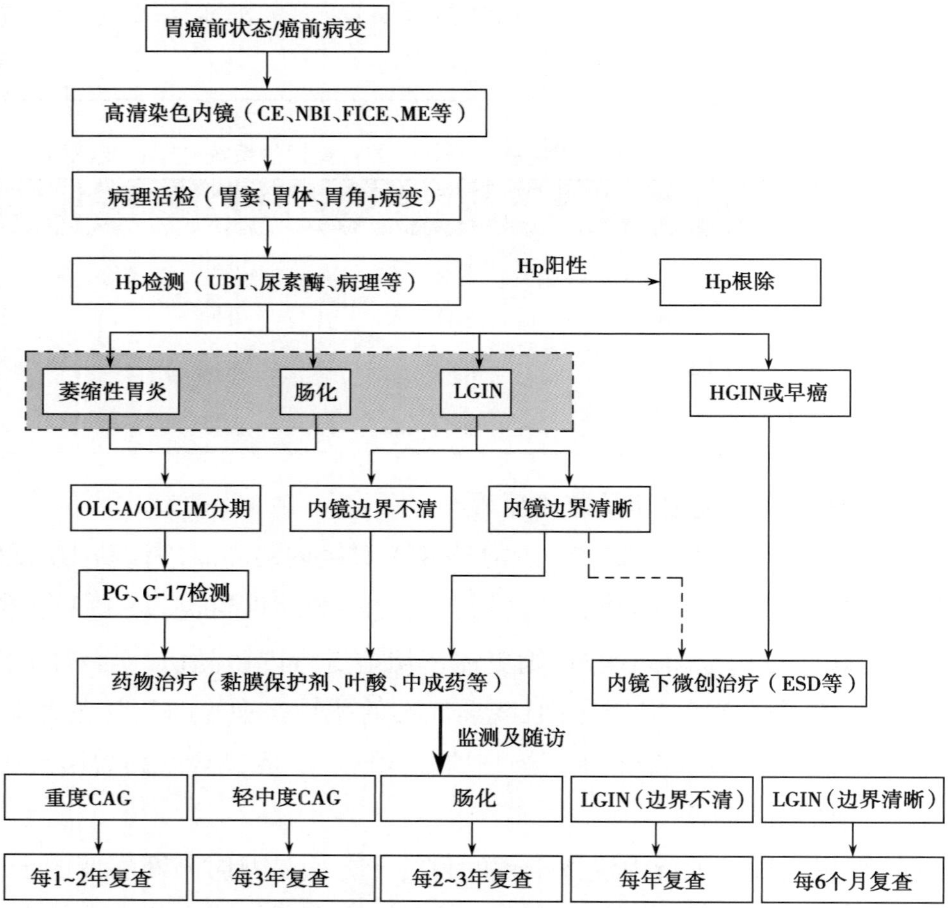

图 2-6 胃黏膜癌前状态及病变的处理和监测流程

CE 染色内镜；Hp 幽门螺杆菌；NBI 窄带光成像；FICE 内镜电子分光图像处理；ME 放大内镜；UBT 尿素呼气试验；LGIN 低级别上皮内瘤变；HGIN 高级别上皮内瘤变；OLGA 慢性萎缩性胃炎严重程度的胃炎评价系统；OLGIM 慢性萎缩性胃炎严重程度基于肠化的胃炎评价系统；PG 胃蛋白酶原；G-17 胃泌素-17；ESD 内镜黏膜下剥离术；CAG 慢性萎缩性胃炎；灰色虚线框内为癌前状态及病变

三、慢性萎缩性胃炎中医治疗

(一) 慢性萎缩性胃炎的病因病机

慢性萎缩性胃炎主要归属于祖国医学中的“胃脘痛”“胃痞”“嘈杂”等范畴，虽然病证不一，但究其病因，不外乎感受外邪、饮食不节、情志不畅、劳逸不调、素体脾虚等。对病机的认识，各医家各有见解。

1. 致病因素

（1）感受外邪：外感诸邪，内客于胃，皆可致胃脘气机阻滞，血气壅塞不通，发为痞满或胃痛。

（2）饮食伤胃：《素问·痹论》中指出，“饮食自倍，肠胃乃伤”。胃为水谷之海，饮食不节，五味过极，恣食肥甘厚味，饮酒如浆，皆可损伤脾胃，生湿化痰。脾胃失健，则水湿不得运化，痰浊无所去，痰气交阻于胃脘，阻滞气机，失于和降，则可导致痞满、胃痛。

（3）情志不畅：肝主疏泄，调畅一身之气机，脾胃的受纳运化，中焦气机的升降，皆有赖于肝之疏泄，即“土得木而达”（《素问·宝命全形论》）。忧思恼怒，情志不遂，则肝郁气滞，横逆犯胃，从而导致胃失和降，引发痞满、胃痛。正如《景岳全书·杂证谟·痞满》所云：“怒气暴伤，肝气未平而痞。”此外，肝气郁结，气不行血，可形成瘀血，兼见血瘀胃痛；肝郁日久，可化火生热，导致邪热犯胃。

（4）脾胃虚弱：先天素体脾胃虚弱，中气不足，或后天劳倦过度、饮食所伤、药物所伤，或受累于他病等，均可引起脾胃虚弱，中焦不足，胃失温养，升降失调，胃气壅塞，而致痞满、胃痛。正如《兰室秘藏》所论：“如或多食寒凉，及脾胃久虚之人，胃中寒则胀满，或脏寒生满病。”

2. 病机 慢性萎缩性胃炎的发生、发展是一个动态的过程，初起脾胃素虚，或感受外邪后迁延不愈，或肝郁气滞、气机不畅，继而肝木乘土，致脾虚湿盛，积湿成浊，浊毒内蕴，瘀积胃络血分，胃失荣养，形成慢性萎缩性胃炎复杂的病理改变，最终导致胃黏膜血运障碍、营养匮乏，促使胃黏膜萎缩，甚至出现肠上皮化生及异型增生，表现为瘀阻胃络之证候。慢性萎缩性胃炎的病机以本虚标实、虚实夹杂为主，病位在胃，与肝、胆、脾密切相关。早期以实证为主，病久则变为虚证或虚实夹杂证。实即实邪内阻；虚即中虚不运。中虚不运，易生实邪，实邪内阻，又易困阻脾胃，终致虚实夹杂之证。早期多在气分，病久则兼涉血分，正如《临证指南医案》所言：“胃痛久而屡发，必有凝痰聚瘀。”

(二) 慢性萎缩性胃炎的中医诊断

1. 辨证要点

（1）辨虚实：病程初期多见实证，中后期多为虚实夹杂证。以胃痛为例，《景岳全书》中指出，“痛有虚实……辨之之法，但当察其可按者为虚，拒按者为实；久痛者为虚，暴痛者为实；得食稍可者为虚，胀满畏食者为实；痛徐而缓，莫得其处者为虚，痛剧而坚，一定不移者为实……脉与证参，虚实自辨”。

（2）辨寒热：脾为太阴，其气易虚，虚则生寒；胃为阳明，其性易实，实则生热。寒证多见胃脘冷痛或痞满绵绵，因饮冷受寒而发作或加重，得热则舒，遇寒则剧；热证多见胃脘灼热疼痛或痞满势急，进食辛辣燥热食物易于诱发或加重，喜冷恶热，胃脘得凉则舒。寒与热之间常相互影响，相互转化，如脾胃运化不及，水湿不化日久湿蕴生热，或进食辛辣厚重之味使湿热内生，而热证失治误治，迁延日久耗气，可转变为寒证。同样，寒证迁延不愈，气机不畅，郁而化热，可表现为寒热错杂证。

（3）辨气血：胃为多气多血之腑，以气血调畅为贵。以胃痛为例，初起多病在气，具体表现为胃痛且胀，以胀为主，痛无定处，窜走胸胁，时作时止，聚散无形。久病入血，临床多表现为胃痛持久而夜甚，胃痛如刺、如刀割，痛有定处，固定不移，舌质紫暗，甚则呕血黑便。气血之间往往相互影响，气滞可致血瘀，而血瘀内阻，有形之邪阻滞气机，又可造成气滞，临床多见气机阻滞、血络失和。

2. 病机辨识 慢性萎缩性胃炎的病机主要分为本虚和标实两个方面。本虚为脾胃虚弱，主要有脾气（阳）虚和胃阴虚。脾气虚者，以胃脘胀满或胃痛隐隐、餐后加重、疲倦乏力、舌淡、脉弱为主；胃阴虚者，以胃脘灼热疼痛、胃中嘈杂、舌红少津或有裂纹、苔少或无、脉细或数为主。标实为实邪内阻，主要为气滞、湿热和血瘀。气滞者，以胃脘胀满、脉弦为主；湿热者，以胃脘灼热胀痛、舌红苔黄腻、脉濡数或滑数为主；血瘀者，多见胃脘痛有定处，舌质紫暗，或有紫点，或有紫斑，脉细涩或沉涩。

（三）慢性萎缩性胃炎的辨证分型

1. 肝胃气滞证

主症：①胃脘胀满或胀痛；②胁肋胀痛。

次症：①症状因情绪因素诱发或加重；②嗳气频作；③胸闷不舒。

舌脉：舌质淡红，苔薄白或白，有齿痕，脉弦细。

2. 肝胃郁热证

主症：胃脘嘈杂不适或灼痛。

次症：①心烦易怒；②嘈杂反酸；③口干口苦；④大便干燥。

舌脉：舌质红苔黄，脉弦或弦数。

3. 脾胃虚弱证（脾胃虚寒证）

主症：①胃脘胀满或隐痛；②胃部喜按或喜暖。

次症：①食少纳呆；②大便稀溏；③倦怠乏力；④气短懒言；⑤食后脘闷。

舌脉：舌质淡，脉细弱。

4. 脾胃湿热证

主症：胃脘痞胀或疼痛。

次症：①口苦口臭；②恶心或呕吐；③胃脘灼热；④大便黏滞或稀溏。

舌脉：舌质红，苔黄厚或腻，脉滑数。

5. 胃阴不足证

主症：胃脘痞闷不适或灼痛。

次症：①饥不欲食或嘈杂；②口干；③大便干燥；④形瘦食少。

舌脉：舌红少津，苔少，脉细。

6. 胃络瘀血证

主症：胃脘痞满或痛有定处。

次症：①胃痛拒按；②黑便；③面色暗滞。

舌脉：舌质暗红或有瘀点、瘀斑，脉弦涩。

上述证候可单独出现，也可相兼出现，临床应在辨别单一证候的基础上辨别复合证候。同时，随着时间的推移，证候可出现动态变化，需认真甄别。

（四）慢性萎缩性胃炎的临床治疗

1. 内治法

（1）肝胃气滞证

1）治则：疏肝理气，和胃降逆。

2）主方：柴胡疏肝散加减。

3）药物：柴胡、白芍、枳壳、川芎、香附、陈皮、佛手、苏梗、甘草。

4）加减：偏寒者加高良姜或荜茇；偏热者加川黄连或栀子；嗳气者加柿蒂，胀甚者加广木香、厚朴、砂仁；吞酸者加选海螵蛸、煅瓦楞子、浙贝母；痛甚者加延胡索。

（2）肝胃郁热证

1）治则：清肝泻热，和胃止痛。

2）主方：化肝煎合左金丸加减。

3）药物：牡丹皮、栀子、青皮、陈皮、泽泻、浙贝母、白芍、黄连、吴茱萸、延胡索、甘草。

4）加减：嘈杂泛酸明显者，加海螵蛸、煅瓦楞子；嗳气频繁者，加旋覆花、广郁金；烦躁易怒者，加龙胆。

（3）脾胃虚弱证（脾胃虚寒证）

1）治则：温中健脾，和胃止痛。

2）主方：黄芪建中汤加减。

3）药物：生黄芪、桂枝、白芍、生姜、大枣、茯苓、陈皮、法半夏、广木香、砂仁、炙甘草。

4）加减：胃脘怕冷明显者，加良附丸或干姜、肉桂；大便稀溏者加炮姜、炒扁豆、炒薏苡仁；食后腹胀者加枳实、佛手；泛吐清水者加姜半夏、草豆蔻；纳呆食少者，加炒焦三仙（焦山楂、焦麦芽、焦神曲）。

（4）脾胃湿热证

1）治则：清热化湿，和中醒脾。

2）主方：连朴饮加减。

3）药物：黄连、厚朴、法半夏、石菖蒲、茯苓、陈皮、芦根、蒲公英、生薏苡仁、甘草。

4）加减：胃痛甚者加延胡索、川楝子、郁金；大便不爽者加苍术、白术；恶心呕吐者加枳实、竹茹、生姜；纳呆者加鸡内金、谷芽、麦芽。

（5）胃阴不足证

1）治则：养阴和胃，理气止痛。

2）主方：一贯煎合芍药甘草汤加减。

3）药物：北沙参、麦冬、生地黄、枸杞子、当归、白芍、香橼皮、佛手、鸡内金、甘草。

4）加减：嘈杂似饥，饥不欲食者，加左金丸；口干甚，舌红赤者加天花粉、石斛；大便干结者加枳实、全瓜蒌、火麻仁；纳呆者加谷芽、麦芽、乌梅、山楂。

（6）胃络瘀血证

1）治则：理气活血，化瘀止痛。

2）主方：失笑散合丹参饮加减。

3）药物：五灵脂、蒲黄、丹参、檀香（后下）、砂仁、三七粉（冲服）、延胡索、郁金、枳壳、甘草。

4）加减：大便色黑者，加白及、血余炭。

中成药对于改善症状、减缓及逆转萎缩进展有一定疗效，如胃复春胶囊、摩罗丹、气滞胃痛颗粒、胃苏颗粒等。

2. 外治法

（1）针刺法

1）针灸治疗：对 CAG 症状改善有作用，可有效改善胃脘痛、胀满、嗳气、反酸、纳呆等症状。各证型均可配合应用，尤其当伴有胃动力障碍，疼痛或胀满明显，或寒性、急性胃痛，或食欲不振时更适合使用。

2）主穴：足三里、中脘、胃俞、脾俞、内关。

3）辨证配穴：肝胃不和加肝俞、太冲、期门；中焦郁热加天枢、丰隆；脾胃虚弱者加梁丘、气海；胃阴不足加三阴交、太溪；脾胃虚寒重者，灸上中下三脘、足三里；兼有恶心、呕吐、嗳气者，加上脘、膈俞；痛甚加梁门、公孙；消化不良者加合谷、天枢、关元、三阴交；气滞血瘀证加太冲、血海、合谷；气虚血瘀证加血海、膈俞等。

（2）灸法：适用于气虚、阳虚证。取中脘、关元、足三里等穴，采用艾卷温和灸，每穴灸 10min，每日灸 1 次。

第二节 消化道出血内镜诊治及中医治疗

一、消化道出血概述

消化道出血（gastrointestinal hemorrhage）是指从食管到肛门之间消化道的出血。十二指肠悬韧带以上消化道包括食管、胃、十二指肠、胰胆和胃-空肠吻合术后空肠部位的出血称上消化道出血（upper gastrointestinal hemorrhage UGIB），十二指肠悬韧带以下的消化道出血称下消化道出血（lower gastrointestinal bleeding，LGIB）。近年来，随着医学的发展及对消化道定位越来越精确的要求，有学者提出将消化道分为上、中、下消化道。上消化道是指食管至十二指肠悬韧带，中消化道是指十二指肠悬韧带至回盲部，下消化道是指回盲部以远的消化道部位。消化道出血是消化系统常见的病症，可由多种疾病所致，临床主要表现为呕血、黑便或血便，轻者可无症状，重者伴有贫血及血容量减少，甚至休克，危及生命。

（一）消化道出血的病因

上消化道出血占消化道出血的 60%~70%，常见病因为消化性溃疡、食管胃底静脉曲张破裂、急性糜烂出血性胃炎和胃癌。下消化道出血临床亦常见，占全部消化道出血的 20%~30%。下消化道出血包括小肠出血和结直肠出血，小肠出血较结直肠出血少见。小肠出血的病因包括血管畸形、憩室、克罗恩病、各种良恶性肿瘤、NSAID 损伤等；结直肠出血的病因包括痔、肛裂、肠息肉、结肠癌、炎症性肠病、免疫检查点抑制剂相关结肠炎等。

1. 上消化道出血的病因

（1）食管疾病：反流性食管炎、食管溃疡、食管贲门黏膜撕裂综合征（马洛里-魏斯综合征）、食管损伤、食管憩室炎、食管癌、食管裂孔疝等。

（2）胃十二指肠疾病：消化性溃疡、食管胃底静脉曲张破裂、急性糜烂出血性胃炎、胃癌、急慢性胃炎、胃血管畸形、胃黏膜脱垂、血管瘤、恒径动脉破裂（Dieulafoy 病变）、胃泌素瘤（佐林格-埃利森综合征）、胃十二指肠肿瘤（胃平滑肌瘤、胃十二指肠淋巴瘤、壶腹周围癌）、胃息肉、胃扭转、急性胃扩张、十二指肠憩室炎、急性糜烂性十二指肠炎、胃手术后病变（吻合口溃疡、吻合口或残胃黏膜糜烂、残胃癌）、胃或十二指肠淀粉样变性、胃或十二指肠异位胰腺组织、胃或十二指肠结核、嗜酸细胞性胃肠炎、重度钩虫病、胃血吸虫病、异物或放射性等造成的物理损伤等。

（3）门静脉高压

1）肝硬化：病毒性肝炎所致肝硬化、酒精性肝硬化、自身免疫性肝病肝硬化、药物性肝硬化、淤血性肝硬化和肝豆状核变性及血色病引起的肝硬化。

2）门静脉阻塞：门静脉炎、门静脉血栓形成、门静脉癌栓或肿瘤压迫。

3）肝静脉阻塞：如巴德-基亚里综合征。

4）肝占位性病变：肝癌、肝血管瘤、肝脓肿和肝囊肿等。

（4）上消化道周围器官疾病

1）胆道疾病：胆管或胆囊结石、胆道蛔虫病、胆囊或胆管癌、术后胆总管引流管造成的胆道受压损坏。

2）胰腺疾病累及十二指肠：胰腺癌或急性胰腺炎并发脓肿破溃。

3）纵隔疾病：纵隔肿瘤或脓肿破入食管、胃或十二指肠。

2. 下消化道出血的病因

（1）肠道恶性肿瘤：结肠癌、直肠癌、肠道恶性淋巴瘤、肉瘤、小肠腺癌、肠道转移性癌等。

（2）息肉病变：小肠息肉、结肠息肉、直肠息肉、家族性结肠息肉病等。

（3）炎症性病变：溃疡性结肠炎、克罗恩病、放射性肠炎、肠结核、急性坏死性小肠炎、非特异性结肠炎、结肠阿米巴、免疫检查点抑制剂相关结肠炎等。

（4）血管性疾病：肠系膜血管血栓形成、肠血管畸形、先天性毛细血管扩张症、结肠静脉曲张、小肠海绵状血管瘤、毛细血管瘤等。

（5）憩室病变：梅克尔憩室、小肠和结肠憩室等。

（6）肛管疾病：痔、肛裂、肛瘘等。

3. 引起消化道出血的系统性疾病

（1）凝血机制障碍等血液病：血友病、血小板减少性紫癜、白血病、弥散性血管内凝血等。

（2）结缔组织病：结节性多动脉炎、系统性红斑狼疮、其他血管炎等。

（3）急性感染：流行性出血热、钩端螺旋体病等。

（4）各种严重疾病引起的应激状态：由药物、乙醇、应激引起的急性糜烂出血性胃炎等。

（5）脏器衰竭：尿毒症、呼吸衰竭、肝衰竭等。

（6）其他疾病：维生素C或维生素K缺乏、食物中毒、有毒植物中毒、药物中毒等。

（二）消化道出血的临床表现

消化道出血的临床表现因出血部位、病因和出血速度不同而异，同时与患者在出血时的全身状况密切相关。

1. 呕血与黑便 此症状是上消化道出血的特征性表现。上消化道出血后均有黑便，但不一定有呕血。幽门以下部位出血时以黑便为主，幽门以上出血，如出血量大可出现呕血伴黑便。出血量大、速度快时血液在胃内停留时间较短，呕吐血液多为鲜红色；血液积存胃内较久在胃酸的作用下多呈棕褐色咖啡样。若血在肠道内停留时间长，血液中血红蛋白的铁和肠内硫化物结合生成为硫化铁而形成柏油样黑便，但大量的上消化道出血时，肠蠕动亢进，患者可排出暗红色粪便，甚至鲜红色血便。临床上不能简单地认为呕血者的病变部位均在幽门近端，也不能认为黑便及便血者的病变部位均在幽门远端。

2. 便血 一般粪便呈鲜红色，但还取决于出血部位、出血量和速度。病变位置越低、出血量越大、出血速度越快，大便颜色越鲜红。

3. 低血容量和失血性休克 出血量达到全身血容量的 15% 时即可出现直立性低血压，达到全身血容量的 30% 时即可发生休克。临床表现为血压下降，收缩压低于 90mmHg，脉压<20mmHg。因外周血管收缩和血液灌注不足而使皮肤湿冷，呈紫灰花斑。精神萎靡、烦躁不安、意识模糊，尿少或无尿。

4. 发热 大量出血后，多数患者在 24h 内出现低热，一般不超过 38.5℃，持续 3~5 日。

5. 氮质血症 上消化道大量出血后，由于大量血液蛋白质的消化产物在肠道中被吸收，血中尿素氮浓度可暂时增高，称为肠源性氮质血症。一般出血后数小时血尿素氮开始上升，24~48h 达到高峰，大多不超过 14.3mmol/L，出血停止后 3~4 天降至正常。另外，可出现因循环血容量降低而引起的肾前性肾功能不全所致的氮质血症和大量或长期失血所致的肾小管坏死引起的肾性氮质血症。

6. 贫血和血象变化 急性出血患者为正细胞正色素性贫血，慢性出血则呈小细胞低色素性贫血。出血 24h 内网织红细胞即见增高，至出血后 4~7 天可高达 5%~15%，以后逐渐降至正常。

（三）消化道出血的西医治疗

急性消化道出血病情危急，常进展迅速，危及患者生命，应立即补充血容量进行抗休克治疗，寻找病因。

1. 一般急救措施 取卧位，保持呼吸道通畅，避免呕血时吸入而引起窒息，必要时吸氧，活动性出血期间禁食。

严密监测患者生命体征，如血压、心率、呼吸、尿量及神志变化；观察呕血与黑便情况；定期复查血常规和血尿素氮；必要时进行心电监护。

2. 积极补充血容量 立即查血型和配血，尽快建立静脉通路和补充血容量。早期可输入平衡液或葡萄糖盐水，输液量以维持组织灌注为目标，尿量是有价值的参考指标。输浓缩红细胞的指征：①收缩压低于 90mmHg，或较基础收缩压降低幅度>30mmHg；②心率>120 次/min；③血红蛋白<70g/L 或血细胞比容<25%。输血量以使血红蛋白达到 70g/L 左右为宜。

3. 止血措施 食管胃底静脉曲张出血常出血量大、死亡率高，止血措施如下。

（1）药物：尽早给予收缩内脏血管药物，如生长抑素、奥曲肽、特利加压素或垂体加压素，减少门静脉血流量，降低门静脉压，从而止血。生长抑素和奥曲肽因对全身血流动力学影响较小，不良反应少，是治疗食管胃底静脉曲张出血最常用的药物。生长抑素用法为首剂 250μg 静脉缓注，继以 250μg/h 持续静脉泵入。生长抑素类似物奥曲肽首剂 100μg

静脉缓注,继以 25~50μg/h 持续静脉滴注。

（2）内镜治疗:详见本节消化道出血内镜诊治要点。

（3）经颈静脉肝内门体静脉分流术（transjugular intrahepatic portosystemic shunt, TIPS）:对急性大出血的止血率达到 95%,新近国际共识意见认为,对于大出血和估计内镜治疗成功率低的患者应在 72h 内行 TIPS,但对患者的肝功能有一定的要求。

（4）气囊压迫止血:在药物治疗无效且不具备内镜和 TIPS 操作的大出血时暂时使用,对后续有效止血措施起"桥梁"作用。

4. 非静脉曲张出血 在位置上可分为上、下消化道非静脉曲张出血。在治疗原发病基础上,根据消化道不同部位病变进行止血。止血措施主要如下。

（1）药物:对于上消化道非静脉曲张出血,抑酸剂具有良好的止血作用,常用 PPI 或 H2 受体阻滞剂,大出血时应选用前者,并应静脉给药。对于下消化道非静脉曲张性出血,缩血管药物(如生长抑素和奥曲肽)可能有一定的止血作用,凝血酶保留灌肠有时对左半结肠出血有效。

（2）内镜治疗:详见本节消化道出血内镜诊治要点。

（3）介入治疗:内镜治疗不成功时可行血管介入栓塞治疗。

（4）手术治疗:上述治疗仍不能止血、持续出血将危及患者生命时,必须不失时机地进行手术。

二、消化道出血内镜诊治要点

消化道出血是临床上常见的急症之一,按病因可分为食管胃静脉曲张出血和非静脉曲张出血。内镜检查因其直视性与准确性,在消化道出血的诊断和治疗中占据了越来越重要的地位。

（一）食管胃静脉曲张出血的诊治要点

门静脉高压症可以导致消化道不同部位的静脉曲张,其中以食管胃静脉曲张（gastroesophageal varices, GOV）最常见。食管胃静脉曲张出血（esophagogastric variceal bleeding, EVB）也是危及患者生命的常见急症,本病常出血量大、死亡率高。消化内镜不仅是诊断门静脉高压食管胃静脉曲张及出血的首选方法,而且是止血和预防再出血的主要方法。

1. GOV 的分型与分级 国内外关于 GOV 内镜下分型、分级的标准不尽相同,我国多采用 LDRf 分型。LDRf 分型参照以下 3 个因素进行描述记录:①曲张静脉位置（location, L）;②曲张静脉直径（diameter, D）;③危险因素（risk factor, Rf）。统一表示方法为:LXx $D_{0.3}$~$D_{5.0}$, Rf_0、Rf_1、Rf_2(详见本书表 1-5)。

GOV 也可按静脉曲张的形态、是否有红色征及出血危险程度简单分为轻、中、重三度,见表 2-3。

表 2-3 食管胃静脉曲张的内镜分级

分级	曲张静脉形态	红色征（RC）
轻度（G1）	曲张静脉呈直线形或略有迂曲	无
中度（G2）	曲张静脉呈直线形或略有迂曲	有
	曲张静脉呈蛇形迂曲隆起	无
重度（G3）	曲张静脉呈蛇形迂曲隆起	有
	曲张静脉呈串珠状、结节状或瘤状	有或无

2. EVB 的诊断 胃镜检查是 GOV 和 EVB 诊断的"金标准"。超声内镜（endoscopic ultrasound，EUS）可对食管和胃黏膜血流的变化提供更多的信息，尤其对早期胃底静脉曲张与胃底黏膜下其他病变的鉴别诊断具有重要的价值。当内镜检查显示以下任何一种情况时，即可诊断为 EVB：①静脉曲张有活动性出血；②静脉曲张上覆有"白色乳头"；③静脉曲张上覆有血凝块或除静脉曲张外无其他潜在出血原因。

3. EVB 的内镜治疗 目前，胃镜治疗是肝硬化急性 EVB 的主要方法。其目的是控制急性出血及尽可能使静脉曲张消失或减轻，以防止其再出血。胃镜治疗方法包括内镜下曲张静脉套扎术（endoscopic variceal ligation，EVL）、内镜下硬化剂注射术（endoscopic injection sclerotherapy，EIS）及钳夹法或组织胶注射治疗。血流动力学稳定或恢复的疑似肝硬化急性 EVB 患者，应在出血后 12~24h 行胃镜检查。

（1）EVL 治疗：

1）适应证：急性食管静脉曲张出血，外科/血管介入等其他方法治疗后食管静脉曲张再发急性出血。LDRf 分型 $D_{1.0}$~$D_{2.0}$ 曲张静脉适用，当曲张静脉直径>2.0cm，EVL 后近期再发大出血风险增加。

2）疗程：常用六环或七环套扎器，首次套扎间隔 2~4 周可再次套扎或硬化剂注射等序贯治疗，直至静脉曲张消失或基本消失。

3）并发症：食管狭窄、大出血、发热等。

（2）EIS 治疗：

1）适应证：同 EVL。对于不适合 EVL 治疗的食管静脉曲张患者，可应用 EIS，二者控制出血效果相似。

2）疗程：第 1 次 EIS 后，间隔 2~4 周可再次 EIS 或 EVL，直至静脉曲张消失或基本消失。

3）硬化剂：常用聚桂醇（10ml∶100mg），由于 5% 鱼肝油酸钠有较多的副作用，临床已很少应用。

4）注射方法：以曲张静脉内注射为主；每次注射 1~4 点；初次注射每点以 10ml 左右为宜，总量一般每次不超过 40ml，按照静脉曲张的严重程度减少或增加剂量。

5）并发症：食管狭窄、穿孔、出血、纵隔炎、异位栓塞等。

（3）胃镜下组织胶注射：

1）适应证：Sarin 分型孤立胃静脉曲张和胃静脉曲张Ⅱ型出血。

2）组织胶：常用 α-氰基丙烯酸正丁酯等。

3）注射方法：采用三明治夹心法静脉内注射，可用聚桂醇或高渗葡萄糖，不建议用碘化油夹心，一般 1 次注射应将曲张静脉完全闭塞。根据胃曲张静脉的严重程度，估计注射剂量，效果不满意时可重复治疗至胃静脉闭塞。

4）并发症：异位栓塞、近期排胶出血、局部黏膜坏死等。

有研究显示，胃镜下凝血酶注射治疗胃静脉曲张出血取得较好效果，与组织胶相似，但不良事件发生率较组织胶组明显降低。

另有 Meta 分析显示，EUS 下组织胶注射治疗胃静脉曲张效果优于胃镜下直接注射。

（4）药物辅助内镜治疗：降门静脉高压药物可明显降低 HVPG，提高内镜治疗的安全性和疗效，减少近期再出血。有研究显示，特利加压素或奥曲肽联合 EVL，止血率分别为 98%、96%；5 日和 42 日再出血率分别为 12%/9% 和 28%/24%，两组之间没有显著差异。

（5）自膨式覆膜食管金属支架（SEMS）治疗：经过药物或胃镜治疗后，仍有 15%~20% 的患者反复出血或活动性出血无法有效控制，而其他治疗措施（如 TIPS、外科手术）不可及，严重威胁患者生命时，内镜下 SEMS 挽救治疗有一定的效果。

（6）内镜治疗的禁忌证：

1）绝对禁忌证：①有消化道内镜检查禁忌证。②患者未签署知情同意书。③难以纠正的弥散性血管内凝血或多器官功能衰竭。

2）相对禁忌证：①未控制的肝性脑病或失血性休克。②伴有严重肝、肾功能障碍，大量腹水患者。

（二）非静脉曲张出血的诊治要点

非静脉曲张消化道出血是临床常见的急症之一，按部位可分为上、下消化道非静脉曲张出血。上消化道非静脉曲张出血的病因以消化性溃疡最为常见，其次为急性糜烂出血性胃炎、胃癌、马洛里-魏斯综合征等。下消化道出血包括小肠出血和结直肠出血。小肠出血的常见病因包括血管畸形、憩室、克罗恩病、NSAID 损伤等。结直肠出血的常见病因包括痔、憩室、结肠癌、炎症性肠病等。内镜是诊断上下消化道非静脉曲张出血的病因、部位和出血情况的首选方法，它不仅能直视病变、取活检，而且对于出血病灶可进行及时准确的止血治疗。

1. 非静脉曲张消化道出血的内镜诊断

（1）出血内镜诊断的方式与时机：对于急性非静脉曲张上消化道出血，建议采用格拉斯哥-布拉奇福德出血评分（Glasgow Blatchford score，GBS）进行内镜检查前风险分层。GBS 评分≤1 分的患者再出血的风险很低，30 日内病死率也很低，若需要医院干预，可于门诊内镜检查而非住院。若 GBS 评分>1 分，应考虑为危险性急性上消化道出血。目前指南建议，急性非静脉曲张上消化道出血患者若无禁忌应在出血后 24h 内进行内镜检查。急性上消化道出血患者病死率增加与超过 24h 的延迟内镜检查相关。对于部分紧急出血(如出血时机≤6h)，不建议即刻行紧急上消化道内镜检查，因其可能导致不良预后事件的发生。

对于急性下消化道出血，其中小肠出血在初次胃镜或结肠镜检查时很容易造成漏诊，原因包括小出血点、位于视野盲区、检查者经验不足等。因“不明原因的潜在小肠出血”而行二次胃镜检查的患者，其小肠出血确诊率可提高 23%，二次结肠镜检查的确诊率可提高 17%。胶囊内镜是目前小肠出血的一线无创检查方法，对潜在小肠出血的诊断率为 38%~83%。小肠镜是小肠疾病的主要检查手段，包括双气囊小肠镜和单气囊小肠镜，可经口或肛途径进入小肠，能直视小肠内病变并进行组织活检或内镜下治疗，对可疑小肠出血的诊断率为 60%~80%。

对于结直肠出血，结肠镜检查是明确出血原因和部位的首选手段，并可在内镜直视下进行止血治疗。然而，对于结肠镜检查时机的掌握，目前无统一的共识意见。有研究认为，对于有高危出血风险或活动性出血的患者，应在入院 24h 内行急诊结肠镜检查，以尽快明确病因并行内镜下止血治疗。

(2)出血内镜检查的再出血判断：复发性出血一般指首次成功内镜止血后的再出血。对于消化性溃疡出血，Forrest 分级是一种临床上常用的评估溃疡再出血风险的分类方法(表 2-4)。对于高危征象者(溃疡内镜下表现为喷射样出血、活动性渗血或血管显露，对应 ForrestⅠa、Ⅰb、Ⅱa)，建议应在血流动力学稳定情况下行内镜止血。对溃疡面附着血凝块者(ForrestⅡb)，可考虑在内镜下清除血块，清除后任何确定的潜在活动性出血(Forrest Ⅰa 或Ⅰb)或血管显露(ForrestⅡa)建议行内镜止血。

表 2-4 消化性溃疡出血的 Forrest 分级

Forrest 分级	溃疡内镜下表现	再出血概率/%
Ⅰa	喷射样出血	55
Ⅰb	活动性渗血	55
Ⅱa	血管显露	43
Ⅱb	附着血凝块	22
Ⅱc	黑色基底	10
Ⅲ	基底清洁	5

在我国，因消化性溃疡所致的急性非静脉曲张上消化道出血中，Forrest Ⅰa~Ⅱb 级患者占比约为 43.4%，其再发出血率较高。对于小肠出血，胶囊内镜检查阴性者再出血率为 6%~27%。急性出血期因视野不佳而影响观察，建议择期胶囊内镜的最佳时机为出血停

止后 3 日，最长不超过 2 周。其中，对于小肠血管扩张性病变，一项观察性研究显示在内镜下止血后，平均 22 个月的再发出血率可达 45%。

急性下消化道自限性出血的患者，多数无明显的不良临床表现，建议应用 Oakland 评分来评估患者是否可出院进行门诊随访而非住院观察，Oakland≤8 分是普遍认可的一类出入院分类标准。

对内镜治疗后再出血风险高的患者，如血流动力学不稳定、严重贫血（血红蛋白<80g/L）、活动性出血风险高（Forrest Ⅰa~Ⅱa）、巨大溃疡（直径>2cm）、伴呕血症状等，内镜止血术与 PPI 治疗后应考虑择期复查内镜。

2. 非静脉曲张消化道出血的内镜治疗

（1）热凝固法：是内镜下运用各类型长短波形式对出血点进行封闭或止血的一类止血方法，主要包括高频电凝止血法、微波凝固止血法、热探头止血法、电灼止血法和激光光凝止血法。

1）高频电凝止血法：是在内镜下直接应用高频电流对出血源进行电凝的止血方法，临床常用氩等离子体凝固术（argon plasma coagulation，APC），止血成功率超过 90%，但具有一定的穿孔率，不适用于较大的血管。

2）微波凝固止血法：是在内镜下应用微波发射器照射出血灶以止血的方法，其凝固直径范围较小，不适用于活动性出血。

3）热探头止血法：主要也是基于热凝固原理，仪器可在内镜下根据出血灶的瞬时温度自动发射相应温度的热射线，其主要适用于活动性溃疡出血。

4）电灼止血法：是内镜下将单电极探头靠近出血灶后通过电火花加热使黏膜蛋白变性凝固从而达到止血目的的治疗方法，适用于消化道黏膜表浅出血或非活动性出血。

5）激光光凝止血法：是在内镜下通过激光照射出血灶处的黏膜，介导其表面由光能转热能后发生热凝固作用闭塞血管，最终起到止血作用的方法，其止血成功率可达 80%~90%。

（2）局部药物止血法：是通过内镜于消化道出血源处应用药物进行止血，主要包括药物喷洒法和局部注射药物法。

1）药物喷洒法：主要应用于消化道出血灶边缘渗血等出血量比较小的患者，常用的喷洒止血药物主要有去甲肾上腺素、精氨酸钠液、凝血酶、孟氏液和巴曲酶等。

2）局部注射药物法：主要是采用内镜下注射针对出血源注射止血药物或硬化剂进行止血，止血成功率超过 90%。临床上常用的药物包括去甲肾上腺素盐水（1∶10 000）、高渗钠-肾上腺素溶液、无水乙醇凝血酶注射液等。其优点为简便易行。需要注意的是，药物注射的深度不可超过消化道黏膜层。

（3）物理闭合法：指内镜下通过器械对消化道出血点进行物理封闭的一类止血方法，临床上常用内镜下套扎术和金属止血夹止血法。

1）内镜下套扎术：安全有效，在临床上应用广泛，其止血效率高（>90%），是治疗上消化道出血的有效方法之一。临床上对于急性动脉性消化道大出血及胃黏膜剥离术后残蒂血管出血，多在套扎基础上采用内镜注射套扎联合疗法，即在内镜下止血前，使用红霉素静脉输注，可显著减少胃内积血量、改善内镜视野，后再行套扎治疗。

2）金属止血夹止血法：是在内镜下定位出血灶后应用金属止血夹将其夹闭以止血的一种方法，其原理是止血夹将出血源与邻近黏膜捆扎，一段时间后止血夹可随血凝块的形成而自行脱落。该方法主要适用于上消化道溃疡局灶性出血及小血管（管腔直径<3mm）出血。对于难以控制的出血或复发性溃疡出血的患者，可应用超范围止血夹（over-the-scope-clip，OTSC）、星霸夹等新型内镜夹补救或治疗。

此外，对于内痔的出血，可通过内镜下套扎或注射硬化剂的方式，影响痔核的血供，达到止血和治疗的目的。

三、消化道出血中医治疗

（一）消化道出血的病因病机

非静脉曲张上消化道出血主要表现为呕血和/或黑便，属于中医学“呕血”“便血”范畴。古代中医与现代中医相结合，已对“呕血”“便血”的病因、病机和辨证有了较为详细的论述，形成了完善的诊疗理论。其中《景岳全书·杂证谟·血证》对血证的内容做了比较系统的阐述，将引起出血的病机概括为“火盛”及“气虚”两个方面。现代中医学认为，外感六淫、内伤七情、饮食不节、体虚血瘀、药物或外物损伤等各种原因导致热盛伤络、瘀血阻络、气不摄血及瘀血凝滞以致络伤血溢而发为本病。

1. 致病因素

（1）感受外邪：凡外感风热燥火之阳邪，或风寒之邪郁而化热，热伤营血，气血沸腾，邪热迫血妄行，血随胃气上逆而吐血。

（2）饮食不节：如饮酒过度，或过食酸辣煎炸之品，均可导致热蕴胃肠，或燥热伤阴，虚火扰动血络，血因火动而产生出血。

（3）情志不和：忧思恼怒，情志失和则可致肝郁化火，横逆犯胃，损伤胃络，火载血升，气逆血奔，从而产生吐血。

（4）劳倦过度：脾主统血，脾气健旺则血循行于脉道；若劳倦过度，或肝病、胃病日久导致脾胃虚弱，统摄无权，则血不循经，溢于脉外。

（5）久病之后：肝主藏血，性喜条达疏泄，若肝病日久迁延不愈，则见气滞与血瘀，造成瘀血阻络，血行失常；或因胃病反复不愈，久病入络，从而使血不循经而外溢。

2. 病机 当上述各种原因导致脉络损伤或血液妄行时，可引起血液溢出脉外。若血随气火上逆，从口而出，则为呕血；血随胃气下降入肠道，随便而出，则为黑便；若失血可致气血不足，则见神疲乏力、头晕心悸等；若出血量大可致气随血脱，见昏厥、汗出肢冷等危症。总结其病机特点如下：火热熏灼，迫血妄行；气虚不摄，血溢脉外；血脉瘀阻，血不循经。

（二）消化道出血的中医诊断

1. 辨证要点

（1）辨虚实：实证多由热盛迫血妄行、肝火犯胃、瘀血内阻等所致，表现为出血量较多，血色鲜红或紫暗，常伴有烦躁、口渴、便秘等症状。虚证则多由脾气虚弱、脾不统血、胃阴不足等引起，表现为出血量较少，血色淡红或暗淡，常伴有神疲乏力、面色苍白、心悸等症状。

（2）辨寒热：寒证出血，表现为血色暗红或紫黑，常伴有畏寒、腹痛、喜温、舌淡苔白等症状；热证出血，血色鲜红或紫红，常伴有烦热、口渴、便秘、舌红苔黄等表现。在火热之中，又有实火及虚火之分。外感风热燥火，湿热内蕴，肝郁化火等，均属实火；而阴虚火旺之火，则属虚火。

（3）辨气血：气能摄血，若气虚则统摄无权，血溢脉外；血能载气，若血虚则气无所依，亦可导致出血。气滞可导致血行不畅，引发出血，气滞时，表现为胃脘胀满、疼痛，嗳气、呃逆频作等。瘀血内阻，血不循经，溢于脉外，导致出血，表现为出血紫暗或夹有血块，腹部刺痛固定不移，舌质紫暗或有瘀斑、瘀点等。

2. 病机辨识 消化道出血的主要病机：内热炽盛，血络被伤；肝郁化火，横逆犯胃，胃络受灼，血溢于外；脾胃虚寒或禀赋不足，中气不足，脾不统血，血溢肠内，出血之后，又能引起诸多以气血不足为主的症状。胃热炽盛者，以吐血色红或紫暗、便色暗红或柏油样便、口臭、口干、口苦、大便秘结、舌红、苔黄腻、脉滑数为主；肝火犯胃者，以吐血色红或紫暗、便色暗红或柏油样便、烧心泛酸、胃脘灼热疼痛、心烦易怒、胁痛口苦、舌红、苔黄、脉弦数为主；瘀血阻络者，以便血紫暗、胃脘疼痛如针刺且固定不移、口干不欲饮、面色暗滞或黧黑或见赤丝蛛缕、胁下癥块、舌质紫或有瘀斑、苔薄、脉涩为主；肝胃阴虚者，以大便色黑如柏油状、脘胁隐痛、嘈杂吐酸、烦热颧红、盗汗、咽干口燥、舌红无苔、脉细弦数为主；脾不统血者，以便溏色黑或便血暗红、胃脘隐痛喜按、食欲不振、神疲乏力、心悸气短、自汗、面色苍白、舌淡、苔白、脉细弱为主；气随血脱者，以呕血或便血不止、呼吸微弱而不规则或昏仆或昏迷、汗出不止、面色苍白、四肢冰凉、口开目合、手撒身软、二便失禁、舌白、苔白润、脉微欲绝。

（三）消化道出血的辨证分型

1. 胃热炽盛证

主症：①吐血色红或紫暗；②便色暗红或柏油样便。

次症：①口臭、口干、口苦；②腹脘胀闷，甚则作痛；③大便秘结。

舌脉：舌质红，苔黄腻，脉滑数。

2. 肝火犯胃证

（1）主症：①吐血色红或紫暗；②便色暗红或柏油样便；③烧心泛酸，胃脘灼热疼痛。

（2）次症：①心烦易怒；②胁痛口苦。

（3）舌脉：舌质红，苔黄，脉弦数。

3. 瘀血阻络证

（1）主症：便血紫暗。

（2）次症：①胃脘疼痛如针刺，固定不移；②口干不欲饮；③面色暗滞或黧黑，或见赤丝蛛缕；④胁下癥块。

（3）舌脉：舌质紫或有瘀斑，苔薄，脉涩。

4. 肝胃阴虚证

（1）主症：大便色黑如柏油状。

（2）次症：①脘胁隐痛；②嘈杂吐酸；③烦热颧红；④盗汗；⑤咽干口燥。

（3）舌脉：舌红无苔，脉细弦数。

5. 脾不统血证

（1）主症：便溏色黑或便血暗红。

（2）次症：①胃脘隐痛，喜按；②食欲不振；③神疲乏力；④心悸气短；⑤自汗；⑥面色苍白。

（3）舌脉：舌质淡，苔白，脉细弱。

6. 气随血脱证

（1）主症：①呕血或便血不止；②呼吸微弱而不规则，或昏仆或昏迷。

（2）次症：①汗出不止；②面色苍白；③四肢冰凉；④口开目合；⑤手撒身软；⑥二便失禁。

（3）舌脉：舌淡白，苔白润，脉微欲绝。

（四）消化道出血的临床治疗

1. 内治法　依据“急则治标”原则，急性出血期常给予口服止血药物，如云南白药粉、白及粉、化瘀止血散等；内镜检查时，根据情况镜下喷洒止血散、白及粉、炮姜灰、海螵蛸、微米大黄炭等止血药物；若气随血脱，有休克表现者，加用扶正、固脱药物治疗，静脉滴注益气生脉之中药针剂等。而在出血的静止期（未见明显活动性出血期）及恢复期（出血完全停止期），中医辨证的优势明显，可辨证给予中药汤剂口服，能够改善患者症状，提高临床疗效，缩短住院天数。

（1）胃热炽盛证

1）证候特点：吐血色红或紫暗，或便色暗红或柏油样便，口臭，口干，口苦，伴有腹脘胀闷，甚则作痛，大便秘结，舌质红，苔黄腻，脉滑数。

2）治法：清热泻火，宁络止血。

3）推荐方剂：三黄泻心汤加减。

4）药物：黄连、黄芩、大黄、栀子、生地黄、炒白芍、地榆、白及、仙鹤草、茜草。

5）加减：可酌情增加止血药，如田七粉、藕节炭、蒲黄炭等。

（2）肝火犯胃证

1）证候特点：吐血色红或紫暗，或便色暗红或柏油样便，烧心泛酸，胃脘灼热疼痛，心烦易怒，胁痛口苦，舌质红，苔黄，脉弦数。

2）治法：泻肝清胃，凉血止血。

3）推荐方剂：龙胆泻肝汤。

4）药物：龙胆、黄芩、栀子、生地黄、炒柴胡、泽泻、炒当归、焦大黄、侧柏、白芍、甘草。

5）加减：可酌情增加止血药，如田七粉、藕节炭、蒲黄炭等。

（3）瘀血阻络证

1）证候特点：便血紫暗，胃脘疼痛如针刺，固定不移，口干不欲饮，面色暗滞或黧黑，或见赤丝蛛缕，胁下癥块，舌质紫或有瘀斑，苔薄，脉涩。

2）治法：活血通络，化瘀止血。

3）推荐方剂：化血丹加味。

4）药物：花蕊石、参三七、血余炭、茜草、地榆、牡丹皮、白芍。

（4）肝胃阴虚证

1）证候特点：大便色黑如柏油状，脘胁隐痛，嘈杂吐酸，烦热颧红，盗汗，咽干口燥，舌红无苔，脉细弦数。

2）治法：养胃柔肝，滋阴凉血。

3）推荐方剂：茜根散加减。

4）药物：茜草、阿胶、生地黄、黄芩、侧柏叶、旱莲草、石斛、麦冬、白茅根。

5）加减：可酌情增加海螵蛸和白及。

（5）脾不统血证

1）证候特点：便溏色黑，或便血暗红，胃脘隐痛，喜按，食欲不振，神疲乏力，心悸气短，自汗，面色苍白，舌质淡，苔白，脉细弱。

2）治法：益气摄血，健脾和胃。

3）推荐方剂：归脾汤加减。

4）药物：炙黄芪、党参、炒白术、炒当归、龙眼肉、炒白芍、木香、阿胶（烊化）、海螵蛸、白及、仙鹤草、炙甘草。

（6）气随血脱证

1）证候特点：呕血或便血不止，呼吸微弱而不规则，或昏仆或昏迷，汗出不止，面色苍白，四肢冰凉，口开目合，手撒身软，二便失禁，舌淡白，苔白润，脉微欲绝。

2）治法：益气止血，固脱复脉。

3）推荐方剂：独参汤或参附汤加减。

4）药物：人参、制附子等。

（7）中成药治疗

1）云南白药：麝香、冰片、三七、制何首乌等。具有化瘀止血，活血止痛，解毒消肿之功。适于胃热炽盛证、瘀血阻络证、气随血脱证。每次1~2粒，每日4次，口服。

2）紫地宁血散：大叶紫珠、地菍。具有清热凉血，收敛止血之功。适于胃热炽盛证。每次8g，每日3~4次，冲服。

3）一清胶囊：黄连、大黄、黄芩。具有清热燥湿，泻火解毒之功。适于胃热炽盛证。每次2粒，每日3次，口服。

4）龙胆泻肝丸：龙胆、柴胡、黄芩、栀子（炒）、泽泻、木通、车前子（盐炒）、当归（酒炒）、地黄、甘草（蜜炙）。具有清肝胆，利湿热之功。适于肝火犯胃证。每次8丸，每日2次，口服。

5）归脾丸：党参、炒白术、炙黄芪、炙甘草、茯苓、制远志、炒酸枣仁、龙眼肉、当归、木香、大枣（去核）。具有益气健脾，养血安神之功。适于脾不统血证。每次6g，每次3次，口服。

6）康复新液：美洲大蠊干燥虫体提取物。具有通利血脉，养阴生肌之功。适于瘀血阻络证、肝胃阴虚证。每次10ml，每次3次，口服。

7）参附注射液：红参、附片。具有回阳救逆，益气固脱之功。适于气随血脱证。每次2~4ml，每日1~2次，肌内注射；每次20~100ml（用5%~10%葡萄糖注射液250~500ml稀释后使用），每日1次，静脉滴注；每次5~20ml（用5%~10%葡萄糖注射液20ml稀释后使用），静脉推注。

2. 外治法 消化道出血不宜使用针灸等外治法。

第三节 溃疡性结肠炎内镜诊治及中医治疗

一、溃疡性结肠炎概述

（一）溃疡性结肠炎定义

溃疡性结肠炎（ulcerative colitis，UC）是一种以结直肠黏膜呈连续性、弥漫性炎症性改变为特点的慢性非特异性肠道疾病，属于炎症性肠病（inflammatory bowel disease，IBD）的范畴。

（二）溃疡性结肠炎的病因

目前IBD的病因及发病机制尚不明确，文献资料显示IBD与环境、遗传、肠道微生态相互作用导致的免疫失衡有关。

1. 环境因素 既往IBD发病主要集中在经济发达地区，如北美、北欧等地。自1990年以来，在非洲、亚洲和南美洲等新兴工业化国家中，IBD发病率呈现持续增长的趋势。

同样在中国也呈现出类似的趋势，在经济欠发达的黑龙江省大庆市 IBD 的发病率低于经济发展水平更高的广东省中山市。

2. 遗传因素 IBD 患者的一级亲属发病率较普通人群显著升高。

3. 肠道微生态 IBD 患者的肠道微生态与健康人群存在差异，这种差异主要体现在菌群失衡上，包括肠道内菌群种类、数量和占比异常。

4. 免疫因素 各种因素导致的炎症通路激活，炎症因子与抗炎因子平衡被打破，从而引发肠黏膜的持续性炎症并导致肠道屏障功能破坏。

（三）溃疡性结肠炎的临床表现

UC 的主要临床表现是持续或间断发作的腹痛、腹泻、黏液脓血便，其中黏液脓血便是 UC 最常见的症状。除了常见的消化系统表现外，部分 UC 患者同时有肠外表现、全身症状及并发症。多数患者起病缓慢，病程呈现持续性或活动期与缓解期交替的慢性过程，少数患者症状持续并逐渐加重。

1. 消化系统表现

（1）大便改变：UC 活动期最显著的临床表现是大便习惯改变，主要为腹泻和黏液脓血便，患者的排便次数和便血程度与 UC 的严重程度有关。

（2）腹痛：轻症为无痛或左下腹隐痛，重症合并中毒性巨结肠时可有全腹剧烈疼痛。

（3）其他症状：腹胀、恶心呕吐及食欲不振。

（4）体格检查：轻度或疾病缓解期可无异常；部分患者直肠指诊时可发现含有黏液和血液的分泌物；当病变累及整个结肠时患者可有腹部深压痛；当发生中毒性巨结肠时可见患者腹部膨隆；当病情进一步恶化导致肠穿孔时，查体可观察到明显的腹膜炎表现。

2. 肠外表现 UC 的肠外表现涵盖了多个系统，包括关节部位损伤（外周关节炎、脊柱关节炎等）、皮肤黏膜异常（口腔复发性溃疡、结节性红斑和坏疽性脓皮病等）、眼部病变（虹膜炎、巩膜炎、葡萄膜炎等）、肝胆疾病（脂肪肝、原发性硬化性胆管炎、胆石症等）、血栓栓塞性疾病等。

3. 全身症状及并发症

（1）发热：UC 患者在活动期内常见低到中等程度发热。若发热超过 39℃，则提示着 UC 患者病情加重、存在严重感染或者并发症的情况。

（2）营养不良：重度或者病情持续活动的 UC 患者多合并有贫血及低蛋白血症等营养不良的表现。

（3）并发症：包括中毒性巨结肠、肠穿孔、结肠大出血、肠梗阻及癌变等。

（四）溃疡性结肠炎的西医治疗

1. 治疗目标 2021 年国际炎症性肠病研究组织（the international organization for the study of IBD，IOIBD）推荐活动期 UC 治疗目标依次为短期目标（临床应答）、中期目标［临床缓解、C 反应蛋白（C-reactive protein，CRP）或粪钙卫蛋白降至可接受范围］及长期目标

(内镜愈合、组织学愈合及没有残疾和与健康有关的生活质量正常化),活动性溃疡性结肠炎的治疗目标见表 2-5,梅奥(Mayo)内镜评分见表 2-6,UC 患者肠镜表现示例见图 2-7。

表 2-5　活动性溃疡性结肠炎的治疗目标

目标分期	治疗目标	目标定义
短期目标	临床应答	成人 PRO2 直肠出血和大便频率至少降低 50%;儿童 PUCAI 至少降低 20 分
中期目标	临床缓解	成人 PRO2 直肠出血=0、大便频率=0,或部分梅奥(Mayo)内镜评分(<3,无单项>1);儿童 PUCAI<10
	C 反应蛋白或粪便钙卫蛋白降至可接受范围	C 反应蛋白低于正常上限或粪便钙卫蛋白的正常化(100~250μg/g)
长期目标	内镜愈合	Mayo 内镜评分 =0,或 UCEIS≤1
	组织学愈合	尚无统一定义
	没有残疾和与健康有关的生活质量正常化	

注:PRO2(patient-reported outcome 2)指病人报告结果 2;PUCAI 指儿童溃疡性结肠炎活动指数;UCEIS 指溃疡性结肠炎内镜下严重指数。

表 2-6　梅奥内镜评分

评分	内镜表现
0 分	正常或愈合黏膜
1 分	轻度炎症,血管纹理模糊,接触出血(图 2-7A)
2 分	中度炎症,血管纹理消失,糜烂,接触出血(图 2-7B)
3 分	重度炎症,可见溃疡,黏膜有自发出血(图 2-7C)

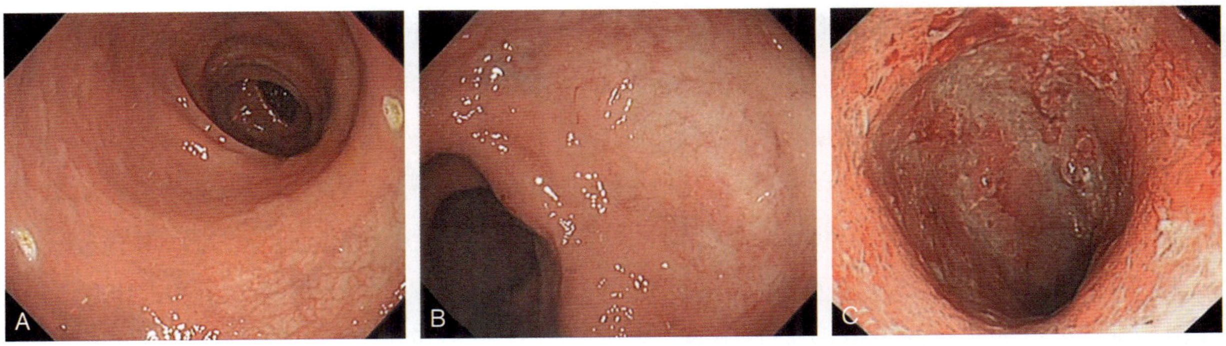

图 2-7　3 例不同程度的溃疡性结肠炎患者肠镜表现
A. 乙状结肠,Mayo 内镜评分为 1 分;B. 乙状结肠,Mayo 内镜评分为 2 分;C. 直肠,Mayo 内镜评分为 3 分

UC 按照病情分为活动期和缓解期。活动期 UC 按照严重程度又分为轻度、中度及重度。临床常用改良 Truelove 和 Witts 疾病分类标准(表 2-7,2023 年发布的《中国溃疡性结肠炎诊治指南》在该标准中新加入了 CRP 指标)及活动性 UC 的改良 Mayo 评分判断严重程度。目前 UC 的治疗方案是按照病情分期及分度进行制定的。

表 2-7 改良 Truelove 和 Witts 疾病严重程度分型

严重程度分型	血便(次/d)	脉搏(次/min)	体温(℃)	血红蛋白(g/L)	ESR(mm/h)	CRP(mg/L)
轻度	<4	<90	<37.5	>115	<20	正常
中度	4~6	≤90	≤37.8	≥105	≤30	≤30
重度	≥6	>90	>37.8	<105	>30	>30

注:ESR 为红细胞沉降率;CRP 为 C 反应蛋白。

2. 活动期的治疗

(1)轻度 UC 的治疗:主要包括以下两个方面。①氨基水杨酸制剂:主要涉及 5-氨基水杨酸(5-aminosalicylic acid,5-ASA)和柳氮磺吡啶(salazosulfapyridine,SASP)制剂。对于诱导缓解期,建议使用 5-ASA 口服,剂量 2~4g/d,随后依据病情改善情况逐渐减量或维持此剂量进行维持期治疗。文献资料指出,SASP 较 5-ASA 不良反应更多见。②类固醇激素:当患者经过足量、足疗程(2~4 周)的氨基水杨酸制剂治疗后 UC 的症状仍未控制时,应改用激素,按照等效于泼尼松龙 0.75~1mg/(kg·d)进行治疗,缓解后再逐渐减量。激素减量期间应联合使用免疫抑制剂或氨基水杨酸制剂进行治疗,防止 UC 复发。激素不作为 UC 维持缓解期治疗的药物。

(2)中度 UC 的治疗:主要包括以下几个方面。①氨基水杨酸制剂:使用方式同轻度 UC 的治疗。②类固醇激素:使用方式同轻度 UC 的治疗。部分患者存在激素无效或激素依赖。激素无效:当活动期 UC 患者接受了至少 4 周的等效于泼尼松 0.75~1mg/(kg·d)治疗后,仍处于活动状态。激素依赖:UC 虽然能够通过激素维持病情缓解,但在接受 3 个月的激素治疗后,泼尼松仍不能减量至 10mg/d;或在停用激素 3 个月内复发。③免疫抑制剂:对于激素无效或者依赖的患者可加用免疫抑制剂药物,如巯嘌呤类药物,主要包括硫唑嘌呤(azathioprine,AZA)和 6-巯基嘌呤(6-mercaptopurine,6-MP)。对于难治性 UC,推荐 AZA 剂量为(1.23±0.34)mg/(kg·d)。④生物制剂:当氨基水杨酸制剂、激素及免疫抑制剂等无效或激素产生依赖且无法耐受其副作用时,可考虑使用抗肿瘤坏死因子 α(tumor necrosis factor,TNF-α)类生物制剂,如英夫利昔单抗(infliximab,IFX)。在诱导缓解阶段:推荐第 0、2、6 周给予 UC 患者静脉注射 IFX(5mg/kg);长期维持阶段:每 8 周给予相同剂量 IFX 治疗。

(3)重度 UC 的治疗:主要包括以下几个方面。①支持治疗:补液纠正水、电解质及酸碱平衡紊乱。对于有严重血便的患者,考虑到可能伴随重度贫血及血液丢失,可以适时给予输注红细胞治疗,以补充缺失的红细胞量,改善机体的氧合状态,确保组织得到足够的氧气供应,从而缓解患者的危重症状。必要时暂禁食水,同时予以胃肠外营养。②类固醇激素治疗:静脉注射类固醇为首选治疗,推荐剂量甲泼尼松 40~60mg/d,或氢化泼尼松 300~400mg/d。③血栓预防及治疗:活动期重度 UC 患者血栓形成的风险较高,推荐预防性应用低分子肝素来降低血栓形成的潜在风险。④合并机会性感染的治疗:激素治疗无效时要排除是否合并机会性感染[如艰难梭菌感染和巨细胞病毒性(cytomegalovirus,

CMV）结肠炎]，治疗艰难梭菌感染的药物有甲硝唑和万古霉素等，CMV 结肠炎推荐应用抗病毒药物更昔洛韦。

（4）药物诱导活动期 UC 到达相应治疗目标所需的时间，见表 2-8。

表 2-8 溃疡性结肠炎开始治疗后达到治疗目标所需的时间（平均周数）

药物	临床应答	临床缓解	ESR/CRP 恢复正常	钙卫蛋白降低	内镜愈合
口服 5-ASA	4	8	8	10	13
口服激素	2	2	5	8	11
局部应用激素	3	8	8	9	13
AZA	11	15	15	15	20
IFX	5	10	9	11	13

注：5-ASA 为 5-氨基水杨酸；AZA 为硫唑嘌呤；IFX 为英夫利昔单抗；ESR 为红细胞沉降率；CRP 为 C 反应蛋白。

3. 缓解期的治疗 UC 临床分为初发型和慢性复发型。初发型指无既往史的首次发作；慢性复发型指临床缓解期后再次发作，常表现为缓解期与活动期交替出现。除了轻度初发病例、很少复发且复发时较轻、易于控制者外，UC 患者均应进行缓解期的维持治疗。

（1）氨基水杨酸制剂：使用剂量为诱导缓解 UC 治疗药物原剂量或原剂量的一半。

（2）免疫抑制剂：缓解期维持剂量与诱导缓解时的剂量相同。

（3）生物制剂及小分子药物：生物制剂（如 IFX）及小分子药物（如乌帕替尼）在维持缓解及黏膜愈合方面优于安慰剂。目前暂无维持期药物疗程的指南或共识意见提出，具体依照患者情况而定。

4. 外科手术治疗

（1）手术方式：《中国溃疡性结肠炎外科治疗指南》指出，UC 常见的手术方式有全结直肠切除+回肠储袋肛管吻合术、全结直肠切除+永久性回肠造口术、全结肠切除+回肠直肠吻合术。

（2）手术指征：包括绝对指征和相对指征。①绝对指征：大出血、穿孔、癌变及高度疑为癌变的患者；②相对指征：经过积极内科治疗无效的重度 UC 患者，以及并发中毒性巨结肠且内科疗法未能奏效的患者，应及时考虑早期进行外科手术干预；内科治疗疗效不佳或药物的不良反应已严重影响患者生命质量时可考虑外科手术。

5. 癌变检测 结直肠肿瘤的累积发病率在 10 年时为 1%，在 20 年时为 3%，在 30 年时为 7%。《炎症性肠病诊断与治疗的共识意见（2018 年·北京）》中提出所有 UC 患者起病 8~10 年行 1 次结肠镜检查，以确定当前病变的范围。

（1）监测时间：按照蒙特利尔分型分为直肠炎（E1 型）、左半结肠炎（E2 型）、广泛结肠炎（E3 型）。结合患者内镜检查病变分布制定患者内镜复查时间：E3 型隔年结肠镜复查，患病 20 年后每年行结肠镜复查；E2 型从起病 15 年开始隔年行结肠镜复查；E1 型无须结肠镜监测。

（2）肠黏膜活检：多部位、多点活检，以及对怀疑病变部位取活检。

（3）病变的处理：①对于癌变推荐进行全结肠切除手术；②对于在平坦黏膜上发现的高度异型增生，推荐进行全结肠切除手术；而遇到平坦黏膜上低度异型增生的情况时，可选择全结肠切除或先进行3~6个月的定期跟踪观察，若复查结果依旧显示异常，则应采取全结肠切除；③对于隆起型肿块中检测到异型增生，且周围平坦黏膜未见异常增生的情况下，可以考虑采用内镜下切除该肿块的方式处理，并需后续紧密随访。如果内镜下切除不可行，则同样建议实施全结肠切除术。

6. 患者教育

（1）生活方式改变：活动期患者应保证充分的休息，避免心理压力过大，学会调节情绪，保持良好心态。

（2）饮食调整：急性活动期可采用流质或半流质饮食，随着病情趋向好转，逐渐调整为易于消化且纤维含量低的食物，以促进肠道恢复。注重食物的清洁与安全，防止肠道受到感染。

（3）药物控制：按医嘱服药及定期复查，反复病情活动者，应做好长期服药的心理准备，不能因病情缓解而自行停药。

二、溃疡性结肠炎内镜诊治要点

（一）溃疡性结肠炎的内镜诊断要点

1. 诊断标准 UC诊断缺乏"金标准"，须在排除其他原因所致结肠炎的基础上，结合临床表现、实验室检查、内镜及病理组织学进行综合判断。结肠镜检查+黏膜活组织病理学检查是诊断UC的主要依据。

《中国溃疡性结肠炎诊治指南（2023年·西安）》提出UC诊断要点如下。

（1）具备典型临床表现者可临床疑诊，安排进一步检查。

（2）同时具备典型结肠镜特征者，可临床拟诊。

（3）如再加上活体组织检查或手术切除标本组织病理学检查提示UC的特征性改变者，可做出诊断。

（4）对于初发病例，若临床表现、结肠镜检查和病理上改变不典型，暂不确诊UC，应予以密切随访，在一定时间（3~6个月）后进行内镜及病理组织学复查。

2. UC内镜下表现 内镜下UC病变多从直肠逆行性发展，其特点是病变呈连续性、弥漫性分布。

（1）活动期：①轻度炎症反应在内镜下的特点是黏膜呈现红斑状，伴有黏膜表层血管充盈增加，同时可见血管结构的辨识度相对减弱（图2-8）；②中度炎症反应在内镜下的特点是血管轮廓难以辨认、出血点附着于黏膜层，伴随有糜烂现象，并且常见黏膜表面变得粗糙、呈颗粒状，黏膜易受损，接触时易引发出血（图2-9）；③重度炎症反应在内镜下的特点是黏膜出现自发性出血及溃疡（图2-10）。

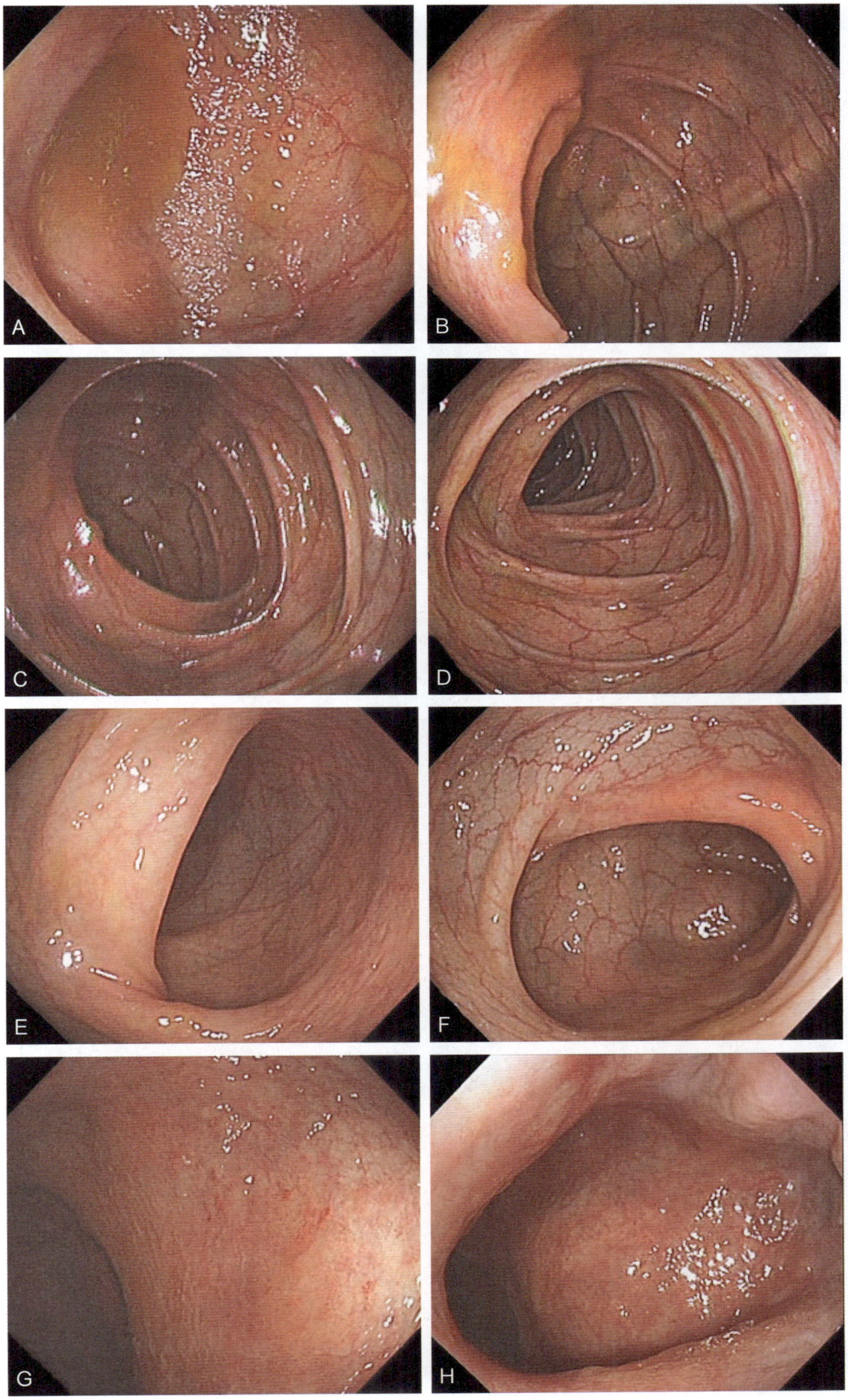

图 2-8 1 例轻度活动期 UC 肠镜表现

A. 回肠末端未见异常；B. 回盲部未见异常；C. 升结肠未见异常；D. 横结肠未见异常；E. 降结肠未见异常；F. 乙状结肠未见异常；G. 直肠黏膜散在充血；H. 肛门未见异常

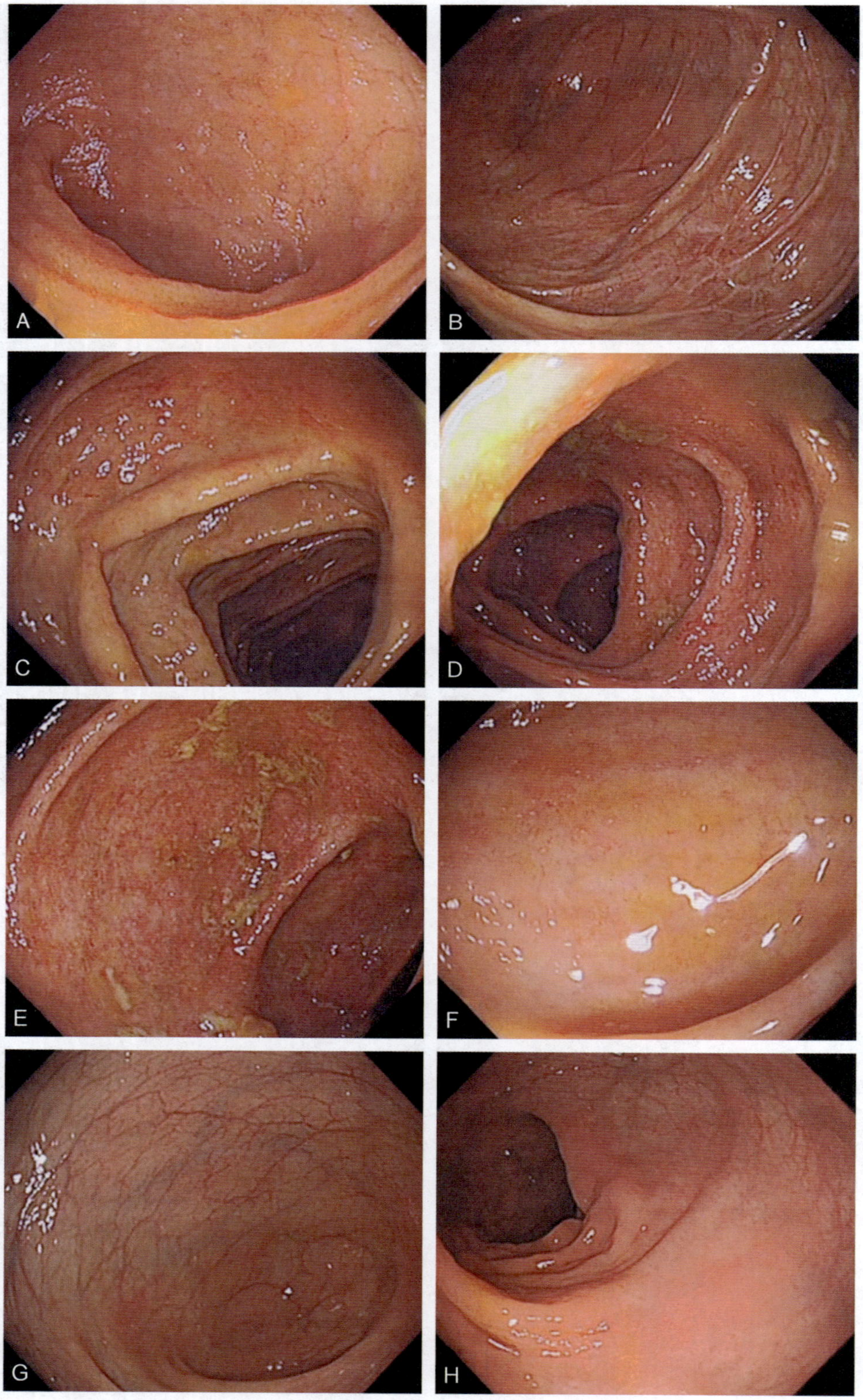

图 2-9　1 例中度活动期 UC 肠镜表现

A. 回肠末端未见异常；B. 回盲部可见多发瘢痕形成；C. 升结肠未见异常；D. 横结肠可见环周黏膜出血糜烂、表面白苔；E. 降结肠黏膜多发阿弗他样溃疡；F. 镜头靠近降结肠黏膜表面，阿弗他样溃疡更加明显；G. 乙状结肠未见异常；H. 直肠稍充血

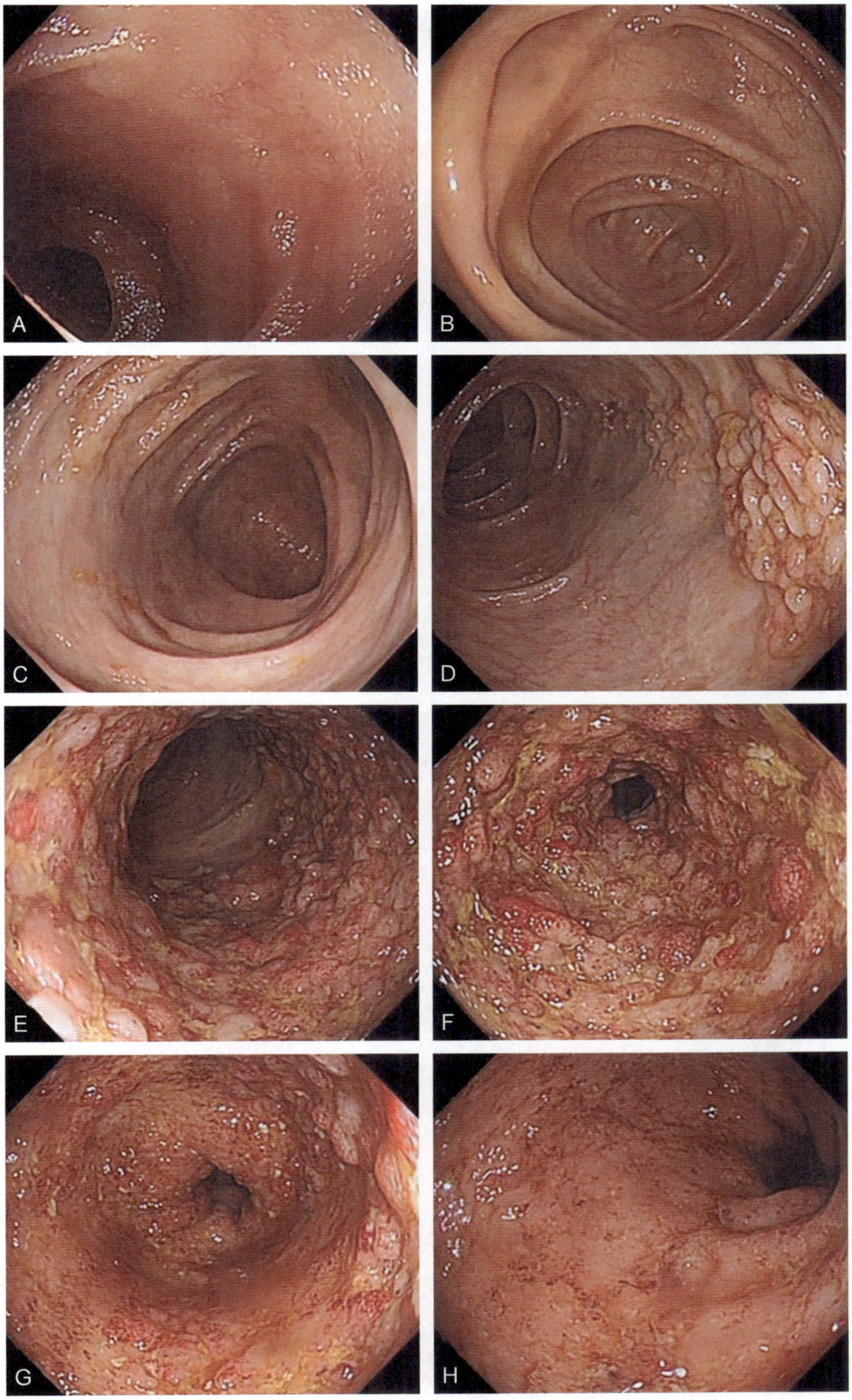

图 2-10　1 例重度活动期 UC 肠镜表现

A. 回肠末端可见瘢痕样改变；B. 回盲部可见瘢痕样改变；C. 升结肠可见瘢痕样改变；D. 横结肠可见瘢痕，部分黏膜结肠息肉样改变；E. 降结肠广泛黏膜充血糜烂伴息肉样增生，表面可见散在溃疡，黏膜肿胀；F. 降结肠及部分乙状结肠可见广泛黏膜充血糜烂伴息肉样增生，表面可见散在溃疡；G. 乙状结肠广泛黏膜充血糜烂伴息肉样增生，表面可见散在溃疡，黏膜肿胀；H. 直肠连续性的黏膜充血糜烂，充气易出血

（2）缓解期：缓解期在内镜下的特点为正常黏膜，部分患者可有假性息肉或瘢痕形成（图 2-11）。

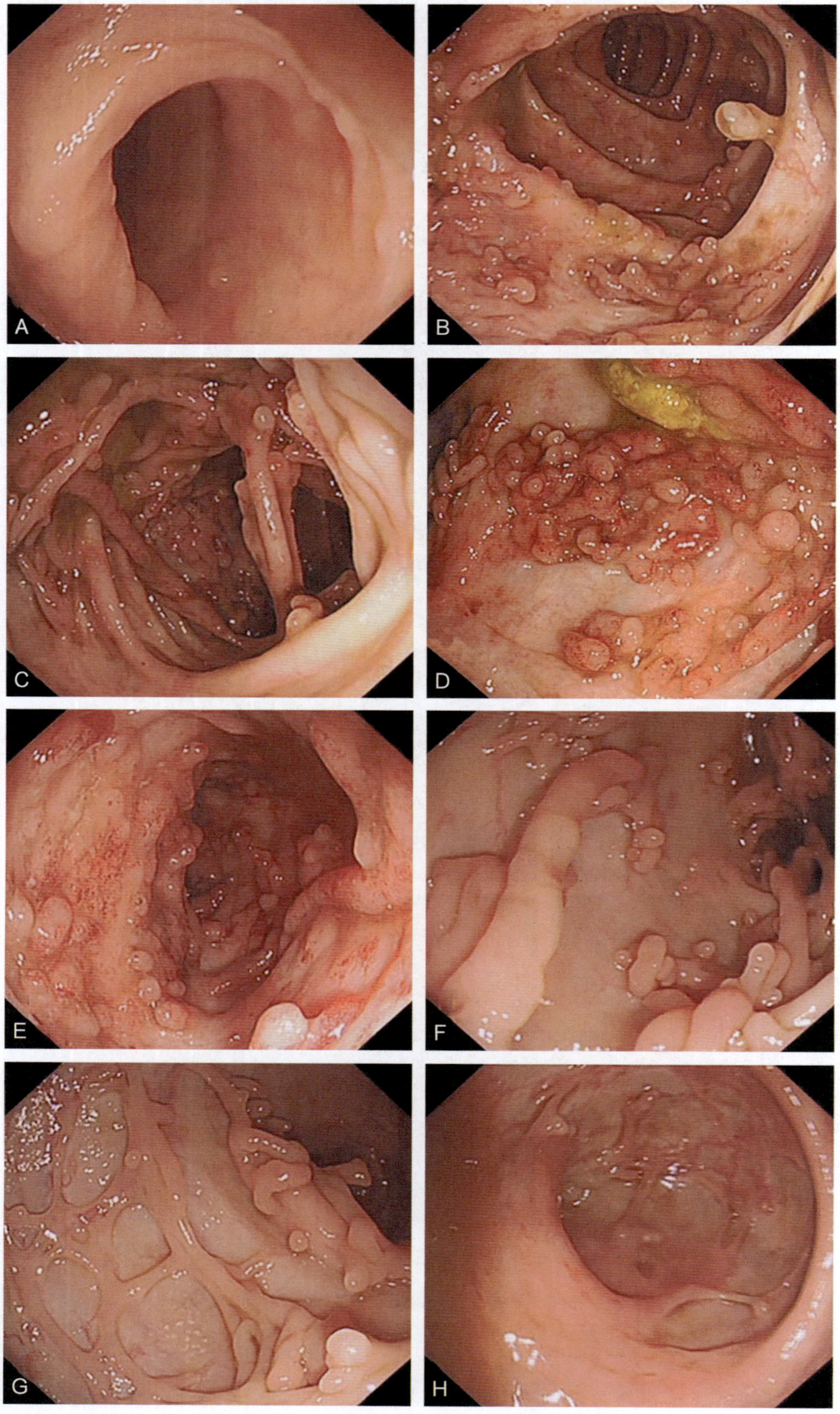

图 2-11 1 例缓解期 UC 肠镜表现

A. 回肠末端未见异常；B. 回盲部稍变形，伴升结肠广泛瘢痕及多发息肉形成；C. 横结肠广泛瘢痕及多发息肉形成；D. 降结肠可见多发息肉形成，部分息肉表面充血糜烂；E. 降结肠黏膜散在充血糜烂伴广泛瘢痕，多发息肉形成，部分息肉表面充血糜烂及浅溃疡；F. 降结肠及部分乙状结肠广泛瘢痕及多发息肉形成；G. 乙状结肠可见广泛瘢痕及多发息肉形成；H. 直肠黏膜广泛瘢痕（息肉形态多样：葡萄状、蔓状、指状等）

3. UC肠道活检病理结果 UC的病变通常局限于大肠的黏膜层与黏膜下层，很少会侵犯到更深的肌肉层，因此像肠穿孔、瘘管形成及腹腔内的脓肿等并发症较为罕见。该病的特点是从直肠开始，逆行向上蔓延，可能会累及整个结肠及末端回肠。在部分患者中，可能会观察到严重的巨结肠现象，其有关检查显示出肠管扩张，肠壁变得薄弱，并伴有显著的充血现象，有发生急性肠穿孔的风险。

（1）活动期：病理表现如下。①固有层炎症细胞浸润：肠黏膜固有层内浸润各种急慢性炎症细胞，部分患者可见隐窝炎甚至形成隐窝脓肿；②隐窝结构改变：隐窝大小、形态不规则，分支、出芽，排列紊乱，杯状细胞减少等；③黏膜表面损伤：可见黏膜表面糜烂、浅溃疡形成及肉芽组织生成（图2-12，图2-13）。

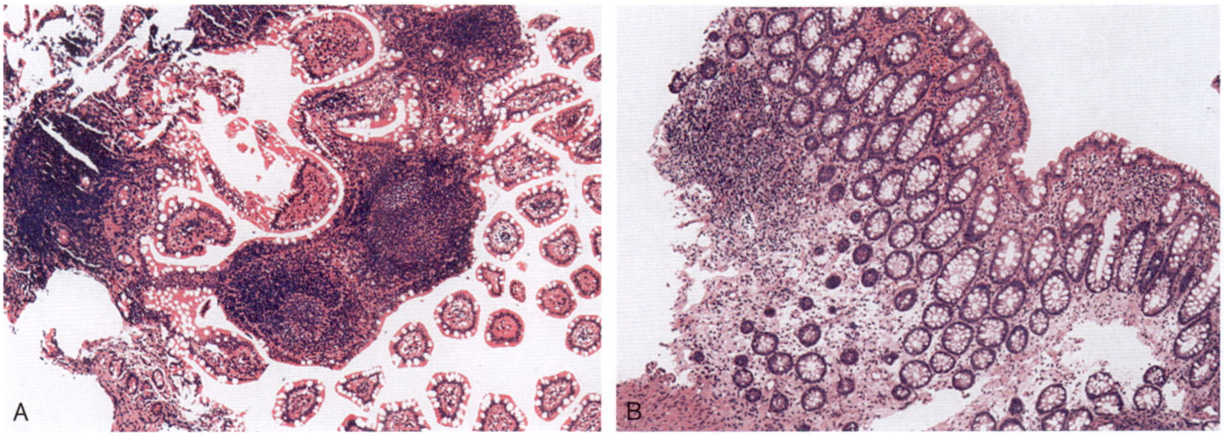

图2-12 1例中度活动期UC病理表现

A. 盲肠活检黏膜隐窝排列欠规则，部分腺体扭曲，固有层中度混合炎性细胞浸润，可见隐窝炎及隐窝脓肿 B. 直肠活检黏膜溃疡形成，部分腺体扭曲伴分泌减少，固有层中度混合炎性细胞浸润，可见隐窝炎；慢性中度活动性炎伴溃疡形成

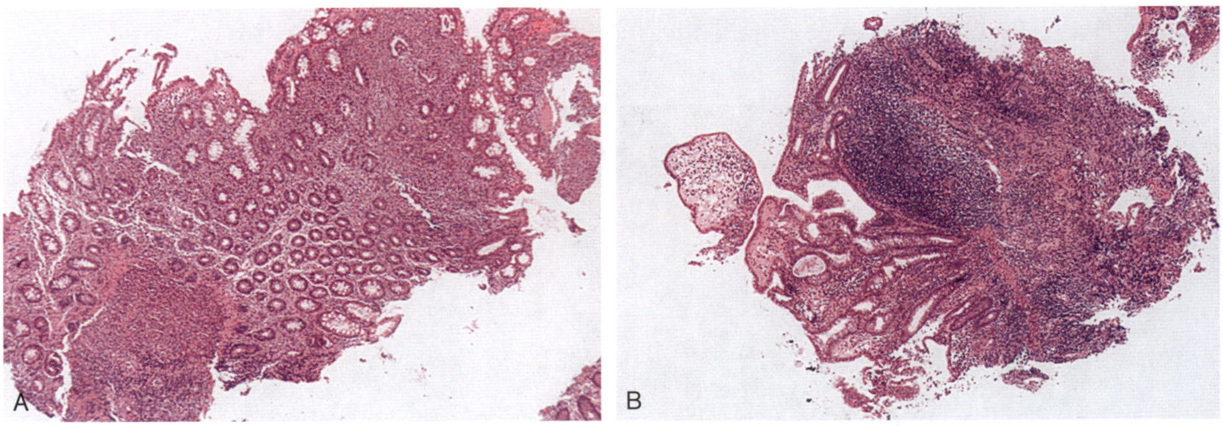

图2-13 1例重度活动期UC病理表现

A. 升结肠活检；B. 直肠活检

镜下形态大致相似，黏膜表面部分绒毛状但隐窝多平直，黏膜固有层以中性粒细胞、浆细胞为主的炎性细胞弥漫浸润伴隐窝脓肿、糜烂及溃疡，近基底侧浆细胞明显；慢性重度活动性炎

（2）缓解期：病理表现如下。①黏膜修复：黏膜糜烂或溃疡愈合；②炎症减轻：固有膜内中性粒细胞浸润减少或消失，慢性炎症细胞浸润减少；③隐窝结构改变：如隐窝分支、减少或萎缩，可见帕内特细胞（Paneth cell）化生（图 2-14）。

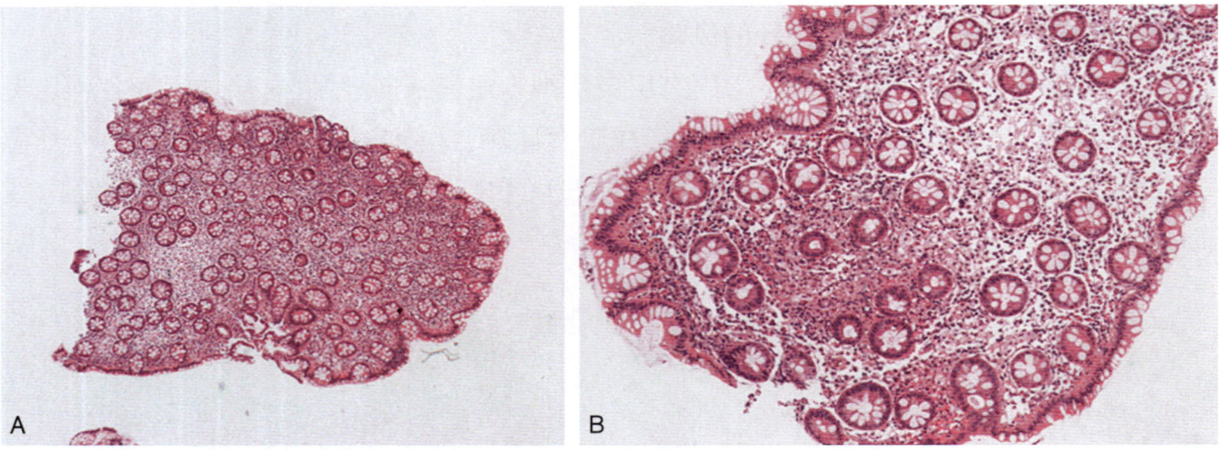

图 2-14 1 例缓解期 UC 病理表现

A. 降结肠活检放大 40 倍图像；B. 降结肠活检放大 100 倍图像

大部分黏膜隐窝分布尚规则，局灶隐窝间距增宽伴泡沫细胞聚集，固有层内灶状混合炎性细胞浸润；结肠炎治疗后

（二）溃疡性结肠炎的内镜治疗

UC 主要使用药物治疗，内镜治疗涉及较少，主要针对病情的控制（消化道出血）和并发症（消化道息肉、回肠袋肛门吻合术后储袋炎）的处理（图 2-15，图 2-16）。建议使用内镜黏膜切除术及内镜黏膜下剥离术（endoscopic submucosal dissection，ESD）对黏膜层及部分黏膜下层的病变进行切除；内镜球囊扩张术及内镜下狭窄切开术治疗肠狭窄；经内镜将药物直接灌注到病变部位，增强局部治疗效果；定期的内镜检查可以监测 UC 病情进展，并进行内镜下的活检以评估炎症程度和排除癌变。

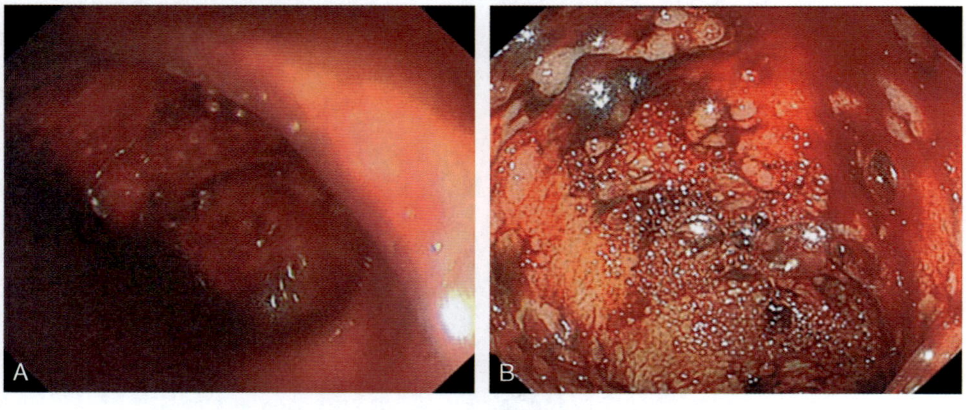

图 2-15 1 例 UC 患者肠道出血内镜下止血

A. 肠腔内大量暗红色血性液体；B. 充分吸引及冲洗微量注气下小心循腔进镜；

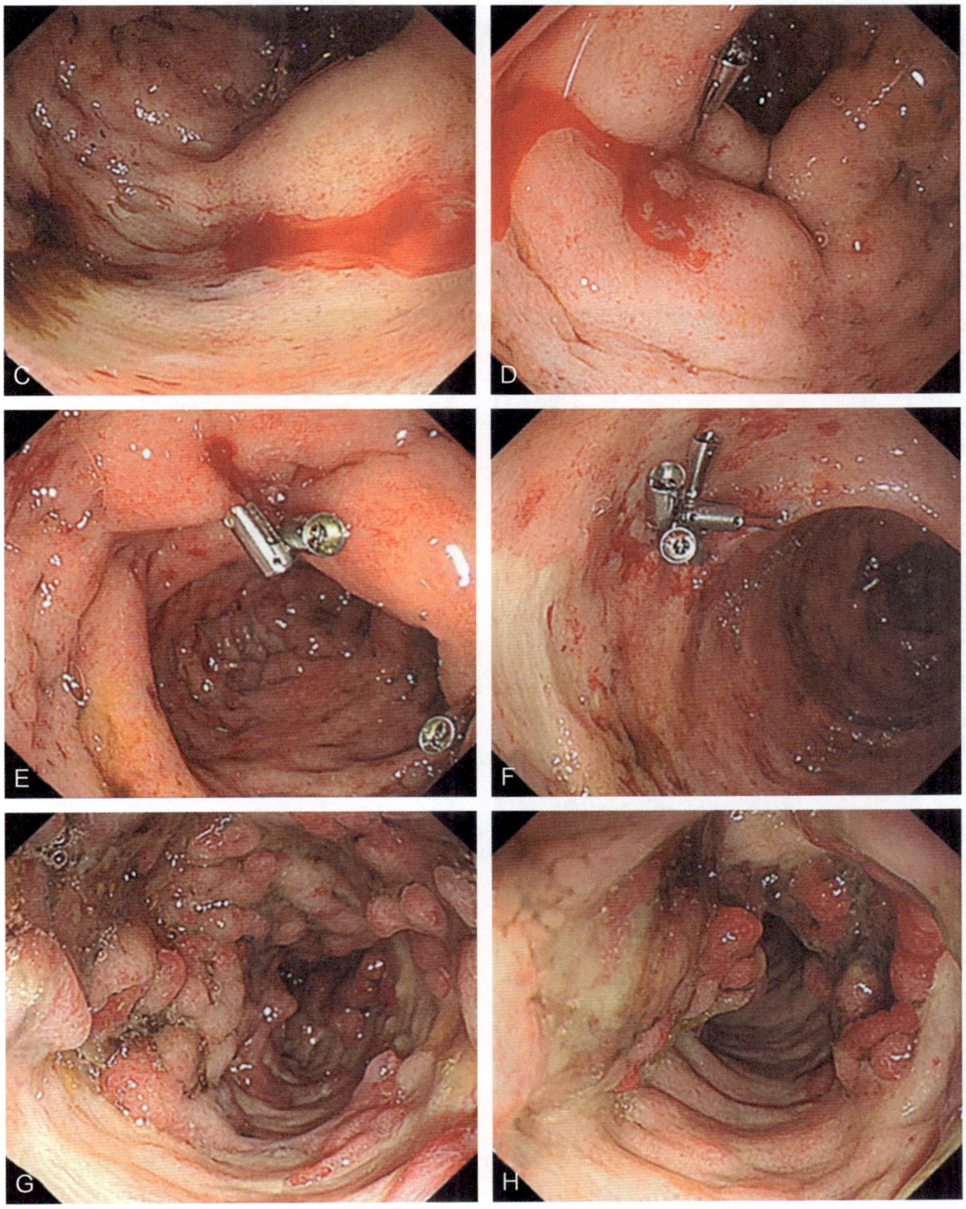

图 2-15(续)

C. 回肠末端黏膜光滑;D. 回盲部及升结肠见新鲜血迹,冲洗后可见多处溃疡边缘处渗血;E. 止血夹夹闭出血点 1;F. 止血夹夹闭出血点 2,止血夹 10 枚分别夹闭 4 处出血部位,观察 10min 未见活动性出血;G. 横结肠黏膜广泛剥脱,大片深大溃疡形成,部分溃疡呈纵行分布,溃疡间隙可见黏膜局限性充血肿胀糜烂;H. 降结肠及部分乙状结肠黏膜广泛剥脱,大片深大溃疡形成,部分溃疡呈纵行分布,溃疡间隙可见黏膜局限性充血肿胀糜烂,乙状结肠见多发类圆形深凿样溃疡

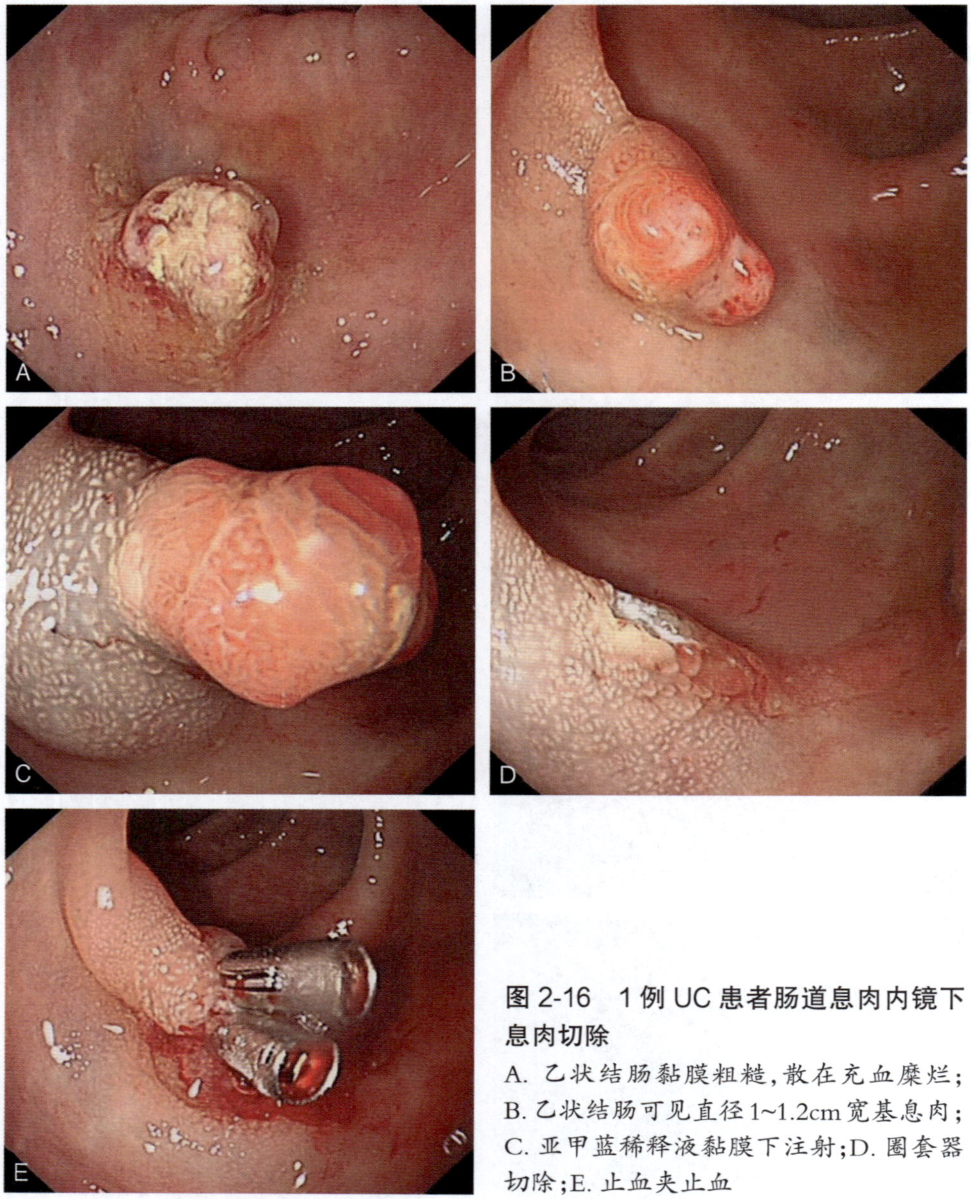

图 2-16 1 例 UC 患者肠道息肉内镜下息肉切除

A. 乙状结肠黏膜粗糙，散在充血糜烂；B. 乙状结肠可见直径 1~1.2cm 宽基息肉；C. 亚甲蓝稀释液黏膜下注射；D. 圈套器切除；E. 止血夹止血

三、溃疡性结肠炎的中医防治

溃疡性结肠炎（UC）并不属于具体的中医病名，但根据其腹痛、腹泻、黏液脓血便等临床症状特征，可将本病划分在中医内科学中的“痢疾”“久疾”“腹痛”“肠风”“泄泻”“肠澼”等范畴。虽然病证名称不一，对该病的认识各医家也各有见解，但其根本病机离不开五脏功能失常及湿、热、痰、毒等病理因素的产生。

（一）溃疡性结肠炎的病因病机

UC 病位在大肠，与脾、肝、肺、肾功能失调相关。中医学认为，此病为本虚标实证，脾虚失运是其发病基础，贯彻疾病始终，感受外邪、饮食不节（洁）、情志失调常常是其诱发因素。标实为湿热、毒邪、瘀血、热毒、痰浊、气滞等。活动期多属实证，主要病机为湿热蕴肠，气血不调，而重度以热毒、瘀热为主，反复难愈者应考虑痰浊血瘀的因素。缓解期多属虚实夹杂，主要病机为脾虚湿恋，运化失健。

（二）溃疡性结肠炎的辨证分型

目前UC的辨证分型国内尚未统一，现参照《溃疡性结肠炎中西医结合诊疗指南》（2023年5月）拟定以下证型。

1. 湿热蕴肠证

主症：①腹痛或腹泻；②便下黏液脓血；③里急后重或肛门灼热。

次症：①身热；②口干口苦，或口臭；③小便短赤。

舌脉：舌红，苔黄腻，脉滑数。

证型确定：主症和舌象必备，加次症2项以上，参考脉象。

2. 热毒炽盛证

主症：①便下脓血或血便，量多次频；②发热。

次症：①腹痛；②里急后重；③腹胀；④口渴；⑤烦躁不安。

舌脉：舌红，苔黄燥，脉滑数。

证型确定：主症和舌象必备，加次症2项以上，参考脉象。

3. 浊毒内蕴证

主症：①大便脓血并重；②黏腻，排便不爽；③里急后重。

次症：①口干口苦，或口黏腻；②头身困重；③面色晦滞；④腹痛；⑤小便短赤不利。

舌脉：舌质红，苔白厚腻，脉弦滑。

证型确定：主症和舌象必备，加次症2项以上，参考脉象。

4. 脾虚湿蕴证

主症：①腹泻，夹有不消化食物；②大便稀溏，伴少量黏液或脓血；③脘腹胀满。

次症：①肢体倦怠，神疲懒言；②腹部隐痛；③食少纳差。

舌脉：舌质淡胖或有齿痕，苔白腻，脉细弱或濡缓。

证型确定：主症和舌象必备，加次症2项以上，参考脉象。

5. 寒热错杂证

主症：①下痢稀薄，夹有黏冻，反复发作；②腹痛绵绵，喜温喜按；③肛门灼热。

次症：①四肢不温，畏寒怕冷；②口渴不欲饮；③饥不欲食。

舌脉：舌质红或淡红，苔薄黄，脉弦或细弦。

证型确定：主症和舌象必备，加次症2项以上，参考脉象。

6. 肝郁脾虚证

主症：①情绪抑郁或焦虑不安，常因情志因素诱发大便次数增多；②大便稀烂或黏液便；③腹痛即泻，泻后痛减。

次症:①胸胁胀闷,喜叹息;②纳差腹胀;③肠鸣、矢气较频。

舌脉:舌质淡红,苔薄白,脉弦或弦细。

证型确定:主症和舌象必备,加次症 2 项以上,参考脉象。

7. 瘀阻肠络证

主症:①腹痛拒按,痛有定处;②下利脓血,血色暗红或夹有血块。

次症:①面色晦暗;②腹部有痞块;③胸胁胀痛;④肌肤甲错;⑤泻下不爽。

舌脉:舌质暗红,有瘀点、瘀斑,脉涩或弦。

证型确定:主症和舌象必备,加次症 2 项以上,参考脉象。

8. 脾肾阳虚证

主症:①久泻不止,大便稀薄;②夹有白冻,或伴有完谷不化;③甚则滑脱不禁。

次症:①腹胀;②食少纳差;③腹痛喜温喜按;④形寒肢冷;⑤腰酸膝软。

舌脉:舌质淡胖,或有齿痕,苔薄白润,脉沉细。

证型确定:主症和舌象必备,加次症 2 项以上,参考脉象。

(三)溃疡性结肠炎的中医治疗

1. 中药汤剂治疗

(1)湿热蕴肠证:

治法:清热化湿,调气和血。

推荐方剂:芍药汤(《素问病机气宜保命集》)加减。

药物组成:芍药、黄芩、黄连、木香、炒当归、肉桂、槟榔、生甘草、大黄等。

加减:大便脓血明显者,加白头翁、地锦草、马齿苋、紫珠等;血便明显,加地榆、槐花、茜草等;大便白冻、黏液较多者,加苍术、薏苡仁等;腹痛较甚者,加延胡索、乌药、枳实;身热甚者,可加葛根、金银花、连翘。

(2)热毒炽盛证:

治法:清热祛湿,凉血解毒。

推荐方剂:白头翁汤(《伤寒论》)加减。

药物组成:白头翁、黄连、黄柏、秦皮等。

加减:血便频多,舌红绛者,可加仙鹤草、紫草、槐花、地榆、牡丹皮等;腹痛较甚者,加徐长卿、白芍、甘草等;高热者,加水牛角粉、栀子、金银花等;汗出肢冷、脉微细者,静脉滴注参附注射液或生脉注射液。

(3)浊毒内蕴证:

治法:清热解毒,避秽化浊。

推荐方剂:黄连解毒汤(《肘后备急方》)加减。

药物组成:黄芩、黄连、黄柏、栀子等。

加减:有便秘者,加大黄;有吐血、衄血、发斑者,酌情加玄参、生地黄、牡丹皮;肤体发黄者，加茵陈、大黄。

（4）脾虚湿蕴证：

治法：健脾益气，化湿和中。

推荐方剂：参苓白术散（《太平惠民和剂局方》）加减。

药物组成：人参、茯苓、白术、桔梗、山药、白扁豆、莲子肉、砂仁、薏苡仁、甘草等。

加减：便中伴有脓血者，加败酱草、黄连、广木香；腹痛怕凉喜暖者，加炮姜、肉桂；大便夹不消化食物者，加神曲、炒山楂；久泻气陷者，加黄芪、炙升麻、柴胡。

（5）寒热错杂证：

治法：温中补虚，清热化湿。

推荐方剂：乌梅丸（《伤寒论》）加减。

药物组成：乌梅、黄连、黄柏、肉桂、细辛、干姜、党参、当归、制附片、川椒等。

加减：大便稀溏，加山药、炒白术等；久泻不止者，加石榴皮、诃子等；大便伴脓血者，去川椒、细辛，加秦皮、生地榆。

（6）肝郁脾虚证：

治法：疏肝理气，健脾和中。

推荐方剂：痛泻要方（《景岳全书》）合四逆散（《伤寒论》）加减。

药物组成：柴胡、芍药、枳实、陈皮、防风、白术、甘草等。

加减：腹痛痞胀者，加木香、厚朴等；肠鸣、矢气频繁者，加枳实、槟榔等；腹痛隐隐，大便溏薄者，加党参、茯苓、炒扁豆等；胸胁胀痛者，加青皮、香附等。

（7）瘀阻肠络证：

治法：活血祛瘀，温肠止泻。

推荐方剂：少腹逐瘀汤《医林改错》加减。

药物组成：小茴香、干姜、延胡索、没药、当归、川芎、官桂、赤芍、生蒲黄、五灵脂等。

加减：少腹胀甚或冷痛，加香附、乌药；腰酸、膝软乏力，加杜仲、续断、牛膝、桑寄生、巴戟天；身倦乏力短气者，减川芎、五灵脂，加黄芪、白术、党参。

（8）脾肾阳虚证：

治法：健脾温肾，温阳化湿。

推荐方剂：理中汤（《伤寒论》）合四神丸（《内科摘要》）。

药物组成：人参、干姜、白术、甘草、补骨脂、肉豆蔻、吴茱萸、五味子、生姜、大枣等。

加减：腹痛甚者，加白芍缓急止痛。小腹胀满者，加乌药、小茴香、枳实理气除满；大便滑脱不禁者，加赤石脂、诃子涩肠止泻。本方剂可联合中药（黄连、三七、白及、黄芩、败酱草）保留灌肠治疗脾肾阳虚型溃疡性结肠炎。

2. 中成药治疗

（1）湿热蕴肠证：①香连丸。药物组成：黄连、木香。用法用量：口服，每次 3~6g，每日 2~3 次。②虎地肠溶液。药物组成：朱砂七、虎杖、白花蛇舌草、北败酱、二色补血草、地榆（炭）、白及、甘草等。用法用量：口服，每次 4 粒，每日 3 次。③五味苦参肠溶胶囊。药物组成：苦参、地榆、青黛、白及、甘草等。用法用量：口服，每次 4 粒，每日 3 次。

（2）热毒炽盛证：①锡类散。药物组成：牛黄、青黛、珍珠、冰片、壁钱炭等。用法用量：保留灌肠，1.5g 加 100ml 生理盐水，每日 1 次。②康复新液。药物组成：美洲大蠊干燥虫体的乙醇提取物精制而成的一种生物制剂。用法用量：口服，每次 10ml，每日 1 次。

（3）浊毒内蕴证：克痢痧胶囊。药物组成：白芷、苍术、石菖蒲、细辛、荜茇、鹅不食草、猪牙皂、丁香、硝石、白矾、雄黄、冰片。用法用量：口服，每日 2 粒，每日 3~4 次。

（4）脾虚湿蕴证：固本益肠片。药物组成：党参、白术、炮姜、山药、黄芪、补骨脂、当归、白芍、延胡索、木香、地榆、赤石脂、儿茶、甘草。用法用量：口服，每次 8 片，每天 3 次。

（5）寒热错杂证：乌梅丸。药物组成：乌梅肉、黄连、附子（制）、花椒（去椒目）、细辛、黄柏、干姜、桂枝、人参、当归。用法用量：口服，每次 2 丸，每天 1~3 次。

（6）肝郁脾虚证：固肠止泻丸（结肠炎丸）。药物组成：乌梅、黄连、干姜、木香、罂粟壳、延胡索。用法用量：口服，每次 4g，每天 3 次。

（7）瘀阻肠络证：①龙血竭片（肠溶衣）。药物组成：龙血竭。用法用量：口服，每次 4~6 片，每日 3 次。②结肠宁灌肠剂。药物组成：蒲黄、丁香蓼等。灌肠用，取药膏 5g，溶于 50~80ml 温开水中，放冷至约 37℃时保留灌肠，每天大便后 1 次，4 周为 1 个疗程。

（8）脾肾阳虚证：①补脾益肠丸。药物组成：黄芪、党参、砂仁、白芍、当归、白术、肉桂、醋延胡索、荔枝核、炮姜、炙甘草、防风、木香、盐补骨脂、煅赤石脂等。用法用量：口服，每次 6g，每日 3 次。②肠胃宁片。药物组成：黄芪、党参、白术、炙甘草、补骨脂、干姜、当归、白芍、延胡索、木香、砂仁、赤石脂、罂粟壳、儿茶、葛根、防风等。用法用量：口服，每次 4~5 片，每日 3 次。③参苓白术散。药物组成：人参、茯苓、炒白术、桔梗、山药、白扁豆、莲子肉、砂仁、炒薏苡仁、甘草等。用法用量：口服，每日 6~9g，每日 2~3 次。

3. 中医外治

（1）针灸治疗：针灸治疗是中医特色的外治法之一，针灸治疗 UC 疗效甚佳，具有副作用较小、治疗效果持久等优势。其通过刺激特定穴位来调节气血、平衡阴阳，以达到减轻炎症、促进溃疡愈合、改善肠道功能和提高患者生活质量的目的。治疗 UC 常用的针灸穴位有天枢、中脘、大肠俞、脾俞、上巨虚。

（2）中药灌肠：中药灌肠是将药物从肛门灌入，使药物直达病所，更快地消除炎症和促进溃疡愈合，同时能消除药物对上消化道系统的直接刺激，减少了全身的不良反应。一般使用清热解毒、活血化瘀与敛疮生肌类药物。清热解毒类：青黛、黄连、黄柏、白头翁、败酱草等；活血化瘀类：蒲黄、丹参、三七等；敛疮生肌类：珍珠、牛黄、冰片、琥珀、儿茶等。

（3）栓剂：栓剂与中药灌肠原理类似。栓剂纳肛后，在直肠内的适宜温度下溶解在分泌液中，随后药物由直肠黏膜吸收入血并进入体循环。栓剂纳肛法在治疗上具有止痛、消炎、抗菌、润肠等作用，对治疗 UC 积极作用明显。常见配方：①清肠栓。药物组成：青黛、三七、马齿苋、五倍子。②榆白缓释栓。药物组成：苦参、白及、败酱草、地榆、三七、珍珠粉、青黛、血竭。

（4）金汁疗法与粪便微生物群移植：《肘后备急方》记载“有绞汁粪，饮数合至一二升，谓之黄龙汤，陈久者佳”；《本经逢原》阐述“金汁，得土气最久，大解热毒，故温热时行昏热势剧者，用以灌之，下咽其势立减”。在我国古代，金汁便被广泛应用于治疗多种疾病。金汁疗法与粪便微生物群移植（fecal microbiota transplantation，FMT）治疗 UC 的机制与微生态调节剂相近，皆通过重建健康肠道菌群、恢复肠道微生态平衡、减少病原菌滋生，从而降低肠道炎症。现代的 FMT 与古代的金汁疗法相似，均是将处理过的粪便移植至人体以达到治疗目的。

（5）脐疗：中医称脐为“脐中”“神阙穴”“维会”，认为脐通全身经脉，与人体器官普遍联系，敷药于脐刺激穴位，可以循经络达病所，发挥药效，起到治疗作用。

（四）溃疡性结肠炎的治未病指导

近年来，随着生活方式、饮食习惯的改变、人们对本病认识水平的提高，以及肠镜检查的普遍开展，我国的发病率逐渐增加。本病的确切病因目前还尚未明确，一般认为是环境、遗传、情志、微生物和免疫等多种因素综合作用的结果。溃疡性结肠炎如果治疗用药不及时，具有转化为癌症的风险。所以溃疡性结肠炎的早发现、早诊断、早治疗，对患者预后发挥着十分重要的作用。

1. 未病先防　未病先防强调应在疾病出现症状之前通过各种措施进行预防，顾护自身正气，抵御外邪。溃疡性结肠炎的病因与感受外邪、饮食不节、情志不调、禀赋不足等密切关联，故对溃疡性结肠炎的预防措施包括以下四个方面。

（1）调整作息，适应环境：尊重昼夜自然变换规律，起居有常，养成规律作息的习惯，适应周围环境的变化，顺应四时环境生活，充养自身正气，增强体质，提高自身抵御外邪的能力。

（2）合理饮食：随着社会的不断发展，人们的饮食条件逐渐改善，食品安全问题的出现，过食辣甘油腻、过食生冷、饮食不洁等会加重胃肠的负担。《素问·痹论》云：“饮食自倍，肠胃乃伤。”饮食不合理致脾胃运化失调，肠络受损，久而久之，溃而成疡。因此，应当注重日常的饮食，按时定量进食，合理搭配荤素，均衡营养，加强食品卫生。腹痛、腹泻的患者，宜食易消化、少渣、高蛋白饮食；避免进食牛奶、海鲜、花生等易产生不耐受的食品；忌食生冷、辛辣等食品。

（3）调节情志：中医强调疾病的发生与情绪有着密切联系。《素问·阴阳应象大论》：“人有五脏化五气，以生喜怒悲忧恐。”说明情志的产生与五脏化生的精气相关。随着脑-肠轴等机制被发现，许多现代研究也表明，情绪与肠道疾病的发生是离不开的。所以调整好自身精神、心理状态，保持心情舒畅，对预防溃疡性结肠炎的发生有着重要意义。

（4）运动锻炼：适当、合理地进行运动锻炼，可增强自身免疫力、提高机体的抗炎能力，避免病邪侵入机体。常见的中医传统运动有八段锦、太极拳、五禽戏等。

2. 既病防变 既病防变，即溃疡性结肠炎的二级预防。溃疡性结肠炎应遵循早发现、早诊断、早治疗的原则。溃疡性结肠炎极易诱发结直肠癌，被公认为是结直肠癌（colorectal cancer，CRC）的癌前病变，结直肠癌的发病是经典的炎癌转化过程。

UC 的主要特点是结肠和直肠的表浅且连续的肠道炎症，而长期慢性的肠道炎症是 CRC 发生的高危因素。研究表明，UC 患者的 CRC 发生率比一般人群高 2~3 倍，故防止 UC 向 CRC 转化十分重要。经过一段时间治疗后，毒邪、湿热、血瘀等实邪已退，但正气仍未恢复，脾气虚弱，若复感外邪、饮食失宜、情志失调等，则会导致邪气再度侵袭人体，故此阶段为防治 UC 的核心，主要以补虚为主，祛邪为辅。患者病情逐渐缓解以后，一般以脾虚为主，病久及肾，同时多有肝郁不舒的病机存在，故宜健脾益气，补肾以固本兼疏肝解郁。此时可在健脾的基础上予以祛风药（升麻、葛根、柴胡），补益脾气的同时又能升发脾阳。

对 UC 缓解期的患者，可针刺关元、气海、天枢、大肠俞、三阴交、足三里，达到疏通经络及调理脏腑功能的作用。或者艾灸脾俞（双）、肾俞（双）、足三里（双）活血化瘀，疏通经脉气血。还可用温阳理气药物敷在体表相应穴位，通过药物与经络中穴位共同作用治疗疾病。应嘱咐患者在日常生活中，重视起居及饮食，调畅情志，保持情绪稳定，适当锻炼，注重劳逸结合，可有效减少 UC 反复。

（五）名医对溃疡性结肠炎的经验治疗

唐容川、张锡纯二位医家皆认为痢疾的基本病机在于肝肺郁遏，肝肺气机不通，火热郁于大肠。治疗原则上二者均重视开肺气、清肝火。但唐容川重视肝肺气血失调，治疗上强调调肝理肺，和血行气。张锡纯则重视寒热变化，治疗上注重平调寒热，协理阴阳。

国医大师徐景藩教授认为脾虚生湿，运化失职为病机之本，湿热血瘀，壅滞肠腑为病机之要，土虚木乘，脾病及肾为病机之变，提出临证当以脾为枢，治分“运”“清”“疏”“补”四法，健脾祛湿为先，抑肝温肾并行，清化行瘀兼施。

温病派医家依据温病学说治疗肠道湿热证的过程中，除了常规清热利湿外，还根据湿邪的病理特征及脏腑的生理功能配伍相应药物，如病机为湿邪阻遏气机，酌加桔梗、枳壳等调畅气机之药，使气行则湿化。湿邪多为水液气化运行失常的结果，与肺、脾、肾密切相关，故而临床根据脏腑选用相应药物。风能胜湿，风药性轻扬升散，能将脏腑功能调动起来，因而临床治湿可在常规用药的基础上酌加防风、白芷、羌活、荆芥等风药；湿热留滞中焦，易夹食夹滞，临床在祛湿的基础上可加消食导滞药，如炒麦芽、焦山楂、焦神曲、连翘、木香等。在后期疾病后期还应注意顾护其阴液及阳气。

第四节　胃食管反流病内镜诊治及中医治疗

一、胃食管反流病概述

（一）胃食管反流病的定义

胃食管反流病（gastro-esophageal reflux disease，GERD）是一种由胃、十二指肠内容物反流入食管引起的反流、胃灼热等相关症状和/或并发症的一种疾病，包括食管综合征和食管外综合征。GERD 在临床十分常见，可由肥胖和不良生活、饮食习惯等生活因素诱发，每周至少发作 1 次反流或胃灼热症状。全球患病率约为 13.3%。在美国，GERD 患病率为 15.4%，每年与 GERD 相关的费用估计为 100 亿美元。GERD 患病率呈现地区差异性，欧洲患病率约为 25.9%，而亚太地区约为 7.8%。在我国，流行病学调查结果显示，GERD 患病率为 1.9%~7.0%，并呈现上升的趋势。

（二）胃食管反流病的发病机制

GERD 的发病与年龄、性别、吸烟、使用非甾体抗炎药、肥胖（BMI>30）、低社会经济地位等危险因素相关，其病理生理机制包括食管胃连接部功能与结构障碍、食管清除功能障碍及上皮防御功能减弱等原因造成食管抗反流功能削弱、敏感性增高及黏膜损伤。

1. 抗反流屏障结构与功能障碍　贲门失弛缓症术后、食管裂孔疝、腹内压增高（如妊娠、肥胖、腹水、便秘、呕吐、负重劳累等）及长期胃内压增高（胃排空延迟、胃扩张）等，均可使食管下括约肌功能障碍。

2. 食管清除作用降低　常见于导致食管蠕动异常和唾液分泌减少的疾病，如干燥综合征等，食管清除胃酸的能力下降，从而导致 GERD。

3. 食管黏膜屏障功能降低　长期饮酒、吸烟、刺激性食物或者药物可使食管黏膜抵御反流损害的屏障功能降低。

（三）胃食管反流病的病理表现

反流性食管炎（reflux esophagitis，RE）的组织病理学改变为食管黏膜上皮坏死、炎症细胞浸润、黏膜糜烂及溃疡形成。非糜烂性胃食管反流病（non-erosive gastroesophageal reflux disease，NERD）组织病理学改变：①基底细胞增生；②固有层乳头延长，血管增殖；③炎症细胞浸润；④鳞状上皮细胞间隙增大。当食管远端黏膜的鳞状上皮被化生的柱状上皮替代时，称之为巴雷特食管。

（四）胃食管反流病的临床表现

1. 食管症状

（1）典型症状：反流和胃灼热是本病最常见和典型的症状。反流是指胃、十二指肠内容物在无恶心和不用力的情况下涌入咽部或口腔的感觉，含酸味时称反酸。胃灼热是指胸骨后或剑突下烧灼感，常由胸骨下段向上延伸。反流和胃灼热常发生于餐后 1h，卧位、弯腰或腹内压增高时可加重，部分患者也可发生于夜间睡眠时。

（2）非典型症状：主要有胸痛和吞咽困难或胸骨后异物感。胸痛：由反流物刺激食管引起，发生在胸骨后，严重时表现为剧烈刺痛，可放射至心前区、后背、肩部、颈部、耳后，有时酷似心绞痛，伴或不伴反流和胃灼热。GERD 是非心源性胸痛的常见病因之一，对于不伴典型反流和胃灼热的胸痛患者，应先排除心脏疾病后再进行 GERD 的评估。吞咽困难或胸骨后异物感：可能是由食管痉挛或功能紊乱所致，呈间歇性，进食固体或液体食物均可发生，少数患者吞咽困难由食管狭窄引起，呈持续或进行性加重。

2. 食管外症状 由反流物刺激或损伤食管以外的组织或器官引起，如咽喉炎、慢性咳嗽、哮喘和牙蚀症。对于病因不明、反复发作的上述疾病患者，特别是伴有反流和胃灼热症状，应考虑是否存在 GERD。少部分患者以咽喉炎、慢性咳嗽或哮喘为首发或主要表现。严重者可发生吸入性肺炎，甚至出现肺间质纤维化。部分患者诉咽部不适，有异物感或堵塞感，但无吞咽困难，称为癔球症，目前也认为与 GERD 有关。

3. 并发症

（1）上消化道出血：食管黏膜糜烂及溃疡可导致呕血和/或黑便。

（2）食管狭窄：食管炎反复发作可引起纤维组织增生，最终导致瘢痕狭窄。

（3）巴雷特食管：亚太地区患病率为 0.06%~0.62%，有恶变为腺癌的倾向。

（五）胃食管反流病的诊断依据

1. 胃镜 是诊断 RE 最准确的方法，并能判断 RE 的严重程度和有无并发症，结合活检，RE 可与其他原因引起的食管炎和其他食管病变（如食管癌等）相鉴别。胃镜下 RE 分级（洛杉矶分级法，LA）如下。

正常：食管黏膜无破损。

A 级：1 个及以上食管黏膜破损，长径≤5mm。

B 级：1 个及以上食管黏膜破损，长径>5mm，但没有融合性病变。

C 级：食管黏膜破损有融合，但小于 75% 的食管周径。

D 级：食管黏膜破损融合，至少累及 75% 的食管周径。

正常食管黏膜为复层鳞状上皮，胃镜下呈均匀粉红色，当其被化生的柱状上皮替代后呈橘红色，多位于食管胃连接部的齿状线近端，当环形、舌形或岛状病变≥1cm 时，应考虑为巴雷特食管。

2. 24h 食管 pH-阻抗监测 应用食管 pH-阻抗监测系统对患者 24h 食管 pH 及食管下括约肌进行检测，可明确患者是否存在过度酸/碱反流、酸暴露时间、食管阻抗情况等。

3. 高分辨率食管测压 可了解食管动力状态，用于抗反流手术术前评估。

（六）胃食管反流病的西医治疗

1. 药物治疗 除 PPI 制剂外，新型抑酸剂——钾离子竞争性酸阻滞剂（potassium

competitive acid blocker，P-CAB）也是治疗 GERD 的首选药物，单剂量治疗无效可改用双倍剂量。抑酸剂初始治疗有效的 NERD 和轻度食管炎患者可采用按需治疗，PPI 或 P-CAB 为首选药物。使用 PPI 或 P-CAB 停药后症状复发者，可结合 H2 受体阻滞剂等药物进行降阶梯撤药，避免长期依赖；重度食管炎患者通常需要长期维持治疗。

2. 非药物治疗 对于 PPI 等药物治疗不满意的患者，采用内镜下或外科手术治疗。外科腹腔镜胃底折叠术有明确疗效，目前被认为是最好的抗反流外科手术方式；腹腔镜下磁环括约肌增强术在减少反流症状方面明显优于 PPI，但关于磁环括约肌增强术的长期随访研究还不多，有待更强的循证医学证据。消化内镜技术具有操作方便、安全、创伤小的优点。近些年，Stretta 射频、内镜抗反流黏膜切除术（anti-ruflux mucosectomy，ARMS）、内镜下贲门黏膜套扎紧缩术、经口无切口胃底折叠术（transoral incisionless fundoplication，TIF）等已成为临床治疗胃食管反流病的主要治疗方法，其安全性高，短期疗效显著。

二、胃食管反流病内镜诊治要点

抗酸疗法是 GERD 的传统治疗方法，包括质子泵抑制剂（PPI）及 P-CAB，但有研究表明，长期服药后效果下降、停药后症状反弹、20%~40% 的患者对 PPI 治疗无效，以及产生如骨质疏松症、矿物质和维生素缺乏症、艰难梭菌感染的风险、肾功能损害等副作用。而 GERD 的内镜下治疗技术逐渐趋于成熟，已经发展成为 PPI 治疗的替代方案，如 Stretta 射频治疗可考虑用于 PPI 难治性 GERD 患者，并且可能对反流性超敏反应和功能性胃灼热患者起作用。贲门黏膜套扎紧缩术和内镜抗反流黏膜切除术等黏膜切除技术已显示出较好的结果，并具有创伤小、副作用小、疗效显著的特点。使用 Esophy-X 装置和内镜下折叠术（endoscopic plication，GERD-X）装置的内镜胃底折叠术在小食管裂孔疝和高容量反流发作患者中有强有力的证据。每一种内镜技术都旨在改变食管胃连接部（esopjagogastric junction，EGJ）的解剖或生理学，以减少胃食管反流。内镜治疗技术为 GERD 患者提供了一种微创、安全和有效的手术方法。

内镜下治疗目前主要适用人群包括：①常规 PPI 治疗效果不佳，反流症状严重，反复发作者；②贲门括约肌收缩功能障碍者；③难治性 GERD。无论拟行哪种内镜治疗方式，术前均应完善既往 PPI 疗效评估、上消化道内镜检查、食管测压和反流监测。

本部分内容总结了近年来胃食管反流内镜治疗手术的术式及疗效评价、安全性评估的相关进展进行综合叙述，旨在为进一步探索 GERD 的内镜下治疗提供参考，同时为临床医师诊治 GERD 提供新的思路和方案。

（一）胃食管反流病的内镜治疗

1. 射频治疗 射频治疗是利用 Stretta 射频治疗仪及其专用治疗食管导管，在胃镜引导下，将导管的治疗电极置于 EGJ，利用球囊扩张，使电极进入 EGJ 固有肌层，最后将低功率、低温射频能量通过针头传送至肌层进行治疗。射频治疗的机制是在 EGJ 处形成网格化微瘢痕，使食管下段括约肌（low esophageal sphincter，LES）局部增厚而降低顺应性和减少一过性食管下括约肌松弛（transient lower esophageal sphincter relaxation，TLESR），这一点在最初的猪、犬类动物实验模型中已被证实。射频治疗适用于18岁以上、对长期服用PPI药物治疗存在禁忌，且不适宜行外科手术治疗的GERD患者。射频治疗的禁忌证包括：合并巨大的食管裂孔疝（长度>2cm）；合并严重的反流性食管炎（LA分级C、D级）、巴雷特食管；合并严重全身系统性疾病、一般状况较差、不能耐受麻醉等。射频治疗作为目前发展较为迅速的内镜下治疗方法，在国内外的应用开展均较为广泛。当前已有多项研究表明，射频治疗具有较好的疗效和安全性，是GERD首选的内镜下治疗方式之一（图2-17）。

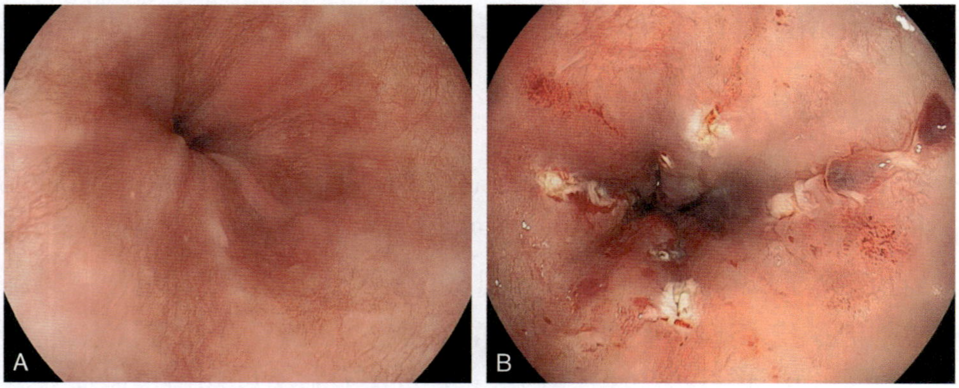

图2-17 内镜下的射频治疗前后胃食管反流病患者食管
A. 射频治疗前患者食管；B. 射频治疗后患者食管

2. 内镜下贲门黏膜套扎紧缩术 内镜下贲门黏膜套扎紧缩术是一种新的治疗GERD的内镜技术。该操作技术首先需将套扎器安装于胃镜前端，经口进入胃底，反转镜身，沿贲门胃底环周密集吸引黏膜，释放套扎环，再退镜沿贲门SCJ密集套扎（图2-18）。内镜下

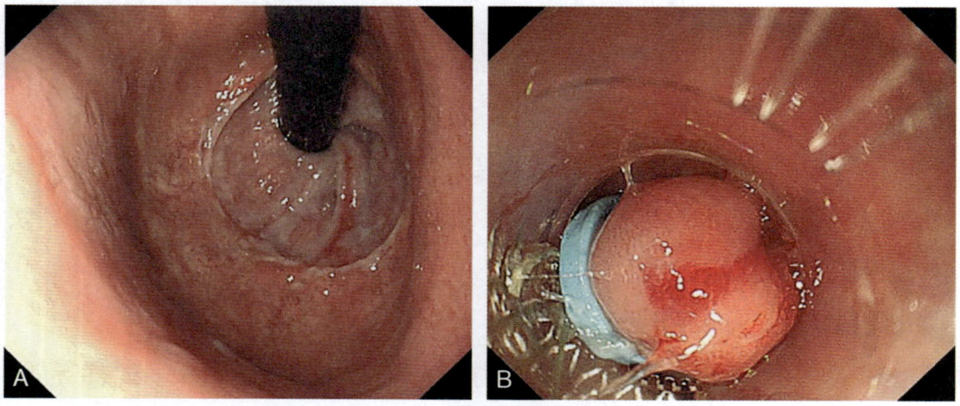

图2-18 内镜下贲门黏膜套扎紧缩术治疗前后胃食管反流病
A. 反转镜身；B. SCJ密集套扎

贲门黏膜套扎紧缩术的原理：通过内镜下环贲门胃底密集套扎，贲门胃底黏膜缺失形成瘢痕，从而增加下食管括约肌的压力，缩小贲门直径，起到防止胃食管反流的效果。现有的临床研究显示，内镜下贲门黏膜套扎紧缩术具有操作简单、费用低廉、手术时间短、安全、创伤小、依从性好、无操作相关的并发症、术后 24h 即可进食、不需要再长期服用药物治疗等特点，有利于临床推广。内镜下贲门黏膜套扎紧缩术的治疗适应证：①耐受胃镜检查；②符合胃食管反流病诊断标准；③内镜下证实贲门松弛，Hill 分级 2~4 级。内镜下贲门黏膜套扎紧缩术的治疗禁忌证：①不能耐受胃镜检查；②食管裂孔直径>3cm；③反流性食管炎 LA-D 级合并食管狭窄；④严重的心功能异常及肺部疾病；⑤孕妇及哺乳期妇女。

3. 内镜抗反流黏膜切除术/抗反流黏膜切除术联合结扎术 ARMS 是基于传统的内镜黏膜下剥离术（ESD）所创的一种新型 GERD 内镜治疗方法。不过现今多采用更加简便的基于内镜下黏膜切除术（endoscopic mucosal resection，EMR）的透明帽法（cap-EMR）。两种方法的机制是相同的，均是对 EGJ 上下长约 3cm 的黏膜进行新月形切除，利用术后瘢痕收缩重建抗反流屏障（图 2-19）。ARMS 作为一种新型的 GERD 内镜治疗技术，在短期内的抗反流效果虽然明显，但是其再次手术率较高且缺乏大样本、术后长期疗效的临床研究。与经口内镜贲门缩窄术（peroral endoscopic cardial constriction，PECC）相似，在现阶段，ARMS 仍是一种短期内的备选治疗方法。ARMS 适用于对 PPI 治疗效果欠佳且不存在滑动食管裂孔疝的 GERD 患者，合并有巴雷特食管、高级别异型增生、食管内腺癌等情

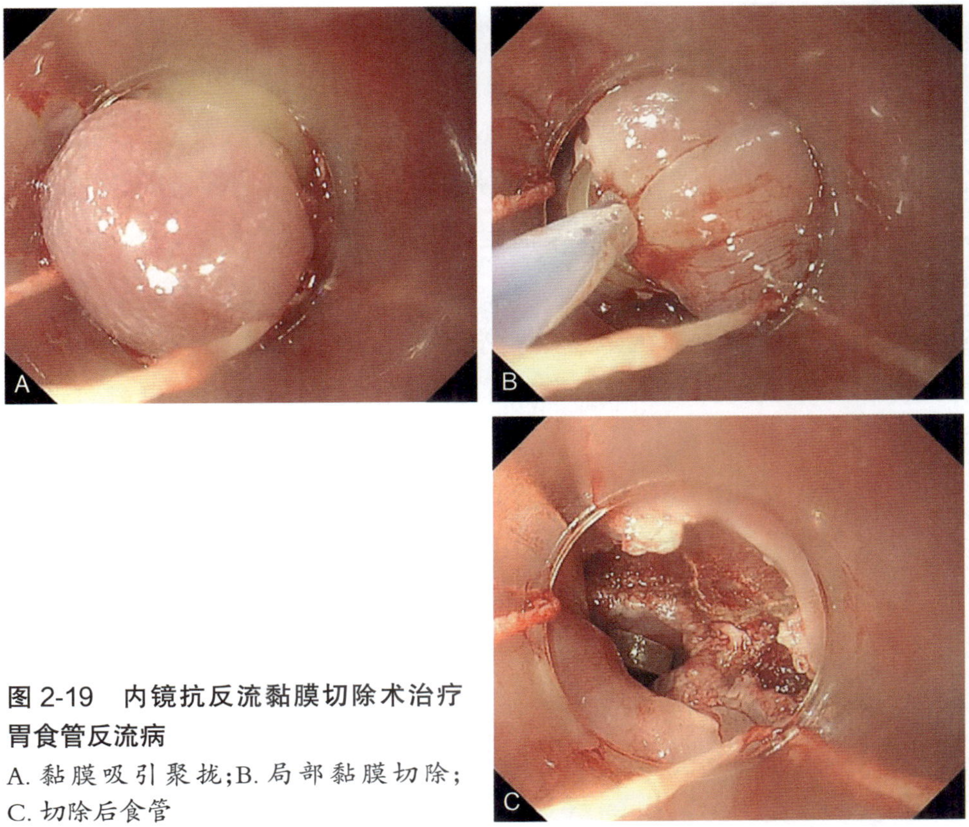

图 2-19 内镜抗反流黏膜切除术治疗胃食管反流病

A. 黏膜吸引聚拢；B. 局部黏膜切除；C. 切除后食管

况也可应用 ARMS 治疗。ARMS 的禁忌证包括合并巨大的滑动食管裂孔疝(长度>2cm)、食管动力性障碍、食管/胃部手术史、严重食管炎、肝硬化、器官功能障碍终末期等。ARMS 适应范围较广,对反流的抑制作用较好,是一项较为有效的治疗手段。目前来看,ARMS 虽然未有严重并发症报道,整体安全性较好,但仍需注意操作的精准度,警惕消化道狭窄等并发症。

对于难治性 GERD 患者,ARMS 也可能由于手术过程中诱导的组织收缩而使 EGJ 变窄,使用 ARMS 联合带结扎术(ARMS-b)将这种技术应用于难治性 GERD 患者。ARMS-b 将 Duette 带结扎装置安装在具有大手术通路(3.8mm)的内镜上。将肾上腺素血清(1/1 000)注射到 EGJ 处的黏膜下层,朝向胃的较小曲率,用带状结扎装置捕获黏膜,并使用六角圈套进行 EGJ 周长的 3/4 分段黏膜切除术。关于 ARMS 联合结扎术的报道较少,远期疗效和安全性仍需进一步的研究证实。

4. 经口无切口胃底折叠术 TIF 目前有两种手术装置,即 Esophy X 装置和 MUSE 装置。Esophy X 装置是指在内镜直视下经口插入胃内,螺旋形牵引针固定 EGJ 后回拉组织至装置内收紧,使得食管下段与胃底紧贴,释放装置头端“H”形加固器固定,在 EGJ 上方形成 2~3cm 的折叠。旋转装置重复固定,直至形成 200°~270°的胃底折叠。而 MUSE 装置是一套整合在内镜上的腔内胃底折叠装置,由内镜摄像头、超声探头和吻合器组成。在内镜摄像头引导下,内镜头于胃内 180°弯曲,将吻合器置于距 EGJ 3cm 处,而后在超声探头引导下,内镜头端的吻合器将胃底与食管下段吻合。两种方式虽然组成装置不同,但是机制均是模仿腹腔镜下胃底折叠术(laparoscopic fudoplication,LF),延长腹段食管长度、重建 His 角而恢复抗反流屏障。内镜下胃底折叠术适用于不宜长期服用 PPI 药物且 EGJ 解剖结构无明显异常、Hill 分级Ⅰ~Ⅱ级的 GERD 患者,禁忌证为合并巨大的食管裂孔疝(长度>2cm)、既往食管手术史、食管底胃静脉曲张等 EGJ 解剖结构异常的情况。内镜下胃底折叠术具有较好的长期疗效及安全性。但因其相关研究的样本量均较少,缺乏高质量的研究,未来还需要更多研究来评估。

5. 内镜下全层折叠术 内镜下全层折叠术是经食管放置 NDO Plicator 胃内折叠系统,在胃镜直视引导下,将 EGJ 的组织全层牵引至折叠器内,进行透壁缝合并结扎部分胃组织,形成浆膜对浆膜的折叠,并且至少需要两次。其目的在于重建 EGJ,从而加强瓣膜机制以防止反流。目前,NDO Plicator 装置对 LES 压力无明显影响,对于抗反流屏障的恢复并未达到 LF 的程度。较早的研究虽证实短期内内镜下全层折叠术在控制反流症状及停药率方面确实有效,但在国内 NDO Plicator 装置尚未见到具体研究,且其术后远期疗效国内外均未见相关报道。而在较早的报道中,内镜下全层折叠术也出现了肺气肿、纵隔气肿、折叠部位穿孔等较为严重的术后并发症。因此,长期以来国内外均不以此方式作为一线 GERD 治疗方式。

6. 内镜下植入或注射法 Enteryx 是一种可生物降解的乙烯-乙烯醇共聚物,用作括约肌填充剂。使用硬化剂针将其直接注射到食管下括约肌中。与 Enteryx 注射有关的严重纵隔损伤的报道越来越多，其中纵隔损伤、脓肿和穿孔的病例很多。此外，据报道，有意外注射到主动脉及将 Enteryx 聚合物栓塞到远端器官的情况，目前已退出市场。继 Enteryx 下市后，欧洲的聚丙烯腈水凝胶小条法（gatekeeper 法）和美国的碳涂层的氧化锆珠法（durasphere 法）逐渐进入 GERD 黏膜下注射的治疗行列，gatekeeper 法的多中心实验因严重并发症而叫停，尽管注射法能够改善 GERD-Q 评分及 Demeester 评分。近年来，原广泛用于泌尿、整形科的聚甲基丙烯酸甲酯法（PMMA 法）用于 GERD 治疗的有效性及安全性持续的研发当中，它与周围巨噬细胞的互相作用后形成胶原和纤维组织的包绕可能是它获得持久疗效原因之一。

（二）胃食管反流病的外科腹腔镜治疗

1. 腹腔镜下胃底折叠术　应用腹腔镜和机器人辅助胃底折叠术的目的是构建抗反流的折叠瓣膜屏障，减少胃内容物反流，恢复 EGJ 的抗反流结构，并尽可能地恢复其抗反流功能，进而达到良好的抗反流效果。EGJ 是目前主要的抗反流术式。1991 年，文献报道世界首例腹腔镜 Nissen 胃底折叠术，这标志着抗反流手术进入微创外科时代。目前，临床上常用的抗反流术式包括 Dor（180°）、Toupet（270°）、Nissen（360°）胃底折叠术。多中心研究结果显示，腹腔镜下胃底折叠术治疗 GERD 安全有效。但也有研究结果发现，行 Nissen 胃底折叠术患者术后腹胀、吞咽困难的发生率较高。另一项研究数据显示，不同折叠方式的抗反流效果及并发症发生率相当。总之，Dor 和 Toupet 胃底折叠术的抗反流效果及术后并发症发生率可能相对较低，但其 GERD 复发率高于 Nissen 胃底折叠术，适用于食管蠕动功能异常、食管下括约肌压力正常或偏高、合并吞咽困难的患者。外科医师术前应对患者仔细评估，根据患者的具体情况制定个体化治疗方案。

2. 腹腔镜下磁珠置入术　腹腔镜下磁珠置入术是指经腹腔镜在 EGJ 置入磁性括约肌增强器，通过磁珠间相互吸引的磁力增强食管括约肌的压力，阻止食管下括约肌松弛，进而达到 EGJ 抗反流的目的。主要适用于 GERD 症状持续时间>6 个月、De-Meester 评分>14 分、对 PPI 反应良好、反流性食管炎（LA 分级 A 或 B 级）、无巴雷特食管的患者。2012 年，美国食品药品监督管理局（FDA）批准磁性括约肌扩张手术应用于临床，近万例临床数据显示，磁性括约肌扩张手术治疗 GERD 安全有效，且术后并发症发生率低，并且具有手术操作简单、缩短患者住院时间、减少患者住院费用等优点，迅速在欧美地区广泛开展。研究结果发现，磁性括约肌扩张手术与 Nissen 胃底折叠术在 GERD 症状缓解率、GERD 健康相关生活质量评分、吞咽困难发生率方面相近。但也有研究结果发现，其术后出现吞咽困难、装置侵蚀食管、持续反流等并发症。因此，仍有待于未来进一步验证临床疗效。

3. 腹腔镜下留置电刺激器　腹腔镜下留置电刺激器指腹腔镜下在食管下段括约肌（low esophageal sphincter，LES）处置入双电极脉冲式刺激器，通过电刺激 LES，增加其收缩的频率、张力，达到治疗 GERD 的目的。目前仍缺乏将该方法与胃底折叠术对比分析的验证。

三、胃食管反流病的中医治疗

（一）中医病名

胃食管反流病（GERD）是一种常见的消化系统疾病，其主要特征是胃内容物反流入食管，引起一系列症状，包括反酸、烧心、胸骨后烧灼痛、咽部异物感等，可将其归属于中医的“吐酸”“吞酸”“梅核气”等范畴。

（二）病因病机

其病位在食管和胃，与肝、胆、脾、肺等脏腑密切相关。情志不畅、思虑太过；饮食不节、烟酒无度；胆热犯胃，以及脾胃虚弱、禀赋不足等为主要病因。脾胃虚弱、禀赋不足是 GERD 的发病基础；胃失和降，胃气上逆是其基本病机。气郁日久，化火生酸，肝胆邪热犯及脾胃。脾胃虚弱，升降失调，则中虚上逆；胸阳不振，清气不升，浊阴上逆，痹阻胸膈。或脾虚生湿，湿郁日久生热。脾虚痰凝，气机不利，痰气郁阻胸膈。胃气上逆，肺失宣肃，则咳喘气逆。热邪日久伤津耗液，则胃阴不足。本证有寒有热，以热证多见，病理因素有虚有实，虚责之气虚、阴虚，实责之痰、热、湿、郁、气；属虚者责之于脾。本病病机特点：一为逆，二为热，三为郁。

（三）中医治疗

1. 治则治法

GERD 的中医治疗应当根据证型辨证施治，本病基本病机为胃失和降，胃气上逆，所以，治疗总以和胃降逆为基本法则，根据其虚、实分治，实则泻之、虚则补之。补虚重在益气健脾、滋养胃阴；泻实则视具体证候，分别施以疏肝泄热、清化胆热、活血化瘀、行气开郁化痰、通阳宣痹、清化湿热之法；胃食管反流病的治疗包括“治酸”和“治反”两种策略，中医应该遵循治病求本的原则，以“治反”作为主要策略，通过健脾胃以降逆气，不仅能改善症状，还可以实现临床治愈。轻度胃食管反流病，可单纯用中医治疗；对于重度反流性食管炎（LA 分类：C、D 级）及 GERD 患者可进行中西医结合治疗，西药为主，中药为辅。

2. 辨证治疗

（1）肝胃郁热证：

症候特点：烧心反酸、胸骨后灼痛、胃脘灼痛、脘腹胀满、嗳气或反食、易怒、易饥。舌红，苔黄，脉弦。

治法：疏肝泄热，和胃降逆。

推荐方剂：柴胡疏肝散合左金丸加减。

柴胡疏肝散由柴胡、陈皮、川芎、香附、枳壳、白芍、甘草组成，左金丸由黄连、吴茱萸组成，前方偏于疏肝理气，后方偏于清泻肝火。反酸明显者，加海螵蛸、浙贝母以制酸和胃；

烧心重者，加珍珠母、玉竹；腹满便实者，加枳实、厚朴以下气除满。

（2）胆火上逆证：

症候特点：口苦咽干，烧心，胁肋胀痛，胸背痛，反酸，嗳气或反食，心烦失眠，易饥。舌红，苔黄腻，脉弦滑。

治法：清化胆热，降气和胃。

推荐方剂：小柴胡汤合温胆汤加减。

小柴胡汤由柴胡、党参、黄芩、半夏、生姜、大枣组成，温胆汤由竹茹、枳实、陈皮、茯苓、甘草组成。口苦、饥嘈明显者，加龙胆、焦山栀、香附、夏枯草、焦栀子以清肝利胆；津伤口干甚者，加沙参、麦冬、石斛、桑叶以养阴生津。

（3）气郁痰阻证：

症候特点：咽喉不适如有痰梗，胸膺不适，嗳气或反流，吞咽困难，声音嘶哑，半夜呛咳。舌苔白腻，脉弦滑。

治法：行气开郁，降逆化痰。

推荐方剂：半夏厚朴汤加减。

半夏厚朴汤由半夏、厚朴、茯苓、紫苏叶、生姜组成。咽痛、清嗓者加射干、桔梗、甘草以清喉利咽；咳嗽、咯痰者加桔梗、紫菀、浙贝母以宣肺止咳；气逆喘急者加麻黄、射干、细辛以宣肺平喘、温肺化饮；痰气交阻明显，加紫苏子、白芥子、莱菔子以行气化痰。

（4）胸阳不振证：

症候特点：胸骨后疼痛不适，胸骨后梗阻感，反酸，胃脘隐痛，大便干结或不畅，腹部胀满不适，气向上冲逆，怕冷，舌淡，苔白，脉弦滑。

治法：通阳宣痹，降气化痰。

推荐方剂：枳实薤白桂枝汤（瓜蒌薤白桂枝汤）合小陷胸汤加减。

枳实薤白桂枝汤由瓜蒌、薤白、枳实、厚朴、桂枝组成、小陷胸汤由瓜蒌、半夏、黄连组成，前方重在通阳理气；后方以宽胸化痰为主；胸痛甚且有血瘀者，加丹参、降香、砂仁（后下）以宣通食管、降逆化瘀；胃脘疼痛明显者，加延胡索，川楝子以行气止痛。

（5）中虚气逆证：

症候特点：反酸或泛吐清水，嗳气或反流，胃痞胀满，食欲不振，神疲乏力，大便溏薄。舌淡，苔薄，脉细弱。

治法：益气健脾，和胃降逆。

推荐方剂：六君子汤合旋覆代赭汤加减。

六君子汤由党参、法半夏、甘草、陈皮、白术、茯苓组成，旋覆代赭汤由党参、旋覆花（包煎）、赭石（先煎）、半夏、大枣、生姜、甘草组成。前者重在益气健脾，后者偏于化痰降逆和胃。嗳气明显者，加丁香、柿蒂以降气和胃；大便溏薄甚者，加炒白扁豆、炒薏苡仁、山药以健脾止泻。嗳气者加砂仁、豆蔻。

（6）脾虚湿热证：

症候特点：餐后反酸，饱胀，胃脘灼痛，胸闷不舒，不欲饮食，身倦乏力，大便溏滞。舌淡或红，苔薄黄腻，脉细滑数。

治法：清化湿热，健脾和胃。

推荐方剂：黄连汤加减。

黄连汤由黄连、干姜、桂枝、党参、法半夏、甘草、大枣组成。大便溏滞严重者，加炒枳壳、黄芩、茯苓以行气化湿；胃脘灼痛甚者，加吴茱萸、煅瓦楞子（先煎）、海螵蛸以制酸和胃；胸中烦热者，加焦栀子、淡豆豉以清热除烦。

（7）胃阴不足证：

症候特点：烧心，饥而不欲食，口干舌燥，食后饱胀，大便干燥。舌质红，少苔或无苔，脉细数。

治法：滋养胃阴，和胃降逆。

推荐方剂：益胃汤加减。

益胃汤由生地黄、麦冬、沙参、玉竹、砂仁（后下）组成。烧心、食少明显者，加煅瓦楞子、神曲以制酸和胃，消食导滞。

3. 辨证要点

（1）辨脏腑：初起多为肝气郁滞，常因情志不遂诱发，日久化热，邪热犯胃，则肝胃郁热。肝气郁滞，则胆腑郁热，胆热犯胃，可见口苦咽干、心烦失眠。后期脾胃虚弱，见反酸或泛吐清水，食欲不振，神疲乏力，大便溏薄，或热邪伤津耗液，则胃阴不足，可见饥而不欲食，口干舌燥。

（2）辨寒热：初病以实热为主，湿、痰、热互结导致气机升降失调，胃气挟酸上逆，可见反酸烧心、口苦咽干、烦躁易怒、苔腻等；后期久病迁延，耗伤正气，或本素体亏虚、禀赋不足均可引起脾胃虚弱，日久可致虚寒内生，在泛酸主寒方面，明代张景岳在《景岳全书》中的论述最为详细，他认为：脾胃虚寒嘈杂者，必多吞酸，或兼恶心，此皆脾虚不能运化滞浊而然，勿得认为火证，妄用寒凉等药。他还强调：此宜随证审察，若无热证热脉可据，而执言湿中生热，无分强弱，惟用寒凉，则未有不误者也。如临证辨证为虚寒证，以泛吐清水、神疲乏力、大便稀薄，怕冷等，可予以六君子加减治疗。

（3）辨虚实：本病在实有气滞、邪热、痰结、湿热之变，在虚有气虚、阴虚之别，气滞化热可见胁肋部胀满，舌红，苔黄，脉弦。热邪郁久致胆腑化热可见口苦咽干、烦躁失眠，苔黄腻。痰阻则咽喉不适如有痰梗，苔白腻。湿热证可见胃脘灼痛，胸闷不舒，身倦乏力。后期热邪伤津耗液，则胃阴不足，可见饥而不欲食，口干舌燥。中虚气逆则可见吐清水，食欲不振，神疲乏力，大便溏薄。

（4）辨气血：初病在气，可见气滞、气虚，气滞可由脾胃气郁失其升降，肝气郁失其条达导致，可见胃脘部胀满，情志不畅加重，气虚可见泛吐清水，神疲乏力气短、大便稀薄，舌淡脉弱。在血者，疼痛部位固定不移，痛如针刺，舌质紫暗或有瘀斑，脉涩，但血瘀由气滞、气虚而致，临诊在行气、补气健脾的基础上酌加丹参饮。

4. 中成药治疗

（1）舒肝和胃丸：柴胡、醋香附、佛手、郁金、木香、乌药、陈皮、焦槟榔、莱菔子、白芍、白术等。具舒肝解郁，和胃止痛之功。适用于肝胃不和证。一次 9g，一日 2 次，冲服。

（2）气滞胃痛颗粒：柴胡、延胡索（炙）、枳壳、香附（炙）、白芍、甘草（炙）。具疏肝理气，和胃止痛之功。适于肝气犯胃证（肝郁气滞）。5g/次，3 次/d，冲服。

（3）荆花胃康胶丸：水团花、土荆芥。具有理气散寒，清热化瘀的功效，用于寒热错杂证型，每次 2 粒，每天 3 次，冲服。

（4）达立通颗粒：柴胡、枳实、木香、陈皮、清半夏、蒲公英、山楂（炒焦）、焦槟榔、鸡矢藤、六神曲。具清热解郁，和胃降逆，通利消滞之功。适用于肝胃郁热证。6g/次，3 次/d，饭前冲服。

（5）越鞠丸类：香附（醋），川芎，栀子（炒），苍术（炒），六神曲（炒）。具有疏肝解郁、理气宽中，消痞之功，适用于气郁痰阻证。6~9g/次，2 次/d，口服。

（6）左金丸：黄连，吴茱萸。具泻火，疏肝，和胃，止痛之功。适于肝胃郁热证。3~6g/次，2 次/d，口服。

5. 当代名家经验

当代名家对 GERD 的病因病机及治疗有自己独特的见解，但主以降逆和胃、疏肝泄热为主要治疗原则。

（1）徐景藩：认为反流当属胃气上逆，以“气郁”为先导，由气郁而致郁热、痰聚、血瘀。临床辨证常分为气郁证、肝胃郁热证、痰气交阻证、气滞血瘀证四型，辨证的基础上予以润燥、升降、宣通的施治原则及方药配伍，气郁证，常用桔梗配枳壳、沉香配升麻、杏仁配瓜蒌、竹茹配刀豆壳、桔梗配怀牛膝、木蝴蝶配柿蒂。阴虚或血虚证，常用麦冬、玉竹、北沙参、生地黄、石斛、苦杏仁等，兼血虚者，用当归、白芍、枸杞子、何首乌、桑椹等润之。气滞、痰瘀之痹阻，除理气、化痰、化瘀三法外，常用娑罗子、橘络、通草、威灵仙、王不留行等宣通之品。

（2）魏玮：认为禀赋不足，脾胃虚弱为发病基础，基本病机为“胃失和降，胃气上逆”。“滞、郁、瘀、虚”是 GERD 的四大重要病机，并予以通滞、解郁、化瘀、补虚治疗，临证之时根据患者具体的病情特点有所加减，配合对患者的健康宣教，使气机复常，血脉流通，脾胃强健，则反酸自除。临床常以半夏泻心汤、旋覆代赭汤辛开苦降，理气行滞。选用玫瑰花、合欢花、白梅花、郁金疏肝解郁、条畅情志；加入丹参、肿节风与连翘配伍祛瘀止痛，活血通经。选用太子参、生姜、大枣以温中健脾，益气补虚为主。

（3）田旭东：提出“痰气相关”分期论治，认为“痰气”是本病发生的重要因素，脾胃之气由盛转衰是本病病机变化的实质。气机失调导致津液的输布失常、排泄障碍，以致津液在体内停留，从而内生痰浊。痰饮停滞，阻滞经脉腠理，使经气不利，而致气机上逆。早期病在气分，病机属邪实气逆，病性以标实为主。谨遵“实则泻之，热则寒之，寒则热之”的治疗原则，清肝胆湿热，降胃气上逆，选方以柴胡疏肝散、丹栀逍遥散为主。中期病在表里之间，病机属痰气互结，病性以本虚标实为主。遵循“病痰饮者，当以温药和之，治痰先治气，气顺痰自消”，痰气并治，理气化痰，方选半夏厚朴汤、厚朴温中汤。后期则脾胃两虚，多为胃阴亏虚致虚火上逆，脾虚不运致阴火上逆，病机属气虚而逆，病性以本虚为主，遵循“虚则补之”之原则，健脾理气，滋养胃阴，和胃降逆，方选六君子汤、叶氏养胃汤。

（4）朱生樑：认为“逆、热、郁”是胃食管反流病的病机。以“逆”为病机的证型有气虚痰逆、阴虚气逆、脾伤饮逆、肝寒浊逆等4型，旋覆代赭汤、麦门冬汤、苓桂术甘汤、吴茱萸汤等方分别治之；以“热”为病机的证型有热郁胸膈、上热下寒等2型，栀子豉汤、黄连汤等方分别治之；以“郁”为病机的证型有邪郁少阳、痰（水）气互阻、痰热互结、阳微阴弦等4型，小柴胡汤、半夏厚朴汤（射干麻黄汤）、小陷胸汤、枳实薤白桂枝汤等方分别治之。应用仲景学说的相关思想可以指导胃食管反流病的治疗。认为难治性胃食管反流病胸痛当从结、郁、虚论治，以结（胸阳不振，邪结在胸）为核心病机，郁（肝木失疏，气郁上逆）为重要成因，虚（阴阳两虚，胃失和降）为发病基础。提出通补结合，以平为期的治疗原则。

6. 中医特色治疗

（1）针刺：目前国内针刺治疗胃食管反流病常选用任脉、胃经、督脉三条经脉，最常用的腧穴分别为中脘、足三里、胃俞、内关、公孙；常用腧穴聚类分析可分为三大类，第一类为督脉的神道和至阳穴，督脉为“阳脉之海”，总督一身阳气，循行于后背正中，和足阳明胃经相交于大椎，针刺督脉穴位可调动激发一身阳气，促进脾胃阳气的生长和升发。从气机角度出发，督升任降，脾胃升降失衡致疾病发生的关键病机在于任督二脉经气升降交会失衡，并且这种经气升降交会失衡常会导致上消化道动力的障碍；第二类为天枢、关元、下脘、上脘、心俞、三阴交、期门和太冲；第三类为公孙、阳陵泉、胃俞、足三里、内关和中脘。配穴以俞募配穴为主，募合配穴为辅。

（2）穴位注射：采用穴位注射法治疗危急重症患者、长期卧床GERD患者中应用更为广泛。目前主要采用的药物包括黄芪注射液、半夏泻心汤、维生素B_{12}等。黄芪注射液穴位注射联合中药内服疗治疗GERD，能有效改善患者反酸、烧心、胸骨后灼痛等临床不适症状，减少不良反应、降低复发率。加味半夏厚朴汤联合穴位注射治疗非糜烂性胃食管反流病，相较于早晚服用奥美拉唑胶囊效果突出，总有效率更高，且能有效改善患者症状。

（3）艾灸：

1）热敏灸：热敏灸（即用艾条在患者内关、梁丘、足三里、中脘、公孙、神阙、脾俞、胃俞、列缺、尺泽等采用回旋灸、雀啄灸、温和灸)。联合质子泵抑制剂可以有效缓解 GERD 引起的咳嗽症状,减轻咳嗽的频率及程度。

2)麦粒灸法:常选用背俞穴如脾俞、胃俞、肝俞等,消毒皮肤后将凡士林涂抹于患者穴位上,选用陈艾绒,用拇、食、中指指端轻揉艾绒将其搓成麦粒大小,轻按压于穴位上点燃,以穴位局部热感明显而不起水疱为度。麦粒灸联合补中降逆汤治疗中虚气逆型 GERD 相较于口服艾司奥美拉唑肠溶片有效率更高,症状缓解更明显。

(4)穴位贴敷:穴位贴敷法操作方便,临床疗效确切,在 GERD 的治疗中应用较为广泛。背俞穴穴位贴敷(取肝俞、胆俞、脾俞、胃俞、三焦俞、中脘、膈俞等)配合中药治疗后可显著提高 GERD 患者的胃泌素水平、胃蛋白酶原Ⅰ、胃蛋白酶原Ⅱ,并改善患者的临床症状。穴位贴敷有助于提高难治性胃食管反流病瘀热互结证的疗效,显著减轻胃反流症状,改善患者生活质量。

7. 预防调护

(1)情志调畅:情绪压力可以刺激自主神经系统的反应,引起胃酸分泌增加和食管下括约肌的松弛,导致胃酸倒流,情绪波动也可以影响消化道内微生物群的平衡,从而改变肠道屏障的功能。GERD 患者往往存在一定程度的情志失调、肝气郁结,因此保持心情舒畅对于防治本病尤为重要。宜在 GERD 的科普宣教基础上,积极疏导患者正确认识疾病、如何面对疾病并调整心态,树立健康积极、乐观向上的心态,建立正确的疾病观和疾病管理理念。

(2)饮食禁忌:饮食宜清淡,少食肥甘厚腻、油炸、辛辣刺激、生冷之品。肥甘厚腻指非常油腻、甜腻或具有味道浓郁的食物。如高脂肪饮食奶油刺激内源性胆囊收缩素的释放,易引起下食管括约肌的松弛。甜食易聚湿生痰,加重反酸,包括点心、奶茶、糖果、蛋糕、巧克力、咖啡等饮料。“生冷”指未经过烹饪处理的饮食或寒凉性的水果蔬菜等。尤其是蔬菜、柑橘类水果,如橘子、橙子等,易导致胃反酸,脾胃虚寒者建议少吃,此外生冷饮食会刺激患者的肠胃,产生胃肠道痉挛,产生胃食管反流的现象;此外胃喜润而恶燥,“油炸”食品易破坏胃黏膜屏障,因不易消化、在胃内停留时间长而引起反流。过食“辛辣”,会刺激黏膜产生炎症,引起胃火偏盛、胃阴亏耗,从而出现烧心不适;过烫、过硬,以及寒凉食物均可引起反流或食管黏膜损伤。另外,还需注意少食多餐,避免过饥过饱,少食及不食容易产气的食物,如土豆、牛奶,这些食物容易加重反酸现象。

(3)生活起居调摄:注意戒烟限酒、适当运动、作息规律,减肥、睡前抬高床头。烟酒可减弱食管黏膜的防御能力,可加重反流症状;适当运动、作息规律、避免熬夜与过度劳累,可以增强体质与免疫力,促进食管和消化道的蠕动,增强食管抗反流屏障功能;运动还能减肥,降低腹内压从而减弱酸反流。睡前少食或禁食、抬高床头 15~20cm 以减少夜间反流的频率,此外保持心情愉悦也是必要的生活调摄手段。

(4)用药指导:辨证正确,若药性相反,则反倒会加重其症状,中医辨证治疗中,若以反酸为主症，则应减少使用酸味和甘味中药饮片；若兼服西药，则避免服用可降低食管下端括约肌张力的药物，如氨茶碱、硝苯地平。若治疗期间合并其他疾病，则应尽量避免服用非甾体抗炎药，如阿司匹林、布洛芬等，会损害胃黏膜保护层，增加胃食管反流病治疗失败的风险。

鉴于胃食管反流病临床表现的复杂性，应采取辨病与辨证相结合的诊疗模式，必须借助西医的检查手段如胃镜、pH 检测、食管测压等明确诊断，并完善相关检查排除冠心病、咽炎、支气管哮喘等疾病。再抓住主要证候特点，进行中医辨证施治。中医治疗的前提要基于病机采取治本之策，胃主受纳，以降为顺；脾主运化，以升为健，脾胃升清降浊失调，会使胃中浊气上逆发病，应通过健脾胃以降逆气去“治反”，从而达到治愈疾病的疗效。首先要明确疾病的病位，若表现为烧心反酸、脘腹胀满、易怒、易饥等症状，病位在肝与胃，为肝胃郁热证。若郁热到胆犯胃，可见口苦咽干、心烦失眠。若病位在脾胃虚弱，可见反酸或泛吐清水，食欲不振，神疲乏力，大便溏薄等症状，最新指南中肝胃郁热与中虚气逆都可见反酸，若根据中医五脏对应五味的理论，酸为肝之味，见到反酸直接定位到肝，是不恰当的。其次要辨病性，从传统中医理论出发，反酸烧心很容易被辨为热性，最新的中医指南也将肝胃郁热证、胆火上逆证排在前两位，对初学者及西医易造成误导，相反临床上中虚气逆或脾胃虚寒导致的反流更多见，因中虚气逆或脾胃虚寒而中土脾胃腐熟无力，水谷停滞于中焦，甚则逆而上行，现代多认为酸在胃里是常态，其本身并无寒热之分，无病位之别。最后也要重视非药物治疗，临床应用以针灸最广。针灸可以通过刺激穴位调整脏腑的失衡状态，调节胃肠道动力，常取天枢、关元、足三里等穴位。

中医药治疗 GERD 的优势主要表现在多成分多靶点作用，基于整体观念与辨证论治的理论选方遣药，以及结合中医特色疗法可以明显提高整体有效率，缩短治疗疗程，减少不良反应。胃食管反流病发病涉及食管下段括约肌（LES）结构障碍，食管清除功能减弱，肥胖和不良饮食习惯等削弱食管抗反流功能，食管高敏感性及免疫因素介导所致食管黏膜损伤等多个方面，单一药物作用有限。中医药复方成分复杂，具有多靶点的作用特点，可以通过适度抑制胃酸、调节相关胃肠激素改善 LES 压力、增强食管蠕动、促进胃排空及抑制食管黏膜等炎性因子水平进而缓解 GERD 反流症状。此外胃食管反流有弱酸反流、弱碱反流、气体反流、混合反流，烧心症状并非都与酸刺激有关，对于非酸反流，单纯抑酸治疗效果差，且停药后易复发，长期服用抑酸剂可能导致各种不良反应。再基于整体观念与辨证论治选择相应的治疗，调整中医药复方、配合中医针灸、穴位贴敷、推拿等特色疗法，可提高整体疗效、缩短疗程、减少不良反应、提高患者生活质量。Meta 分析也发现理气降逆法中药复方可改善胃食管反流病患者烧心和反酸症状，显著提高临床总有效率，降低复发率，为中医药治疗 GERD 提供了循证医学证据。

第五节 胰腺炎内镜诊治及中医治疗

一、胰腺炎概述

(一) 急性胰腺炎

1. 急性胰腺炎的概念 急性胰腺炎(acute pancreatitis,AP)是由各种因素诱导胰酶异常激活对胰腺自身及周围器官产生消化作用而引起的以胰腺局部炎症反应为主要特征,严重时导致各器官功能障碍的急腹症。AP是一种复杂的疾病,其病程多变,在其发展的早期往往难以预测。该疾病的特征是局部和全身炎症反应,临床病程各不相同。大多数患者表现为轻度AP,具有自限性,通常在1周内消退。大约20%的患者发展为中度或重度AP,伴有胰腺或胰周组织坏死或器官衰竭,或两者兼有,死亡率高达20%~40%。过去10年中,AP的治疗有了很大的进展,引入了多学科综合、个性化的方法,包括微创内镜、放射学、针对感染性胰腺炎和胰周坏死的外科干预和重症监护等进展,显著降低了重症率和死亡率。

AP相关的最常见的局部并发症是胰腺或胰周积液。临床中需要明确区分与间质性水肿性胰腺炎相关的积液和坏死性胰腺炎引起的积液。与间质性水肿性胰腺炎相关的积液通常在其病程的前4周形成并且均匀分布于胰腺或胰腺周围,会随时间逐渐被吸收消失。如果这些积液在AP发作后持续超过4周,则被称为胰腺假性囊肿。胰腺假性囊肿被一个界限清楚的囊壁所包围,这种囊肿被认为是在没有胰腺或胰周坏死的情况下,由主胰管或其侧支之一破裂引起的。在坏死性胰腺炎中,发病后前4周内的积液被称为急性坏死性积液,坏死可仅累及胰腺实质,但常伴有胰周坏死。在大约一半的患者中,坏死仅位于胰腺外,胰腺实质无坏死。AP其他的局部并发症包括腹腔间室综合征、肠缺血、胃出口功能障碍、脾或门静脉血栓形成和假性动脉瘤等,病情复杂应视具体情况进行处理和治疗。

2. 急性胰腺炎的病因和流行病学 胆石症和乙醇是AP的两大主要原因,药物、内镜逆行胰胆管造影(endoscopic retrograde cholangiography,ERCP)、高钙血症、高甘油三酯血症(通常>1 000mg/dl)、感染、遗传学(家族性胰腺炎)、自身免疫性疾病和(手术)创伤所致胰腺炎相对少见。另外,胰管梗阻也会阻碍胰液的流动,从而导致胰蛋白酶异常激活,最终导致AP的发生。壶腹周围肿瘤、胰头肿块、胰腺囊性病变、胰腺分裂和胰管狭窄均可使胰管阻塞并引起胰腺炎。ERCP和超声内镜(endoscopic ultrasound,EUS)引导下在壶腹和胰管置入器械也可能导致AP的发生,风险分别为5%~10%和小于1%。目前,已知有超过500种药物与AP有关,其中至少30种药物与AP有明确的联系,这意味着在排除其他可能原因的情况下,重复或不当使用药物可导致AP。与AP相关的其他危险因素包括肥胖、年龄较大、吸烟和人类免疫缺陷病毒（human immunodeficiency virus，HIV）阳性。AP的病因也因地理位置而异。例如，最近的荟萃分析显示，胆源性胰腺炎在美国占AP病例的26%，而在北美洲占68%。但在实际临床实践中，在许多病例中AP的病因尚未确定。AP的标准初始诊断包括病史采集（如乙醇摄入和药物治疗、家族史和已知的胆石症）、体格检查、实验室检查（如肝酶、血清甘油三酯和钙）和腹部超声。如果以上检查没有确定病因，则需要进行广泛的评估以降低疾病复发的风险。

目前，我国尚缺乏完整的AP流行病学资料。在世界范围内，AP是常见的需住院治疗的消化系统急症，其发病率存在一定地区差异，为（4.9~73.4）/10万。在美国，AP是最常见的导致住院的胃肠疾病之一，AP的发病率估计为（110~140）/10万，每年估计有超过30万人急诊因AP就诊。近年来，AP的发病率呈上升趋势，成为临床上广泛关注的疾病。

3. 急性胰腺炎的诊断标准与分型分期 根据修订的亚特兰大分类法，如果满足以下3个标准中的至少2个，则可以诊断为AP：急性发作的持续性和严重的上腹痛，通常会放射到背部；血清脂肪酶（或淀粉酶）活性高达正常上限的3倍以上；增强CT或MRI或经腹超声检查中发现AP的影像学特征性表现。临床中，影像学检查对于淀粉酶轻度升高患者的AP诊断是必要的。值得注意的是，无论入院时淀粉酶是否仅为轻度升高（<正常值的3倍），其数值与疾病严重程度无明显相关性。如果存在典型的临床症状和实验室结果，一般不需要额外的影像学检查来确诊AP。然而，坏死性胰腺炎通常只能在症状发作后72~96h通过影像学检查发现。

AP的严重程度根据修订后的亚特兰大分类定义为轻度、中度和重度。该分类根据是否存在器官衰竭和局部并发症（如胰腺或胰周积液，或门静脉血栓形成）或全身并发症将疾病严重程度分为3组。AP在没有局部并发症或全身并发症和器官衰竭的情况下被分类为轻度。轻度AP患者接受保守治疗，通常在1周内出院。AP出现局部并发症或全身并发症且无持续器官衰竭的情况下被归类为中度。中度胰腺炎患者可能需要长期的专科护理。AP出现（持续性）单一或多器官衰竭的情况下被分类为重度，其死亡率可达20%~40%。

实验室检验除血清淀粉酶和脂肪酶外，AP患者还应在入院时进行以下检验：全血细胞计数、电解质、血尿素氮、肌酐、血清谷丙转氨酶和谷草转氨酶、碱性磷酸酶、血糖、凝血指标等。患者出现疑似感染时，还应检验患者的C反应蛋白和降钙素原（PCT），其中PCT被认为是诊断AP合并感染最敏感的指标。动脉血气分析通常在氧饱和度低于95%或患者呼吸急促时检测，其重复测定的次数和频率视具体临床情况而定。

心电图检查有一定的辅助作用，50%以下的患者记录到ST段抬高或下降，主要在后壁且无心肌梗死。胸部X射线影像可见胸膜积液和肺部感染，两者均为疾病严重的表征。直立位或左侧卧位的全腹部X射线影像也可用于诊断AP，可通过左上或中腹部孤立的肠袢或结肠截断征（左结肠弯曲或降结肠无空气）判断肠梗阻。胰腺钙化是慢性胰腺炎的表征，表明患者有慢性胰腺炎急性发作的可能，即患者不是首次 AP 发作。

CT 是 AP 的重要影像学诊断方法，主要分为平扫 CT 和增强 CT 两种。平扫 CT 评分系统可以评估胰腺和胰周炎症性改变的程度（Balthazar 评分或胰腺大小指数），还可评价胰腺外并发症（肠系膜水肿和腹膜液体评分，胰周评分，或胰周炎症 CT 评分），每种 CT 评分系统均需静脉注射对比剂来确定胰腺实质坏死的存在和程度。CT 严重指数将胰腺外炎症与胰腺坏死的量化程度相结合，而改良的 CT 严重指数可为胰腺外（如血管、胃肠道或胰腺外实质）的并发症和胸腔积液或腹水的量化程度进行评分。增强 CT 是 AP 影像学诊断的“金标准”，有助于确定疾病的严重程度，即在入院时及 1、10 和 20 日后纵向对比胰腺的增强 CT 影像。然而在临床实践中，CT 评分系统对 AP 严重程度预测的准确性与临床评分系统相似。因此，不建议仅为评估 AP 的严重程度而在入院时进行 CT 检查。研究表明，早期（在症状发作后的前 4 天内）进行 CT 检查，无益于区分间质性胰腺炎与坏死性胰腺炎，或发现重要并发症的证据较好地替代诊断效果。因此，只有在临床上对 AP 诊断存疑时，才行早期 CT 检查，且需和其他危及生命的疾病相鉴别。

4. 复发性急性胰腺炎 复发性急性胰腺炎（recurrent acute pancreatitis，RAP）是指以 AP 多次发作为特征的疾病。复发性胰腺炎通常发生在形态功能正常的胰腺，然而，在首次胰腺炎发作时或随访期间可能会发现已确诊的慢性疾病。在大多数患者中可以确定 RAP 的病因，其中最常见的原因包括胆总管结石或泥沙和胆汁结晶、奥狄括约肌功能障碍、解剖导管变异干扰胰液流出、主胰管或胰胆管连接处阻塞、遗传因素及饮酒等。近年来，由于磁共振胰胆管造影结合胰泌素试验、内镜超声检查和奥狄括约肌肉毒杆菌毒素注射等诊断工具的发展，学者对 RAP 病因的认识有了很大的提高。然而，尽管诊断技术在不断发展，在高达 30% 的病例中 RAP 的病因仍然未知，也被称为特发性胰腺炎。口服熊去氧胆酸单药对 RAP 的治疗有一定效果，肉毒杆菌毒素注射可能有助于辨别奥狄括约肌功能障碍。此外，内镜下胆道括约肌切开术似乎是一种有效的治疗方式。

（二）慢性胰腺炎

1. 慢性胰腺炎的概念 慢性胰腺炎是一种遗传、环境或其他危险因素导致的胰腺病理性纤维化-炎症综合征，其特征为胰腺实质损伤或应激后出现持续性、病理性应答。此定义为 2016 年发布的慢性胰腺炎（chronic pancreatitis，CP）的新定义，后来被采用为全球首选定义。该定义肯定了疾病进展期的特征，如胰腺萎缩、纤维化、疼痛综合征、导管扭曲和狭窄、钙化、胰腺外分泌功能障碍、胰腺内分泌功能障碍和发育不良，但也将致病因素描述为遗传、环境、和/或其他对实质损伤或应激产生持续病理反应的危险因素。它还被设计用于它与早期 CP 重叠的病理特征的疾病（如纤维化、萎缩、消化不良和糖尿病）的鉴别诊断。

CP 常始于复发性胰腺炎的疼痛发作，在初次发作后的 3~5 年逐渐发展为慢性、衰弱性的疼痛。典型的影像学表现为胰腺导管钙化、导管扩张和实质萎缩三联征，当患者出现其中的一种或多种，提示为 CP。然而在临床实践中不是所有患者都表现出典型的特征性改变，约有 30% 的 CP 患者没有疼痛，约有 50% 的患者没有先前 AP 的诊断，这些患者疾病的原发形式可能是具有不同发病机制的不同疾病。

约 70% 的慢性胰腺炎患者出现发作性上腹痛、恶心和呕吐。疼痛模式包括在病程早期发生的伴有或不伴有胰腺炎的间歇性重度发作（A 型）、间歇性重度发作之间的持续性慢性疼痛（B 型）和无重度发作的慢性重度疼痛（C 型）。这类需要使用麻醉剂缓解的严重致残性疼痛影响了患者的正常生活，其后果往往因乙醇的使用和心理社会因素而加剧，如恢复能力差和社会支持不足。

CP 的并发症包括假性囊肿、胆管狭窄、十二指肠狭窄、内脏静脉血栓和胰腺癌。胰岛质量差和胰岛素的丢失导致葡萄糖不耐受，最终发展为糖尿病；逆调节激素的损失则导致血糖水平的大幅度波动。胰腺外分泌功能障碍可以从胰腺功能完整阶段进展到以脂肪泻为特征的胰腺外分泌功能不全阶段，此时胰腺外分泌功能几乎全部（>90%）丧失。长期脂肪泻则会导致体重减轻、肌肉减少和脂溶性维生素、维生素 B_{12} 及其他微量营养素（锌和硒）的缺乏。CP 状态和维生素 D 缺乏及可能的维生素 K 缺乏通常会导致骨质减少或骨质疏松症，伴有骨痛和骨裂。

在坏死性胰腺炎中，胰腺实质的损失有时不能被剩余的组织代偿，伴胰腺功能不全进一步加深，但却不表现 CP 的其他特征。同时，胰腺纤维化也可以发生在其他情况下，最突出的是由胰腺癌、年龄增加或糖尿病导致的结缔组织增生，应与 CP 相鉴别。

2. 慢性胰腺炎的流行病学和病因 2001 至 2013 年，国际上 CP 的患病率为（25.4~98.7）/10 万，男女比值为 1.05（75.2/10 万 vs. 71.8/10 万），高峰出现在 46~55 岁的患者中。发病率约为每 10 万人中有 5~8 例新病例。根据一项针对西班牙 8 家胰腺单位、中国 22 家医院的调查及日本的一项全国性调查，患病率在每 10 万人 13.5 至 52.4 例之间，每年每 10 万居民中新增 5 例。2019 年发表的一项基于美国登记的分析发现，胰腺炎（急性和慢性）是最常见的 3 种良性胃肠道疾病之一，自 2006 年以来急诊就诊人数增加了 12%。住院的常见原因有糖尿病并发症、疼痛和 AP 发作。大约 3%~35% 的首发 AP 患者在 3~8 年进展为慢性胰腺炎，大约 50% 的 CP 患者有 AP 发作史。

CP 的主要发病风险包括饮酒（42%~77% 的患者）、吸烟（>60%）和基因突变（10%）。此外，约有 28% 的患者为特发性。饮酒每天>80g，持续 6~12 年，吸烟史>35 包年，CP 风险增加 51.5 倍，二者具有协同效应。研究表明，2/3 的 CP 患者是男性，黑种人的风险高于白种人。最常见的基因突变涉及囊性纤维化跨膜传导调节因子（*CFTR*）、丝氨酸蛋白酶抑制剂 Kazal 1 型（*SPINK 1*）或胰凝乳蛋白酶 C（*CTRC*），这些患者中超过 90% 表现为明显的散发性早发性（<35 岁）胰腺炎。遗传性胰腺炎是一种由阳离子胰蛋白酶原（*PRSS 1*）基因突变引起的罕见常染色体显性疾病，约占所有病例的 1%。无论病因如何，CP 患者都被赋予胰腺癌的易感性。散发性 CP 患者随访 10 年时的累积风险为 1.8%，随访 20 年时为

4%，遗传性胰腺炎患者随访70年时的累积风险为7.2%。

3. 慢性胰腺炎的诊断标准与分型分期　CP及其并发症的评估和诊断包括详细的临床病史采集、实验室检查和影像学检查。组织学诊断通常不必要并且多数情况无法实现，因此确诊CP要依靠影像学检查。实验室检查包括胰腺内分泌功能评估（糖尿病筛查）和外分泌功能评估。

CP的诊断标准一直是一个难题，其诊断的"金标准"一直也是争论的焦点。CP是一种会导致不可逆形态学损伤的进行性加重的疾病，具有多种不同的临床后果。诊断通常使用多种方式的组合，包括暴露风险、潜在的易感性因素、横断面成像和直接/间接胰腺功能测试。CP早期最重要的诊断测试是详细的病史采集和体格检查，因为前期的预测和怀疑性诊断是不可或缺的，如果患者属于高危组，则后续影像上的形态学改变是CP更准确的诊断标准，从而与其他相似疾病相鉴别。评估CP患者的发病风险至关重要，包括家族史和暴露史、患者疼痛的性质和特征、既往是否有AP发作，以及是否有相关疾病，如脂肪肝和/或维生素缺乏症状。

影像学检查包括计算机断层扫描（CT）、磁共振胰胆管造影（MRCP）和EUS；内镜逆行胰胆管造影术（ERCP）由于并发症和有创性，不推荐为常规诊断方式。有荟萃研究表明，CT、MRCP和EUS在诊断的敏感性和特异性上没有显著差异。其中，CT临床应用最广泛，成本相对低。EUS具有侵入性、更依赖观察者，因此容易出现假阳性结果。MRCP，尤其是促胰液素刺激后，能更好地显示胰管和胆管，无辐射，同时使用非造影T_2加权序列对对比剂过敏或肾功能不全的患者更为安全。然而，MRCP比CT或MRI花费更长时间，更昂贵，不适合幽闭恐惧症患者，并可能漏诊钙化。因此，美国胃肠病学会（ACG）指南推荐CT或MRI为CP的一线诊断；两种检查都应该是诊断CP的首选。EUS由于其侵入性和缺乏特异性，应当在横断面成像诊断有问题后再使用。

胰腺外分泌功能通过病史采集和实验室检查进行评估。个体症状如腹痛、腹泻、大便油腻等对脂肪泻的诊断效果不佳，然而，胰酶替代治疗后症状的减轻强烈支持脂肪泻的诊断。持续性脂肪泻与体重减轻和微量营养素缺乏有关。如果没有典型的综合症状，外分泌功能应通过在单个粪便样本中测量粪便弹性蛋白酶-1来评估，即嘱咐患者遵循每天食用含有100g脂肪的食物饮食原则，当有症状时，在48~72h收集的粪便中测量定量粪便脂肪。

粪弹性蛋白酶-1是一种低成本、非侵入性、广泛可用的胰腺外分泌功能测试。低于200μg/g被认为是异常的，但只有非常低的值（根据一份报告，≤50μg/g，甚至<15μg/g）才能合理地预测脂肪泻。在许多其他情况下，包括糖尿病、老年、肠易激综合征、炎症性肠病、肾衰竭、功能性消化不良和任何水样腹泻，脂肪泻检测数值的特异性较差。因此，仅将粪弹性蛋白酶水平的任何异常误认为胰腺功能不全，会导致过度诊断和过度治疗。

定量粪便脂肪测试可在许多学术中心和一些重点实验室中进行。然而，常规使用该方法所遇到的挑战包括患者需坚持推荐的饮食、完整的粪便收集及烦琐的手动实验室测试和分析。患者在医师的指导下，坚持100g脂肪饮食2天直到整个粪便收集期间，粪便脂肪测试可以较好地估计消化能力。脂肪吸收系数的正常值至少为93%，并且粪便中脂肪的正常量为每24h小于7g；在吸收和消化障碍时数值升高。

在常规临床实践中，可以每年进行粪便弹性蛋白酶试验作为胰腺外分泌功能不全的筛选试验。如果粪便弹性蛋白酶水平或维生素A或E水平非常低，而没有典型的脂肪泻症状，则应进行粪便脂肪试验以确认胰腺功能。

4. 自身免疫性胰腺炎 自身免疫性胰腺炎（autoimmune pancreatitis，AIP）是一种特殊的胰腺炎，与CP有一些共同的特征，因为它可以表现为胰腺的慢性炎症并导致类似CP的进展期改变。AIP的研究在过去10年中有了显著的发展，包括定义、诊断标准、影像学表现和治疗。AIP是一种相对罕见的胰腺炎，患病率为4.6/10万，目前其与其他形式的胰腺炎相鉴别的基本特征有以下几点：首先，组织病理学描述为淋巴浆细胞硬化性胰腺炎（也称为LPSP或1型AIP）或特发性导管中心性胰腺炎（也称为IDCP或2型AIP），1型在东方国家更常见，而2型AIP在西方国家更常见；其次，抗炎治疗对其有效；再次，胰腺功能不全和纤维化可以恢复正常。1型AIP，也称为LPSP，属于IgG4相关疾病的一种，并且通常涉及其他器官，如唾液腺和甲状腺，或涉及腹膜后纤维化。2型AIP，也称为IDCP，更局限于胰腺，其特征在于不存在IgG4水平的升高，然而其可能与溃疡性结肠炎和克罗恩病相关。

根据国际共识诊断标准（ICDC）指南，1型AIP是通过临床、放射学、血清学和组织病理学等结果综合诊断的。血清IgG4水平升高更能提示1型AIP，但正常水平并不能完全排除该疾病。对于明确的1型AIP诊断，IgG4水平应至少是ICDC指南规定的正常上限的2倍。

2型AIP是胰腺特异性疾病，通常没有升高的IgG4水平。患者往往在30多岁，患病率在男性和女性之间平均分布。最常见的临床表现包括急性胰腺炎，其次是黄疸和腹痛。IBD与2型AIP高度相关，并为AIP的诊断提供支撑。因此，在出现胰腺炎的IBD患者中特别注意AIP的诊断。

鉴于目前关于AIP的数据有限，不同的研究中使用不同的诊断标准，因此很难对AIP的治疗做出明确的定义，这也导致制定标准的治疗方案困难重重。ICDC制定了AIP管理的建议，共识是糖皮质激素是AIP管理的基石，皮质类固醇是诱导治疗的一线治疗，利妥昔单抗是皮质类固醇禁忌证患者的替代选择。

二、胰腺炎内镜诊治要点

急性胰腺炎（AP）是胃肠道疾病住院治疗的主要原因，其中10%~30%的患者会出现复发性AP，2次或更多不同的AP发作，每次发作完全缓解并且2次发作间隔至少3个月。大约35%的复发性AP患者会发展为慢性胰腺炎(CP),这是一种不可逆的纤维炎症,导致不同程度的疼痛和外分泌、内分泌功能不全。其他患者没有前兆AP发作的情况下也可能会发展为CP。随着内镜诊疗方案的不断完善,其能够更好地评估急性胰腺炎和慢性胰腺炎的进展、干预并减轻相关症状,对于改善患者生活质量及其他长期结果来说至关重要。

(一) 内镜在急性胰腺炎临床诊断中的作用

AP在超声内镜(EUS)图像上的典型表现为胰腺弥漫性增大,边缘轮廓不清,内部回声明显减低,可出现片状无回声区或低回声区,伴或不伴有高回声光点,出血坏死性AP在胰腺实质内和胰腺周围会出现无回声囊肿样结构声像图。

尽管临床常规上通过个人史、家族史、体格检查、用药史、实验室检查(如肝脏生化、甘油三酯和钙)和无创成像等查明AP病因,但仍有16%~27%的AP病因不明。EUS能够提供胰腺实质和导管的高分辨率图像,已成为评估不明原因AP最重要的诊断工具。

诊断性EUS在AP患者中的主要适应证:①在急性胆源性胰腺炎(ABP)和潜在胆管结石患者中,EUS可以帮助探及高回声光团伴有后声影(结石)等图像,为下一步内镜下取石或手术治疗提供依据;②EUS在特发性AP患者,尤其是复发性AP患者的病因评估中具有重要作用;③少数文献表明EUS也可以帮助早期发现胰腺坏死和评估疾病的严重程度。

1. EUS与ABP EUS在诊断胆总管(common bile duct,CBD)结石方面具有极好的准确性,并且已被证明可以检测出磁共振胰胆管造影(MRCP)遗漏的CBD结石。如无结石和胆胰汇入异常则可避免不必要的内镜逆行胰胆管造影(ERCP)操作及其导致的并发症。在ABP患者中,适当的取石时机和正确的ERCP适应证对于获得最佳结果至关重要。一项Meta分析比较了EUS和MRCP检测胆管结石的效果,结果显示EUS的诊断优势比明显高于MRCP(162.5 vs. 79.0;P=0.008),且其敏感性明显高于MRCP(P=0.006),而两种方式的特异性无显著差异(P=0.42)。由于EUS对于微小结石和胆泥的诊断较MRCP更准确,因此对于带有禁用于磁共振检查金属置入物及无法行MRCP的患者,推荐在ERCP治疗之前常规行EUS检查。在检测ABP患者胆管结石方面,研究表明EUS检测胆管结石的敏感性为91%~100%,特异性为85%~100%。EUS应作为ABP的首选检查方法,检查结果阴性者可考虑行MRCP作为补充。尽管EUS具有诸多优点,但其在基层医院应用并不广泛,检查质量极大依赖内镜医师的技术水平,同时具有胃肠道旁路手术史的患者无法进行EUS,以上情况可使用MRCP进行检查。

2. EUS在特发性急性胰腺炎病因诊断中的作用 大多数AP患者的病因可以根据病史、临床检查、实验室检查和常规成像方式(经腹超声和计算机断层扫描)确定。然而在10%~30%的AP患者中,无法通过上述方式确定病因,定义为特发性急性胰腺炎(idiopathic acute pancreatitis,IAP)。对于IAP,病因诊断是治疗的前提和关键。如果不能及时去除病因,AP 会反复发作,最终可能进展为慢性胰腺炎。由于能够提供胆胰系统的高分辨率图像,EUS 越来越多地被用于确定 IAP 患者的潜在病因。

一项包含 1 490 例 IAP 患者的荟萃分析显示,EUS 的总体诊断率为 59%,最常见的病因是胆道和潜在的 CP,有 2% 的患者检测到胰腺肿瘤,并且复发性 IAP 患者与未复发性 IAP 患者的诊断率无显著差异。因此,建议在 IAP 首次发作后行 EUS。另一项包含 1 850 例 IAP 患者的系统回顾报道了 62% 的诊断率,其中 37% 的患者发现了胆道相关病因,21% 的患者诊断出了潜在的 CP。

MRCP 也被用于评估识别 IAP 的病因。Wan 等的荟萃分析发现,EUS 对 IAP 病因诊断的准确率(64%)高于 MRCP(34%)。与 MRCP 相比,EUS 在诊断胆道系统疾病方面更具优势,是目前诊断胆道疾病的首选方法。EUS 的诊断准确性更高是因为它在检测 CP 微小结石及实质和导管异常方面的准确性更高。然而在接受胆囊切除术的患者中,相关研究发现,与 MRCP 相比,EUS 的诊断率明显较低。

3. EUS 用于早期发现胰腺坏死 胰腺是否坏死是 AP 重要的预后指标,其早期检测具有挑战性。研究表明,EUS 可以帮助早期发现胰腺坏死并预测 AP 预后。一项纳入 32 例 AP 患者的前瞻性研究表明,急性坏死性胰腺炎患者入院时 EUS 显示胰腺区域出现多个直径大于 5mm 的低回声和/或高回声区域,而在非坏死性胰腺炎患者中未观察到。Cho 等的回顾性研究发现 EUS 上地图样高回声区(GHA)能够预测 AP 病情的严重程度。GHU 指出,EUS 图像上显示的大小不一、呈地图样的局灶性混合高回声区域,其边缘呈低回声,是一种可逆的早期局灶性实质改变,并与重症胰腺炎显著相关。Sugiyama 等前瞻性纳入 23 例 AP 患者,发现所有坏死性胰腺炎患者 EUS 图像均显示局灶性低回声区,伴或不伴散在回声点。然而 EUS 是侵入性检查,在危重患者中操作难度大,且其耗时,未广泛使用,需要具备一定专业知识。此外,尚无研究比较其与临床评分系统在疾病预后方面的预测价值。因此,目前没有足够证据推荐在 AP 患者中常规行 EUS 评估胰腺坏死。

(二) 急性胰腺炎的内镜治疗

1. 内镜在 AP 病因治疗中的作用 胆石症是 AP 最主要的病因。当前指南建议,伴发胆总管结石嵌顿且有胆管炎的 ABP 患者,入院 24h 内应行 ERCP;伴发胆总管结石嵌顿但无明确胆管炎的患者,入院 72h 内行 ERCP 术;不伴胆总管结石嵌顿或急性胆管炎的 ABP 患者,不建议急诊行 ERCP 术。近期一项荟萃分析表明,与保守治疗相比,早期 ERCP 未显著降低无急性胆管炎 ABP 患者的死亡率、并发症及胰腺坏死、假性囊肿等不良结果的发生率。类似的一项回顾性研究指出,急诊 ERCP(24h 内)与择期 ERCP(24~72h)的 2 组患者在住院时间、并发症发生率方面无明显差异。因此,目前对于不合并胆管炎的胆道梗阻的 ABP 患者的 ERCP 干预时机仍存在争议,但是更倾向不予以 ERCP 治疗。

2. 胰腺分裂 RAP 患者的内镜治疗 胰腺分裂(pancreas divisium,PD)是最常见的先天性胰腺畸形,是胚胎发育过程中背侧和腹侧胰管系统融合异常的结果,其发生率为

6%~10%。大多数PD患者无明显症状，因此PD在胰腺疾病中的临床意义存在巨大争议。有研究表明，一部分PD患者可能由于背侧优势而引起胰管引流障碍，导管内压力升高，从而导致RAP。有症状PD患者的内镜治疗旨在通过扩大副乳头开口以缓解流出道梗阻，主要治疗方法包括在ERCP下行副乳头括约肌切开术、副乳头括约肌扩张术、支架置入术等。

目前缺乏有关PD患者内镜治疗RAP的高质量研究。回顾性非随机对照研究的研究结果表明，内镜干预可以减少或消除高达60%~80%患者的RAP发作。但这些结果可能受到回顾性、患者群体异质性、结局定义的差异性及随访时间较短等因素的影响。仅一项随机对照试验评估副乳头治疗在RAP和PD患者中的效果。该研究纳入19例患者，支架置入组相较对照组，后续AP发作率显著下降（10% vs. 67%；$P<0.05$）。然而在临床实践中单独支架置入不能维持背侧引流系统的持久重塑。当前正在开展一项国际多中心随机、假对照试验，评估在具有PD和RAP患者中行副乳头括约肌切开术的效果，这项研究将提供更明确的结论。

对这类患者实施内镜治疗还需慎重考虑其潜在不良事件，如10%~15%的患者可能出现ERCP术后胰腺炎，19%的患者可能出现副乳头狭窄，导致AP复发频率高于手术前。对于有明显胰管流出道阻塞影像学证据（背侧胰管扩张和/或副胰管扩张）的患者可能更容易获益。

3. 标准胰管解剖RAP患者的内镜治疗 对于不明原因RAP但无PD患者，ERCP联合内镜下括约肌切开术减少胰腺炎发作的作用争议更大。对于这些患者，当EUS、MRCP结果无明显提示时，则认为奥狄括约肌功能障碍（SOD）或狭窄是AP发作的潜在病因。Jacob等的一项随机对照试验表明，与单独药物治疗相比，胰管支架置入有助于减少AP复发概率（11% vs. 53%；$P<0.02$）。另一项10年随访的观察性研究也支持了这一观点。然而，Das等回顾性研究发现，内镜下括约肌切开术并不能降低特发性RAP的复发率。

目前有关标准胰管解剖RAP患者内镜治疗的证据受到影响PD相关研究结果的相同因素的限制，如内镜治疗方案（胆道和/或胰腺测压引导治疗，胆管、胰管、双括约肌切开术，十二指肠乳头球囊扩张术，支架置入术等）的显著异质性。因此，目前尚不明确内镜治疗的效益缺失是由于奥狄括约肌狭窄或功能障碍，并非RAP的病因，抑或是内镜治疗最佳方案尚未达成一致的结果。值得注意的是，Coté等的一项随机对照试验表明，在SOD导致的RAP患者中，双括约肌切开术在预防胰腺炎复发方面并不优于单独胆道括约肌切开术。由于当前缺乏高质量随机对照试验支持特发性RAP患者的ERCP治疗方案，其实施应个体化考量患者的疾病负担和潜在医源性因素，如ERCP术后胰腺炎的风险。

4. AP局部并发症的内镜治疗 临床上对于轻症AP主要予以对症支持治疗，而重症AP伴有胰腺出血坏死，且多伴有局部并发症，如急性胰周液体积聚（acute peripancreatic fluid collection，APFC）、急性坏死物积聚（acute necrotic collection，ANC）、胰腺假性囊肿

(pancreatic pseudocyst, PPC)、胰腺包裹性坏死、感染性胰腺坏死等。指南建议无感染征象的部分 APFC 和 ANC 可以在发病数周后自行消失,无须干预,仅在合并感染时才有穿刺引流的指征。目前临床主张对于无感染无症状的局部并发症优先采取保守治疗,对于出现相关症状(腹痛、胃及十二指肠/胆总管阻塞、食欲不振、门静脉高压)或者囊肿短期内迅速增大的患者才需进行及时干预。

胰腺局部并发症的传统干预措施为开腹手术,由于其术后并发症发生率高、患者死亡率高,已逐渐被微创治疗取代。微创治疗包括在 B 超/CT 引导下经皮穿刺引流(percutaneous catheter drainage, PCD)和内镜/EUS 引导下经胃/十二指肠穿刺引流(endoscopic transluminal drainage, ETD)。目前临床上对局部并发症的治疗遵循升阶梯的治疗策略,对引流效果不佳的患者进一步行清创治疗,这在死亡率、并发症发生率等方面都显著优于开腹手术。

60%~70% 的 PPC 可自行吸收消退,同时研究表明囊肿大小对患者预后无明显影响,因此只有在出现相关症状和并发症时需进行干预。已有荟萃分析表明 ETD 与 PCD 在手术成功率、术后复发率等方面效果相当,而 ETD 可显著减少患者住院时间及费用负担。内镜下 PPC 引流的适应证尚不明确,目前普遍认为,若 PPC 较大且内部坏死成分少(内容物可以通过支架排出),则可以行 ETD。研究表明,ETD 手术成功率在 90% 以上,但由于当前大多数研究为回顾性研究,可能存在选择偏倚。除此之外,还有研究比较了新型腔壁贴合型全覆膜自膨式金属支架(LAMS)与传统塑料支架(PS)对 PPC 的引流效果,发现 LAMS 引流效果并不优于 PS 且更昂贵,提出 PPC 初始治疗首选 PS。

胰腺包裹性坏死是胰腺坏死组织物被周围组织包裹而成的,通常在 AP 发病 4 周后形成,与 PPC 不同的是,其囊腔内有大量固体坏死物,易堵塞支架。因此,经 ETD 放置 LAMS 为目前治疗首选,必要时行内镜直视下坏死切除术(direct endoscopic necrosectomy, DEN)。Keane 等研究表明,ETD 在 PPC 与胰腺包裹性坏死患者中治疗成功率相似,分别为 67% 和 72%。

(三) 超声内镜诊断慢性胰腺炎

由于 CP 症状复杂多样,具有非特异性,在疾病早期阶段,诊断仍是一个重要难题。EUS 能够检测胰腺实质和胰管中的细微变化,这使其成为早期 CP 诊断的一种重要影像学工具。EUS 可以通过发现胰腺实质(包括点状高回声、点状高回声伴声影、高回声条索、低回声小叶和囊肿)及导管系统的异常(包括主胰管扩张、主胰管不规则、分支胰管扩张、高回声管壁和胰管结石)诊断 CP。尽管 EUS 可以近距离成像胰腺,但仍不是诊断 CP 的"金标准"。其主要局限之一是这些特征并非 CP 特有,也可能出现在老年人、男性、酗酒者、吸烟者、肥胖患者、糖尿病患者和有 AP 病史的患者中,因此限制了其特异性。此外,EUS 对操作员水平有一定要求,其观察者间一致性一般。因此,目前已建立多种基于 EUS 实质和导管特征的分级系统,以提高 CP 诊断的特异性和观察者间一致性。

传统 EUS 分级系统基于 5 个实质特征和 4 个导管特征，赋予相同权重，其敏感性、特异度分别为 80%、86%。Rosemont 标准由 32 位国际专家于 2007 年在美国伊利诺伊州罗斯蒙特会议中共同建立。其赋予 CP 实质和导管 EUS 特征不同的权重，提出了主要标准（主要 A 特征：高回声灶伴声影、主胰管结石；主要 B 特征：实质蜂窝状小叶）和次要标准［高回声灶不伴声影、强回声带、囊肿、胰管扩张（3.5mm、管壁回声增强、管壁不规则）、分支胰管扩张（1mm、不连续的小叶结构）］，并将患者划分为正常、不能确定的 CP、疑似 CP 及符合 CP。一项多中心研究表明，Rosemont 标准与传统 EUS 诊断标准相比，EUS 诊断 CP 的观察者间一致性无显著差异（传统诊断标准 κ=0.54 vs. Rosemont 标准 κ=0.65）。仅根据 EUS 形态学准确诊断早期 CP 仍是目前的临床难题。

（四）超声内镜诊断自身免疫性胰腺炎

AIP 是一种特殊类型的 CP，缺乏单一准确的诊断方法，其诊断通常需结合临床、血清学检查、影像学检查和病理特征。EUS 能够提供胰腺的高分辨率图像并获取组织进行病理分析，似乎有望准确诊断 AIP。新一代 EUS 穿刺针进一步提高了 EUS 引导下病理组织采集的诊断准确性，新型 EUS 成像技术［如弹性成像和对比增强 EUS 即超声造影（contrast-enhanced ultrasound，CEUS）］也有望诊断 AIP。

AIP 在 EUS 上无特异性表现，仅根据 EUS 特征进行准确诊断是不可能的。然而，与胰腺癌（pancreatic cancer，PC）患者相比，某些 EUS 表现（如弥漫性低回声区、胰腺弥漫性增大、胆管壁低回声增厚及胰周低回声边缘）在 AIP 患者中更常见。这些特征都不是 AIP 的特异性征象，因此各项新型 EUS 技术已被应用于诊断 AIP。

EUS 弹性成像能够实现胃肠道及其毗邻器官的可视化弹性评估。Dietrich 等发现 AIP 患者的 EUS 弹性成像上肿块及周围胰腺组织均呈硬性，而 PC 只有肿块区域呈硬性。然而另一项研究表明，AIP 肿块是弹性的，PC 肿块则呈硬性。CEUS 也被用于鉴别 AIP 和 PC。Cho 等人报道，在 CEUS 中，AIP 相较于 PC 更易出现动脉期的高增强至等增强（89% vs. 13%，P<0.05）、对比剂均匀分布（81% vs. 17%，P<0.05）、内部无不规则血管（85% vs. 30%，P<0.05）。Imazo 等利用谐波造影增强超 EUS 的“时间强度曲线”进行灌注定量分析，发现 AIP 的峰值强度和最大强度增益明显高于 PC。

EUS 引导下细针穿刺（FNA）诊断 AIP 并不准确，因为 FNA 只能评估 4 项组织学标准中的一项（IgG4+浆细胞），不足以对 AIP 做出可靠诊断。为了克服 FNA 的这些局限性，研究者设计了新一代的细针活检（FNB）针头，可以获取完整的组织核心样本。Chhoda 等的系统回顾表明，EUS 引导下 FNB 与 EUS 引导下 FNA 相比，具有更高的样本适用性（96.8% vs. 79.8%，P=0.016）及更高的诊断敏感性（60.20% vs. 42.02%，P<0.000 1）。最近的一项系统回顾和荟萃分析也证实了 FNB 在 AIP 诊断中的优越性，对于 AIP 的 1 级或 2 级组织学标准，FNA 的总诊断率为 55.8%，FNB 的总诊断率为 87.2%（P=0.030）。新一代针头的发展使 EUS 引导下 FNB 能够保留组织完整结构以帮助准确诊断 AIP，Franseen 型

和叉尖型针头优于传统 FNA 针头，可能成为疑似 AIP 患者胰腺穿刺取样的首选方法。

（五）慢性胰腺炎的内镜治疗

80%~90% 的 CP 患者会出现腹痛，是其最常见的临床症状，严重影响了患者生活质量。CP 的结构性并发症包括胰管结石、胰管狭窄、胆管狭窄、假性囊肿等。内镜治疗已被广泛应用于疼痛及这些并发症的治疗。

对于疼痛型梗阻性 CP 患者的长期治疗，应考虑手术干预而非内镜治疗。多项随机对照试验表明，早期手术干预在缓解梗阻性 CP 患者疼痛方面优于内镜治疗。然而，考虑到内镜的侵入性更小、比手术风险更低，临床实践中内镜治疗依旧是首选治疗方案。一些临床指南也建议将内镜治疗作为有梗阻的疼痛性 CP 的一线首选治疗。

1. 内镜治疗胰管结石 大约有 60% 的 CP 患者诊断时发现胰管结石，尤其对于男性、重度饮酒（>80g/d）和吸烟（>20 支/d）的患者更为显著。如上所述，对于产生相应症状的梗阻性结石需要治疗，在考虑内镜治疗前，应明确患者适应证，如结石数量（单发或多发）、位置（胰头、胰体或胰尾，胰管内或胰腺实质）、结石性质（射线能否透过）等。

ERCP 是内镜治疗 CP 的主要手段之一，常规 ERCP 取石术（包括十二指肠乳头括约肌切开术、扩张术和球囊/网篮取石术）通常足以治疗直径≤5mm 小结石。对于结石直径>5mm 的结石，应联合行体外冲击波碎石术（extracorporeal shock wave lithotripsy，ESWL）。约 90% 的患者可以通过 ESWL 有效粉碎胰管结石，超过 2/3 的患者可以通过后续 ERCP 术完全清除胰管结石。超过半数的患者在经过该联合治疗的 2 年时间内保持无痛状态，高达 89% 的患者报告生活质量有显著改善。

约 25% 的患者难以通过 ERCP 和/或 ESWL 清除胰管结石，这些患者可以在胰管镜下直接碎石（液电/激光），其能够可视化目标结石，减少胆管损伤，发现影像学上漏掉的可透过射线的结石，然而成功率差异很大（47%~89%）。较低的成功率可能与胰管狭窄、结石多发、结石位置等提升操作难度有关。近期一项荟萃分析表明，经胰管镜碎石成功率高达 88%，不良事件发生率为 12%。Bick 等研究发现，胰管镜碎石相比 ESWL 联合 ERCP，需要的总手术次数更少、总手术时间更短，但仍缺少高等级证据的验证。

2. 内镜治疗胰管狭窄 主胰管（main pancreatic duct，MPD）狭窄是 CP 的常见改变，是由胰管结石或胰管周围组织炎症引起的。对于 MPD 狭窄患者，应先明确胰管狭窄的长度和位置，并排除胰腺恶性病变。内镜治疗 MPD 狭窄的目的主要是对扩张的胰管进行减压以缓解疼痛，并长期放置支架以维持狭窄重建及胰管通畅。MPD 狭窄的内镜治疗包括胰管括约肌切开术、使用球囊或探条进行狭窄扩张及内镜下支架置入术。虽然单独行胰管括约肌切开术可以改善乳头旁狭窄患者的胰液引流，但大多数其他狭窄由于狭窄严重及纤维化都需进行一定程度的扩张。支架的尺寸和数量取决于狭窄的程度及上游胰管的口径。

Itoi 等人描述了一种导丝引导下圈套器切开难治性狭窄的新技术。尽管所述两例手术成功，但存在穿孔、出血和胰腺实质损伤等严重并发症的风险。

在置入支架的 MPD 狭窄 CP 患者中，高达 85% 的患者腹痛得到缓解，且在后续治疗中，可以通过增大支架的口径或放置多个支架以维持狭窄重建。对有效应答者而言，内镜治疗应在移除支架前持续至少 1 年，其间可定期更换支架。

全覆膜自膨式金属支架（FCSEMS）已被应用于治疗 CP 相关的 MPD 狭窄。近期一项系统回顾和荟萃分析比较了 192 例放置 FCSEMS 和 106 例放置多个塑料支架的 CP 患者治疗胰管狭窄的结果，发现在放置支架后的疼痛改善（88% vs. 89%），拆除支架后疼痛复发风险（14.8% vs. 11.8%）和狭窄复发风险（8% vs. 11%）等方面无显著差异。置入 FCSEMS 的患者降低了 ERCP 的操作次数，再干预率低，但不良事件发生率明显更高（39% vs. 14%）。与 FCSEMS 相关的不良事件包括支架移位、胆管阻塞、移除困难、新生胰管狭窄、胰腺炎等。

3. 内镜治疗胆管狭窄 胆管狭窄（BS）在 CP 患者的发生率为 10%~15%。当 CP 患者出现持续性的胆道梗阻（黄疸、血清碱性磷酸酶无症状升高超过正常值上限的 2 或 3 倍和/或胆红素升高）时应行 ERCP 置入支架进行胆道减压。

传统内镜治疗方法包括在狭窄处同时或序贯置入多个塑料支架，并至少维持 1 年以保证胆管持续通畅。尽管其临床成功率高达 90%，但该方法需要行多次 ERCP（每 10~12 周），导致大量资源消耗及相应手术风险增加。FCSEMS 是塑料支架的一个有效的替代选择，内镜下治疗的需求次数更少。最近两项随机对照试验比较了 FCSEMS 和多个塑料支架治疗 BS 的效果，结果显示两者具有相似的治疗成功率和安全性，但置入 FCSEMS 的手术次数明显更少。其中一项试验由于支架无法避开胆囊口排除了胆囊在位的患者，而另一项试验（仅纳入 CP 患者）观察到 FCSEMS 组胆囊炎患者的数量较多。观察性数据也表明 FCSEMS 可能增加胆囊炎发生的概率，这可能是由胆管阻塞所导致的。考虑到胆囊炎的风险，且多次放置塑料支架的治疗成功率不劣于 FCSEMS，因此若支架覆盖胆囊口，对于胆囊在位患者仍不建议使用 FCSEMS。

4. EUS 下引导腹腔神经丛阻滞 CP 疼痛的长期管理仍是一个艰巨的挑战，特别是对于非阻塞性 CP 的患者。腹腔神经丛是腹腔动脉周围相互连接的神经纤维网络，接收来自大多数上腹部器官（包括胰腺）的内脏感觉输入（包括疼痛信号）。超声内镜引导腹腔神经丛阻滞术（endoscopic ultrasound-guided celiac plexus block，EUS-CPB）是在腹腔神经丛区域注射局部麻醉剂（如布比卡因）和类固醇药物（通常为曲安奈德）来中断腹腔内疼痛信号。

尽管 CP 患者的疼痛可以通过阿片类、非阿片类镇痛药缓解，对于持续性疼痛严重影响生活质量的 CP 患者，可以考虑 EUS-CPB。与其他途径（CT、透视或超声引导）相比，EUS-CPB 能够更好地缓解疼痛，且成本更低，是患者的首选。此外，通过 EUS-CPB 可以避免后路经皮途径相关截瘫的潜在神经风险。

然而目前缺乏支持 EUS-CPB 益处的可靠证据。观察性研究表明,50%~60% 的患者可以在 6 个月或更短的时间内获得疼痛缓解效果,大多数患者需要反复治疗。但鉴于现有研究存在大量方法学上的局限性,如缺乏安慰剂对照、随访时间短及干预措施和结果定义不一、现有证据的总体质量较弱。几乎所有患者在 EUS-CPB 后都需要额外的镇痛药物。多次行 EUS-CPB 的疗效尚不明确,但可以考虑在经证实有效的患者中进行。

EUS-CPB 的并发症包括交感神经去神经化引起的暂时性腹泻、低血压、胰腺炎和局部感染,可能发生于多达 1/3 的患者中,通常予以静脉补液、抗腹泻药物或预防性抗生素等对症支持治疗。小于 1% 的患者可能出现严重不良事件,如脓肿形成、血管内注射、瘫痪等。

5. 内镜治疗与外分泌/内分泌功能不全 虽然腹痛是胰腺内镜治疗的主要指征,但内镜治疗对外分泌或内分泌功能不足的影响尚不明确。纵向研究显示,即使进行了内镜治疗,胰腺功能也通常会随时间的推移而恶化。在一项纳入 636 名患者的研究中,经过 5 年以上的长期随访,患有糖尿病的患者数量几乎翻倍(从 75 名增加到 139 名)。另外,患有脂肪泻的患者数量保持相对稳定。然而 Inui 等研究表明,分别有 24.3% 和 38% 的患者的内分泌和外分泌功能在治疗后得到改善。此外,Tadenuma 等发现,结石未完全取出患者的外分泌功能随着时间推移比结石完全取出患者恶化更严重,且在长期随访中需要胰岛素的比例相差较大(13.5% vs. 39.4%)。因此,内镜治疗能够改善部分 CP 患者的胰腺功能,但仍需进一步针对性研究。

(六) 内镜结合人工智能

近年来,深度学习在医学图像分析中展现出巨大的前景,目前已被应用于胰腺炎的诊断中。Marya 等建立了一种基于 EUS 的卷积神经网络模型,用于区分 AIP 和 CP、PC 及正常胰腺,其敏感性达 90%,特异性达 85%。荟萃分析也表明,利用人工智能辅助 EUS 在检测及鉴别胰腺病变(包括 AIP、CP)方面准确性优于传统 EUS。人工智能辅助内镜早期诊断胰腺疾病具有巨大前景。

综上所述,内镜在胰腺炎患者的评估和管理中发挥着不可或缺的作用。与手术相比,内镜治疗的侵入性更小,发病率和死亡率更低。内镜可以缓解由结石和狭窄引起的梗阻性疼痛,并可缓解胆道狭窄和胰腺假性囊肿等胰腺炎并发症的症状,在确定特发性和复发性 AP 患者的潜在病因等诸多方面也发挥着重要作用。

三、胰腺炎中医治疗

(一) 急性胰腺炎

急性胰腺炎(acute pancreatitis, AP)指因胰酶异常激活对胰腺自身及周围器官产生消化作用而引起的,以胰腺局部炎症反应为主要特征,甚至可导致器官功能障碍的急腹症。临床症状及体征病理特点为急性上腹痛伴腹胀、恶心、呕吐,严重者有发热、腹水、胰腺出血坏死化脓、神志障碍、出血及多脏器衰竭等表现，容易后遗胰腺内分泌及外分泌功能不全，出现消化及营养不良，糖尿病，胰腺假性囊肿、慢性胰腺炎反复发作甚至癌变等。本部分内容参考历届中华中医药学会脾胃病分会和中国中西医结合学会关于急性胰腺炎中医诊疗共识意见，并结合既往文献及各位医家临床实践和基础研究，从急性胰腺炎中医病名、病因病机、治疗原则等方面进行介绍。

1. 急性胰腺炎中医病名　因以腹部疼痛为主要表现，痛势剧烈并同时有急腹症腹部体征，临床各医家提出将其归属于“腹痛”“胃心痛”“脾心痛”“厥心痛”“结胸”“厥脱”等范畴，但总体而言，作为文献检索及参考尚可，但单独提出均不能作为总体反映急性胰腺炎的现代临床及病理特点，应该在此基础上有所发挥方能反映中医学认识的进步，脏腑痈疡证（胰周围感染或脓肿），更为符合传统中医学认识，更符合急性胰腺炎的临床特点，更能作为传统中医学和现代医学沟通的桥梁。史萍慧认为 AP 中医应以“胰瘅”命名，按“腹痛”辨证论治。“胰瘅”病名被收入中国大百科全书，虽古代没有胰腺这一名称，但是《难经》曰“脾重二斤三两，扁广三寸，长五寸，有散膏半斤”，近代医家结合现代解剖学认为“散膏”即胰腺。

2. 急性胰腺炎病因病机　文献显示，多数医家传统观点提出急性胰腺炎病机关键在于腑气不通。杨晋翔等认为病机演变主要为湿、热、瘀、毒蕴结中焦所致的脾胃升降、肠之传化、肝之疏泄失常。其中“腑气不通”可谓其总括，并可有郁、结、湿、热、瘀、厥、脱 7 个关键环节。此种提法对于急性胰腺炎的特点表述无误，但在具体认识逻辑合理性尚值得进一步商榷，临床诸多急腹症均可能表现为腑气不通，但急性胰腺炎有其自身的特点，使用腑气不通未能充分提示其特殊性。张苗苗等认为急性胰腺炎发病，传变极快且气、湿、热结聚不散则酿生热毒，热毒炽盛又易导致血热妄行而致血瘀，热毒血瘀互结，肉腐血败成脓，即所谓“邪热炽盛，郁火熏蒸，血液胶凝”，“伏火郁蒸血液，血被煎熬而成瘀”，故可以认为本病在发病时不论其处于哪种辨证分型都有热毒血瘀互结的病理本质，腑气不通仅为表象之一，具体所谓饮食情志外邪等发病原因不再详细讨论。

3. 急性胰腺炎中医分期　2007 年《重症急性胰腺炎中西医结合诊治常规（草案）》将急性胰腺炎分为三期。第一期中医见证以少阳阳明合病或阳明腑实证为主，严重者则表现为结胸里实证，第二期中医见证以毒热炽盛，气营同病，气血同病，热结腑实为主，第三期（恢复期、邪去正虚期）以邪去正虚或余邪未尽为主，热去湿留、瘀血内停，表现为气血两虚，气滞血瘀，湿邪困脾，脾胃虚弱。笔者认为此两种认识可互为补充指导临床。

4. 急性胰腺炎中医辨证分型　2006 年中华中医药学会脾胃病分会制定的《中医消化病诊疗指南》中将急性胰腺炎分为肝郁气滞证、腑实热结证、肝胆湿热证、瘀热互结证、内闭外脱证 5 种证型。

（1）肝郁气滞证：

主症：①腹部阵痛或窜痛，或向左季肋部、左背部窜痛，呃逆、矢气则舒；②恶心或呕吐;③腹胀,可无发热;④急躁易怒。

次症:①情志抑郁,善太息;②嗳气呃逆,食少纳呆;③口苦咽干或咽中有异物感;④舌淡红,苔薄白或薄黄;⑤脉弦紧或弦数。

主症 2 项加次症 1 项,或主症第 1 项加次症 2 项即可诊断。

(2)脾胃实热证:

主症:①腹痛剧烈,甚至从心下至少腹痛满不可近;②有痞满燥实坚征象;③大便秘结;④舌质红,苔黄厚腻或燥。

次症:①腹胀;②恶心呕吐;③口干渴;④小便短赤;⑤日晡潮热;⑥脉洪大或滑数。

主症 2 项加次症 2 项即可诊断。

(3)肝胆湿热证:

主症:①上腹胀痛拒按;②腹满胁痛;③倦怠;④身目发黄,黄色鲜明;⑤舌质红,苔黄腻或薄黄。

次症:①呃逆,发热;②口渴,口干口苦;③恶心欲吐,心中烦热;④大便秘结或呈灰白色,小便短黄;⑤脉弦数。

主症 2 项加次症 2 项即可诊断。

(4)瘀热互结证:

主症:①腹部刺痛拒按,痛处不移;②或可扪及包块;③或见出血,皮肤青紫有瘀斑。

次症:①发热夜甚;②口干不渴;③小便短赤,大便燥结;④舌质红或有瘀斑;⑤脉弦数或涩。

主症 2 项加次症 2 项即可诊断。

(5)内闭外脱证:

主症:①脐周剧痛;②面色苍白,肢冷抽搐;③喘促;④大便不通,小便量少甚或无尿。

次症:①恶心,呕吐,身热;②烦渴多汗,皮肤可见花斑;③神志不清;④舌质干绛,苔灰黑而燥;⑤脉沉细而弱。

主症 2 项加次症 2 项即可诊断。

5. 急性胰腺炎中医辨证治疗 结合卫气营血辨证及脏腑辨证,以及中医对胰腺炎分期的认识,在具体辨证中不离核心病机瘀毒互结,参照华西研究成果灵活应用益气养阴、活血化瘀、清热解毒、通里攻下四法。

(1)肝郁气滞证:

治法:疏肝理气。认为中药治疗可迅速缓解症状,减少并发症。

主方:柴胡疏肝散(《景岳全书》)加减。

药物:柴胡 9g,香附 9g,炒枳壳 6g,白芍 6g,陈皮 10g,川芎 10g,生大黄(后下)9g,法半夏 9g,黄芩 12g,木香,延胡索 12g,郁金 12g,丹参 20g,檀香(后下)10g,砂仁(后下)5g,甘草 5g。

（2）肝胆湿热证：

治法：清肝利胆，清热利湿。

主方：茵陈蒿汤（《伤寒论》）合龙胆泻肝汤（《医方集解》）加减。

药物：茵陈蒿 10g，龙胆 10g，大黄（后下）9g，栀子 10g，柴胡 9g，枳实 9g，木香 9g，黄连 10g，延胡索 12g，黄芩 12g，车前子 10g，通草 10g，生地黄 10g，当归 10g。

（3）脾胃实热证：

治法：清热通腑攻下。

主方：大柴胡汤（《伤寒论》）合大承气汤（《伤寒论》）加减。

药物：柴胡 9g，枳实 9g，半夏 10g，黄芩 10g，生大黄（后下）9g，厚朴，芒硝（冲）10g，白芍 10g，栀子 9g，连翘 12g，桃仁 12g，红花 9g，厚朴 9g，黄连 6g。

（4）瘀热互结证：

治法：清热泻火，祛瘀通腑。

主方：泻心汤（《伤寒论》）合膈下逐淤汤（《医林改错》）加减。

药物：大黄 9g，黄连 12g，黄芩 15g，当归 10g，川芎 10g，桃仁 10g，红花 10g，赤芍 12g，延胡索 9g，生地黄 10g，丹参 10g，厚朴 10g，炒五灵脂 6g，牡丹皮 12g，水牛角（先煎）30g，芒硝（冲）10g。

（5）内闭外脱证：

治法：通腑逐瘀，回阳救逆。

主方：小承气汤（《伤寒论》）合四逆汤（《伤寒论》）加减。

药物：生大黄（后下）9g，厚朴 9g，枳实 9g，熟附子 6g，干姜 12g，甘草 6g，葛根 12g，赤芍 12g，红花 6g，生晒参（另炖）10g，赭石 15g，生牡蛎（先煎）30g。

6. 急性胰腺炎中药治疗加减变化及部分研究成果展示 中华医学会消化病学分会《中国急性胰腺炎诊治指南（草案）》认为，复方制剂如清胰汤、大承气汤加减，用于治疗急性胰腺炎有效。杨晋翔等综述如下。

（1）早期：以疏肝理气、清热解毒、祛湿泻下为法。方多选用四逆散、小柴胡汤、茵陈蒿汤、龙胆泻肝汤、大承气汤、柴胡驱蛔汤等加减。

（2）发展极期：邪入营血，治疗以清热通腑泻下、凉血活血为大法，在清热泻下基础上加以活血化瘀之品。方用桃仁承气汤、大承气汤、大陷胸汤、清胰汤等。

（3）极期出现变证：如热瘀血证、流注痈疡、热深厥深、气血暴脱、脏衰证时，应根据不同情况给予相应处理。对于热瘀血证者，可以清热泻火、祛瘀通络为法，方选用泻心汤、膈下逐瘀汤等；水热互结，可以大陷胸汤、清胰承气汤、大承气汤、血府解毒化瘀汤、复元活血汤等加减；对于热深厥深者，应急予安宫牛黄丸、黄连解毒汤、犀角地黄汤等清热凉血、解毒开窍；而对于气血暴脱及脏衰证期者则应予以益气回阳、养阴固脱等法，方用参附龙牡救逆汤合生脉散等加减。

（4）恢复期：主要表现为瘀留正伤。或见肝脾不和、肝胃不和、热灼津伤、胃阴不足之证，宜以调理脾胃、疏肝化湿为法以防止余邪留滞，方用平胃散、柴胡疏肝散、桃仁六君子汤、养胃汤等加减。

黄疸重者加茵陈；热重者加蒲公英、败酱草、紫花地丁、栀子、连翘、金银花；食积者加焦三仙、莱菔子；口渴明显者加生地黄、玄参；大便不通者加芒硝；腹胀明显者加莱菔子、瓜蒌；痛甚加延胡索；呕吐重者加法半夏、紫苏梗、竹茹；瘀重者加三棱、莪术；便秘者加芒硝；便血或呕血者加三七粉 3g、茜草根 15g；由胆道蛔虫病引起者加乌梅、苦楝皮根、使君子；汗多亡阳者加龙骨、牡蛎；麻痹性肠梗阻加甘遂、大黄、芒硝。

2017 年中华中医药学会脾胃病分会制定的《急性胰腺炎中医诊疗专家共识意见》认为，预防和治疗肠道功能衰竭应密切观察腹部体征及排便情况，监测肠鸣音的变化，及早给予促肠道动力药物。促肠道动力药物包括生大黄、硫酸镁、乳果糖等。

中华医学会外科学分会胰腺外科学组《重症急性胰腺炎诊治指南》建议，中药生大黄 15g，胃管内灌注或直肠内滴注，每日 2 次。

陈祥建等随机对照试验（RCT）显示，大黄灌胃灌肠辅助治疗能显著缩短重症急性胰腺炎患者的肠鸣音恢复时间、首次排便时间、腹痛缓解时间、住院天数，明显降低病死率。用法一般为生大黄 10~30g，水煎或开水浸泡 100ml，胃管内注入（或精制大黄粉直接胃管注入），保留 1~2h，每天 1~3 次，3~7 日为 1 个疗程。单药大黄主要通过抗炎、抗内毒素等作用，来保护胰腺组织，进而发挥保护胃肠道的作用和抗氧化作用，阻断血小板激活因子等炎症介质对血小板和凝血功能的破坏等途径来改善重症急性胰腺炎患者的病情和预后。

灌肠常用药物有大承气汤、大黄粉、芒硝、甘遂。

7. 急性胰腺炎中医针灸治疗 针灸治疗对 AP 有疗效，常用穴为足三里、下巨虚、内关、胆俞、脾俞、胃俞、中脘等，一般采用强刺激，也可采用电刺激。针刺疗法是治疗轻度急性胰腺炎的辅助手段，具有解痉止痛、降逆止呕、消胀、促进肠蠕动、松弛奥狄括约肌以利胆汁和胰液排出、提高机体免疫功能、促进炎症吸收等综合作用。足三里健脾和胃，扶正培元；天枢调补脾气，通化积滞；胆俞、内关清肝利胆，宁神和胃，宽胸理气；下巨虚通经活络、清热化滞；脾俞、胃俞健脾利湿和胃调中，补益中气，化湿导滞；中脘温通腑气，升清降浊。诸穴合用可达到通络止痛之目的，并能解除平滑肌痉挛，特别是乳头肌痉挛，有利于胆汁和胰液排泄，从而有利于胰腺功能的恢复。

针灸辨证治疗：寒重配公孙、神阙；湿热配天枢、合谷；中虚脏寒配章门、气海；饮食积滞配天枢、气海、内庭；气滞配章门、肝俞、阳陵泉、期门；瘀血配血海、膈俞、太冲、膻中。

8. 急性胰腺炎中药制剂静脉推注

（1）血必净注射液：为红花、赤芍、川芎、丹参、当归等中药材提取物，主要成分为红花黄色素 A 等。适应证如下。

1）腹腔内感染。

2）由感染、创伤、烧伤等引起的多器官功能障碍综合征（multiple organ dysfunction syndrome，MODS），证属瘀毒互结、邪毒内陷证的器官功能受损期及衰竭早期。

目前研究认为，血必净注射液是在“菌、毒、炎并治”的理论指导下研制而成的水溶性溶液，因其在防治脓毒症和多器官功能障碍综合征方面取得的显著疗效而受到重视。其主要组成有川芎、赤芍、丹参、红花等，具有扩张血管，改善微循环与组织灌注，抑制血小板聚集，促进纤维组织重吸收、胶原纤维的降解及保护血管内皮细胞等作用，能抑制炎症介质的过度释放，从而有效地减少损伤因子对机体的损伤。

（2）丹红注射液：

组成：丹参，红花，注射用水。功能：活血化瘀，通脉舒络。范辉等通过观察丹红注射液对重症急性胰腺炎（SAP）大鼠胰腺组织中内皮素-1（*ET-1*）、内皮型一氧化氮合酶（*eNOS*）及诱生型一氧化氮合酶（*iNOS*）基因的表达与胰腺组织损伤的关系及中药丹红注射液对其基因表达的影响，发现丹红注射液可下调重症急性胰腺炎大鼠胰腺组织中 *ET-1* 与 *iNOS* 基因的表达，上调 *eNOS* 基因的表达，改善胰腺组织病理损伤。

（3）参附注射液：

组成：红参，附片。功能：回阳救逆，益气固脱。主要用于阳气暴脱的厥脱证（感染性、失血性、失液性休克等）。

参附注射液对急性坏死性胰腺炎（acute necrotizing pancreatitis，ANP）大鼠肠黏膜屏障有保护作用，其机制可能为通过抑制 NF-κB 的表达，减少 *TNF-α*、*ICAM-1* 及 *iNOS* 的生成，从而改善肠道微循环，减轻肠组织炎症反应和减少氧自由基。

（4）疏血通注射液：

组成：水蛭，地龙。功能：活血化瘀。用于：①抗凝血和抗血小板聚集；②抑制血栓形成和溶栓。杨正益等研究疏血通联合醋酸奥曲肽治疗急性胰腺炎的临床效果，结果说明疏血通联合醋酸奥曲肽可尽快改善急性胰腺炎患者的临床症状，提高治愈率，缩短病程。

（5）参麦注射液：

组成：红参，麦冬。功能：补气养阴。主治：气阴两虚型之休克、冠心病、病毒性心肌炎、慢性肺源性心脏病、粒细胞减少症。辅料为聚山梨酯 80、亚硫酸氢钠。林帆等探讨参麦注射液对 ANP 的治疗作用。参麦注射液通过改善胰腺的微循环，可以提高胰腺组织对缺氧的耐受性，减少氧自由基的产生，减轻胰腺的病理改变。

9. 急性胰腺炎的中药外治法 腹部外敷芒硝金黄散（金黄膏），每天更换 1~2 次。杨晋翔报道在急性胰腺炎治疗过程中，同时应用双柏散、芒硝大黄冰片散、六合丹（大黄、黄柏、白及等七味药）、金黄散（金黄膏），将其外敷上腹部，可达局部清热解毒、消痈排脓之功，对于炎症吸收、缓解疼痛、胰周液体及囊肿吸收起了一定的促进作用。

中华医学会外科学分会胰腺外科学组《重症急性胰腺炎诊治指南》指出，急性液体积聚多会自行吸收，无须手术，也不必穿刺，使用中药皮硝外敷可加速吸收，500g 皮硝装在棉布袋内作腹部大面积外敷，每天更换 2 次。

10. 急性胰腺炎常用中药和方剂经验

（1）常用口服中药：①清热凉血药：玄参、生地黄、牡丹皮；②清热解毒药：金银花、连翘、紫花地丁、蒲公英、土茯苓、栀子、红藤；③清热燥湿药：黄连、黄柏、黄芩、龙胆；④攻下药：大黄、芒硝；⑤峻下逐水药：甘遂；⑥疏肝和胃药：柴胡、佛手、橘皮、香附、青皮、枳壳、厚朴、川楝子；⑦活血化瘀药：红花、桃仁、延胡索、丹参、王不留行；⑧破血消癥药：三棱、莪术等；⑨清热利湿药：金钱草、海金沙、茵陈、泽泻；⑩淡渗利湿药：猪苓、薏苡仁；⑪消导药：麦芽、谷芽、莱菔子、六曲、鸡内金；⑫健脾化湿药：白术、党参、扁豆、山药；⑬驱虫药：使君子、槟榔、百部；⑭养阴药：沙参、麦冬；⑮开窍药：麝香、冰片、石菖蒲、苏合香。

（2）常用方剂：①大柴胡汤、清胰汤、蒿芩清胆汤、四逆散；②血府逐瘀汤、膈下逐瘀汤；③大承气汤、小承气汤、调胃承气汤、增液承气汤、桃仁承气汤；④大陷胸汤、抵挡汤（丸）；⑤清营汤、犀角地黄汤、黄连解毒汤、安宫牛黄丸、紫雪散、至宝丹；⑥枳实导滞丸；⑦柴胡疏肝散；⑧茵陈蒿汤；⑨乌梅丸。⑩参附汤、补中益气汤、生脉散。

11. 常用中成药治疗 2006 年中华中医药学会脾胃病分会制定的《中医消化病诊疗指南》建议急性胰腺炎中成药治疗用六味安消胶囊。宋雅芳等总结，预防和治疗肠道衰竭可口服消胀片、一清胶囊、苁蓉通便口服液、六味安消胶囊等。神昏谵语者可加服安宫牛黄丸。

12. 急性胰腺炎疗效评定 参照 2006 年中华中医药学会脾胃病分会制定的《中医消化病诊疗指南》。

（1）轻症疗效标准：

1）主要症状：疼痛、恶心、呕吐、发热等基本消失。

2）主要体征：上腹部压痛及反跳痛消失。

3）实验室检查：出现的异常指标（血淀粉酶、尿淀粉酶及血常规等）恢复正常。根据上述标准，按痊愈、显效、有效和无效四级评定。

痊愈：5 日内达到上述 3 项者。

显效：7 日内达到上述 3 项者。

有效：10 日内达到上述 3 项者。

无效：10 日以上者为无效。

总有效率 =（痊愈数+显效数）/观察例数×100%。

（2）重症疗效标准：

1）主要症状：疼痛、恶心、呕吐、发热等基本消失。

2）主要体征：上腹部压痛及反跳痛消失。

3）实验室检查：出现的异常指标（血淀粉酶、尿淀粉酶及血常规等）恢复正常。根据上述标准，按痊愈、显效、有效和无效四级评定。

痊愈：7 日内达到上述 3 项者。

显效：10 日内达到上述 3 项者。

有效：14 日内达到上述 3 项者。

无效：14 日以上者为无效。

总有效率 =（痊愈数+显效数）/观察例数×100%。

（3）证候疗效标准：所有症状都分为无、轻、中、重四级，在主症分别记 0、2、4、6 分，在次症分别记 0、1、2、3 分，对于舌脉则分为正常和非正常两级，在主症分别记 0、2 分，在次症分别记 0、1 分。

临床痊愈：症状、体征消失或基本消失，证候积分减少大于或等于 95%。

显效：症状、体征明显改善，证候积分减少大于或等于 70%，但小于 95%。

有效：症状、体征均有好转，证候积分减少大于或等于 30%，但小于 70%。

无效：症状、体征无明显好转，甚至加重，证候积分减少小于 30%。

（二）慢性胰腺炎

慢性胰腺炎（chronic pancreatitis，CP）是各种病因引起胰腺组织形态和功能不可逆性改变的慢性迁延性炎症性疾病，其疼痛、腹泻等症状顽固，需终身替代治疗，影响患者生活质量，加重了个人、家庭、社会的经济负担。近年来，随着社会经济水平的提高和饮食结构的变化，CP 发病率在全球不断上升。

1. 慢性胰腺炎病名 慢性胰腺炎属中医学“腹痛”“胰瘅”“癥积”等范畴，临床间断急性发作，同时伴有胰腺内分泌及外分泌功能不全，以慢性疼痛、脂肪泻、消瘦、营养不良为症状特点，体检可见消瘦、腹部包块等。

2. 中医病因病机 急性期总体参照急性胰腺炎，在恢复期，病机属虚实夹杂，以虚为主，有脾虚及肾虚表现，气阴两虚或气血两亏，重则脾肾阳虚。邪实未尽，热象不显，以瘀毒内结为基本特点。

3. 慢性胰腺炎辨证分型 急性期参照急性胰腺炎。恢复期辨证分型如下。

（1）脾胃虚弱证：

主症：①纳呆便溏；②胃脘胀满。

次症：①倦怠乏力；②面色萎黄；③少气懒言；④时而腹痛。

舌脉：舌质淡苔薄白，或舌边有齿痕，脉细弱或缓。

证型确定：主症加次症 1~2 项即可诊断。症状不明显者，参考舌脉象和理化检查。

（2）气阴两虚：

主症：①少气懒言；②自汗盗汗。

次症：①大便时泄时秘；②口渴引饮；③五心烦热；④乏力少神。

舌脉：舌质淡或红而少苔，脉细或细数。

证型确定:主症加次症 1~2 项即可诊断。症状不明显者,参考舌脉象和理化检查。

(3)癥积瘀结证:

主症:①腹部积块;②胀满刺痛。

次症:①神倦乏力;②形体消瘦;③面色晦暗;④纳谷不佳。

舌脉:舌质紫暗或有瘀斑,舌下脉络曲张色青紫或紫暗,脉细涩。

证型确定:主症加次症 1~2 项即可诊断。症状不明显者,参考舌脉象和理化检查。

(4)阴阳两虚证:

主症:①形体羸弱;②形寒怕热。

次症:①溏泻无度,或见五更泻泄;②潮热盗汗或自汗;③少气懒言,腰膝酸软;④男子遗精阳痿,女子经闭。

舌脉:舌质淡或青黑,苔剥脱或无苔,脉沉细弱或虚大无力。

证型确定:主症加次症 1~2 项即可诊断。症状不明显者,参考舌脉象和理化检查。

4. 慢性胰腺炎辨证论治 急性期参照急性胰腺炎部分。恢复期辨证论治如下。

(1)脾胃虚弱证:

治则:健脾益气。

方药:参苓白术散(《太平惠民和剂局方》)加减;形寒肢冷者可合理中丸、小建中汤。

药物:党参、白术、扁豆、莲子、甘草、山药、砂仁、薏苡仁、桔梗、大枣、陈皮等。

(2)气阴两虚:

治则:补气健脾,益气养阴。

方药:生脉散(《医学启源》)合七味白术散(《小儿药证直诀》)加减。

药物:人参、麦冬、五味子、茯苓、炒白术、甘草、藿香叶、木香、葛根、天花粉、黄芪等。

(3)癥积瘀结证:

治则:化癥消积。

方药:桂枝茯苓丸(《金匮要略》)合膈下逐瘀汤(《医林改错》)加减。

药物:桂枝、茯苓、桃仁、赤芍、牡丹皮、延胡索、蒲黄、五灵脂、乌药、香附、红花、枳壳、大黄、柴胡、郁金等。

(4)阴阳两虚证:

治则:滋阴补阳。

方药:肾气丸或二仙汤加味。

药物:熟地黄、山药、山茱萸、茯苓、牡丹皮、泽泻、附片、肉桂、知母、当归、巴戟、黄柏、仙茅、淫羊藿加减。

5. 慢性胰腺炎中成药治疗

(1)胰胆舒颗粒:由姜黄、赤芍、蒲公英、牡蛎、延胡索、大黄、柴胡组成,具有散瘀行气、活血止痛、利胆护胰之功,用于 CP、急性胰腺炎、慢性胆囊炎、急性胆囊炎属气滞血瘀、热毒内盛者。每天 2~3 次，每次 1 袋。

（2）复方谷氨酰胺胶囊：由 L-谷氨酰胺、白术、茯苓、甘草组成，具有健脾益气之功，用于 CP 胰腺外分泌功能不全而纳差腹胀、消化不良、大便稀溏者。每天 3 次，每次 3 粒。

（3）桂枝茯苓丸：由桂枝、茯苓、牡丹皮、赤芍、桃仁组成，具有活血、化瘀、消癥之功，用于血瘀证，瘀血积液阻滞于左侧者。每天 1~2 次，每次 1 丸。

（4）血府逐瘀口服液（片）：由桃仁、红花、当归、川芎、地黄、赤芍、牛膝、柴胡、枳壳、桔梗、甘草组成，具有活血化瘀、行气止痛之功，用于瘀血内阻证。每天 2 次，每次 2 支或 6 片。

6. 慢性胰腺炎中医针灸及外用中药治疗 结合患者病情分期、病因管理，选择中药和针灸等综合方法镇痛治疗，既可减少西药的不良反应或成瘾的可能性，又可协助改善患者胃肠功能，改善久病后的焦虑、抑郁状态。

（1）针灸镇痛：根据辨证论治结果进行穴位加减、采用不同补泻手法，结合电针。每次取 6~12 个穴位，留针 30min，每天 1~2 次，治疗 1~3 周。可以穴位注射，慢性疼痛患者可以揿针治疗。

（2）中药膏剂外敷：选择六合丹或自制活血止痛膏剂，根据疼痛的部位、积液、囊肿或包裹性坏死在腹腔的位置及腹腔间室综合征的分型，外敷在相应部位。每天 1 次，每次 6~8h。

（3）中药保留灌肠治疗：根据辨证论治结果选择相应处方，水煎取汁，每次 100~150ml，进行保留灌肠治疗，每天 1~6 次或据病情增减次数。

（4）其他方法：可以选择腹部推拿疗法、穴位贴敷疗法、穴位注射疗法、按压法、灸法、穴位埋线法等。

7. 慢性胰腺炎中医治疗重点方向

（1）缓解疼痛。

（2）改善胰腺外分泌功能不全，缓解腹泻，改善食欲及营养状态。

（3）控制血糖，维持或促进胰腺内分泌功能的修复。

（4）减少复发频率，降低 CP 患者假性囊肿、胰源性门静脉高压等并发症的发生率和手术干预率。

8. 慢性胰腺炎临床评价体系

（1）症状体征评价：CP 患者以腹痛为主要症状，可伴腹部压痛、反跳痛和肌紧张等常见体征，临床常用视觉模拟量表评分法评价记录患者疼痛严重程度。根据入院时及出院前症状体征变化情况进行分级。

临床痊愈：主要症状、体征消失或基本消失。

显效：主要症状、体征明显改善，不影响患者进食和休息。

有效：主要症状、体征明显好转，轻微影响患者进食和休息。

无效：主要症状，体征无明显改善，甚或加重。

（2）胰腺内分泌功能疗效评价：CP 患者中后期出现内分泌功能障碍，发展成为 3c 型糖尿病（type 3c diabetes mellitus），中西医结合治疗后根据口服葡萄糖耐量试验、胰岛素释放试验和血糖水平、血清缩胆囊素和胰高糖素，评价胰腺内分泌功能状态，判断疗效。

（3）胰腺外分泌功能疗效评价：CP 患者因胰腺外分泌功能障碍而出现脂肪泻，常以补充胰酶为基础进行中西医结合治疗，并动态评估胰腺外分泌功能的影响，观察脂肪吸收指数、粪脂排泄量、粪氮排泄量和粪便重量等指标。也可以直接或间接测定胰腺分泌的酶和电解质量，有助于评估胰腺外分泌功能及疗效。

（4）中医证候疗效评价：疗效指数=（治疗前积分-治疗后积分）/治疗前积分×100%。所有症状均分为无、轻、中、重共四级，主证分别记 0、2、4、6 分，次证则分别记 0、1、2、3 分。

临床痊愈：主要症状、体征消失或基本消失，疗效指数≥95%。

显效：主要症状、体征明显改善，70%≤疗效指数<95%。

有效：主要症状、体征明显好转，30%≤疗效指数<70%。

无效：主要症状、体征无明显改善，甚或加重，疗效指数<30%。

（5）单项中医症状疗效评价

显效：原有症状消失。

有效：原有症状改善 2 级。

进步：原有症状改善 1 级。

无效：原有症状无改善或原症状加重。

症状分级记录：0 级：没有症状，积 0 分；1 级：症状轻微，不影响日常生活，积 1 分；2 级：症状中等，部分影响日常生活，积 2 分；3 级：症状严重，影响日常生活，难以坚持工作，积 3 分。

第六节 胆总管扩张内镜诊治及胆结石中医治疗

一、胆总管扩张概述

（一）胆总管扩张的定义

胆总管扩张是一种胆道系统疾病，其病因多种多样。在胆总管扩张的病因中，胆道结构异常是主要原因之一。例如，胆总管发育不良、胆总管瓣膜异常等结构异常会导致胆总管扩张。此外，胆石症也是胆总管扩张的重要病因之一。胆石堵塞胆总管，阻碍了胆汁的正常流动，导致胆汁在胆管内积聚，进一步导致胆总管扩张。此外，胆道感染和胆道蛔虫感染等疾病也可以引发胆总管扩张。胆总管扩张的发病机制尚不完全清楚，但目前的研究表明，多种因素的相互作用可能导致胆总管扩张的发生。首先，胆汁淤积可能是导致胆总管扩张的关键因素之一。当胆汁排泄功能受阻时，胆汁在胆道内积聚，胆管壁承受的压力增大，从而导致胆总管扩张。其次，胆道炎症也可能在胆总管扩张的发病过程中起到重要作用。胆道感染会引起胆管壁的炎症反应，导致胆管壁的纤维化和增厚，进而导致胆总管扩张。

胆管扩张症（biliary dilatation，BD），又称胆管囊肿，是临床较少见的一种原发性胆管病变，可由婴幼儿时期先天性胆管扩张延续而来，也可在成年期发病，主要表现为肝内、外胆管单发或多发性局部扩张。因胆管结石、狭窄或肿瘤导致胆道梗阻形成的继发性胆管扩张，不属于 BD 范畴。按照先天性胆总管扩张征（Todani）分型（图 2-20）：Ⅰ型为胆总管扩张（最常见，占 BD 的 70%~90%），分为 3 个亚型。Ⅰa 型：胆总管囊状扩张。Ⅰb 型：胆总管局限性扩张。Ⅰc 型：肝外胆管弥漫性梭状扩张。Ⅱ型为胆总管憩室样扩张（占 BD 的 2%~5%）。Ⅲ型为胆总管十二指肠壁内段扩张（占 BD 的 4%），又称为胆总管末端囊肿。Ⅳ型为胆管多发性扩张（占 BD 的 10%~20%），分为 2 个亚型。Ⅳa 型：肝内外胆管多发性囊状扩张。Ⅳb 型：仅肝外胆管多发性囊状扩张。Ⅴ型为肝内胆管单发或多发性囊状扩张（占 BD 的 1%），又称为卡罗利病。临床表现：腹痛、腹上区包块和黄疸为 BD 的三大主要临床表现，但三者同时出现较为少见（发生率为 20%~30%）。不同年龄段的患者临床表现差异明显。婴幼儿及儿童患者主要临床表现为明显的腹部包块和梗阻性黄疸，成人患者则主要表现为腹痛。

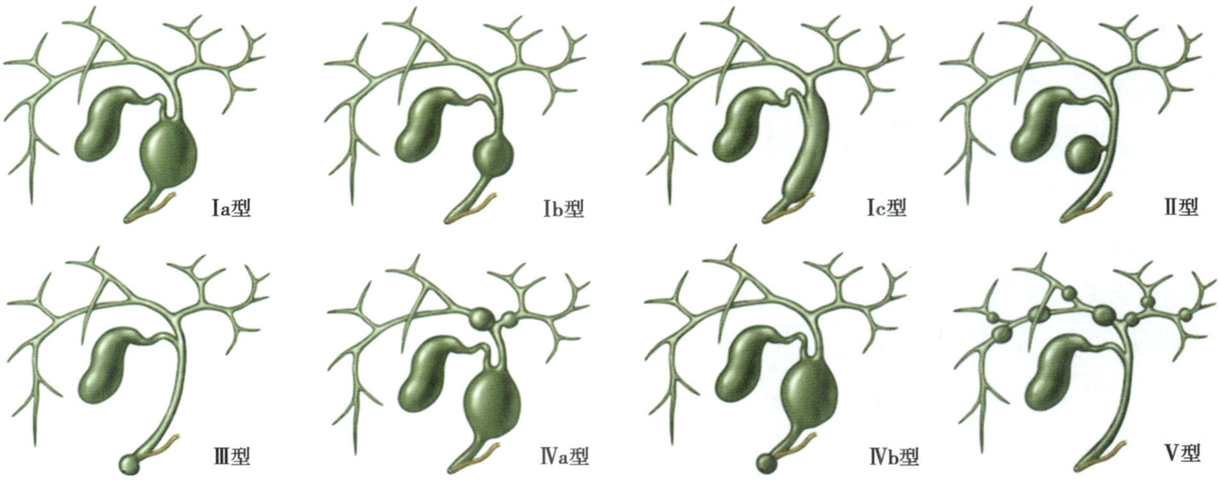

图 2-20　先天性胆总管扩张征分型

（二）胆总管扩张的临床表现

胆总管扩张是一种常见的胆道疾病，其临床表现主要包括腹痛、黄疸、消化不良和胆结石等症状。首先是腹痛。胆总管扩张引起的胆道梗阻会导致胰腺炎或胆石症等并发症，而这些并发症的主要临床表现就是腹痛。腹痛的特点是发作性的、剧烈的，常常出现在右上腹部，并向右肩部放射。这种腹痛可能持续数分钟至数小时，严重时还会伴有恶心、呕吐和发热等症状。其次是黄疸。由于胆总管扩张导致的胆道梗阻，胆汁无法正常排放，就会引起黄疸的出现。黄疸的主要表现是皮肤和眼球的黄染。此外，还可伴有发热、乏力、食欲不振和恶心等症状。黄疸的严重程度可根据血清总胆红素和直接胆红素的水平来判断，较高水平的黄疸可能意味着胆管梗阻的严重程度。再次，消化不良也是胆总管扩张的常见临床表现之一。由于胆道梗阻导致胆汁无法正常排放，就会影响脂肪和脂溶性维生素的吸收。患者常常会出现脂肪泻、腹胀和食欲不振等消化不良症状。此外，胆总管扩张还可能导致胆汁反流和胆汁性胃炎等并发症，进一步加重了患者的消化不良症状。最后是胆结石出现。由于胆道梗阻，胆汁积聚在胆管中容易形成胆结石。胆结石的主要临床表现是胆绞痛，其特点与胆总管扩张引起的腹痛相似。此外，胆结石还会引起胆囊炎、胆道感染和胆管炎等并发症，表现为发热、恶心、呕吐和右上腹疼痛等症状。

（三）胆总管扩张常用内镜分型

胆总管扩张的内镜常用分型通常基于扩张的原因和性质。以下是一些常见的胆总管扩张内镜分型。

1. 器质性胆总管扩张 这种类型的扩张通常是由器质性原因引起的，如胆结石、胆道肿瘤、胆总管狭窄等。内镜检查可以用于评估扩张的原因和性质，以确定最适合的治疗方法。

2. 术后胆总管扩张 这种类型的扩张通常出现在胆囊切除手术（胆囊摘除术）后，可能是由手术相关的并发症、胆总管梗阻或其他原因引起的。内镜检查可以帮助确定扩张的原因和治疗选择。

3. 非机械性胆总管扩张 这种类型的扩张通常是由非机械性原因引起的，如壁层运动障碍、神经性胆囊、功能性胆汁排泄不良等。内镜下评估可以帮助排除器质性原因，并确定是否存在功能性或神经性因素。

4. 胆总管肿瘤 当胆总管扩张与肿瘤相关时，内镜检查可以帮助确定肿瘤的性质、位置和大小。这有助于制定适当的治疗计划。

5. 胆总管结石 内镜检查通常用于检测和处理胆总管内的结石。医师可以观察结石的位置，并使用内镜下工具进行碎石或取石。

6. 胆总管壁疾病 内镜检查还可以用于评估胆总管壁的疾病，如胆道炎、溃疡、息肉或增厚等。

7. 胆总管狭窄 内镜检查可以帮助确定胆总管狭窄的位置和程度。这对于确定狭窄的原因及治疗方法非常重要。

以上是一些常见的胆总管扩张内镜分型，但根据具体情况，医师可能会使用不同的分类方法来描述扩张的性质和原因。内镜检查的主要目标是帮助医师明确扩张的原因，以便采取适当的治疗措施。治疗方法将根据扩张的原因和性质而异。

二、胆总管扩张的内镜诊断

胆总管扩张的内镜诊断标准通常包括以下要点。

1. 胆总管直径增加　内镜检查应首先评估胆总管的直径。一般来说，超过胆总管直径正常范围的可以被视为扩张。

2. 胆汁淤积　胆总管扩张通常伴随着胆汁的积聚。内镜下，胆总管内的胆汁可能呈黄绿色，并且可能包含胆汁中的碎屑、泡沫或其他异常物质。

3. 壁层异常　正常的胆总管壁通常是光滑的，没有明显的异常。任何壁层异常，如炎症、溃疡、息肉或增厚，都可能提示胆总管问题。

4. 内腔异常　内镜下，医师还会评估胆总管内腔的状态。正常情况下，胆总管内腔应该是通畅的，没有明显的梗阻或狭窄。任何内腔异常，如结石、肿瘤、异物或瘢痕组织，都可能导致扩张。

5. 胆总管内容物　医师会观察胆总管内的内容物，特别是观察是否存在结石、肿瘤、异物或黏液等。

6. 通畅性评估　医师可能会使用对比剂进行逆行胆道造影来评估胆总管的通畅性。这可以清楚地显示胆总管的解剖结构及是否存在梗阻或狭窄。

7. 活检　在有可疑的肿瘤或异常组织存在的情况下，医师可以采集组织样本进行活检，以明确诊断。

8. 相关病因评估　医师还会评估扩张的可能病因，如胆石、肿瘤、炎症或其他原因。该病的鉴别诊断主要依靠消化内镜检查，如超声内镜、内镜逆行胰胆管造影等。

（1）超声内镜：胆胰内镜超声技术是一种结合内镜和超声技术的检查方法，通过内镜引入的超声探头对胆胰腔进行实时成像和诊断。其基本原理是利用超声波在组织中的传播速度差异，对组织的结构和性质进行判断。胆胰内镜超声技术在胆总管扩张的诊断方面具有较高的敏感性和特异性，可帮助医师准确定位病变并评估其程度和性质。该检查术前准备为患者空腹 12h，做常规喉部麻醉，并肌内注射山莨菪碱 10mg，精神紧张者可肌内或胆总管扩张静脉注射地西泮 10mg。有研究人员指出，超声内镜在 20 世纪 80 年代进入临床，并推动了胰胆管疾病治疗方案的发展。通过超声内镜引导状态进行胆管穿刺，可以准确有效地进行治疗。此外，超声内镜的发布也补充了既往影像学的不足，并为超声内镜治疗奠定了基础。有研究结果显示，EUS 对胆总管扩张病因诊断的总体敏感度为 92.7%，特异度为 100.0%，准确率为 96.3%，阳性预测值为 100.0%，阴性预测值为 93.2%。研究结论表明，对于传统影像学诊断不明的胆总管扩张患者，进一步选择 EUS 明确病因是合理的选择，特别是肝功能异常的患者，在 EUS 检查中通常可以发现解释胆总管扩张的病因，而肝功能正常的患者中，恶性疾病很少见。有研究结果显示，EUS 对胆总管下段结石所致的胆总管扩张的诊断具有 100% 的灵敏度、特异度及诊断符合率。对于壶腹部肿瘤和胆总管炎性狭窄所致的胆总管扩张，EUS 的诊断灵敏度分别为 88.0% 和 90.9%，特异度分别为 92.2% 和 93.8%，诊断符合率分别为 90.8% 和 90.8%。此外，EUS 联合肿瘤标志物在恶性胆总管扩张的诊断中具有较高的灵敏度和特异度，分别为 96.0% 和 96.1%，诊断符合率达到 96.1%。研究结论表明，EUS 是诊断胆总管扩张病因的有效方法，并且能够指导胆总管扩张的治疗。同时，EUS 联合肿瘤标志物有助于提高胆总管扩张的良、恶性鉴别。

（2）内镜逆行胰胆管造影：内镜逆行胰胆管造影是在十二指肠镜直视下，通过十二指肠乳头向胆总管或胰腺管内插入造影导管，逆行注入对比剂后，通过 X 射线显示胆系和胰管形态的诊断方法。该方法被广泛应用于胆总管和胰腺疾病的诊断，并且被公认为是诊断胰胆管疾病的“金标准”。该检查术前准备需严格把握适应证，评估手术危险、操作难度，做碘对比剂过敏试验、禁食 6~8h、哌替啶 50mg 肌内注射，可静脉注射丁溴东莨菪碱 20mg，以减少患者术中的不适反应。目前的 ERCP 方法仍存在一些技术和应用方面的不足。例如，操作的安全性、准确性和诊断能力有待提高。为了改进和完善这些方法，未来的研究方向可以着重于技术的改进、内镜技术和影像学方法的结合，以提高诊断的准确性和治疗的疗效，进一步拓展胆总管扩张的研究领域。

三、胆总管扩张内镜诊治要点

胆总管扩张的治疗是该疾病管理的核心内容，也是改善患者的症状和预防并发症的重要手段。目前，胆总管扩张的治疗方法主要分为手术治疗和非手术治疗两大类。

手术治疗主要包括胆总管切开引流术、胆总管取石术、胆总管憩室切除术和胆总管重建术等，非手术治疗则包括内镜下胆总管支架置入术、药物治疗和非手术保守治疗等。这些治疗方法各有优缺点，具体选择要根据患者的病情、病因、年龄和合并症等因素进行综合评估。手术治疗是治疗胆总管扩张的最常见和有效的方法之一。胆总管切开引流术是将胆总管进行切开，直接引导胆汁排入十二指肠或回肠，以达到排石和引流的目的。胆总管取石术则是在胆总管切开的基础上，进一步取出阻塞胆总管内的结石，以恢复胆汁的正常流动。胆总管憩室切除术是在探查胆总管时发现胆总管有憩室形成时，可通过手术切除的方式解决胆总管憩室引起的胆汁淤积问题。胆总管重建术则适用于胆总管严重狭窄或扩张破坏的患者，通过重建胆总管的形态和功能，恢复胆汁的正常排泄和引流。

非手术治疗中，内镜下胆总管支架置入术是一种常用的治疗方法。该方法采用内镜引导将金属或塑料支架置入胆总管内，以维持胆总管通畅，保持胆汁的正常流动。这种方法具有创伤小、恢复快的优点，适用于一些不能耐受手术或有其他禁忌证的患者。药物治疗则主要采用药物调节胆汁的分泌和排泄，以改善胆总管扩张的症状和防止并发症的发生。另外，对于一些无症状或症状轻微的患者，可以采取观察和非手术保守治疗的方式，通过定期复查和监测患者的情况，预防并发症的发生。

在选择胆总管扩张的治疗方法时，需要综合考虑患者的病情、病因、年龄及可能出现的合并症等因素。手术治疗适用于病情重、胆总管扩张程度较大、合并有胆总管结石或憩室等病变的患者。非手术治疗则适用于病情较轻、合并有其他禁忌证或不能耐受手术的患者。在制定治疗方案时，还需要充分评估手术的风险、患者的生活质量和对治疗的可接受性等因素。

胆总管扩张的治疗方法多样，应根据患者的具体情况选择合适的治疗方案。未来的研究应继续探索胆总管扩张的治疗新方法和新技术，提高治疗效果和患者的生活质量。还需要进一步明确不同治疗方法的适应证和对治疗效果的评价方法，以促进临床实践和指导。

胆总管扩张的内镜诊治中，常用的一种操作方法是内镜逆行胰胆管造影（ERCP）。下面将详细介绍 ERCP 的操作步骤。

1. 准备工作

（1）患者准备：在进行 ERCP 前，患者需要进行充分的准备。包括理解操作的目的和过程，并签署知情同意书。根据患者情况，预先评估患者的出血风险、过敏史、心脏病等相关疾病，并采取必要的措施。另外，根据需要预防性应用抗菌药物、预防胰腺炎、术前讨论等。在手术前一天，患者需要进行禁食，以保证胆道和胰管内的内容物清晰可见。

（2）镇静麻醉：在 ERCP 操作前，给患者进行局部麻醉和镇静，以减轻患者的疼痛和不适感，并提供合适的操作条件。麻醉方法可以选择静脉注射镇静药物，如咪达唑仑或丙泊酚，并同时监测患者的血氧饱和度、心电图等生命体征。

（3）设备准备：ERCP 操作必须备齐十二指肠镜、导丝、造影导管、乳头切开刀、取石器、碎石器、扩张探条、扩张气囊、引流管、支架、内镜专用的高频电发生器、注射针和止血夹等。所有的器械符合灭菌要求，一次性物品按有关规定处理，常用易损的器械均有备用品。

（4）手术分级：根据操作难度可分为四级：1 级：选择性胰胆管插管造影，主乳头取病理，胆道支架拔除/置换。2 级：≤1cm 胆管结石取出，胆瘘的治疗，肝外胆管良性/恶性狭窄的治疗，预防性放置胰管支架。3 级：>1cm 胆管结石取出，急性胆源性或复发性胰腺炎的治疗，肝门及以上部位胆管良性狭窄的治疗，副乳头插管及治疗，胰管狭窄的治疗，内移位胆管支架的取出，<5mm 可移动的胰管结石取出，奥狄括约肌功能障碍的治疗（有/无测压），胆管内超声检查，肝门部胆管癌的治疗。4 级：肝内胆管结石，胆管胰管镜，十二指肠乳头切除，胃肠重建术后 ERCP，去除内移位的胰管支架，>5mm 和/或嵌顿的胰管结石取出，假性囊肿引流术。

2. 诊治步骤

（1）内镜插入和定位：麻醉达到适宜水平后，经鼻或经口插入内镜，导航至十二指肠以进行 ERCP 操作。内镜应当朝向壶腹部，通过满足解剖标志物的准确定位，确保准确进入十二指肠。

（2）导管插入和对比剂注入：在正确定位后，将导管插入内镜的工作通道，并导航至胆总管入口或胰管入口。使用逆行注射方式，将含有对比剂的生理盐水注入胆总管和胰管，以使其显示清晰。在注射对比剂前，应确保导管位置准确，并注意注射速度和压力，避免过度充盈而引起胆道或胰腺损伤。

（3）影像记录和诊断：在注射对比剂后，使用 X 射线或影像设备进行观察和记录胆总管和胰管的形态、结构和病变。根据影像学所见，对胆总管扩张的程度和位置、管腔阻塞的原因等进行评估和诊断。

（4）治疗操作：在 ERCP 过程中，可进行一些治疗性操作，如取出胆道内的结石、放置胆道支架、扩张狭窄的胆管等。对于需要治疗的病变，可采用逆行胰胆管造影下的内镜下治疗，如切开括约肌、胆总管引流术等。

（5）操作结束和患者观察：在完成 ERCP 操作后，将内镜从患者体内取出，观察患者的血压、心率、呼吸等生命体征。观察患者是否有出血、胆汁泄漏、胰腺炎等并发症，在必要时采取相应措施。

以上是关于 ERCP 操作的详细步骤，操作时应严格按照内镜专家的指导进行，并根据患者的具体情况和临床需要进行个体化的治疗。

3. 内镜诊断及治疗要点（ERCP 理论与操作）

（1）胆总管观察：观察胆总管的直径和形态变化，一般直径超过 1.0cm 可诊断为胆总管扩张。注意胆总管是否存在结石、胆管壁增厚或不规则增厚等病变。

观察胆总管是否有分支扩张、狭窄等异常表现。

（2）胰腺观察：观察胰腺导管的直径、形态和充盈情况，检测胰腺炎、结石等病变，胰腺导管是否存在狭窄、结构异常或梗阻。

（3）胆道结构评估：评估胆总管和胆囊之间的解剖关系，以排除胆管异常连接、胆囊畸形等。

（4）胰胆管结构遗传异常检测：观察是否存在胆管纤维化、胆道类囊肿等先天性异常。

（5）胆道结石检测：检测胆总管内是否存在结石，注意结石的数量、大小、位置等信息。

（6）胆肠吻合口评估：对已进行胆肠吻合术的患者，评估吻合口的通畅性和胆管狭窄情况。

（7）胰腺导管引流评估：观察胰导管的引流情况，检测胰腺炎和胰腺囊肿等胰腺疾病。

（8）肿瘤评估：观察胆总管和胰腺导管内是否存在肿瘤，评估肿瘤的位置和性质。

（9）活检操作：在 ERCP 过程中，可通过取材钳进行活检，获取胆道和胰腺组织进行病理学检查。

（10）影像记录与分析：对 ERCP 的影像进行记录，包括 X 射线造影、内镜录像等，便于进一步分析与诊断（图 2-21 至图 2-28）。

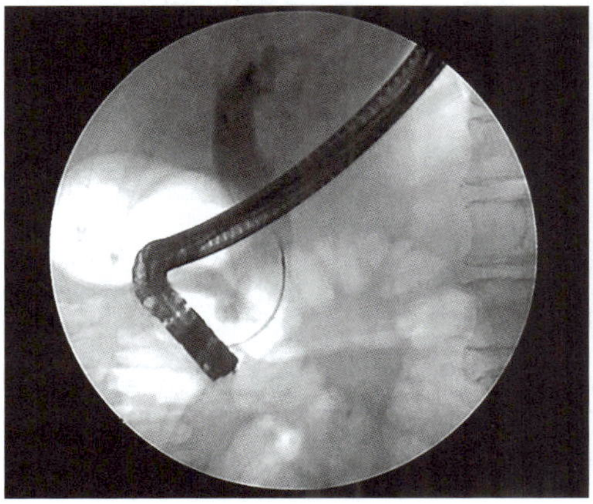

图 2-21　内镜逆行胰胆管造影诊断胆总管下段肿瘤梗阻导致胆总管增宽

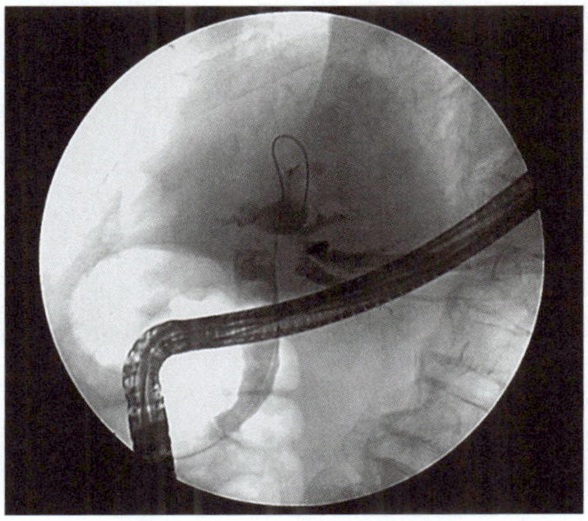

图 2-22　内镜逆行胰胆管造影诊断胆总管多发结石梗阻导致胆总管增宽

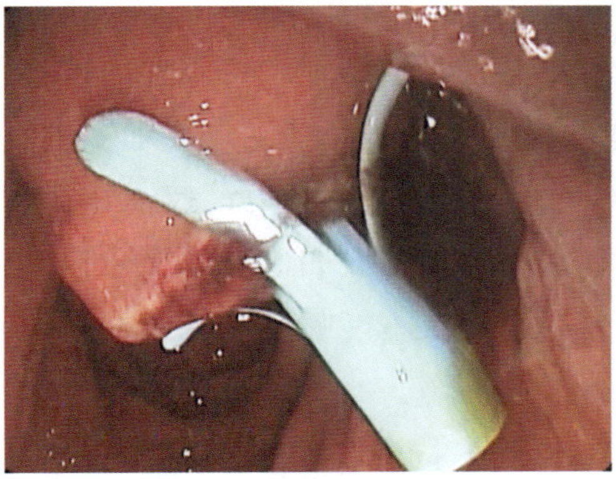

图 2-23　内镜逆行胰胆管造影术中胆总管下段肿瘤梗阻导致胆总管增宽塑料支架置入引流

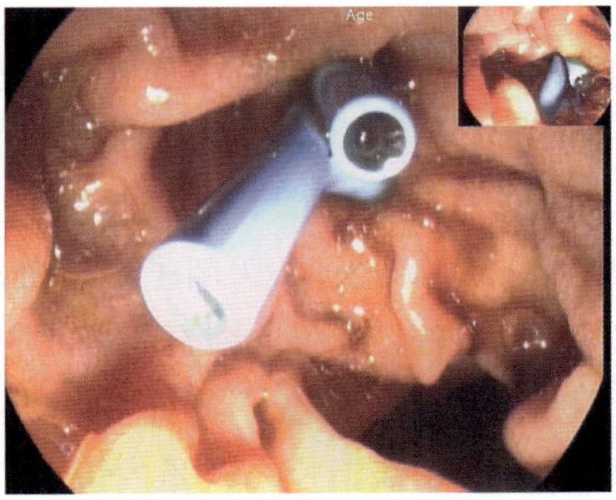

图 2-24　内镜逆行胰胆管造影术中胆总管上段肿瘤梗阻导致胆总管增宽双塑料支架置入引流

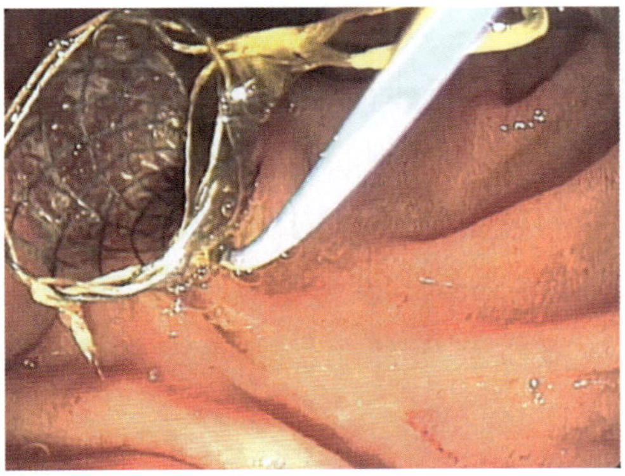

图 2-25　内镜逆行胰胆管造影术中胆总管下段肿瘤梗阻导致胆总管增宽金属覆膜支架置入引流同时胰管支架置入

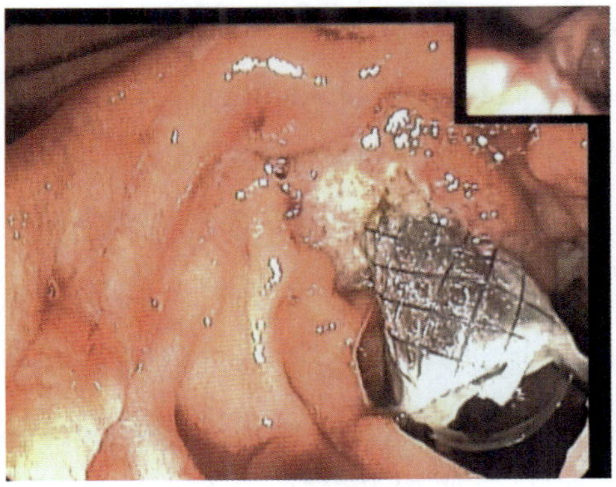

图 2-26　内镜逆行胰胆管造影术中胆总管下段肿瘤梗阻导致胆总管增宽金属覆膜支架置入引流

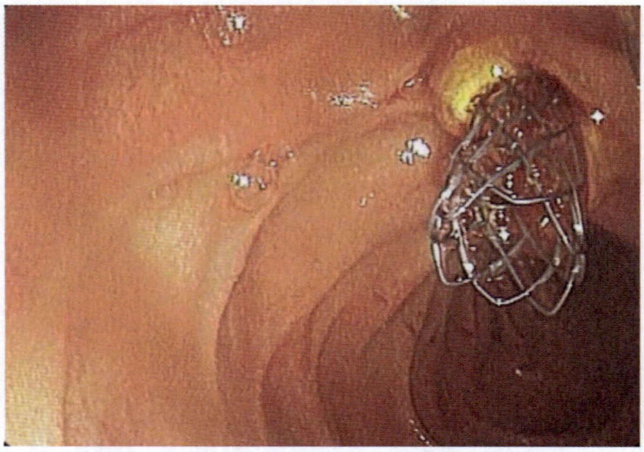

图 2-27 内镜逆行胰胆管造影术中胆总管下段肿瘤梗阻导致胆总管增宽金属裸支架置入引流

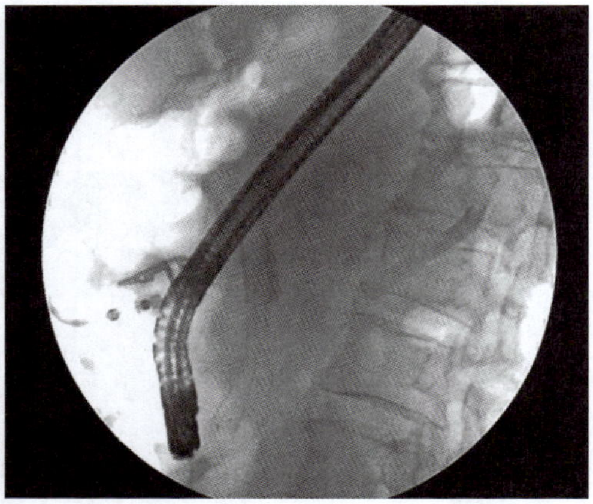

图 2-28 内镜逆行胰胆管造影术中胆总管中下段肿瘤梗阻导致胆总管增宽金属覆膜支架置入引流

四、子母胆道镜在胆道结石诊疗中的研究进展

子母胆道镜技术是一种先进的医疗技术，其定义在于利用一种特殊的内镜设备，通过母镜与子镜的配合使用，实现对胆道系统的精细观察和操作。其工作原理主要基于内镜的光学成像技术和微创操作技术。在胆道结石的诊疗中，子母胆道镜技术发挥着举足轻重的作用。临床数据显示，采用子母胆道镜技术治疗胆道结石的成功率显著提高，且术后恢复时间明显缩短。在胆道结石的治疗中，子母胆道镜技术能够准确找到结石位置，通过取石网篮将结石取出，避免了传统手术对胆道组织的损伤。

胆管结石的一线治疗方式是内镜逆行胰胆管造影，同时内镜逆行胰胆管造影也可应用于胆道狭窄的诊断等，而对于难治性胆管结石（结石最大径大于 1.5cm、结石嵌顿、肝内胆管结石、胆囊管残端结石、结石远端胆管狭窄等）和难治性胰管结石（结石最大径大于 5mm 或多发）或诊断困难的病例仍需要通过外科手术治疗，子母胆道镜技术的发展可使外科手术治疗逐步被超级微创手术所替代。

子母胆道镜直视下可通过结石颜色判定结石硬度，根据结石硬度选择联合激光或液电碎石等方式进行直视下诊疗安全、有效；子母胆道镜对肝内胆管分支的复杂结石可能需要反复多次治疗方可治愈，其诊疗降低了非直视的放射线下体内碎石所导致的胆道壁损伤、出血、穿孔等并发症的发生。因胆道结石可通过子母胆道镜直视下碎石取石治疗，将结石击碎呈泥沙状再通过十二指肠乳头取出，故操作医师对十二指肠乳头括约肌只进行小切开，从而保护十二指肠乳头括约肌功能。

ERCP 联合子母胆道镜直视下取石也有新理念。通过子母胆道镜，直视下可逆行进入胆囊管，用金属覆膜支架建立通道，通过直视网篮套取胆囊结石或通过液电、激光等方式碎石后再用网篮套取，经过十二指肠乳头取出，甚至米瑞兹（Mirrizi）综合征和胆囊管结石也可通过子母胆道镜取石治疗。对于化脓性胆囊炎、胆囊泥沙样结石也可应用子母胆道镜直视进入胆囊进行充分灌洗引流从而控制炎症，评估是否存在胆囊壁间结石、陶瓷样胆囊，判断胆囊炎症轻重，但上述疾病在处理过程中需要医师具备娴熟的技术和助手的配合。

目前国内外子母胆道镜有两种口径的子镜，分别是 9Fr 和 11Fr，对于胆囊相关疾病的诊断及治疗，首选 9Fr 的子镜，方便进入胆囊颈部 Heister 瓣螺旋状结构。为减少术后、术中相关不良事件的发生，主要取决于以下五个方面：①操作经验丰富的医护人员完成手术，保持轴向，动作轻柔，切忌暴力。②注水及负压吸引同时进行，切不可使胆囊腔内、胆管内压力过高。③直视在导丝引导下进入胆囊颈部，切勿盲目进镜造成黏膜撕裂穿孔。④进入胆囊内一般首选 9Fr 子镜，其柔软较细，方便进入。⑤进入胆囊内行相关操作，术后留置鼻胆囊引流管，可使治疗效果最佳。

目前有研究将胆囊颈部的形态分为 3 种类型。胆囊管插管的总成功率为 85.1%（171/201），Ⅰ型和Ⅲ型囊管更容易插管，成功率较高（分别为 85.1% 和 86.4%），Ⅱ型患者的插管成功率最低（75%）。胆囊插管失败的原因包括胆囊管脱落看不见、胆囊管严重狭窄、颈部嵌生结石、胆囊管角度尖锐、胆囊颈螺旋瓣（Heister 瓣）弯曲等。上述研究均在放射线下进行，为了减少放射线照射，考虑导丝超选的因素，应用经口子母胆道镜成像系统，可直视化进入胆囊管，在导丝直视引导下进入胆囊颈部，甚至胆囊腔内，使得操作更加便捷、安全和精准。

如何以更优方式进入胆囊管仍需继续改进技术和设备，更需开展多中心、前瞻性、大样本随机对照临床研究，优化内镜治疗方案，精准评估各种治疗方法对患者远期效果的影响，从而提高胆囊息肉诊治水平。医工结合使得子母胆道镜的应用得到显著进步，属于消化内镜的一次技术革命，随着不断深入研究和探索，子母胆道镜将更好地应用于消化内镜诊疗领域。

由于胆道、胰腺和十二指肠壶腹部的解剖结构相当复杂，使用经口子母胆道镜可能会引发一系列不良事件，如出血、穿孔、胰腺炎、胆管炎和胆囊炎等。在操作过程中，必须严格遵循无菌标准，确保通过经口子母胆道镜进入胆道，并确保胆道内的压力不会过高。负压吸引和灌洗注水应同时进行，以预防胆囊炎和胆管炎的发生。因此，临床医师需要设计多学科和多种技术手段来处理上述不良事件。

基于国内外的最新研究进展和普遍认同的观点，现为经口子母胆道镜的规范使用提供了以下建议：①经口子母胆道镜应配备独立的负压吸引设备，并在使用时应进行间歇性的注水，同时配合负压吸引，以避免胆道内的压力过高。②在经口胆道镜插入胆和胰管之前，需要根据十二指肠乳头的大小进行括约肌的切割，如有需要，还可以辅助进行球囊的扩张。③在进行手术操作时，应尽量防止镜身的弯曲角度过大，以减轻对手术切口和胰管的压力。④在手术过程中，建议使用二氧化碳充气和灭菌水进行冲洗，以保持手术视野的清晰度。⑤尽管这是一个单人操作，但仍然需要助手的协助来观察经口胆胰管镜的镜身和十二指肠镜的轴向变化（图 2-29 至图 2-34）。

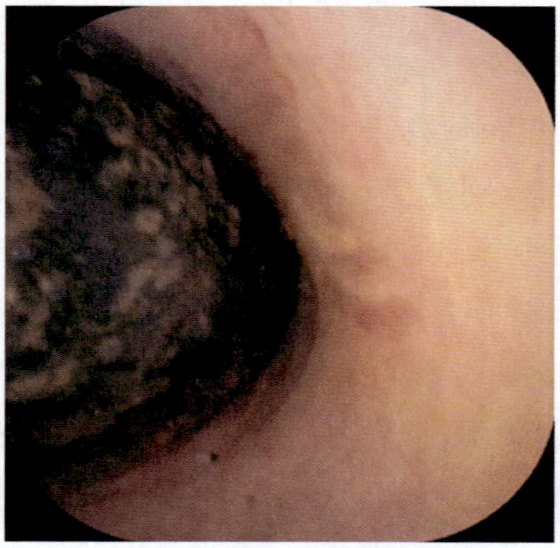

图 2-29 胆总管结石直视图

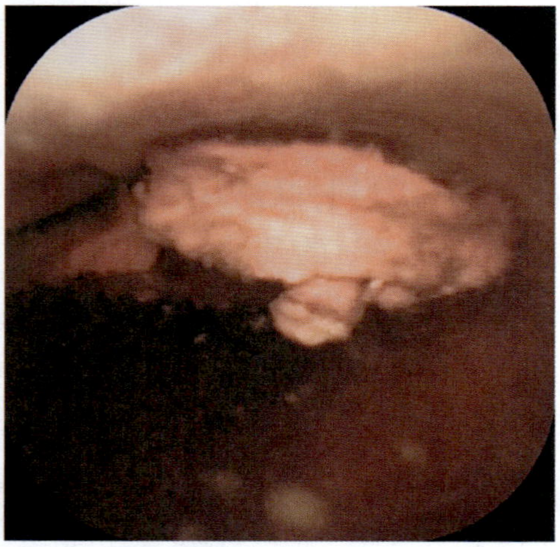

图 2-30 胆管固醇结石直视图

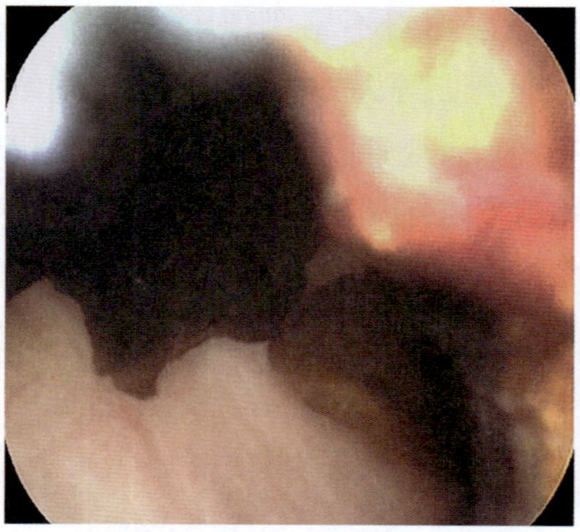

图 2-31 胆总管肿瘤合并结石直视图

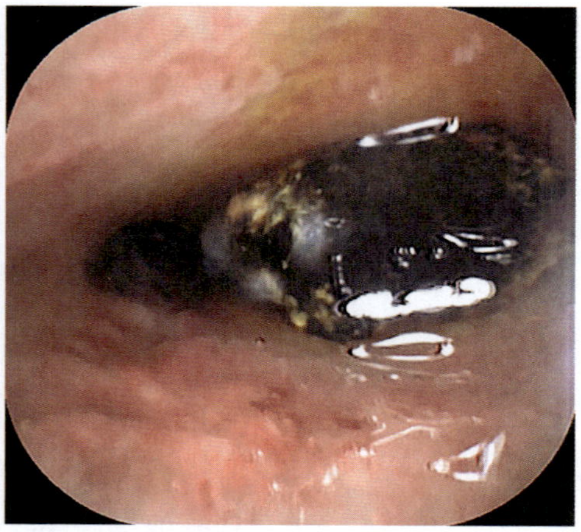

图 2-32 肝内胆管结石直视图

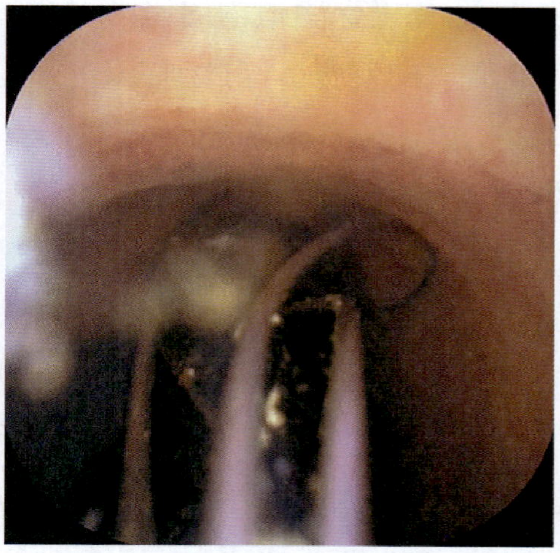

图 2-33 内镜直视下网篮取石(胆总管)

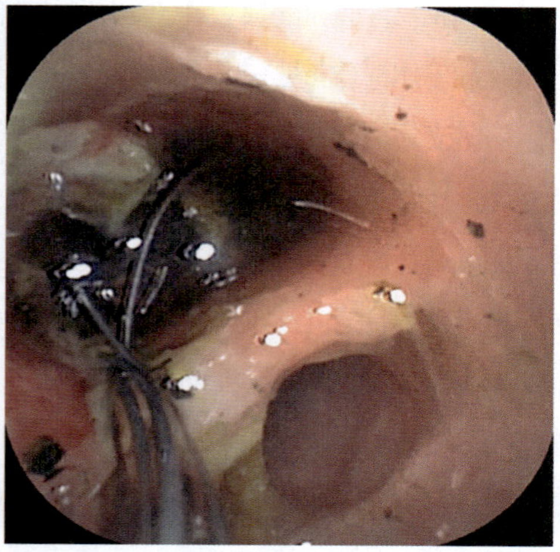

图 2-34 内镜直视下网篮取石(胆囊管)

五、胆石症中医治疗

胆石症(cholelithiasis)是指在胆道系统(包括胆囊和胆管)任何部位发生结石的疾病。结石的种类和成分不完全相同,临床表现取决于结石是否引起胆道感染、胆道梗阻及梗阻存在的部位和程度。近年来,随着ERCP技术的广泛开展,十二指肠乳头切开引起的继发性胆道感染及胆管结石形成的比例有所增加。

胆石症为临床常见病与多发病,发病率在不同国家、不同人种之间都存在差异。在西方国家,75%以上的胆结石为固醇型,通常发生于胆囊内;在亚洲和非洲,以色素结石为主并多见于胆管内。我国胆结石的发病率随年龄增长而上升,同年龄组中,女性的发病率高于男性,但目前尚缺乏权威的流行病学调查数据。古代医籍并无此病名,根据临床特点,胆石症可归于中医学"胁痛""胆胀""黄疸""结胸""厥逆"等范畴。

(一)中医辨证与分型

1. 辨证要点 根据发病的急缓和经过分为急性和慢性胆石症。急性胆石症多以热、毒为主,一般为实证;慢性胆石症则常以湿、热为主,反复发作时,可兼见脾虚、阴虚之证。

2. 临床分型 参照《胆石症中西医结合诊疗共识意见(2017版)》分为五型,药物剂量可参考《方剂学》和《中药学》,具体如下。

(1)肝郁气滞证:右胁胀痛时作,呈胀闷窜痛,可牵涉至肩背部疼痛不适,疼痛因情绪变化而增减,遇怒加重;喜太息或嗳气,伴恶心、口苦咽干,胸闷,腹胀,食欲不振,大便不爽;女性乳房胀痛或月经不调;舌淡红,苔薄白或薄白腻或薄黄,脉平或弦涩等。常见于慢性或无症状胆石症患者。

(2)肝胆湿热证:常见于胆石症急性期或慢性胆石症急性发作时。症见:胁肋灼热或刺痛,胁下拒按或有痞块,多向右肩部放射;恶寒发热,身目发黄,口苦口黏口干,腹胀纳差,全身困重乏力,恶心欲吐;小便黄赤,便溏或大便秘结;舌红苔黄或黄腻,脉平或脉弦滑数。

(3)肝阴不足证:右胁隐痛或灼热,遇劳加重;午后低热,或五心烦热,少寐多梦,头晕目眩,急躁易怒;颧红,双目干涩,口燥咽干;月经量少或色淡;舌红少苔,有裂纹或见光剥苔,脉弦细数或沉细数。常见于久病或慢性反复发作型胆石症患者。

(4)瘀血阻滞证:右胁刺痛,痛有定处,拒按,入夜痛甚,口苦口干,胸闷纳呆,大便干结,面色晦暗;舌质紫暗,或舌边有瘀斑、瘀点,脉弦涩或沉细。

(5)热毒内蕴证:寒战高热,面赤潮红,呼吸急促,烦渴引饮,右胁及脘腹疼痛拒按,胁下痞块,身目深黄;甚则神昏谵语,烦躁不安,或声音低微,表情淡漠,四肢厥冷;斑疹隐隐,齿衄鼻衄,尿短赤,大便秘结;舌质绛红或紫,干燥、苔腻黄厚,或灰黑无苔,脉洪数或脉微。

(二)中医治疗

1. 内治法

(1)肝郁气滞证:

治法：疏肝理气，利胆排石，行气止痛。

推荐方药：柴胡疏肝散加减。

1）处方来源：明代张景岳《景岳全书》。

2）药物组成：柴胡 12g、白芍 30g、枳壳 10g、香附 10g、川芎 10g、陈皮 10g、金钱草 30g、炙甘草 10g。

3）加减：伴有口干苦，失眠，苔黄，脉弦数，气郁化火，痰火扰心者加牡丹皮 10g、栀子 12g、黄连 6g；伴胸胁苦满疼痛，叹息，肝气郁结较重者或肝郁化火，可加川楝子 9g，痛甚，加当归 12g、郁金 12g、乌药 12g；脾胃虚弱，加太子参 15g、炒白术 15g。

4）服法：水煎服，每日 1 剂，每日 2 次，每次 200ml。

（2）肝胆湿热证：

治法：清热祛湿，利胆排石。

推荐方药：大柴胡汤合茵陈蒿汤加减。

1）处方来源：东汉张仲景《伤寒论》。

2）药物组成：柴胡 10~15g、黄芩 10g、厚朴 10g、枳实 10g、金钱草 15g、茯苓 15g、茵陈 15~30g、郁金 15g、生大黄 6g~12g、炙甘草 6g。

3）加减：热毒炽盛，黄疸鲜明者，茵陈用至 30g，加龙胆、栀子各 12g；腹胀甚，大便秘结者，大黄用至 20~30g，并加芒硝 10g、莱菔子 15g；小便赤涩不利者，加淡竹叶 10g；胁脘痛剧，加川楝子 12g、延胡索 12g；右上腹肿块，加三棱 6g、莪术 6g；口干、舌红、脉细数，加生地黄 15g、石斛 15g。

4）服法：水煎服，每日 1 剂，每日 2 次，每次 200ml。

（3）肝阴不足证：

治法：滋阴清热，养阴柔肝，利胆排石。

推荐方药：一贯煎加减。

1）处方来源：清代魏之琇《续名医类案》。

2）药物组成：生地黄 15g、沙参 15g、麦冬 10g、阿胶 10g、赤芍 15g、白芍 15g、枸杞子 10g、川楝子 10g、鸡内金 15g、丹参 15g、枳壳 10g。

3）加减：口苦咽干、口燥、舌红少津者，加天花粉 15g、玄参 30g、白茅根 15g、芦根 15g、石斛 15g 以养阴生津；阴虚火旺者，加知母 10g、黄柏 10g；低热者，加青蒿 10g、地骨皮 10g；腰酸肾虚，加桑寄生 15g、杜仲 12g；乏力自汗，加黄芪 15g、太子参 15g。

4）服法：水煎服，每日 1 剂，每日 2 次，每次 200ml。

（4）瘀血阻滞证：

治法：疏肝利胆，活血化瘀。

推荐方药：膈下逐瘀汤。

1）处方来源：清代王清任《医林改错》。

2）药物组成：五灵脂（炒）10g、当归 10g、川芎 10g、桃仁 15g、牡丹皮（研泥）15g、赤芍 15g、乌药 9g、延胡索 15g~30g、炙甘草 6g、香附 10g、红花 15g、枳壳 9g。

3）加减：瘀血较重者，加三棱 10g、莪术 10g、虻虫 6g 活血破瘀；疼痛明显者，加乳香 6g、没药 6g、丹参 15g 活血止痛。

4）服法：水煎服，每日 1 剂，每日 2 次，每次 200ml。

（5）热毒内蕴证：

治法：清热解毒，泻火通腑。

推荐方药：大承气汤合茵陈蒿汤加减。

1）处方来源：东汉张仲景《伤寒论》。

2）药物组成：生大黄 10g、芒硝 10g、厚朴 10g、枳实 10g、茵陈蒿 15g、栀子 15g、蒲公英 15g、金钱草 15g、虎杖 15g、郁金 15g、青皮 10g、陈皮 10g。

3）加减：黄疸明显者，重用茵陈蒿至 30g、金钱草至 30~60g；神昏谵语、便秘者，重用生大黄 12g~18g；吐血、衄血、发斑，加玄参 15g、生地黄 18g、牡丹皮 12g；胁痛甚，加川楝子 12g；兼有湿邪者，加茯苓 9g、泽泻 9g；热盛伤阴，口干、舌红、脉细数者，加白茅根 12g、石斛 12g。

4）服法：水煎服，每日 1 剂，每日 2 次，每次 200ml。

（6）其他验方单方：

1）邓启源胆管溶石方。①药物组成：广郁金 12g、金钱草 30g、虎杖 30g、鸡内金 30g、生大黄（后下）10g。②功能主治：疏肝理气，解郁溶石。适用于肝郁气滞型胆管结石症。③用法用量：水煎服，每日 1 剂，早晚分服。

2）王国三柴胡疏肝散合茵陈蒿汤。①药物组成：柴胡 6g、陈皮 6g、炒枳壳 18g、白芍 18g、赤芍 18g、川芎 18g、香附 9g、大黄 6g、川楝子 9g、海金沙（包煎）15g、鸡内金 10g、茵陈 15g、炙甘草 3g。②功能主治：疏肝解郁，排石退黄，清热泻火，行气止痛。适用于肝郁气滞型胆管结石症。③用法用量：水煎服，每日 1 剂，早晚分服。

3）张小萍利胆消胀汤。①药物组成：金钱草 15g、郁金 10g、海金沙（包煎）10g、鸡内金 10g、炒枳壳 10g、炒白芍 15g、柴胡 10g、炙甘草 6g、延胡索 10g、川楝子 10g、黄芩 10g。②功能主治：疏肝理气，散瘀止痛，清热解毒，利湿退黄。适用于肝胆湿热型胆囊结石合并胆囊炎。③用法用量：水煎服，每日 1 剂，早晚分服。

4）于庆生胆石症经验方。①药物组成：茵陈 15g、炒栀子 10g、大黄（后下）10g、柴胡 10g、枳实 10g、黄芩 10g、白芍 10g、半夏 10g。②功能主治：疏肝解郁，清热利湿，理气散结。适用于肝胆湿热型胆石症。③用法用量：水煎服，每日 1 剂，早晚分服。

5）朱培庭养肝利胆汤。①药物组成：生地黄 12g、何首乌 9g、枸杞子 12g、茵陈 12g、虎杖 12g、生大黄（后下）6g、生山楂 12g、郁金 9g、佛手 9g、绿萼梅 6g。②功能主治：疏肝养阴，利胆排石。适用于肝阴不足型胆石症。③用法用量：水煎服，每日 1 剂，早晚分服。

6）周仲瑛胆石症经验方。①药物组成：黄连 2.5g、肉桂（后下）3g、炮姜 3g、炒枳实

20g、瓜蒌 20g、法半夏 10g、制香附 10g、高良姜 5g、炒莱菔子 15g、紫苏梗 10g、槟榔 10g、厚朴 5g、醋柴胡 5g、炒赤芍 10g、炒延胡索 10g、莪术 9g。②功能主治:疏肝解郁,活血行气,散瘀止痛。适用于胆石症。③用法用量:水煎服,每日 1 剂,早晚分服。

7)单方:大黄粉,口服,每次 0.6g,每日 3 次,30 日为 1 个疗程。

2. 中成药

(1)肝郁气滞证:

1)利胆石颗粒。①处方来源:《国家基本医疗保险、工伤保险和生育保险药品目录(2024 年)》。②药物组成:茵陈、郁金、枳壳、山楂、麦芽、川楝子、莱菔子、香附、紫苏梗、法半夏、青皮、皂荚等 15 味。③功能主治:疏肝利胆,和胃健脾。适于肝郁气滞证,用于胆囊结石、胆道感染,以及胆道术后综合征。④用法用量:口服,每次 1 袋,每日 2 次。

2)胆石利通片。①药物组成:硝石(制)、白矾、郁金、三棱、猪胆膏、金钱草、陈皮、乳香(制)、没药(制)、大黄、甘草。②功能主治:理气散结,利胆排石。适于肝郁气滞证或瘀血阻滞证。③用法用量:口服,每次 6 片,每日 3 次。

3)胆舒胶囊。①药物组成:薄荷素油。②功能主治:疏肝理气,利胆。适于各型胆石症。③用法用量:口服,每次 4 粒,每日 3 次。

(2)肝胆湿热证:

1)利胆排石片。①处方来源:《国家基本医疗保险、工伤保险和生育保险药品目录(2024 年)》。②药物组成:金钱草、茵陈、黄芩、木香、郁金、大黄、槟榔、枳实(麸炒)、芒硝、厚朴(姜炙)。③功能主治:清热利湿,利胆排石。适用于肝胆湿热证所致的胁痛、胆胀,症见胁肋胀痛、发热、尿黄、大便不通;胆囊炎、胆石症见上述证候者。④用法用量:口服。排石:每次 4~6 片,每日 2 次;炎症:每次 6~10 片,每日 2 次。

2)金钱胆通颗粒。①处方来源:《国家基本医疗保险、工伤保险和生育保险药品目录(2017 年版)》。②药物组成:连钱草、金钱草、茵陈、虎杖、柴胡、蒲公英、香附(制)、丹参、决明子、乌梅。③功能主治:清利湿热,疏通肝胆,止痛排石。用于胆石症湿热郁结于少阳胆腑之胁痛;痛在右胁,固定不移,或继发绞痛,上引肩背,便秘尿黄,甚至身目俱黄,发热,舌质暗红,苔厚腻或黄腻,脉弦滑或弦紧。④用法用量:水冲服,每日 4 次,首次 2 袋,后 3 次各 1 袋。

3)胆宁片。①药物组成:大黄、虎杖、青皮、陈皮、郁金、山楂、白茅根。②功能主治:疏肝利胆清热。适于肝胆湿热证。③用法用量:口服,每次 2~3 粒,每日 3~4 次。

4)胆舒胶囊:见“(1)肝郁气滞证”。

5)消炎利胆片:适于肝胆湿热型胆石症。口服,每次 5~8 片,每日 2~3 次。

6)双黄连口服液:适于肝胆湿热型胆石症。口服,每次 10~20ml,每日 3 次。

(3)肝阴不足证

1)胆舒胶囊:见“(1)肝郁气滞证”。

2）知柏地黄丸：口服，每次 10 粒，每日 2~3 次。

（4）瘀血阻滞证

1）胆石利通片：见“（1）肝郁气滞证”。

2）胆舒胶囊：见“（1）肝郁气滞证”。

（5）热毒内蕴证

1）清开灵口服液：口服，每次 10~20ml，每日 3 次。

2）清开灵注射液：20~40ml+5% 葡萄糖注射液 250ml，静脉滴注，每日 1 次。

3. 中医外治法　包括中药保留灌肠、中药外敷、针灸、按摩、穴位埋线，以及耳穴治疗等，需结合病情及既往临床经验等，采取及时、规范、有效的治疗策略与方法，避免病情加重，导致急性或严重并发症的发生。

第七节　早期食管癌内镜诊治及中医防治

一、早期食管癌概述

食管癌是威胁我国居民生命健康的主要恶性肿瘤之一。世界卫生组织数据显示，2020 年我国食管癌新发病例为 32.4 万例，死亡病例为 30.1 万例，分别占全球食管癌发病与死亡的 53.70% 和 55.35%。食管癌严重威胁着我国居民生命健康，如何有效降低食管癌疾病负担也是我国重大公共卫生问题之一。我国食管癌以食管鳞状细胞癌（esophageal squamous cell carcinoma，ESCC；简称食管鳞癌）为主，占食管癌的 90% 以上，其次为食管腺癌（esophageal adenocarcinoma，EAC）。在欧洲与北美部分地区，食管恶性肿瘤以巴雷特食管（Barrett esophagus BE）并发腺癌为主。食管癌患者的生存时间与其临床分期密切相关，早期食管癌患者在接受治疗后 5 年生存率可达 95%，而对于中晚期患者 5 年生存率仅为 6%~15%，临床治疗效果不佳且花费大。早期食管癌患者缺乏典型的临床症状和体征，大多数患者就诊时已达肿瘤中晚期，导致我国食管癌患者的总体预后较差。而在中晚期食管癌发生之前，存在长达 5~10 年的癌前状态、癌前病变及早期癌症阶段，这为食管癌筛查提供了重要的窗口期。因此，对食管癌高危人群进行筛查和早诊早治，是食管癌防治的重要策略与途径。

（一）食管癌前病变及早期食管癌的定义

食管癌前病变的定义：食管癌前病变是指可以发展为癌的一种病理变化。食管癌前病变包括食管鳞状上皮细胞异型增生和巴雷特食管异型增生。食管鳞癌的癌前病变主要指食管鳞状上皮细胞的异型增生，WHO 现称上皮内瘤变（intraepithelial neoplasia），被定义为细胞形态、大小、结构异常，包括多形细胞及深染的核分裂象，细胞幼稚并出现异型有丝分裂、细胞正常极性消失。根据细胞异型增生的程度和上皮累及的深度分为低级别上皮内瘤变(low-grade intraepithelial neoplasia, LGIN)和高级别上皮内瘤变(high-grade intraepithelial neoplasia, HGIN),其中 LGIN 指异型细胞局限在上皮下 1/2 以内,HGIN 指异型细胞累及上皮下 1/2 及以上。

早期食管癌定义:早期食管癌指病灶局限于黏膜层的食管浸润性癌,无论有无区域淋巴结转移。

(二) 食管癌浸润深度分类和淋巴结转移

目前认为仅局限于黏膜层的食管鳞癌为早期食管鳞癌,而侵犯到黏膜下层的鳞状细胞癌属于表浅型食管癌(superficial esophageal cancer)范畴。2002 年消化道肿瘤巴黎分型及 2005 年巴黎分型标准更新版中,根据肿瘤浸润深度对表浅型食管癌进行分期:肿瘤局限于黏膜层为 M 期(T1a 期),浸润至黏膜下层未达固有肌层为 SM 期(T1b 期)。对 M 期和 SM 期食管癌又进行细分:病变局限于黏膜上皮层为 M1 期,浸润至黏膜固有层为 M2 期,浸润至黏膜肌层但未突破黏膜肌层为 M3 期,浸润至黏膜下层的上、中、下 1/3 分别为 SM1 期、SM2 期及 SM3 期,其中将病变浸润至黏膜下层但距黏膜肌层 200μm 以内者称为 SM1 期癌(图 2-35)。

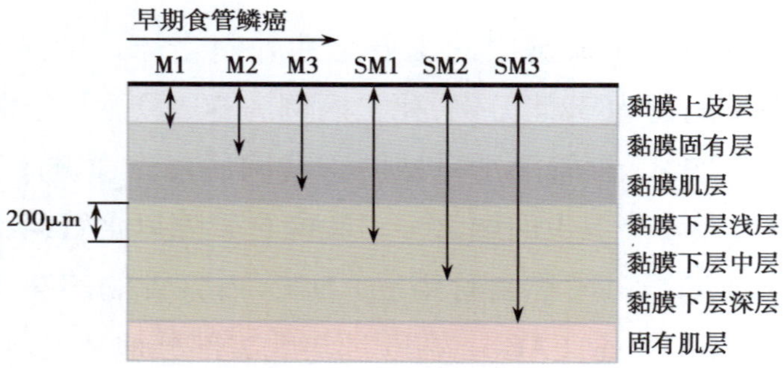

图 2-35 表浅型食管癌巴黎分型分期模式

一般而言,淋巴结转移首先出现在癌的原发部位附近,而食管癌常常以远处淋巴结转移多见。食管鳞癌 pTla-EP(肿瘤局限于黏膜上皮层)无淋巴结转移,而 pTla-LPM(肿瘤浸润至黏膜固有层),MM(黏膜肌层)转移率为 12%。另外,pTlb-S(肿瘤浸润至黏膜下层)的转移率约为 50%,高于胃癌和结肠癌的淋巴结转移率。淋巴结转移的危险因子是癌组织的浸润深度(pT)及淋巴管的浸润等。另外,食管癌也容易通过血行转移至肝、肾上腺、胰腺和脑部等远处器官,主要原因是癌的静脉内浸润。

(三) 食管癌的筛查

1. 筛查人群 目前推荐在食管癌高发地区开展机会性筛查,即将日常内镜门诊诊疗与食管癌筛查相结合,通过食管癌高危因素评估和识别,将符合标准的目标人群列为高危人群进行筛查,以期提高早期病变的检出。食管癌筛查的高危人群判定标准为≥40 岁,并符合下列标准任意一条者:①出生或长期居住于食管癌高发地区;②患有上消化道癌前疾病或癌前病变，如低级别上皮内瘤变（low-grade intraepithelial neoplasia，LGIN；巴雷特食管）；③一级亲属有食管癌病史；④患有头颈部和/或呼吸道鳞状细胞癌；⑤具有食管癌高危因素（如重度吸烟、重度饮酒、进食过快、热烫饮食等不良生活习惯，室内空气污染，牙齿缺失）。

2. 筛查技术 内镜筛查是发现食管早期病变的有效手段。大量的筛查实践及临床观察均证实，在食管癌高危人群中开展内镜筛查可以发现早期食管癌及癌前病变。内镜下食管黏膜碘染色及指示性活检技术灵敏度高、特异度强，可同时完成筛查及早期诊断。有条件者可予以电子染色内镜、放大内镜（magnifying endoscopy，ME）、共聚焦内镜等检查，以进一步提高早期食管癌及癌前病变的检出率。电子染色内镜包括窄带成像（narrow band imaging，NBI）、蓝光成像、聚谱成像和光电复合染色成像等技术。内镜筛查中如果发现任何食管黏膜可疑病灶，应在相应区域分别咬取组织进行活检，同时强调活检的精准性。所有病变诊断和转归的判定均以组织病理学检查为依据，对发现的 HGIN 及早期食管癌患者进行相应治疗。对巴雷特食管、LGIN 患者，应至少每 3 年复查 1 次，特殊情况（如巴雷特食管伴 LGIN）时可缩短随访间隔，每 1~2 年复查 1 次（图 2-36）。随访时无论内镜下表现是否异常，原诊断病变部位均要活检，新发现病变也需要活检。如果内镜表现比病理活检结果更严重，建议行电子染色内镜或 ME 等对可疑病变进一步观察，以评估病变情况。

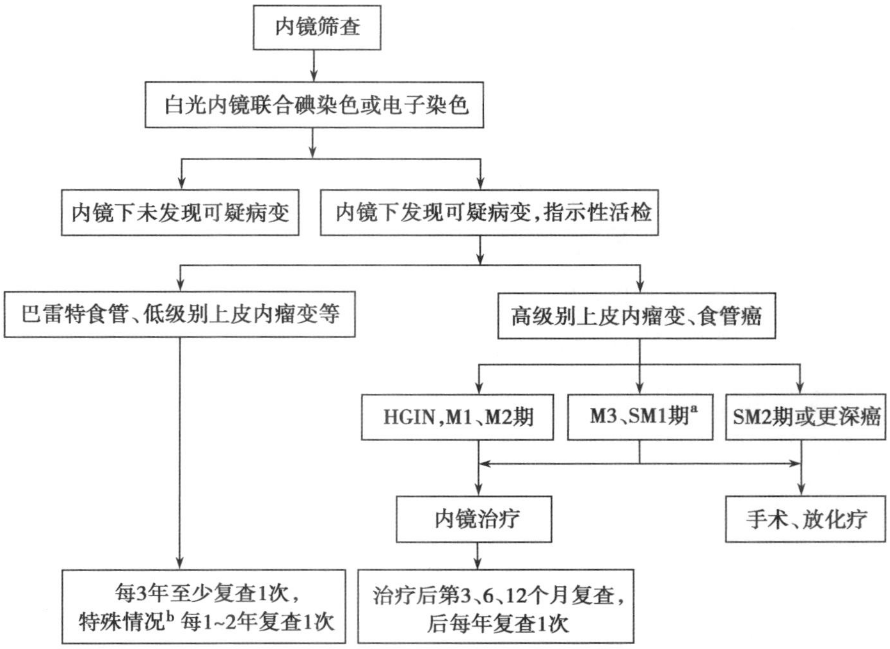

图 2-36 食管癌内镜筛查流程

a. 对于 M3、SM1 期食管癌，需仔细评估肿瘤浸润深度、肿瘤面积的大小、是否侵犯食管全周、淋巴结转移情况；b. 如巴雷特食管伴低级别上皮内瘤变

（四）早期食管癌的内镜治疗

癌前病变及 cT1N0M0 期食管癌的内镜下治疗

（1）内镜治疗的适应证：

1）确定临床分期：推荐内镜治疗前综合应用 EUS、CT、MRI 等影像学检查及黏膜下注射是否有抬举征来确定临床分期，排除区域淋巴结转移或远处转移的患者。

2）按分期划分：食管 M1、M2 期病变的淋巴结转移率仅为 0~5%，术前评估无可疑淋巴结转移为内镜治疗的绝对适应证；M3、SM1 期食管癌的淋巴结转移率为 10%~20%，术前评估无可疑淋巴结转移为内镜治疗的相对适应证；因 SM2、SM3 期食管癌淋巴结转移率达 19%~56%，不推荐行内镜治疗。

3）按范围划分：累及食管 3/4 周以上的食管病变，应充分评估，若行内镜治疗，为预防术后食管狭窄，应尽可能保留正常黏膜；如需环周切除，应向患者充分告知术后狭窄风险、预防措施及替代治疗方案。术前需准确评估环周切除长度，如果切除长度>5cm，术后顽固性狭窄的风险则高达 85%，应慎重考虑；术后应给予口服糖皮质激素等措施预防狭窄。

（2）内镜治疗的禁忌证：①患者不同意或不配合；②有严重出血倾向；③严重心肺功能异常不能耐受治疗；④有食管静脉曲张或静脉瘤，无有效的出血预防对策；⑤术前评估有淋巴结转移；⑥已确诊的低分化癌及未分化癌。

（3）内镜治疗方法：目前常用的内镜治疗方法包括内镜黏膜下剥离术（endoscopic submucosal dissection，ESD）、内镜黏膜切除术（endoscopic mucosal resection，EMR）、内镜下射频消融术（endoscopic radio frequency ablation，ERFA）。

（五）早期食管鳞癌及癌前病变治疗后的随访

（1）在治疗后的第 1 年每 3 个月复查 1 次，后续每年复查 1 次。

（2）每次胃镜复查应予以碘染色和/或电子染色内镜仔细观察，发现可疑病变时予以活检行病理学检查；对于仅行内镜下切除治疗的 M3、SM1 期癌，每次复查应行颈部超声检查及超声内镜检查，注意有无淋巴结肿大。

（3）对于多发食管鳞癌及食管碘染色多部位不染色者，异时性食管鳞癌发生率高，建议每 6 个月复查 1 次。

（4）对于随访过程中发现病变残留或局部复发及新发病灶，可再次予以内镜下治疗，内镜下治疗失败者可追加外科手术治疗或放化疗。

二、早期食管癌内镜诊治要点

上消化道内镜检查结合组织病理学检查仍是诊断早期食管癌的“金标准”。对于难以发现的食管鳞癌病变，主要依靠色素内镜及电子染色内镜发现，然后靶向活检，通过组织病理学予以诊断。早期食管癌的诊断还应对恶性程度、浸润深度及有无淋巴结转移做出诊断。恶性程度可以根据病理组织学类型进行判断，浸润深度则需结合色素放大内镜、超声内镜等检查甚至诊断性内镜下切除来予以诊断，并据此来评估淋巴结转移的情况以指导临床治疗方案的选择。因我国一直以食管鳞癌为主，腺癌发病率未见明显增长，故此以下主要介绍关于早期食管鳞癌的内镜诊治。

（一）食管的基本观察

1. 内镜检查应由受过系统训练的内镜医师进行 检查前应详细询问病史和用药史，评判有无禁忌证，禁食 6h、禁水 2h 以上，检查前的准备及用药是必不可少的，检查前 20min 服用去泡剂及祛黏液剂（如西甲硅油、二甲硅油及链霉蛋白酶等），在需要特别仔细观察咽喉部的高危人群，或以往内镜检查时反应强烈的受检者中，检查前 5min 给予 1% 利多卡因 5ml 或利多卡因胶浆 10ml 含服或咽部喷雾麻醉。

2. 食管内镜观察时可能存在盲区 如食管的 3 个生理性狭窄部、纡曲、壁外压迫等因素常导致局部观察困难；有些病灶仅呈轻微的色调改变或血管形态轻度异常，即使应用 NBI 也难以发现。为防止遗漏食管癌，应该采取以下做法：①送气、吸气以改变食管壁的伸展度；进镜、退镜慎重观察。②进镜和退镜时均使用 NBI 进行观察。③常规内镜和 NBI 观察仍无法判定病灶性质时一定要进行碘染色。从食管入口处至食管胃连接部长约 25cm 的管腔有 3 个生理性狭窄部。

（1）第一个狭窄部：在食管入口处，下咽收缩肌和食管上括约肌形成的生理性狭窄部。该部位扩张不全，观察困难。此时应该缓慢送气，轻柔进镜观察。常规放大，由于近距离观察焦点不清晰，应用放大内镜时以采用半焦倍数放大观察为宜。包括颈段食管在内，该部位的进镜观察有一定限制，退镜时务必注意观察。应用 NBI 时也应采用半焦仔细观察，与进镜时手法相同，边送气边缓慢退镜观察。

（2）第二个狭窄部：是胸部上、中段与食管交界部的主动脉弓、左主支气管、椎体的压迫部位。尤其要注意受压部位的顶部和受压部的肛侧。该部位的观察过程：送气和吸气使食管壁伸展变化，进镜、退镜动态观察。食管蠕动较强时，内镜不动，可利用食管蠕动进行观察。同样，胸部下段食管的左心房外压部也容易遗漏病变，必须注意观察。

（3）第三个狭窄部：食管胃连接部，不仅是鳞状细胞癌好发部位，也是巴雷特食管腺癌的好发部位。食管胃连接部通过横膈膜，由于食管下括约肌的收缩导致观察困难，深吸气时括约肌松弛，可以嘱患者深吸气后进行观察。尤其是巴雷特食管的诊断，食管胃连接部的确认非常重要。日本学者通常以栅栏状血管的下端为基准，深吸气时最容易识别栅栏状血管，因此一定要采用该法观察。此外，滑动型食管裂孔疝的病例，采用胃内反转操作有助于观察。

（二）早期食管鳞癌的内镜下诊断

1. 白光内镜 白光内镜（white light image，WLI）是食管早期病变检查的基础技术。在进镜过程中应仔细观察黏膜色泽、光滑度、蠕动及内腔的形状等，以及时冲洗黏液、唾液或气泡。注意对未经内镜摩擦的食管黏膜原始状态及对下咽部和食管胃连接部黏膜的观察，如发现病变，需详细描述其具体部位、范围及形态，同时拍照记录。早期食管鳞癌及癌前病变在内镜下主要有以下几种表现（图 2-37）：①颜色的改变，可为斑片状发红或发白，边界欠清晰；②黏膜形态的改变，微隆起或凹陷，亦有完全平坦型，黏膜比较粗糙，可伴有糜烂或结节，质地比较脆或硬，触碰易出血；③血管纹理的改变，黏膜下血管模糊或消失。观察时要注意调节充气量，充气过多或过少均会影响病变的诊断。

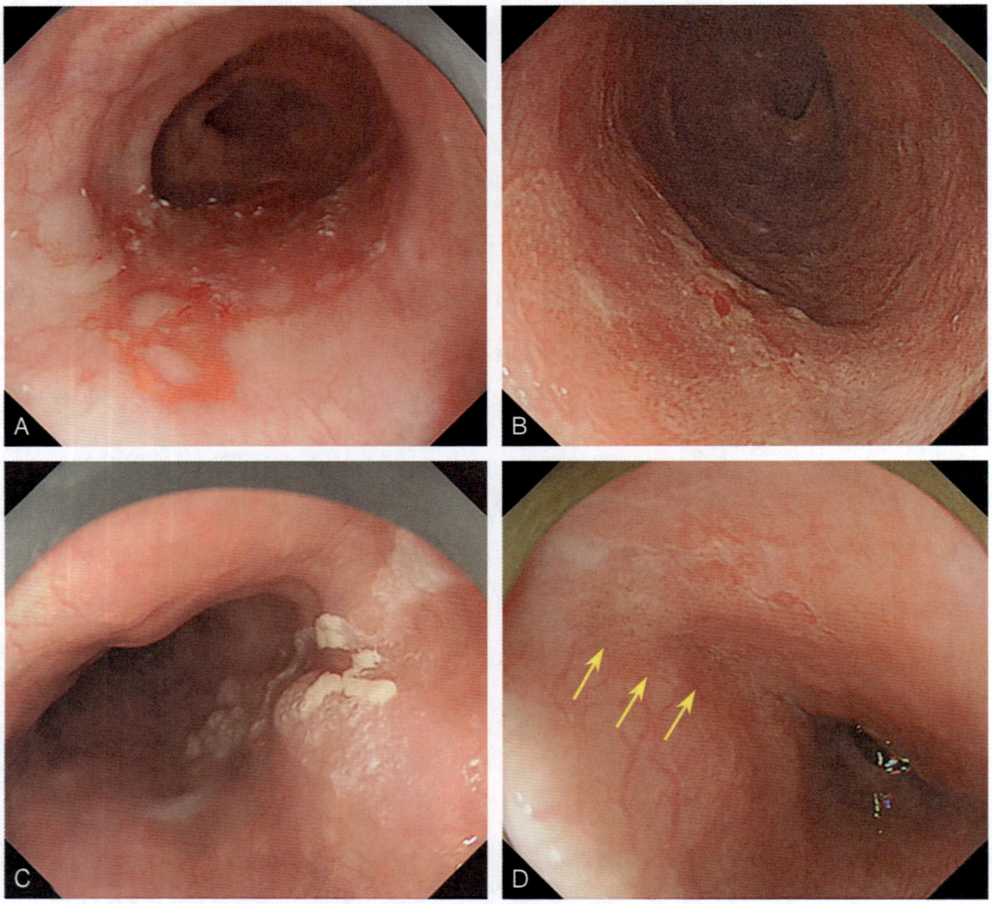

图 2-37 早期食管鳞癌白光内镜下典型表现

A. 食管下段后壁可见斑片状黏膜发红区域，表面附着白斑，边界清晰；B. 食管下段左侧壁白色调为主的病灶内有发红区域，表面粗糙不平，颗粒感，光泽消失；C. 食管中段右侧壁略微隆起病灶，表面颗粒感；D. 食管下段左侧壁分支状血管网模糊不清和消失（箭头所示）

早期食管鳞癌白光内镜下可分为 3 种类型（图 2-38），即 0-Ⅰ型（隆起型）、0-Ⅱ型（平坦型）、0-Ⅲ型（凹陷型）。0-Ⅱ型又可分为 0-Ⅱb 型（浅表隆起型）、0-Ⅱb 型（完全平坦型）和 0-Ⅱc 型（浅表凹陷型）。对于 0-Ⅰ型、0-Ⅲ型病变，白光内镜下仔细观察多不会漏诊，0-Ⅱ型病变较为平坦，容易漏诊，尤其 0-Ⅱb 型病变。此时则需要行色素内镜或电子染色内镜检查，对于可疑病变行靶向活检。

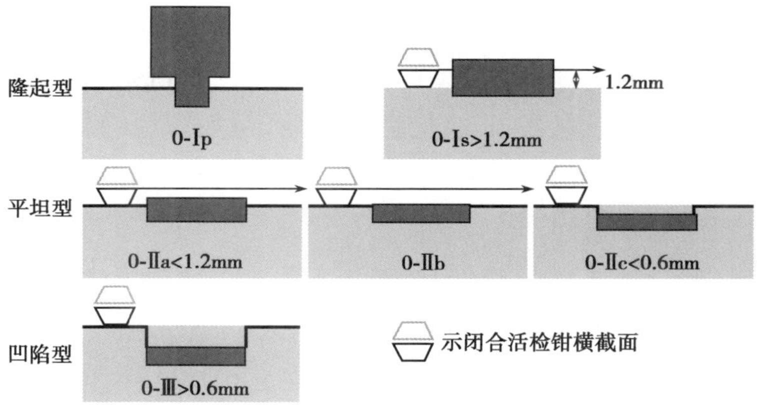

图 2-38 早期食管鳞癌白光内镜下分型模式及判断标准

白光内镜观察时，根据送气、吸气时管壁的伸展情况观察病变的形态变化、向病走行的皱襞形状等判断病变的软硬度、可移动度等对判断病变的浸润深度非常重要。内镜下分型可帮助区分食管鳞状上皮黏膜内癌及黏膜下层癌。有研究对 350 例表浅型食管鳞癌进行了分析，发现 92% 的 0-Ⅰ型肿瘤侵及黏膜下层，96% 的 0-Ⅲ型肿瘤侵及黏膜下层，而 85% 的 0-Ⅱ型肿瘤局限于黏膜层，其中 15% 的 0-Ⅱa 型及 0-Ⅱc 型病变侵及黏膜下层，而所有 0-Ⅱb 型病变均为黏膜内癌。在 0-Ⅱa 型病变中，病变<2mm、呈颗粒状而非结节状外观、病变颜色苍白者提示为黏膜内癌；在 0-Ⅱc 型病变中，食管黏膜碘染色不着色、颗粒状无结节的病变提示为黏膜内癌；0-Ⅱb 型病变或外观苍白的 0-Ⅱa 型病变提示为上皮内癌，如为混合型则高度怀疑黏膜下层癌。

2. 电子染色内镜及放大内镜 推荐对于早期食管鳞癌及癌前病变的电子染色内镜及放大内镜下观察采用早期食管鳞癌放大内镜日本食管学会分型（Japanese Esophageal Society classification，JES 分型），结合病变区域背景着色情况进行病变的诊断，并以此初步判定病变的范围及浸润深度。

（1）Inoue's IPCL 分型：正常食管黏膜表浅血管由分支状血管构成，紧贴黏膜肌层，向水平方向延伸，这是黏膜肌层以上最为常见的血管网。将食管鳞状上皮放大 100 倍可观察到食管鳞状上皮内乳头状毛细血管袢（intraepithelial papillary capillary，IPCL）。IPCL 垂直起源于分支状血管网，使用放大内镜观察时正常食管黏膜的 IPCL 可表现为红色逗点状。NBI 结合放大内镜观察时，位于深部的分支状血管为绿色，表浅的 IPCL 呈棕色点状。而当发生表浅型食管鳞癌时，肿瘤部分扩张的异常血管密集增生，此时可通过 NBI 加放大内镜观察 IPCL 状态，诊断食管鳞状上皮病变，包括食管黏膜上皮内瘤变及浅表癌，并可反映肿瘤的浸润深度。

利用 IPCL 诊断食管病变时分为两个步骤：第一步，找到 NBI 下呈褐色变化的区域，或者是碘染色的不染区；第二步，使用放大内镜观察病灶，评估 IPCL 类型。IPCL 分为五型，其变化包括扩张、弯曲、不均匀、管径变化等特征，据此可初步诊断病变的性质，从正常食管黏膜、炎症、异型增生到癌，其中从 IPCLⅡ型到Ⅴ-2 型的变化发生在黏膜层，能够保持原 IPCL 的结构，变化主要发生在垂直平面；Ⅴ-3 型则表现为不规则的 IPCL 原结构进一步破坏，呈水平面变化；在$Ⅴ_N$型中原 IPCL 结构完全破坏，粗大管径的新生肿瘤血管呈水平方向分布。Ⅴ-3 和$Ⅴ_N$型的区别在于肿瘤血管的管径，$Ⅴ_N$型肿瘤血管的管径约为Ⅴ-3 型的 10 倍，提示肿瘤的浸润深度不同。

不同的 IPCL 分型代表不同的病变和浸润深度，IPCLⅠ型见于正常食管黏膜，IPCLⅡ型见于炎性病变，IPCLⅢ型见于慢性食管炎等，IPCLⅣ型见于 HGIN，IPCLⅤ-1 型及Ⅴ-2 型分别见于 M1 期癌和 M2 期癌，IPCLⅤ-3 型主要见于 M3 期癌、SM1 期癌或浸润更深的癌，IPCL$Ⅴ_N$型主要见 SM2 期癌或浸润更深的癌。

（2）Arima 表浅型食管鳞癌微血管形态分型：Arima 根据食管黏膜表面的微血管的形状和不规则形将其分为四型。1 型为上皮下乳头内的细小的线形毛细血管，见于正常食管黏膜；2 型为略微膨胀扩张的血管，并且上皮下乳头内的毛细血管形状正常，主要见于炎性病变；3 型为口径不均的螺旋状血管，并且有挤压现象，排列不规则，主要见于 M1 期癌和 M2 期癌；4 型表现为血管有重叠，不规则的分支状、网状或无血管区（avascular area，AVA），主要见于 M3 期癌和浸润更深层的癌。

（3）早期食管鳞癌放大内镜下 JES 分型：由于目前的诊断分类较多，容易导致混乱，日本食管学会放大内镜下食管表浅癌浸润深度标准制定委员会在上述两种食管放大内镜分类（Inoue 分类、Arima 分类）的基础上，于 2012 年制定了较为简略的新分类——JES 分型。JES 分型（表 2-9）既包含了血管形态又包括了 AVA。该分型将食管黏膜浅表血管分为 A 型和 B 型。A 型为轻度异常或没有异常的血管，B 型为异常的血管（包括扩张、迂曲、口径改变及形态不均）。B 型又可分为 3 个亚型，即 B1 型、B2 型和 B3 型，分别提示肿瘤浸润至 M1 或 M2，M3 或 SM1，SM2（图 2-39）。另外根据 AVA 大小又可分为 3 个亚型，与肿瘤的浸润深度有关：AVA 直径≤0.5mm 者为小 AVA（AVA-small），0.5~3mm 者为中 AVA（AVA-middle），≥3mm 者为大小 AVA（AVA-large）。

表 2-9 早期食管鳞癌放大内镜下日本食管学会分型（JES 分型）

分型依据及分型	形态特点	临床意义或推测的浸润深度
IPCL		
A 型	血管形态正常或轻度改变	正常鳞状上皮或炎症性改变
B 型	血管形态变化较明显	鳞状细胞癌
B1 型	全部血管扩张、迂曲、粗细不均、形态不一	侵及黏膜上皮层/黏膜固有层
B2 型	有缺少血管样的异常血管	侵及黏膜肌层/黏膜下浅层（SM1）
B3 型	高度扩张不规整的血管（血管不规整，管径大于 60μm，约为 B2 血管的 3 倍以上）	侵及黏膜下中层（SM2）或更深

续表

分型依据及分型	形态特点	临床意义或推测的浸润深度
AVA		
小 AVA	AVA 直径≤0.5mm	黏膜上皮层/黏膜固有层
中 AVA	0.5mm<AVA 直径<3mm	侵及黏膜肌层/黏膜下浅层（SM1）
大 AVA	AVA 直径≥3mm	侵及黏膜下中层（SM2）或更深

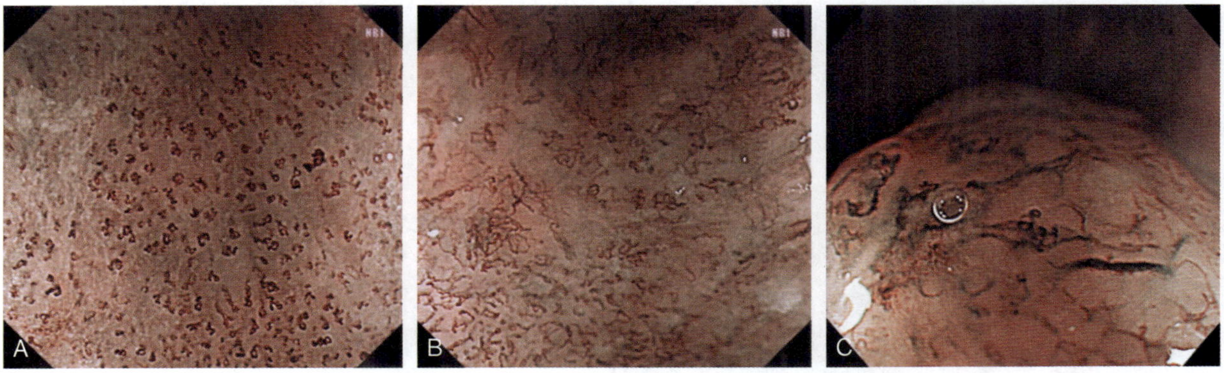

图 2-39　早期食管鳞癌放大内镜下日本食管学会分型（JES 分型）

A. B1 型 IPCL，血管扩张、迂曲、粗细不同，形态不一；B. B2 型 IPCL，缺少血管袢的异常血管；C. B3 型 IPCL，高度扩张不规整的粗大绿色血管

3. 色素内镜　NBI 问世之前，碘染色在食管癌的早期发现中发挥着重要作用。推荐对于可疑的早期食管鳞癌及癌前病变采用碘染色借助“粉色征或银色征”行进一步诊断和靶向活检。国内指南推荐常用碘溶液的浓度为 1.2%~1.5%，但由于碘染色对食管黏膜的刺激性较强，给患者带来较大痛苦，甚至可导致病变上皮剥脱，且由于上皮再生，非肿瘤性鳞状细胞被覆病变，有导致病变看似缩小的缺点。因此，有学者建议使用浓度稀释为 0.6%~1% 的碘染色。碘染色的原理是正常成熟非角化食管鳞状上皮细胞含有大量糖原，遇碘后呈棕褐色，当食管炎症或癌变时细胞内糖原含量减少甚至消失，因此碘染色后相应部位呈淡染或不染区。

碘染色模式分为四级：Ⅰ级为浓染区，比正常食管黏膜染色深，多见于糖原棘皮症；Ⅱ级为正常表现，呈棕褐色；Ⅲ级为淡染区，多见于 LGIN 或急慢性炎症；Ⅳ级为不染区，多见于浸润癌、原位癌和 HGIN。内镜下对食管进行碘染色可以清晰显示病变存在的部位和范围，使活检取材部位更加明确，从而提高早期食管鳞癌及癌前病变的检出率。然而在食管黏膜炎症、LGIN、HGIN 及癌变部位都可以出现碘溶液不染区，此时可借助于“粉色征”进行区分，即在喷洒碘溶液后病变部位呈不染或者淡黄色，2~3min 后，HGIN 和癌变部位可变为粉红色。“粉色征”在 NBI 下观察可以被强化，呈闪亮的银色，称为“银色征”（图 2-40）。此外，碘染色后，食管黏膜皱褶（黏膜“榻榻米眼样纹路”或“席纹征”，榻榻米征）向病变内的走行方式，对浸润深度的判断也有参考价值（图 2-41，图 2-42）。

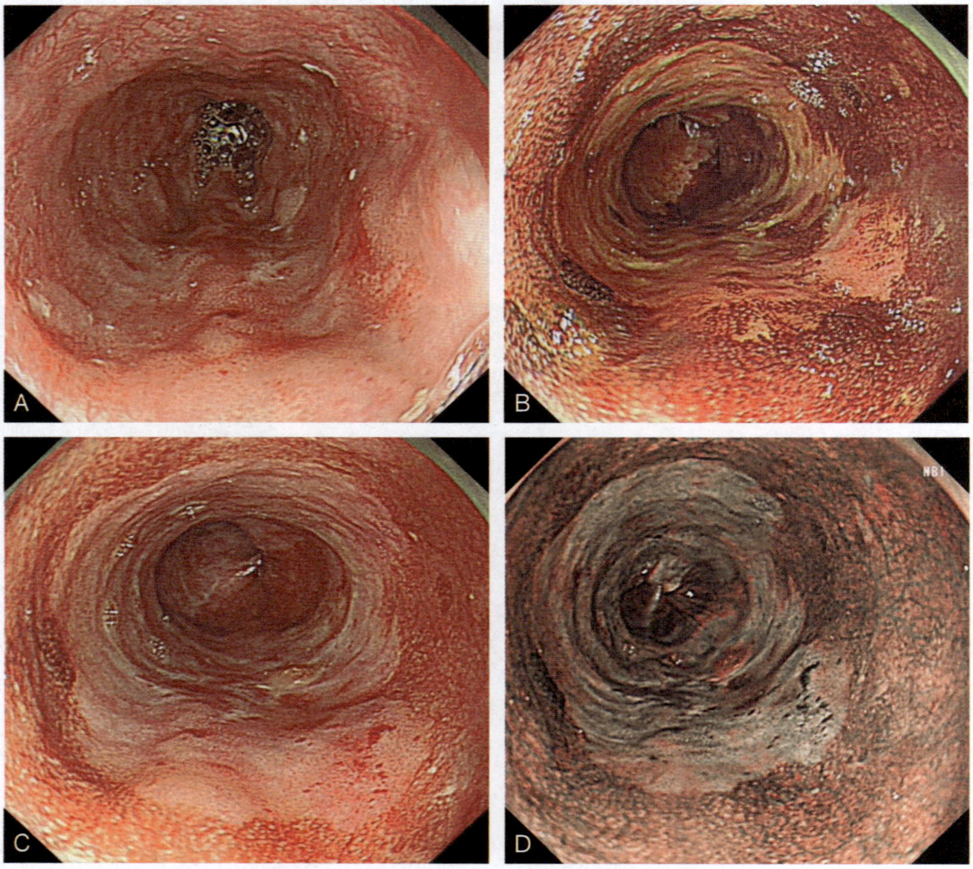

图 2-40 食管病变碘染色前后

A. 食管中段环周型病变，红色调，表面黏膜粗糙不平，颗粒状；B. 喷洒碘溶液后病灶区呈不染改变；C. 碘染后等待 2~3min，可见病灶呈粉红色，即“粉红征”；D. “粉红征”在 NBI 下观察可以被强化，呈闪亮的银色，称为“银色征”

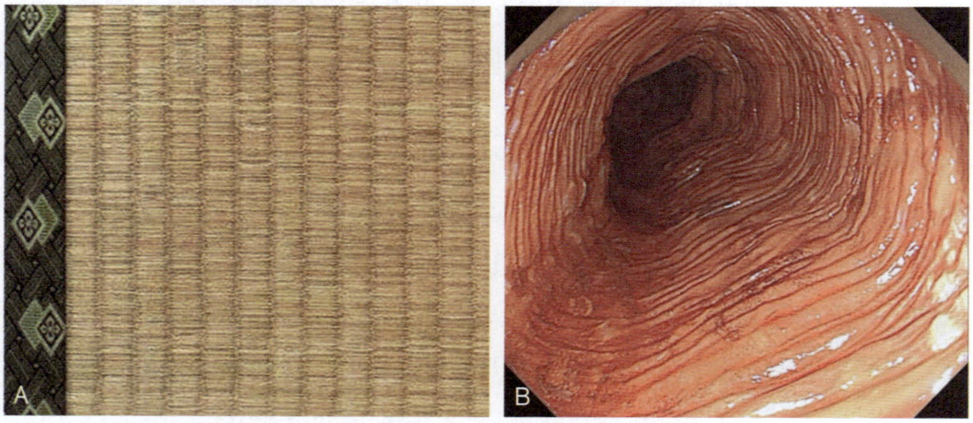

图 2-41 草席纹样与食管病变碘染色前后对比图

A. 草席纹样；B. 碘染色后食管黏膜挛缩引起的环状皱褶类似草席样外观，因此又称为“席纹征”

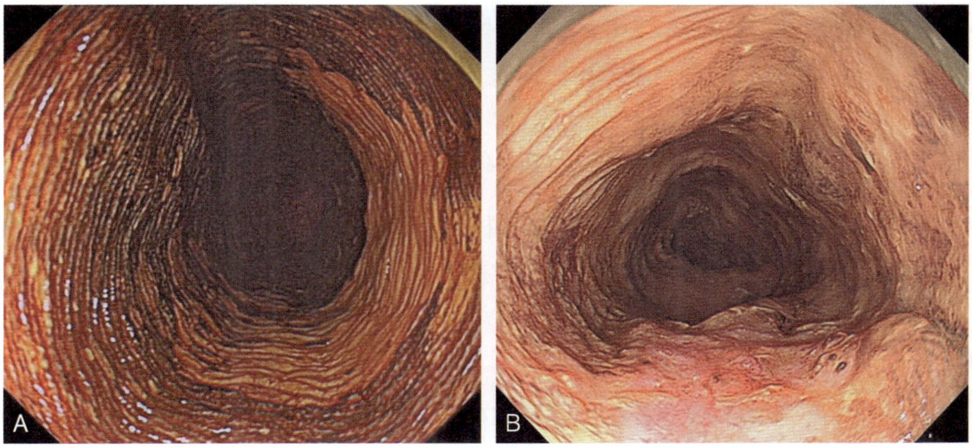

图 2-42 根据碘染色判断浸润深度

A. 环状皱褶走行无变化，与周围黏膜一样向病灶内（不染区）延伸，说明病变浸润深度为食管上皮层/固有层（EP/LPM）；B. 病灶内环状皱褶突然中断、消失，说明病变浸润深度达到黏膜肌层及更深层次

4. 超声内镜 EUS 适用于早期食管癌患者，用以评估食管壁层次结构的改变、肿瘤的浸润深度、周围有无异常增大的淋巴结及有无周围脏器侵犯，推荐在治疗前通过 EUS 对早期食管癌进行临床分期。对于可疑淋巴结，推荐使用超声内镜引导细针穿刺抽吸术，可明显提高诊断的准确率。但因超声波穿透力有限，EUS 难以用于肿瘤远处转移的评估，推荐结合 CT、磁共振成像（magnetic resonance imaging，MRI）、正电子发射计算机体层摄影（positron emissiontomography-computed tomography，PET）等影像学检查联合评估早期食管癌的临床分期。

（三）早期食管鳞癌及癌前病变的内镜下治疗

1. 早期食管鳞癌及癌前病变内镜下治疗的适应证、禁忌证 对早期食管鳞癌及癌前病变进行内镜下治疗具有简便、创伤性小、并发症少、住院时间短、疗效与外科手术相当等优点。在选择治疗方案之前对患者的病情进行综合、详尽的评估至关重要，包括病变的性质、大小、个数等。

（1）早期食管鳞癌及癌前病变内镜下治疗的适应证：推荐内镜下治疗前评估为食管 HGIN、M1 期癌、M2 期癌为内镜下治疗的绝对适应证；M3 期癌、累及食管 3/4 周以上的上述病变为内镜下治疗的相对适应证。研究显示，在食管 M1 期癌、M2 期癌中淋巴结转移率均在 5% 以下，M1 或 M2 期癌行内镜下治疗后淋巴结及再发远处转移的报道极少，内镜下治疗比外科食管癌根治术的并发症少，所以推荐 M1 或 M2 期癌为内镜下治疗的绝对适应证。有报道显示，食管 M3 期癌淋巴转移率约为 10%，SM1 期癌淋巴转移率约为 20%，但是由于内镜下切除与外科食管癌根治术相比，并发症少、患者术后的生活质量高，所以推荐对于术前评估没有明显淋巴结转移的 M3 期癌为内镜下治疗的相对适应证，此类患者可行诊断性内镜黏膜下剥离术（endoscopic submucosal dissection，ESD）治疗，术后应对切除标本仔细评估，评估认为淋巴转移风险较大者应追加食管癌根治术，术后予以放化疗。治疗后食管黏膜缺损在3/4周以上者，多会发生食管狭窄，这些病例为内镜下治疗的相对适应证，为预防术后食管狭窄应尽可能保留正常黏膜，要慎行食管黏膜环周切除治疗。对于食管SM2、SM3期癌，因其发生转移的概率较高，故不推荐行内镜下治疗。对于癌前病变，没有淋巴结及脉管转移的风险，并且癌变风险大，所以是内镜下治疗的绝对适应证。具体治疗方案的选择见图2-43。

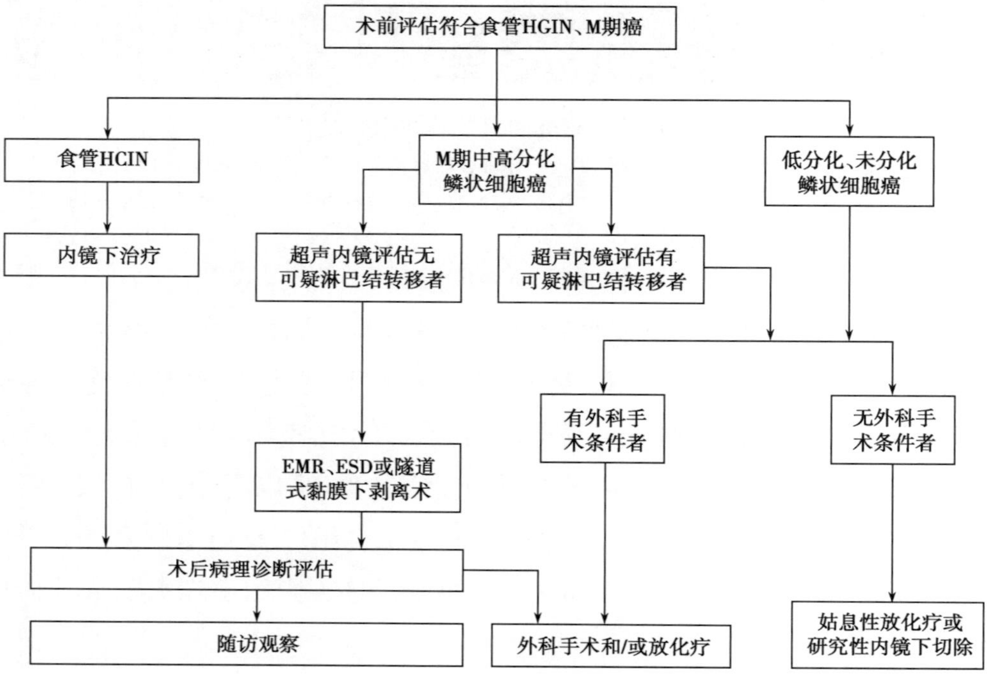

图2-43 早期食管鳞癌及癌前病变治疗流程图

HGIN. 高级别上皮内瘤变；ESD. 内镜黏膜下剥离术；EMR. 内镜黏膜切除术

（2）早期食管鳞癌及癌前病变内镜下治疗的禁忌证：①患者不同意；②患者不能配合；③有严重出血倾向者；④严重心肺功能异常不能耐受内镜治疗者；⑤生命体征不平稳者；⑥有食管静脉曲张或静脉瘤，无有效的出血预防对策者；⑦病变位于食管憩室内或波及憩室者；⑧术前评估有淋巴结转移的M3及SM1期癌；⑨低分化食管鳞癌及未分化食管鳞癌。

2. 早期食管鳞癌及癌前病变的内镜下治疗方法

（1）ESD：推荐对于食管HGIN、M1期癌、M2期癌及术前评估无可疑淋巴结转移的M3期癌首选ESD治疗。对于早期食管鳞癌及癌前病变采用ESD治疗可获得完整切除，有利于术后的病理评估，更好地确定疗效及是否需要进一步治疗。食管病变ESD治疗基本流程：标记→黏膜下注射→黏膜切开→黏膜下剥离→创面处理。提醒术者操作时需考虑食管管壁结构的特殊性，调整诸如黏膜下注射的深度、标记时电凝的功率等技术参数以减少出血、穿孔等并发症的发生。

（2）内镜黏膜切除术：推荐对于可一次性完全切除的食管 HGIN、M1 期癌、M2 期癌及术前评估无可疑淋巴结转移的 M3 期癌可使用 EMR 治疗。对于可一次性完全切除的食管鳞癌癌前病变及 M1、M2 期癌，EMR 治疗是安全有效的。目前采用的 EMR 技术已日趋多样化，如标准 EMR（黏膜下注射法黏膜切除术）、透明帽辅助法黏膜切除术（EMR with the cap，EMRC）、结扎式 EMR（EMR with ligation，EMR-L）、分片黏膜切除术（endoscopic piecemeal mucosal resection，EPMR）、多环套扎黏膜切除术（multi-band mucosectomy，MBM）等。各种 EMR 操作步骤虽略有不同，但基本原则与操作技巧基本一致。具体 EMR 术式应根据病灶具体情况进行选择，以获得最佳疗效。有些直径略大的病变也可以通过 EPMR、MBM 等方式治疗，但不作为首选，因为 EPMR、MBM 为分片切除病灶，切下的小片组织由于受电凝等作用影响，常需进行进一步的病理评估。

3. 建议追加内镜或外科手术的情况

（1）切除标本侧切缘阳性者建议再次行内镜下治疗或外科手术治疗。

（2）有以下任意一条者均建议追加外科食管癌根治手术：①切除标本基底切缘阳性；②浸润至黏膜下层 200μm 以上（SM2 及更深）；③脉管侵袭阳性；④低分化及未分化鳞状细胞癌。早期食管鳞癌及癌前病变内镜治疗后再治疗方案流程见图 2-44。

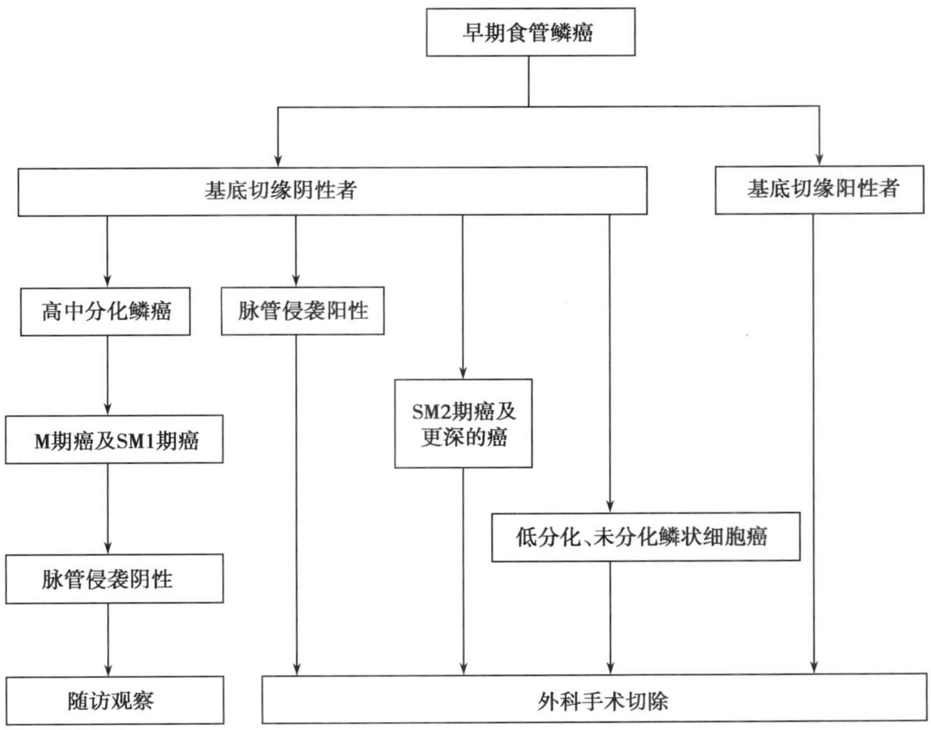

图 2-44　早期食管鳞癌内镜下切除治疗后再治疗方案流程图

三、食管癌中医治疗

(一) 食管癌的病因病机

食管癌属于中医学中“噎膈”范畴,首见于《黄帝内经》。《素问·至真要大论》云:“饮食不下,鬲咽不通,食则呕。”《中医内科学》中对噎膈的定义为,以吞下食物噎哽不畅,重则无法下咽,食入即吐为主要表现的一种病症。后世医家论著中多认为食管癌病因主要包括七情内伤、年老体衰、内伤饮食、他病转化等,病机涵盖了气滞、血瘀、热结、痰凝等方面。

1. 致病因素

(1)七情内伤:忧思则伤脾,脾伤则气结、水湿失运,滋生痰浊,痰气交阻,逆而不降;恼怒则伤肝,肝伤则气郁,气结气郁则津行不畅,瘀血内停;气与痰瘀交阻于食管、贲门,使食管不畅,食物难以下行,久则使食管、贲门狭窄,而成噎膈。如《医宗必读·反胃噎塞》所提:“大抵气血亏损,复因悲思忧恚,则脾胃受伤,血液渐耗,郁气生痰,痰则塞而不通,气则上而不下,妨碍道路:饮食难进,噎塞所由成也。”隋代巢元方《诸病源候论》将噎膈分为气、忧、食、劳、思五噎和忧、恚、气、寒、热五膈,说明精神因素对本病的影响甚大。

(2)饮食所伤:长期嗜酒、过食肥甘、辛辣等不良饮食习惯,导致脾胃受损,痰湿内生,阻塞食管和贲门,形成噎膈。《医碥·反胃噎膈》指出:“酒客多噎膈,饮热酒者尤多,以热伤津液,咽管干涩(观其口舌干涩可知),食不得入也。”

(3)年老肾虚:随着年龄的增长,肾精逐渐亏虚,导致食管失养,干涩枯槁,从而形成噎膈。

(4)脾胃肝肾功能失调:脾胃为后天之本,肝肾为先天之本,这些脏腑功能的失调会导致津液不足,气血运行不畅,进而影响食管和贲门的功能,形成噎膈。

(5)其他因素:如长期劳累、房事过度等也可能导致身体虚弱,进而影响食管和贲门的功能。

2. 病机 历代医家认为食管癌病机多以气郁、痰阻、血瘀为实,津血亏虚、脾肾阳虚为虚。《灵枢·上膈》曰“气为上膈者,食饮入而还出”,说明气机不畅,隔阻于上,是发生噎膈的病理机制。明代徐春甫在《古今医统大全》描述噎膈:“凡食下有碍,觉屈曲而下,微作痛,此必有死血。”清代尤在泾认为噎膈“若壮年气盛,非血即痰”,说明血瘀和痰湿影响着食管癌的发生与发展。《金匮翼·膈噎反胃统论》曰:“噎膈之证,大都年逾五十者,是津液枯槁者居多。”清代程国彭认为,“噎膈,燥症也,宜润”,说明津液失常是食管癌发病的重要病机。宋代严用和《济生方·五噎五膈论治》认为,“阳气先结,阴气后乱,阴阳不和,脏腑生病,结于胸膈,则成膈。气留于咽嗌,则成五噎”,说明阴阳失调也是食管癌发病的基本病机。

（二）食管癌的中医诊断

1. 辨证要点

（1）辨病位：本病病在食管，但与脾、胃、肝、肾密切相关。一般而言，吞咽困难，梗阻不顺，胸膈憋闷，症状轻重与情志变化相关者，病在食管、肝与胃；食物难下，艰涩不顺，形体消瘦，咽干口燥，舌红少津者，病在食管、肝与肾；病变日久，吞咽困难日重，呕吐清水，面白肢冷者，病在食管、脾与胃。

（2）辨标本虚实：由忧思恼怒，饮食所伤，寒温失宜，引起气滞、痰结、血瘀阻于食管，食管狭窄所致者为实；由热饮伤津，房劳伤肾，年老肾虚，引起津枯血燥，气虚阳微，食管干涩所致者为虚。症见胸膈胀痛、刺痛，痛处不移，胸膈满闷，泛吐痰涎者多实；症见形体消瘦，皮肤干枯，舌红少津，或面色苍白，形寒气短，面浮足肿者多虚。新病多实，或实多虚少；久病多虚，或虚实并重。食管癌早期偏气结，血瘀未甚，多表现为邪实正不衰；中期津伤热结，痰瘀交阻，表现为虚实夹杂；后期阴津枯竭，气血两伤，多表现以虚为主。邪实为标，正虚为本。

2. 病机辨识　食管癌早期，症状多见食物吞咽不顺，有轻度或中度哽噎感，胸骨后不适，嗳气频频，精神抑郁时加重，情志舒畅时减轻，有时呕吐痰涎，口干不欲饮，舌淡红，脉弦等，当为肝胃不和、痰气交阻证；中期症状多见吞咽困难，食入即吐，有哽噎感，胸骨后疼痛，面色晦暗，肌肤枯燥，形体消瘦，舌质暗，少津，脉沉涩，为肝脾失调、痰瘀互结证；晚期多见进食不下，有哽噎感，泛吐清涎泡沫，面色苍白，乏力少气，形寒怕冷，面部或双下肢水肿，大便不调，舌质淡胖，少苔，脉沉细或细弱症状，多为脾肾阳虚、顽痰瘤血证；如出现哽噎难下，口干咽燥，身体消瘦，大便燥结，舌红苔少，脉细或涩，则属肝肾阴虚、顽痰瘤血证。

（三）食管癌的辨证分型

1. 痰气交阻证

（1）临床表现：进食梗阻，脘膈痞满，甚则疼痛，情志舒畅则减轻，精神抑郁则加重，嗳气呃逆，呕吐痰涎，口干咽燥，大便艰涩。

（2）舌脉：舌质红，苔薄腻，脉弦滑。

2. 津亏热结证

（1）临床表现：进食时梗涩而痛，水饮可下，食物难进，食后复出，胸背灼痛，形体消瘦，肌肤枯燥，五心烦热，口燥咽干，渴欲饮冷，大便干结。

（2）舌脉：舌红而干，或有裂纹，脉弦细数。

3. 瘀血内结证

（1）临床表现：进食梗阻，胸膈疼痛，食不得下，甚则滴水难进，食入即吐，面色暗黑，肌肤枯燥，形体消瘦，大便坚如羊屎，或吐下物如赤豆汁，或便血。

（2）舌脉：舌质紫暗，或舌红少津，脉细涩。

4. 气虚阳微证

（1）临床表现：进食梗阻不断加重，饮食不下，面色苍白，精神衰惫，形寒气短，面浮足肿，泛吐清涎，腹胀便溏。

（2）舌脉：舌淡苔白，脉细弱。

（四）食管癌的临床治疗

1. 辨证论治

（1）痰气交阻证：

1）治则：开郁化痰，润燥降气。

2）主方：启膈散加减。

3）药物：沙参、丹参、郁金、砂仁、贝母、茯苓、荷叶蒂、杵头糠。

4）加减：可加瓜蒌、半夏、天南星以助化痰之力，加麦冬、玄参、天花粉以增润燥之效。若郁久化热，心烦口苦者，可加栀子、黄连、山豆根以清热；若津伤便秘，可加增液汤和白蜜，以助生津润燥之力；若胃失和降，泛吐痰涎者，加半夏、陈皮、旋覆花以和胃降逆。

（2）津亏热结证：

1）治则：养阴生津，泻热散结。

2）主方：沙参麦冬汤加减。

3）药物：沙参、麦冬、玉竹、桑叶、天花粉、扁豆、甘草。

4）加减：可加玄参、生地黄、石斛以助养阴之力，加栀子、黄连、黄芩以清肺胃之热。若肠燥失润，大便干结，可加火麻仁、瓜蒌仁、何首乌润肠通便；若腹中胀满，大便不通，胃肠热盛，可用大黄甘草汤泻热存阴，但应中病即止，以免重伤津液；若食管干涩，口燥咽干，可饮五汁安中饮以生津养胃。

（3）瘀血内结证：

1）治则：破结行瘀，滋阴养血。

2）主方：通幽汤加减。

3）药物：桃仁、红花、当归、生地黄、熟地黄、槟榔、升麻。

4）加减：可加乳香、没药、丹参、赤芍、三七、三棱、莪术破结行瘀，加海藻、昆布、瓜蒌、贝母、玄参化痰软坚，加沙参、麦冬、白芍滋阴养血。若气滞血瘀，胸膈胀痛者，可用血府逐瘀汤。

（4）气虚阳微证：

1）治则：温补脾肾，益气回阳。

2）主方：温脾用补气运脾汤，温肾用右归丸。

3）药物：补气运脾汤组成为人参、黄芪、白术、茯苓、甘草、砂仁、陈皮、半夏。右归丸组成为附子、肉桂、鹿角胶、杜仲、菟丝子、熟地黄、山茱萸、山药、枸杞子、当归。

4）加减：可加旋覆花、赭石降逆止呕，加干姜温补脾阳；若气阴两虚加石斛、麦冬、沙参以滋阴生津。若中气下陷，少气懒言，可用补中益气汤；若脾虚血亏，心悸气短，可用十全大补汤加减。

2. 中成药使用

（1）中成药干预食管癌前病变：《中西医结合食管癌治疗方案专家共识（2021 年版）》中推荐增生平片或六味地黄丸预防癌变。增生平片适用于热瘀内结型食管和贲门上皮增生者，可减少重度不典型增生发生癌变的机会；且可使脾虚热瘀型食管癌低级别上皮内瘤变患者的食管黏膜好转，改善口干等症状。六味地黄方在巴雷特食管诱发腺癌动物模型中应用，腺癌发生率为 9.09%，低于使用 0.9% 氯化钠溶液的对照组（36.36%），表明六味地黄方可初步降低巴雷特食管癌变率。

（2）中成药对食管癌的治疗作用：对于不适合、不耐受或不愿意接受手术、放化疗或免疫治疗的食管癌患者，多以中医药进行支持治疗。研究表明，中成药食道平散具有松弛食管平滑肌、消肿镇痛的作用，对肿瘤有抑制作用。金蒲胶囊可用于痰湿瘀阻及气滞血瘀证食管癌患者，有效率为 78.85%，使用后部分肿瘤明显缩小，患者吞咽困难和疼痛症状缓解。通关藤注射液可用于食管癌的治疗，能够有效抑制人食管癌 KYSE150 和 Eca109 细胞增殖，通过调控细胞周期蛋白和丝裂原活化蛋白激酶信号通路引起 G0/G1 细胞周期阻滞。消癌平注射液联合紫杉醇、顺铂方案治疗晚期食管癌患者，可提高临床缓解率。

（五）食管癌的预防

1. 饮食调养 饮食应清淡，避免过多油腻、辛辣、烟熏、腌制食物。减少加工肉类的摄入，如香肠、火腿等。增加蔬菜和水果的摄入，特别是那些富含维生素和抗氧化物质的食物。

2. 避免不良生活习惯 避免过度饮酒和吸烟；避免长时间吃热的食物，过烫食物可能会损伤食管黏膜；避免进食过快或躺着进食，可能会增加食管反流的风险。

3. 情志调养 情志致病的病机主要是气的升降出入运动受到影响，故应保持情绪稳定，避免过度的情绪（如怒、忧、思等）波动。

4. 中药预防 中医学认为，恶性肿瘤的发病是在正气亏虚的基础上，癌毒内蕴，阻隔经络气血津液，癌毒与痰、瘀搏结而成。正气不足是疾病发生的内在因素，邪气侵犯则是重要条件，因此，预防食管癌需从正、邪两个方面着手：一是扶助正气，提高机体的抗邪能力；二是防止邪气的侵袭。根据个人体质和中医辨证，可在专业医师的建议下使用一些中药辨证方进行调理。另外有研究表明，天龙合剂对于食管癌也有一定预防作用，胡冬菊等使用天龙合剂治疗食管癌前期病变，结果显示治疗组临床疗效总有效率优于雷尼替丁对照组（$P<0.05$），细胞凋亡指数改善优于对照组（$P<0.05$），提示天龙合剂有诱导癌前病变细胞凋亡的作用，从而有助于食管癌的预防。

5. 增强体质 定期进行适量的体育锻炼，如散步、慢跑、游泳等。可以尝试中医的养生保健方法，如按摩、拔罐、刮痧、中医养生操等。

6. 定期体检 对于有食管癌家族史或其他高风险人群，建议定期进行食管镜检查或其他相关检查。

第八节 早期胃癌内镜诊治及中医防治

一、早期胃癌概述

（一）早期胃癌的定义

胃癌（gastric cancer，GC）是指源于胃黏膜上皮细胞的恶性肿瘤，主要为腺癌。早期胃癌（early gastric cancer，EGC）是指癌组织局限于胃黏膜层或黏膜下层，不论有无淋巴结转移。早期胃癌以肠型胃癌为主，淋巴结转移风险低，预后较好。

（二）流行病学

2020年癌症数据显示，全球新发胃癌109万例，占全部新发癌症的5.6%，位于第五位。我国新发胃癌48万例，占全部新发癌症的10.5%，位于第三位。2020年全球胃癌死亡人数约77万例，占癌症死亡人数的7.7%，位于第四位，我国胃癌死亡人数约37万例，占癌症死亡人数的12.4%，位于第三位。我国胃癌的发病率和死亡率仍处于较高水平，具有较重的疾病负担。

（三）病因

胃癌的病因和发病机制尚未完全阐明，但与多种因素相关，目前认为胃癌的发生是环境因素和机体因素共同作用的结果。

1. 遗传因素 遗传因素对胃癌的发生具有重要作用。约10%的胃癌具有家族聚集性，根除幽门螺杆菌后，家族史仍然是胃癌的独立危险因素，风险为无家族史的2倍。幽门螺杆菌（Helicobacter pylori，Hp）感染者 *IL-1β-31*C* 或 *IL-1β-511*T* 和 *IL-1RN*2/*2* 基因型的胃癌发生风险较高，人类 *IL-1β* 在转基因小鼠胃的特异性表达导致胃癌发生。*P53* 基因是胃癌最常见的突变基因，*FHIT* 的抑制或缺失同样常见，*Ras* 和 *APC* 突变则少见。基因表观遗传改变具有重要作用，家族性胃癌较散发性胃癌具有更高的微卫星不稳定倾向。

2. 感染因素 Hp被世界卫生组织列为Ⅰ类致癌物，约1%~2%的Hp感染者发生胃癌。Hp导致胃癌的机制复杂，最重要的是Hp感染引起的慢性炎症，使氧化应激增加和氧自由基形成，导致DNA损伤，促炎因子增加，导致细胞更新加快、细胞凋亡减少和潜在的DNA修复缺陷。动物实验证实，存在DNA修复缺陷的动物在Hp慢性感染后会发生更严重的胃异型增生。Hp菌株间具有遗传多样性，*CagA* 基因、*VacA* 基因和 *babA2* 基因与胃癌的发生更为密切，*CagA* 阳性菌株可导致更严重的胃黏膜萎缩，且胃癌发生风险更高。EB病毒感染与胃癌发生有关，胃癌或癌旁组织能检测出EB病毒。存在EB病毒感染的胃癌，73% 存在 *ARID1A* 基因突变。

3. 环境因素

（1）饮食因素：胃癌的发生与饮食因素密切相关，最重要的是硝酸盐和亚硝酸盐。胃癌风险增加与硝酸盐的高摄入量有关，硝酸盐在酸性环境或细菌还原酶作用下生成亚硝酸盐，后者与胺或酰胺结合形成亚硝胺类化合物，是已知的致癌物。高盐饮食和加工肉类（腌渍、煎烤、熏制等）使胃癌风险升高。其他还包括大量摄入油炸食品、高脂食品、红肉和黄曲霉毒素。蔬菜、水果、新鲜鱼类等饮食可能具有保护作用。

（2）吸烟和饮酒：吸烟导致胃癌发生风险升高 1.5~2 倍，吸烟量增加，相关性也越强。饮酒与胃癌发生风险的相关性证据不足，部分研究显示饮酒与贲门癌或非贲门癌无相关性，但荟萃分析提示大量饮酒与胃癌风险存在显著相关性。

（3）肥胖：肥胖是很多胃肠道恶性肿瘤的共同危险因素，原因可能与内脏脂肪产生的炎症细胞因子和脂肪因子有关。

4. 胃癌前疾病

（1）慢性萎缩性胃炎：慢性萎缩性胃炎是最重要的胃癌前疾病。Correa 提出肠型胃癌的自然发展模式，正常胃黏膜→慢性非萎缩性胃炎→慢性萎缩性胃炎→肠上皮化生→异型增生→肠型胃癌。慢性萎缩性胃炎进展至胃癌的年平均发病率为 0.1%，严重程度和范围与胃癌风险相关。自身免疫性胃炎与抗壁细胞抗体和内因子抗体有关，萎缩局限于胃体和胃底，与恶性贫血有关，胃癌风险相对较低。慢性萎缩性胃炎的主要病理学改变是固有腺体萎缩。由于壁细胞萎缩，胃酸减少，硝酸盐还原酶阳性细菌增多，亚硝胺类化合物形成增加，可促进胃癌的发生。此外，胃酸减少导致血清胃泌素升高，引起异常增殖和胃癌发生。值得注意的是，慢性萎缩性胃炎向肠型胃癌的发展过程并非单方向持续性发展，病变可维持在某个阶段甚至逆转。

（2）肠上皮化生：肠上皮化生是肠上皮取代正常的胃黏膜上皮，分为Ⅰ型、Ⅱ型和Ⅲ型，Ⅰ型为完全型，含分泌唾液黏蛋白的杯状细胞和成熟的吸收细胞，不具有明确癌前病变意义。Ⅰ型和Ⅲ型均为不完全型，Ⅲ型较Ⅱ型的分化程度更低，缺乏吸收细胞，杯状细胞分泌唾液黏蛋白和/或硫黏蛋白，且存在处于不同分化阶段的柱状“中间”细胞，分泌中性或酸性唾液黏蛋白。肠上皮化生进展至胃癌的年平均发病率为 0.25%，范围越广，胃癌风险越高。肠上皮化生的分型需要组织化学染色，诊断结果高度依赖病理医师，可重复性较差，分型预测胃癌的价值有限。

（3）胃溃疡：目前多数观点认为胃溃疡有癌变风险。有胃溃疡病史的患者胃癌风险升高，但胃溃疡本身是否导致胃癌尚不明确，部分胃溃疡的癌变并非来自溃疡本身，而是来自溃疡周边黏膜的慢性萎缩性胃炎、肠上皮化生和异型增生，此外，风险的增加还可能与 Hp 感染有关。

（4）胃息肉：胃息肉主要包括 3 类，即胃底腺息肉、增生性息肉和腺瘤性息肉。胃底腺息肉最常见，通常为良性，与长期使用 PPI 有关，癌变率低，>1cm 的胃底腺息肉癌变率约为 1.9%。增生性息肉通常在胃黏膜慢性炎症基础上发生，多发，且无分布规律，癌变风险低，且癌变后分化程度良好。腺瘤性息肉分为管状腺瘤、绒毛状腺瘤和混合型腺瘤，癌变率约为 38%，癌变以肠型胃癌为主，其中，绒毛状腺瘤的癌变风险更高。

（5）巨大肥厚性胃炎：又称梅内特里耶病（Menetrier disease）、巨大胃黏膜肥厚症或胃黏膜巨大皱襞症等，是发病机制尚不明确的罕见病。胃黏膜上皮转化生长因子-α（transforming growth factor-α，TGF-α）过度表达可能在发病过程中起作用。胃黏膜黏液细胞弥漫增生，导致胃小凹伸长、迂曲，使皱襞呈现隆起、粗大而肿胀的脑回状，病变主要累及胃体，也可延伸至胃窦，由于血清蛋白从巨大皱襞漏出，患者通常会有低蛋白血症和水肿，随访 10 年的胃癌发病率约为 9%。

（6）残胃：通常在手术后 20 年体现出胃癌风险的升高。发病机制尚未完全明确，目前主要认为与十二指肠液反流、胃内 pH 升高所致产生亚硝酸盐的细菌过度生长及胃泌素水平降低导致黏膜萎缩等因素有关。

5. 胃癌前病变 与胃癌前疾病不同，胃癌前病变是病理组织学概念，与其他胃黏膜病变相比较，更容易发生胃癌。胃癌前病变主要指胃上皮内瘤变，又称异型增生或不典型增生。异型增生的命名倾向于形态学改变，分为轻度、中度和重度。轻/中度异型增生和重度异型增生在 5 年内发生胃癌的年发病率分别为 0.6% 和 6%。胃上皮内瘤变更注重肿瘤演变过程，是目前世界卫生组织推荐使用的术语，指胃黏膜上皮出现肿瘤性增殖且未向黏膜固有层浸润的病变，组织学表现为细胞异型性。根据细胞异型程度，分为低级别上皮内瘤变和高级别上皮内瘤变，低级别上皮内瘤变相当于轻度和中度异型增生，高级别上皮内瘤变相当于重度异型增生和原位癌。

（四）临床表现和体征

1. 临床表现 早期胃癌多无临床症状，少数有非特异性临床症状，如腹痛、腹胀、腹部不适、恶心和嗳气等。由于早期胃癌多由慢性胃炎进展而来，非特异性症状常因持续存在而容易被忽视。

2. 体征 早期胃癌无明显体征，进展期胃癌可出现腹部压痛和腹部包块，幽门梗阻者可有胃型和振水声。癌转移后体征包括黄疸、肝大、左锁骨上淋巴结肿大等。伴癌综合征可出现皮肌炎、黑棘皮病、红皮病、血栓性静脉炎等。

（五）辅助检查

1. 内镜检查 内镜检查是确诊早期胃癌的重要方法，用以判断病变部位、大小和形态等，并获取组织标本。早期胃癌的内镜检查包括白光内镜、电子色素内镜、放大内镜和超声内镜等。

2. 组织病理学检查 组织病理学检查是诊断早期胃癌的“金标准”，取材对病理诊断至关重要，可结合电子色素内镜或放大内镜取材，提高准确性。

胃癌的组织学分类众多，主要分类包括 WHO 分类和 Lauren 分类。

（1）WHO 分类：1979 年，WHO 提出胃癌组织病理学的国际分类法，是我国目前采用的主要分类方法。WHO 分类分为常见的普通型与少见的特殊型，普通型包括乳头状腺癌、管状腺癌、低分化腺癌、黏液腺癌和印戒细胞癌（即黏液癌），特殊型包括鳞癌、腺鳞癌、类癌和未分化癌等。

（2）Lauren 分类：1965 年，Lauren 根据胃癌的组织形态结构和生物学特征，将胃癌分为肠型、弥漫型和混合型。肠型胃癌常在肠上皮化生的基础上发生，具有明显的腺管结构；弥漫型胃癌分化较差，呈弥漫性生长；混合型胃癌则兼具肠型和弥漫型的特征。

3. 影像学检查

（1）上消化道造影：上消化道造影诊断早期胃癌较困难，多采用气钡双重造影，隆起型可表现为小的充盈缺损，表面可呈颗粒样或分叶状；表浅型可表现为黏膜表面粗糙、不平，呈颗粒样，此型更容易漏诊；凹陷型可表现为不规则的小龛影，底部黏膜毛糙、不平。

（2）CT：胃癌的 CT 征象主要包括胃壁增厚或异常强化、胃腔肿物、溃疡和胃腔狭窄等。还可以观察转移征象，如淋巴结、邻近脏器侵犯、腹腔转移或肺转移等。

（3）MRI：MRI 与 CT 的部分作用相类似，可用于 CT 对比剂过敏患者。

4. 实验室检查 可有缺铁性贫血和粪便隐血阳性，肿瘤志记物，如 CEA、CA199、CA125、CA724、CA50 和组织多肽抗原等，对胃癌诊断、进展评估和复发监测可能有帮助。早期胃癌可没有异常的实验室检查结果。

（六）诊断

早期胃癌的诊断依靠内镜和组织病理学。胃癌发病率较低，即使是发达国家也无法做到人群普查，早期诊断需要针对高危人群进行筛查。

符合下列标准第①条和第②~⑥条中任意一条者，是我国建议筛查的高危人群：①年龄>40 岁；②胃癌高发地区人群；③Hp 感染；④存在癌前疾病，如慢性萎缩性胃炎、胃溃疡、胃息肉、残胃或恶性贫血等；⑤胃癌患者的一级亲属；⑥其他胃癌高危因素，如高盐、腌制饮食、吸烟和重度饮酒等。

（七）治疗

1. 内镜治疗 内镜治疗的手术方式主要包括内镜黏膜切除术（endoscopic mucosal resection，EMR）和内镜黏膜下剥离术（endoscopic submucosal dissection，ESD）。EMR 和 ESD 处理的病变大小和浸润深度不同，EMR 仅能切除黏膜层的较小病变，而 ESD 则可切除浸润深度为 SM1 的病变，并且没有病变大小的限制。

（1）EMR：在内镜下将黏膜病灶整块或分块切除。通常用于≤2cm 且无溃疡的黏膜内癌。EMR 的病变整块切除率和完全切除率均明显低于 ESD。

（2）ESD：是在 EMR 基础上发展起来的技术，使用电切刀分离黏膜层和固有肌层间的组织，将病变黏膜层及黏膜下层完整剥离。ESD 是疗效确切的早期胃癌治疗方法，与外科根治性手术具有相似的治疗效果。

（3）其他：内镜治疗还包括激光疗法、氩气刀和微波治疗等，但上述方法仅能去除肿瘤，不能获取病理学标本，无法确认病变是否完全切除，治疗后需要密切随访，不作为早期胃癌的首选治疗方法。

2. 外科手术治疗 外科手术是进展期胃癌的主要治疗方法，需要根据肿瘤情况、转移情况和患者自身情况等决定手术方式。对于早期胃癌，外科手术主要用于治疗病变累及 SM2 或更深层，以及出现脉管转移或淋巴结转移的患者。

3. 化学疗法 早期胃癌通常不需要化学疗法进行治疗。化学疗法主要包括外科手术前的新辅助化疗和手术后的辅助化疗，术前新辅助化疗用于缩小病灶以获取根治性切除的手术机会，术后辅助化疗则用于清除隐匿性转移灶，防止复发。对于肿瘤扩散而无法手术者，化疗能够延长生存期。

4. 中医药治疗 中医药在早期胃癌的治疗中具有广泛的应用和重要作用，详见胃癌中医治疗。

（八）预后

早期胃癌的预后良好。影响预后的因素很多，浸润深度对预后有显著影响，且与淋巴结受累和远处转移有关。其他影响预后的因素还包括肿瘤大小、组织类型、淋巴结转移和远处转移。

二、早期胃癌内镜诊治要点

（一）早期胃癌的内镜诊断

内镜检查前建议患者口服去泡剂和祛黏液剂，通常是二甲硅油（去泡剂）、链霉蛋白酶（祛黏液剂）和碳酸氢钠的混合溶液，避免黏液和气泡影响对黏膜的观察，检查过程中要注意随时冲洗，确保最佳观察效果。

1. 白光内镜 白光内镜（white light endoscopy，WLE）是最普及的方法，要养成规范的检查习惯，有序完成检查，避免盲区。推荐采用标准摄影法进行观察和图像采集。胃黏膜的观察顺序：①胃体上部的后壁、大弯及前壁；②胃体中部的后壁、大弯及前壁；③胃体下部至胃角的后壁、大弯、前壁及小弯；④移行部（胃角大弯）及胃角；⑤胃窦大弯、后壁、前壁及小弯；⑥胃角窦侧的小弯、后壁及前壁；⑦翻转镜身，胃体下部小弯、前壁及后壁；⑧胃体中部小弯、前壁及后壁；⑨胃体上部小弯、前壁、胃底及后壁；⑩贲门小弯。最后，解除镜身翻转，观察胃体中部大弯，退镜。要特别注意避免盲区，如胃窦前壁、胃角至胃体后壁及贲门等部位。

白光内镜的观察要点主要包括背景胃黏膜、病变区域和病变边界。背景胃黏膜关注胃炎状态和 Hp 感染情况。早期胃癌具有明确的边界，病变区域主要表现为色泽变化（发红或褪色）和/或结构变化（隆起或凹陷），还需要注意萎缩黏膜背景下的血管消失和自发出血表现。

2. 电子色素内镜　电子色素内镜（electronic chromoendoscopy，ECE）以电子信号形式获取图像，并通过图像处理技术进行分析与整合，强化病变的色泽或结构特点。

（1）窄带成像技术：窄带成像技术（narrow-band imaging，NBI）是应用最为广泛的电子色素内镜，通过滤光器滤除标准红、绿、蓝光中的红光，保留以415nm和540nm为中心的蓝、绿光，并将光谱带宽减小到20~30nm，使浅表微血管对比度增加，黏膜表面微结构和微血管更清晰。

由于NBI模式透光量不足，镜头需要抵近黏膜才能进行清晰的观察，在较大的胃腔内难以完成筛查，通常联合放大内镜（magnifying endoscopy，ME）应用。研究显示，ME-NBI对早期胃癌的性质和边界诊断准确性高，可达95%以上。

（2）联动成像技术：联动成像技术（linked color imaging，LCI）特有的颜色扩张技术能强化病变黏膜和周围黏膜间的颜色差异，LCI模式下，正常胃黏膜呈杏黄色，炎症黏膜呈深红色，肠上皮化生呈薰衣草紫色，肿瘤性病变则为橙色（图2-45）。LCI模式的亮度高，

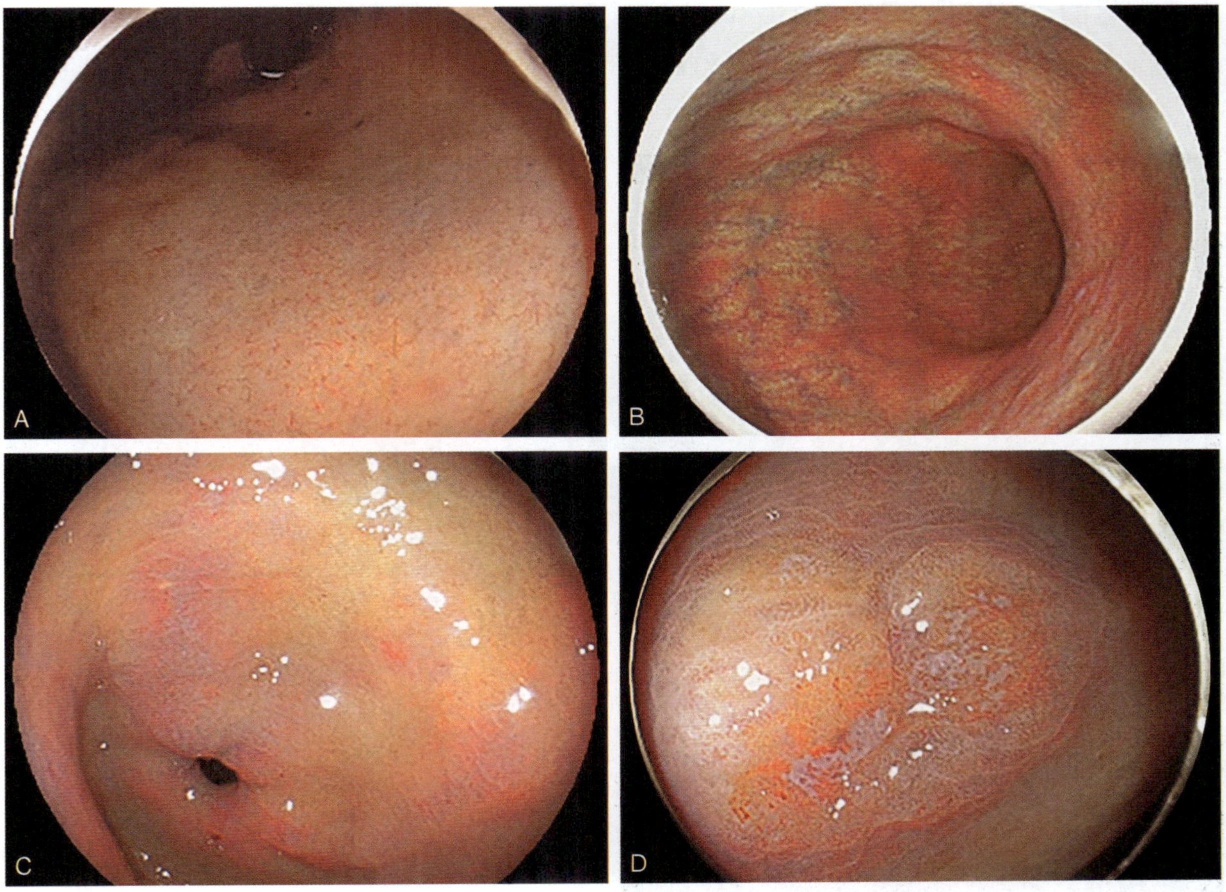

图2-45　联动成像技术模式下的胃黏膜表现

A. 正常胃黏膜，呈杏黄色，可见集合静脉规则排列；B. 胃黏膜呈弥漫发红的炎症表现；C. 肠上皮化生呈薰衣草紫色；D. 薰衣草紫色的肠上皮化生区域内，呈橘黄色表现的肿瘤性病变

操作方法与白光内镜相同，可以用于早期胃癌的筛查，且较白光内镜的检出率更高，漏诊率更低。此外，LCI 更容易识别慢性萎缩性胃炎的萎缩边界，诊断肠化生的敏感性和靶向活检的准确性也显著高于白光内镜。

（3）蓝激光成像技术：蓝激光成像技术（blue laser imaging，BLI）增强了蓝紫光短波长光的光照强度，突出显示黏膜表层微血管和微结构，与 NBI 的应用相似，且同样难以用于早期胃癌的筛查。与放大内镜相结合，诊断早期胃癌和癌前病变的准确性与 NBI 相似。

3. 放大内镜 放大内镜（magnifying endoscopy，ME）通过观察黏膜表面微结构（microsurface，MS）和微血管（microvascular，MV）的特征来评估病变性质及边界。MS（图 2-46）和 MV（图 2-47）的主要表现均为规则、不规则和缺失。

分化型胃癌的 MV 包括网格状血管（mesh pattern）和襻状血管（loop pattern）。mesh pattern 的白区不明显，MV 呈网格结构，分为 2 种亚型，完全 mesh pattern 的网状结构无断裂、变细或消失，不完全 mesh pattern 的网状结构可表现为断裂、变细、消失或不规则血管进入网格内。除早期胃癌外，mesh pattern 可见于慢性胃炎，癌症与炎症的鉴别，主要包括有无明显的边界，以及有无“形状不一”和“直径不一”的异常血管表现。loop pattern 是在白区范围内从深部向浅层走行的袢状血管，同样呈现“形状不一”和“直径不一”的异

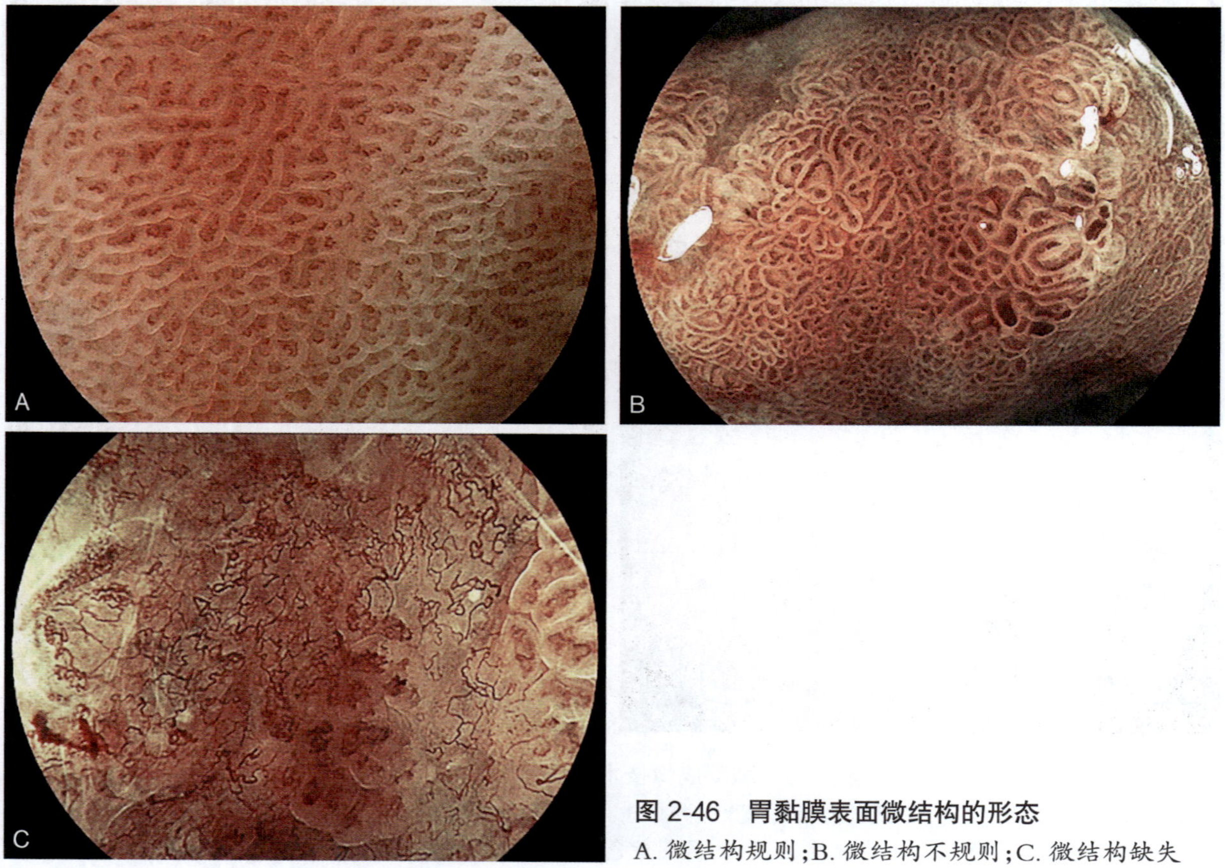

图 2-46 胃黏膜表面微结构的形态
A. 微结构规则；B. 微结构不规则；C. 微结构缺失

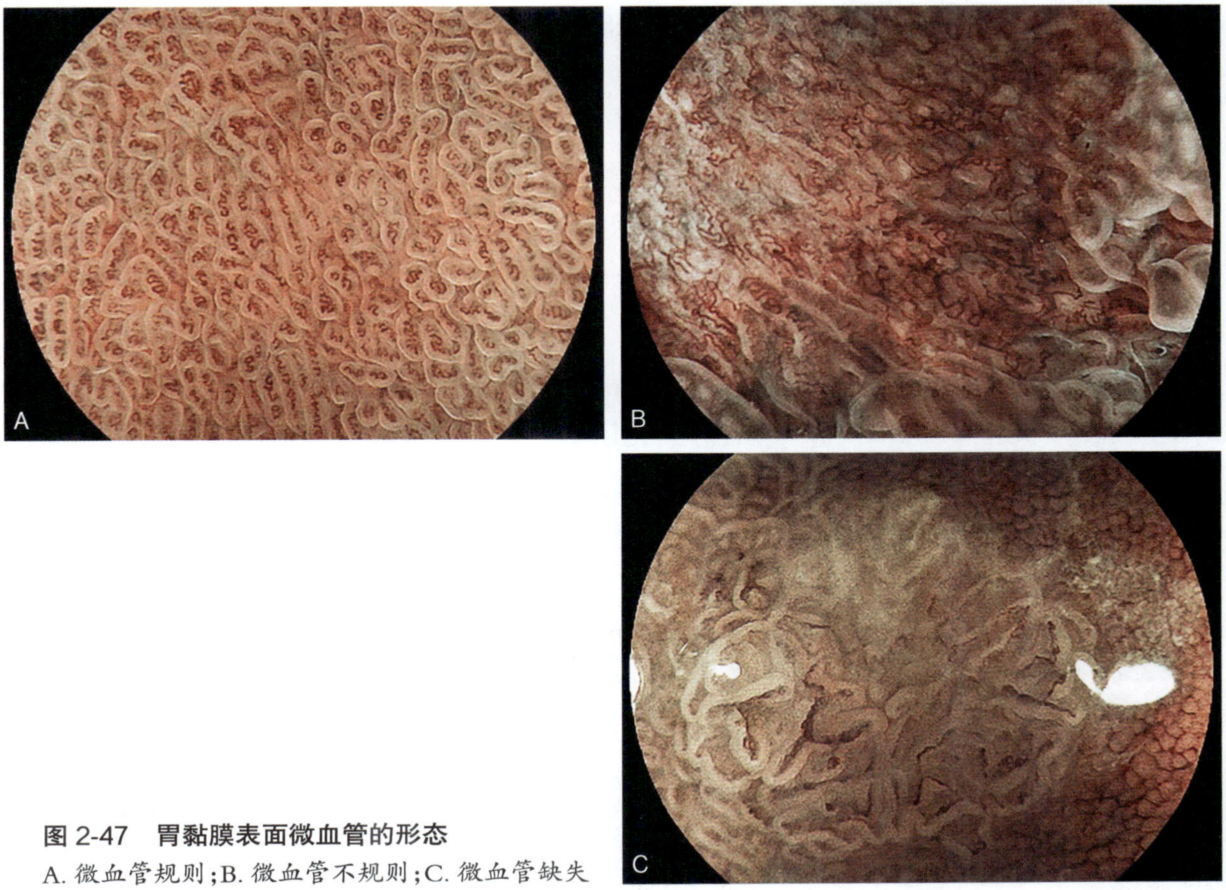

图 2-47 胃黏膜表面微血管的形态

A. 微血管规则;B. 微血管不规则;C. 微血管缺失

常表现。loop pattern 的白区表现包括绒毛状、颗粒状/乳头状、萎缩黏膜样和脑回状,形态特征主要包括小型化不规整化、不鲜明化、形状不一和方向性不同。

未分化型胃癌的 MV 包括螺旋状血管、波纹状血管和雷纹状血管。螺旋状血管区域的白区消失,微血管稀疏,呈螺旋状,相互间无连结,并逐渐变细和消失。波纹状血管与螺旋状血管形态相似,但可以有白区存在。雷纹状血管的命名来自中华料理的餐具图案,表现为扩张、弯曲的微血管,管径无差异。在雷纹状血管周围通常白区消失,并出现波纹状血管或螺旋状血管。未分化型癌的表层残存非癌上皮,深部癌细胞浸润使得表层非癌上皮的窝间部扩大,且由于非癌上皮的腺窝逐渐变浅,导致白区逐渐消失,称为“白区的幽灵般消失(ghost-like disappearance of white zone)”。

4. 超声内镜 超声内镜(endoscopic ultrasound,EUS)主要用于观察胃壁层次和结构。EUS 下观察,胃壁分为五层,黏膜界面及浅层为第一层,呈高回声;黏膜深层为第二层,呈低回声;黏膜下层为第二层,呈高回声;固有肌层为第四层,呈低回声;浆膜层为第五层。EUS 可以用于判断病变的浸润深度,早期胃癌可以表现为前三层结构的增厚、模糊、中断、变薄或消失,而第四层结构完整。不同文献中,EUS 评估早期胃癌的结果差异较大,诊断 T 分期的准确性为 65%~95%,敏感性和特异性分别为 69%~86% 和 91%~98%。

受到超声波穿透性的限制，EUS 难以评估远处转移，通常需要 CT 或 MRI 检查，对淋巴结转移的评估也具有局限性。

（二）早期胃癌的内镜治疗

EMR 和 ESD 被广泛应用于早期胃癌的治疗。与 EMR 相比，ESD 的适应证更广泛，整块切除率和完全切除率更高，原位复发率更低，是内镜治疗的首选方式。系统回顾和真实世界研究显示，无淋巴结转移的早期胃癌，ESD 治疗后的 5 年总生存率为 89%~96%，与外科手术的 5 年总生存率相似。

早期胃癌内镜下治疗的适应证和淋巴结转移风险如表 2-10 所示。绿色区域表示绝对适应证，可以选择 EMR 或 ESD 治疗，黄色区域为扩大适应证，可以选择 ESD 治疗，而红色区域为相对适应证，标准的治疗方案是手术切除，但对于手术高风险的患者，在充分告知淋巴结转移风险并取得患者同意的情况下，可以考虑内镜切除治疗。

表 2-10 早期胃癌内镜治疗适应证及淋巴结转移风险

肿瘤深度	UL		分化		未分化	
M	UL0	病变直径	≤2cm	>2cm	≤2cm	>2cm
		淋巴结转移率	0%	0%	0%	2.8%
		95% CI	0%~0.7%	0%~0.6%	0%~0.96%	1.0%~6.0%
	UL1	病变直径	≤3cm	>3cm	≤2cm	>2cm
		淋巴结转移率	0%	3.0%	3.0%	5.9%
		95% CI	0%~0.6%	0.3%~9.0%	1.2%~5.7%	4.3%~7.9%
SM1		病变直径	≤3cm	>3cm	任意直径	
		淋巴结转移率	0%	2.6%	10.6%	
		95% CI	0%~2.6%	0.3%~9.0%	5.0%~19.2%	

注：M. 黏膜内癌；SM. 黏膜下癌；SM1. 黏膜下侵犯深度<500μm；UL. 溃疡。

ESD 的简要操作步骤如下。①标记：距病变边界 3~5mm，使用电刀沿病变边界环周标记，标记点间隔约 2mm，并在病变口侧做特殊标记，以便病理学检查时明确病变方向，便于后期评估、处理或制作复原图。②注射：于病变及周边黏膜下层注射，多点注射，使病变充分抬举，黏膜层和固有肌层分离，可加入玻璃酸钠减缓注射后的吸收，便于操作。③切开：使用电刀在标记点外 3~5mm 处切开病变周边黏膜，可以选择环周切开后逐步剥离或部分切开后使用“口袋法”完成剥离。④剥离：使用电刀于病变黏膜下层进行剥离，直至完整切除病变，根据操作需要，间断补充注射，并使用电刀或热活检钳等处理血管。对于操作困难的病变，可以采取组织夹+牵引线的方式牵引病变，以提供更好的手术视野和操作空间。⑤创面处理：使用 APC 等方式完成创面处理，充分处理暴露的血管，尤其是切缘周围，以预防术后出血。

早期胃癌内镜下治疗可能出现以下并发症。①出血：包括术中出血和迟发性出血。多数出血可通过内镜成功止血，极少数需要外科介入栓塞或手术处理，内镜下止血包括组织夹夹闭、注射、电凝等，迟发性出血应尽快进行内镜止血治疗。②穿孔：穿孔发生率低，术中穿孔通过内镜处理大多可成功封闭。处理方法主要包括组织夹夹闭、OTSC 吻合夹或荷包缝合等。如内镜处理失败或发生严重腹膜炎，需要及时行外科手术治疗。迟发性穿孔可能与肌层剥脱有关，建议与外科团队联合评估和治疗。ESD 过程中使用 CO_2 已经被证明是安全的，能减少食管 ESD 术后的纵隔气肿，对胃 ESD 有降低穿孔风险的趋势。③狭窄：术后狭窄主要发生在贲门或幽门区，多见于黏膜缺损 3/4 环周以上或累及幽门，主要治疗方法包括行内镜球囊扩张术，或口服或局部注射激素。

早期胃癌内镜治疗后的评估主要包括两个方面，即病变完整切除和淋巴结转移风险。日本胃癌协会制定了可治愈性切除的内镜治愈性（endoscopic curability，eCura）分级（表 2-11）。

表 2-11　早期胃癌可治愈性切除的 eCura 分级

肿瘤深度	溃疡	分化		未分化	
pT1a（M）	UL0	≤2cm	>2cm	≤2cm	>2cm
	UL1	≤3cm	>3cm	任意直径	
pT1b（SM1）	UL0/UL1	≤3cm	>3cm	任意直径	
pT1b（SM2）	UL0/ UL1	任意直径			

注：M. 黏膜内癌；SM. 黏膜下癌；SM1. 黏膜下侵犯深度<500μm；SM2. 黏膜下侵犯深度≥500μm；UL. 溃疡。

eCura-A（白色区域）：①无溃疡表现，整块切除，任意直径的分化型癌或直径≤2cm 的未分化型癌，pT1a，水平切缘阴性，垂直切缘阴性，且无淋巴或血管浸润；②有溃疡表现，整块切除，直径≤3cm，分化型癌，pT1a，水平切缘阴性，垂直切缘阴性，且无淋巴或血管浸润。

eCura-B（灰色区域）：无论有无溃疡表现，整块切除，直径≤3cm，pT1b（SM1），水平切缘阴性，垂直切缘阴性，且无淋巴或血管浸润。

eCura-C（黑色区域）：不符合 eCura-A 或 eCura-B 的病变均为 eCura-C，分为 eCura-C1 和 eCura-C2。①eCura-C1：分化型癌，如病变未整块切除或水平切缘阳性或垂直切缘阳性，即使满足 eCura-A 或 eCura-B 的其他标准，也归类为 eCura-C1；②eCura-C2：除 eCura-C1 外其他所有的 eCura-C 均为 eCura-C2。

为了评估早期胃癌内镜下切除后 eCura-C2 分级的淋巴结转移风险，日本胃癌协会提出了 eCura 系统，将淋巴结转移风险分为三级，并给出无须额外治疗的 5 年癌特异性生存率。eCura 系统分为 0~7 分，其中，淋巴浸润 3 分，肿瘤>30mm、垂直切缘阳性、SM2（黏膜下浸润深度≥500μm）和血管浸润各 1 分，未分化癌和溃疡 0 分。根据评分结果，将淋巴结转移风险分为低风险（0~1 分）、中风险（2~4 分）和高风险（5~7 分），对应的淋巴结转移风险分别为 2.5%、6.7% 和 22.7%，无须额外治疗的 5 年癌特异性生存率则分别为 99.6%、96.0% 和 90.1%。

三、胃癌中医治疗

中医无胃癌病名，与胃癌特点相类似的记载多见于“胃反”“噎膈”“伏梁”“胃脘痛”等疾病中，属中医内科学“癌病”范畴，“癌”字首见于宋代《卫济宝书》。胃癌的发生与外感六淫、内伤七情、饮食失调和久病正虚有关，其病机为本虚标实，本虚是正气虚弱、脏腑功能失常，标实为气滞血瘀、痰结毒聚等邪实。

（一）辨证治疗

1. 中医辨证分型 目前胃癌的辨证分型国内尚未统一，现参照《中华脾胃病学》及《中医内科学》教材拟定以下证型。

（1）肝胃不和证：

1）主症：胃脘胀痛，攻及两胁，心烦易怒，情绪善抑郁，喜叹息，舌淡红，苔薄白或薄黄，脉弦。

2）次症：胸膈痞塞不舒，嗳气恶心，纳差，嘈杂，吞酸。

（2）气滞血瘀证：

1）主症：胃脘灼热刺痛，痛有定处，心下痞块拒按，或有出血瘀血，舌质紫暗或有瘀斑、瘀点，苔少或黄，脉细涩或弦或结代。

2）次症：口渴，发热心烦，面色黧黑，肌肤甲错，便干色黑。

（3）脾胃气虚证：

1）主症：胃脘胀满隐痛，纳少，或食入即吐，或朝食暮吐，大便溏薄，面色萎黄或㿠白，形体消瘦或浮肿，舌质淡嫩，苔薄白，脉细缓或细弱。

2）次症：口淡不渴，泛吐清水，喜暖恶寒，肢体倦怠，少气懒言，动辄易汗。

（4）脾胃阳虚型：

1）主症：胃痛隐隐，喜温喜按，面色㿠白，喜暖恶寒，四肢不温，大便溏薄或先干后稀，舌淡胖苔白滑，脉虚弱或迟缓。

2）次症：倦怠乏力，口干而不欲饮，五更泄泻或下利清谷。

（5）痰湿中阻证：

1）主症：胸脘痞闷，进食不畅或反胃，呕吐痰涎，食欲不振，舌淡胖，苔白腻或黄腻边有齿印，脉弦滑。

2）次症：口淡无味，头身困重，或小便短少，或胃脘隐痛，大便时溏时结。

（6）阴虚热毒证：

1）主症：胃脘灼痛，空腹为甚，善饥，口干多饮，大便干结，舌红少津，少苔或无苔或黄苔，脉细数。

2）次症：呕逆或呕吐鲜血，消瘦，潮热盗汗，手足心热，心烦不寐，尿少色黄。

（7）气血亏虚证：

1）主症：全身乏力，心悸气短，头晕目眩，面色无华，舌淡苔白，脉细无力或虚大无力。

2）次症：脘腹或有肿块硬结，形体消瘦，虚烦不寐，自汗盗汗。

2. 中医治疗

（1）肝胃不和证：

1）治法：疏肝理气，和胃降逆。

2）推荐方剂：柴胡疏肝散（《证治准绳》）加减。

3）药物组成：柴胡、枳壳、郁金、半夏、川芎、丹参、白芍、甘草等。

4）加减：胸闷苔腻恶心者，可加藿香、陈皮；泛酸者加黄连、吴茱萸；胁痛或胃脘痛者，可酌加川楝子、延胡索、木香；见瘀斑隐隐或舌暗者，可冲服三七粉。

（2）气滞血瘀证：

1）治法：疏肝理气，活血化瘀。

2）推荐方剂：膈下逐瘀汤（《医林改错》）加减。

3）药物组成：当归、川芎、桃仁、红花、延胡索、香附、枳壳、郁金、牡丹皮、赤芍、炙甘草等。

4）加减：腹中积块明显者，去川芎、牡丹皮加三棱、莪术；呕吐宿食者去香附、郁金加厚朴、莱菔子、山楂；有痰湿郁阻而至气滞血瘀者，需加入健脾理气、祛痰化湿药物，如半夏、陈皮、薏苡仁、白术、贝母、茯苓、木香等；若见吐血及柏油便，加白及、侧柏炭、血余炭、藕节、仙鹤草等。另外，可加入大黄粉、三七粉冲服。

（3）脾胃气虚证：

1）治法：健脾益气，和胃化瘀。

2）推荐方剂：香砂六君子汤（《古今名医方论》）加减。

3）药物组成：党参、黄芪、陈皮、半夏、枳壳、香橼、白术、茯苓、焦山楂、木香、砂仁、鸡内金、炙甘草等。

4）加减：若见食滞难下，腹中挛急，呕吐反胃，去枳壳、木香，加炒莱菔子、乌药、白芍；舌质紫暗者，加三七粉冲服，赤芍以活血化瘀，预防因气虚而致血瘀；若水湿不化、寒凝痰湿郁阻者，可酌加薏苡仁、白蔻仁、藿香。

（4）脾胃阳虚证：

1）治法：温补脾肾，温中散寒。

2）推荐方剂：附子理中汤（《三因极一病证方论》）加减。

3）药物组成：党参、白术、半夏、制附子、陈皮、草蔻仁、干姜、补骨脂等。

4）加减：寒凝血瘀者，加鸡血藤、桃仁、红花、桂枝，或三七粉冲服；寒凝气滞者，加木香、乌药；肾阳虚甚者，去干姜加肉桂、蔻仁、肉苁蓉、杜仲；有明显水湿内停者，可加茯苓、泽泻、车前子、桂枝。

（5）痰湿中阻证：

1）治法：健脾化湿，豁痰散结。

2）推荐方剂：二陈汤（太平惠民和剂局方）合海藻玉壶汤（《外科正宗》）加减。

3）药物组成：陈皮、半夏、郁金、海藻、昆布、贝母、全瓜蒌、茯苓、炙甘草等。

4）加减：恶心欲呕者，加赭石、旋覆花；痰盛者，加白芥子、炒莱菔子；食滞者，加鸡内金、生山楂；气滞者，加厚朴、枳壳；内有郁热者，加黄芩、板蓝根、土茯苓。

（6）阴虚热毒证：

1）治法：益胃养阴，清热解毒。

2）推荐方剂：麦门冬汤（《金匮要略》）合一贯煎（《续名医类案》）加减。

3）药物组成：南沙参、北沙参、白豆蔻、谷芽、麦冬、生地黄、白芍、法半夏、石斛、牡丹皮、炙甘草等。

4）加减：兼气虚者，加西洋参或太子参、生黄芪；津少口渴者，加天花粉、知母；热毒内蕴者，加金银花、玄参、竹茹、黄连；热灼胃络出血者，加仙鹤草、生石膏、侧柏炭、地榆炭等。

（7）气血亏虚证：

1）治法：补气养血，化痰散结。

2）推荐方剂：八珍汤（《瑞竹堂经验方》）加减。

3）药物组成：党参、炒白术、茯苓、炙甘草、熟地黄、当归、白芍、川芎等。

以上 7 种证型，在确定证型的基础上还可随症加减：①如有呃逆、呕吐表现，可于以下药物中择 1~2 味加入：旋覆花、赭石、陈皮、竹茹、柿蒂、半夏、生姜等。②如有厌食表现，可于以下药物中择 1~2 味加入：焦山楂、神曲、炒莱菔子、鸡内金、谷芽、麦芽等。③如有反酸表现，可于以下药物中择其 1~2 味加入：吴茱萸、黄连、煅瓦楞、海螵蛸等。④如有腹泻表现，可于以下药物中择 1~2 味加入：石榴皮、秦皮、赤石脂、诃子、乌梅等。⑤如有便秘表现，可于以下药物中择 1~2 味加入：火麻仁、郁李仁、杏仁、瓜蒌仁、肉苁蓉、大黄等。⑥如有出血表现，可于以下药物中择其 1~2 味加入：三七粉、白及粉、海螵蛸粉、大黄粉、仙鹤草、茜草等。⑦如胃痛较甚，可于以下药物中择 1~2 味加入：延胡索、川楝子、白芍、甘草、徐长卿、枳壳、香橼等。⑧如有发热表现，可于以下药物中择 1~2 味加入：银柴胡、白薇、生石膏、蒲公英、紫花地丁等。⑨如有黄疸表现，可于以下药物中择 1~2 味加入：茵陈、栀子、大黄、金钱草、虎杖等。⑩如有腹水、尿少表现，可于以下药物中择其 1~2 味加入：茯苓、猪苓、泽泻、桂枝、车前子、冬瓜皮、防己等。

此外，可酌加经药理实验证实的明确具有抗肿瘤作用的中药，如白花蛇舌草、藤梨根、夏枯草、山慈菇、野葡萄根、半边莲、半枝莲、龙葵等。

（二）中成药治疗

1. 肝胃不和证

（1）柴胡舒肝丸：药物组成有醋香附、白芍、佛手、木香、郁金、炒白术、陈皮、柴胡、藿香、炙甘草、莱菔子、炒槟榔、乌药等。口服，大蜜丸每次 1 丸，每日 2 次。

（2）舒肝和胃丸：药物组成有醋香附、香橼、檀香、郁金、炒牵牛子、青皮、醋柴胡、姜厚朴、枳壳、醋延胡索、槟榔等。口服，每次 2 丸，每日 2 次。

（3）舒肝健胃丸：药物组成有茯苓、炒枳壳、豆蔻仁、炒白芍、甘草、醋香附、陈皮、桔梗、姜厚朴等。口服，每次 2 丸，每日 3 次。

2. 气滞血瘀证

（1）血府逐瘀胶囊：药物组成有柴胡、当归、生地黄、赤芍、红花、炒桃仁、麸炒枳壳、甘草、川芎、牛膝、桔梗等。口服，每次 6 粒，每日 2 次。

（2）摩罗丹：药物组成有百合、麦冬、石斛、玄参、三七、当归、炒蒲黄、川芎、茯苓、白术、鸡内金、地榆、泽泻、石菖蒲、茵陈、白芍、延胡索、乌药等。口服，饭前用米汤或温开水送服。浓缩丸每次 1 袋（16 丸），每日 3 次；大蜜丸每次 1~2 丸，每日 3 次，咀嚼服用；小蜜丸每次 1~2 袋（50~100 粒），每日 3 次。

（3）复方斑蝥胶囊：药物组成有斑蝥、刺五加、莪术、熊胆粉、人参、三棱、山茱萸、甘草、黄芪、半枝莲、女贞子等。口服，每次 3 粒，每日 2 次。

（4）参莲胶囊：药物组成有苦参、山豆根、半枝莲、防己、三棱、莪术、丹参、补骨脂、苦杏仁、乌梅、白扁豆等。口服，每次 6 粒，每日 3 次。

（5）安替可胶囊：药物组成有蟾皮、当归等。饭后口服，每次 2 粒，每日 3 次。

3. 脾胃气虚证

（1）香砂六君丸：药物组成有木香、砂仁、党参、白术、茯苓、炙甘草、陈皮、制半夏等。口服。水丸，每次 6~9g，每日 2~3 次；浓缩丸每次 12 丸，每日 3 次。

（2）补中益气丸：药物组成有炙黄芪、党参、炒白术、炙甘草、陈皮、当归、大枣、生姜、升麻、柴胡等。口服。大蜜丸每次 1 丸，每日 2~3 次；小蜜丸每次 9g（约 50 粒），每日 2~3 次；水丸每次 6g，每日 2~3 次。

4. 脾胃阳虚证

（1）附子理中丸：药物组成有制附子、干姜、党参、炒白术、甘草等。口服。水蜜丸每次 6g，每日 2~3 次；大蜜丸每次 1 丸，每日 2~3 次。

（2）四神丸：药物组成有补骨脂、肉豆蔻、五味子、吴茱萸、大枣等。口服，小蜜丸每次

9克(约50粒),每日2~3次。

（3）右归丸:药物组成有熟地黄、炮附子、枸杞子、肉桂、山药、酒山茱萸、鹿角胶、菟丝子、当归、杜仲等。口服。大蜜丸每次1丸,每日3次;小蜜丸每次9g(约50粒),每日3次。

5. 痰湿中阻证

（1）二陈丸:药物组成有制半夏、陈皮、茯苓、甘草、生姜等。口服。水丸每次9~15g,每日2次;浓缩丸每次12~16丸,每日3次。

（2）参苓白术丸:药物组成有人参、茯苓、麸炒白术、山药、炒白扁豆、莲子、炒薏苡仁、砂仁、桔梗、甘草等。口服,每次6g,每日3次。

（3）健脾丸:药物组成有白术、黄连、甘草、茯苓、木香、人参、神曲、陈皮、砂仁、山楂、麦芽、山药、肉豆蔻等。口服。大蜜丸,每次1丸,每日2次;浓缩丸,每次8丸,每日3次。

6. 阴虚热毒证

（1）胃复春片:药物组成有人参、香茶菜、炒枳壳等。口服,每次4片,每日3次。

（2）贞芪扶正胶囊:药物组成有女贞子、黄芪等。口服,每次6粒,每日2次。

（3）增生平片:药物组成有山豆根、拳参、败酱草、夏枯草、白鲜皮、黄药子等。口服,每次8片,每日2次。

（4）复方苦参注射液:药物组成有苦参、白土苓等。肌内注射每次2~4ml,每日1~2次;静脉滴注,5%或10%葡萄糖注射液稀释后滴注,每次20~100ml,每日1次。

7. 气血亏虚证

（1）槐耳颗粒:药物组成为槐耳清膏。口服,每次20g,每日3次。

（2）仙蟾片:药物组成有马钱子粉、蟾酥、补骨脂、制半夏、郁金、人参、生黄芪、当归、仙鹤草等。口服,每次4片,每日3次。

（3）健脾益肾颗粒:药物组成有党参、枸杞子、女贞子、菟丝子、白术、补骨脂等。口服,每次10g,每日2次。

（4）参芪扶正注射液:药物组成有党参、黄芪、注射用氯化钠等。静脉滴注,每次250ml,每日1次。

（三）治未病指导

胃癌是最常见的消化道肿瘤之一,每年患癌人数不断增加,并且发病率正在年轻化。胃癌早期没有什么明显的症状,或者只有一些轻微的症状,大多数患者到医院就诊时,病情基本都发展到了中晚期。早期胃癌如果及时发现及时治疗,基本可以痊愈。所以胃癌的早发现、早诊断、早治疗,非常重要,中国工程院院士、海军军医大学长海医院李兆申教授提出“发现一例早癌,挽救一条生命,幸福一个家庭”的号召。2014年《中国早期胃癌筛查及内镜诊治共识意见》将胃癌高风险人群定义为“大于等于40岁”,因此推荐40岁以上人群应该进行胃镜筛查。

《黄帝内经》提出了“上工治未病”的思想,在《素问·四气调神大论》提到“是故圣人不治已病治未病，不治已乱治未乱，此之谓也”。这是最早的有关人类疾病预防的记载。根据这个思想我们将胃癌的预防分为未病先防和既病防变两个阶段。

1. 未病先防 未病先防，即病因预防，这也是胃癌的一级预防。提前去除可能导致胃癌的病因，从源头上防止胃癌发生，阻止胃癌的侵入。

（1）改善生活环境：工作环境、精神压力、起居等生活环境对于胃癌的发生、发展有非常重要的影响。

（2）合理饮食：合理饮食对于防治胃癌有非常重要的意义。①忌霉变、坚硬、粗糙、油腻、黏滞不易消化食物。忌烟、酒、煎、炸、熏制、腌制及辛辣刺激性食物。少吃甜食及红肉类。②可适当食用酸奶、新鲜水果或深色蔬菜，如花菜、卷心菜、大蒜、洋葱、山药、西红柿、红薯、胡萝卜、白萝卜、大枣等。③宜多吃能增加免疫力、抗肿瘤作用的食物，如山药、扁豆、薏苡仁、菱角、金针菇、芦笋、茄子、海带、香菇、灵芝、黑木耳、猕猴桃、无花果、苹果等。

（3）防治幽门螺杆菌：幽门螺杆菌感染是我国胃癌的重要病因之一，约 75% 的胃癌由幽门螺杆菌感染引起，因此要预防胃癌，首先要预防和治疗幽门螺杆菌感染，应提倡分餐制，并且日常生活中要保持饮食和环境卫生，避免病从口入。

（4）胃癌家族史：胃癌家庭史这一说法尚在探讨之中，但胃癌患者有明显的家族聚集性。据调查，胃癌患者的一级亲属（即父母和亲兄弟姐妹）得胃癌的危险性比一般人群平均高出 3 倍。因此，胃癌患者的一级亲属应及早进行胃镜筛查，这也是胃癌的一级预防推荐的重要内容之一。

2. 既病防变 既病防变，即胃癌的二级预防。胃癌应遵循早发现、早诊断、早治疗的原则。胃癌早期很多患者并没有明显症状，有时表现为食欲不振、腹部不适等，很容易被患者忽视，加上缺乏胃癌早期筛查的意识，甚至还有一部分患者对胃镜检查有抗拒心理，等胃癌发展到中晚期才到医院就诊。因此，如果能提前发现，提前诊治，就能提高生存率和治愈率。此外，发现了胃癌并行手术根治后的患者，如果不进行预防，还会导致胃癌的复发。因此，胃癌术后患者也要进行胃镜复查及饮食调理。

（1）胃癌术后患者：可给予清淡流质饮食，如豆浆、生姜粥藕粉、莱菔子汁等，也可以选用柚子、橘子、枇杷、无花果、乌梅等食物，尤其是进行化疗时伴有恶心、呕吐的患者。

（2）胃癌术后伴有便溏患者：可选用低脂清淡的汤类和粥类，如米汤、姜汤、鱼汤、山药芡实粥等，也可选用扁豆、杨梅、石榴、莲子等食物，或者选用具有健脾益胃的保健食品，如猴菇米稀，其含有粳米、燕麦、人参、砂仁、山药、茯苓、莲子、白扁豆、薏苡仁等药食两用中药。

（3）胃癌接受化疗患者：常常出现较多副作用，如反胃、纳差等，饮食应以健脾开胃为主，可选用山楂、柑橘、葡萄、白萝卜、山药、薏苡仁、扁豆等，也可用具有益气健脾助消化作用的中药（如党参、白术、茯苓、鸡内金、麦芽、神曲等）煲汤，或者选用具有健脾益胃的保健食品。

第九节 结直肠早癌内镜诊治及中医防治

一、结直肠早癌概述

结直肠癌（colorectal cancer，CRC）是我国常见的恶性肿瘤之一。随着生活水平的提高和饮食结构的改变，我国结直肠癌的发病率和死亡率呈逐年上升趋势，根据国家癌症中心相关数据，2022 年我国新增结直肠癌病例数约为 51.71 万，其中男性 30.77 万例，女性 20.94 万例，占全部恶性肿瘤发病的 10.7%，位居第而位，居消化道肿瘤第一位；死亡例数约为 24 万，其中男性 14.26 万例，女性 9.74 万例，占全部恶性肿瘤死亡的 9.32%。结直肠癌生存率与其临床分期密切相关，I 期患者 5 年生存率可达到 90% 以上，然而，由于结直肠癌早期症状不明显，我国 I 期诊断率仅占 15.2%。因此，降低我国结直肠癌的发病率和死亡率是刻不容缓的重大临床科学问题。研究表明，结直肠癌筛查与早诊早治能有效提高人群结直肠癌早期诊断率，降低死亡率。

1. 定义 结直肠癌是起源于结直肠黏膜上皮的恶性肿瘤，其中早期结直肠癌是指浸润深度局限于黏膜及黏膜下层，无论大小及有无淋巴结转移的结直肠癌。肿瘤浸润局限于黏膜层者称为黏膜内癌（M 期癌），浸润至黏膜下层但未侵犯固有肌层者称为黏膜下癌（SM 期癌）。

2. 病因 结直肠癌的主要危险因素包括红肉和加工肉类的摄入、饮酒、吸烟、肥胖、糖尿病、炎症性肠病及结直肠癌家族史或患林奇综合征/家族性腺瘤性息肉病等。

3. 临床表现 早期结直肠癌可无明显症状，病情发展到一定程度可出现下列症状。

（1）排便习惯改变和大便性状改变，常为本病最早出现的症状，可表现为便秘、腹泻或便秘与腹泻交替，大便变细、血便、黏液便等。

（2）腹痛或腹部不适。

（3）腹部肿块。

（4）肠梗阻相关症状。

（5）全身症状，如贫血、消瘦、乏力、低热等，晚期可以出现腰骶部疼痛、黄疸、腹水等。

4. 临床诊断

（1）体格检查

1）全身情况评估：一般状况评价、营养状况评价、全身浅表淋巴结特别是腹股沟及锁骨上淋巴结的情况。

2）腹部视诊和触诊：检查有无腹部隆起、肠型、肠蠕动波，腹部是否可触及肿块；腹部叩诊及听诊，了解有无移动性浊音及肠鸣音异常。

3）直肠指检：对疑似结直肠癌者常规行直肠指检，注意指套有无血染，触及肿物时需详细记录直肠肿瘤大小、形状、质地、占肠壁周径的方位和范围、基底部活动度、下缘距肛缘及齿状线的距离、向肠外浸润的情况、与周围器官的关系、有无盆底种植等。

4）三合诊：女性直肠癌患者，如怀疑肿瘤侵及阴道壁，推荐行三合诊，以了解肿块与阴道后壁的关系。

（2）实验室检查

1）粪便隐血：可作为普查筛检或早期诊断的线索。

2）血清学标志：CEA、CA125、CA19-9 等血清学检测。

3）其他：血常规、尿常规、便常规、肝肾功能、电解质等。

（3）结肠镜检查：对结直肠癌具有确诊意义，疑似结直肠癌患者均推荐行全结肠镜检查，有助于确定肿瘤的部位、大小，初步判断浸润范围，并可取活检进行病理确诊。

（4）影像学检查：CT、MRI、超声影像学检查、X 射线检查等。

5. 临床治疗　早期切除是早期结直肠癌的根治方法，对于早期结直肠癌，内镜下能整块切除者，可进行内镜下切除，根据病变大小、形态选择合适的内镜术式治疗；不能内镜下切除者，行外科治疗。

（1）cT1N0M0 期结肠癌：建议采用内镜下切除、局部切除或肠段切除术。如行内镜下切除或局部切除必须满足如下要求。①肿瘤最大径<3cm；②肿瘤浸润肠周<30%；③切缘距离肿瘤≥1mm；④肿瘤活动，不固定；⑤T1 期肿瘤；⑥高 - 中分化；⑦治疗前影像学检查无淋巴结转移征象；⑧肿瘤出芽分级为低度。侵入黏膜下层的浅浸润癌（SM1 期），可考虑行内镜下切除。决定行内镜下切除前，需要仔细评估肿瘤大小、预测浸润深度，肿瘤分化程度等相关信息。如果行内镜下切除，可行内镜黏膜下剥离术或内镜黏膜切除术。局部切除术后病理学证实为 T 期，如果肿瘤切除完整、切缘（包括基底）阴性且具有预后良好的组织学特征（如分化程度良好、无脉管浸润），则无论是广基还是带蒂，不推荐再行手术切除。但如果有以下情况，推荐追加肠段切除术加区域淋巴结清扫。

1）具有预后不良的组织学特征，如分化程度差（低分化腺癌、未分化癌、印戒细胞癌、黏液腺癌等）、有脉管浸润。

2）非完整切除，标本破碎，切缘无法评估。

3）黏膜下浸润深度≥1 000μm。

4）切缘阳性（距切缘 1mm 内存在肿瘤或电刀切缘可见肿瘤细胞）。

5）肿瘤出芽分级为中度或高度。

（2）cT1N0M0 期直肠癌：治疗处理原则同 cT1N0M0 期结肠癌。如经肛门切除（非经腔镜或内镜下）必须满足如下要求。

1）肿瘤最大径 3mm。

2）肿瘤浸润肠周<30%。

3）切缘距离肿瘤>3mm。

4）肿瘤活动，不固定。

5）距肛缘<8cm。

6）T1 期肿瘤。

7）无血管淋巴管浸润或神经浸润。

8）高-中分化。

9）治疗前影像学检查无淋巴结转移征象。

10）有条件行全层切除术。

二、结直肠早癌内镜诊治

（一）早期结直肠癌的内镜诊断

大量的研究和实践已经表明结直肠癌筛查和早诊早治可以有效降低结直肠癌的死亡率，而结肠镜检查是结直肠癌筛查的“金标准”，高质量结肠镜检查是提高早期结直肠癌及癌前病变检出率的关键。对于消化内镜医生，要重点提高对早期结直肠癌及癌前病变的识别、诊断能力。因此，有必要加强内镜医师的规范化培训，规范结肠镜的操作，努力强化和培养其发现早期结直肠癌及癌前病变的意识，提高其对病变的识别能力，尽量减少病变的遗漏。在结肠镜检查过程中，仔细观察结肠黏膜的细微变化，包括黏膜色泽的变化、血管纹理的变化及有无隆起或凹陷性病变等，尤其注意结直肠微小病变、平坦型病变和凹陷型病变的识别，因为此类病变可能具有更高的恶变倾向。同时加强对消化内镜操作过程的质控监测，提高内镜医师对早期结直肠癌及癌前病变的识别与诊断能力。

1. 白光结肠镜检查 作为一种最有效、最基本的早期结直肠癌诊断技术，白光结肠镜检查对临床诊疗早期结直肠癌具有重要价值。利用肿瘤在白光下形态特点，如是否存在中央凹陷、局部结节样粗糙不平、周围黏膜伸展不良、紧满感、易出血等特点可以识别大部分的深度浸润癌。隆起型早期结肠癌及癌前病变在普通白光内镜下较易识别，但扁平型及浅表凹陷型病变不易被发现，检查时应仔细观察黏膜的细微变化，如局部色泽改变、轻微隆起或凹陷、毛细血管网中断或消失等。目前常见的白光下内镜分型，主要为巴黎分型和山田分型。

（1）巴黎分型：将结直肠病变分为 3 种类型：0-Ⅰ型（隆起型）、0-Ⅱ型（平坦型）和 0-Ⅲ型（凹陷型）。0-Ⅰ型根据病变形态，在内镜下可分为 0-Ⅰp 型（有蒂型）、0-Ⅰsp 型（亚蒂型）和 0-Ⅰs 型（无蒂型）；0-Ⅱ型可进一步细分为 0-Ⅱa（浅表隆起型）、0-Ⅱb（完全平坦型）和 0-Ⅱc（浅表凹陷型）3 个亚型。0-Ⅰ型与 0-Ⅱ型高度差界限，在结肠为 2.5mm，为了区分 0-Ⅰ型和 0-Ⅱ型，将以病变高于周围黏膜的高度为依据，结肠柱状上皮的划分标准为 2.5mm；0-Ⅱ型与 0-Ⅲ型高度差界限，为 1.2mm，而为了区分 0-Ⅱc 型和 0-Ⅲ型，将以病变低于周围黏膜的深度为依据，结肠柱状上皮的划分标准为 1.2mm。

（2）山田分型：是描述消化道隆起息肉的主要分类方法，是从形态学上进行分类，与病变的良恶性和组织学无关。根据息肉形态不同分为四型，①山田Ⅰ型，隆起的起始部较平滑，界限不清；②山田Ⅱ型，隆起的起始部有明确界限，但无蒂；③山田Ⅲ型，隆起起始部见有细颈，形成亚蒂；④山田Ⅳ型，隆起起始部明显有蒂。

2. 色素内镜、内镜电子染色技术　色素内镜、内镜电子染色技术等对提高结直肠病变检出率及判断病理性质具有潜在价值。色素内镜通过在局部喷洒染色剂以显示病变范围和黏膜表面形态，然后再用放大内镜观察结肠腺管开口形态，可提高结直肠癌早期诊断的准确性，常用染料包括靛胭脂、亚甲蓝、甲紫。内镜电子染色技术即图像增强技术，NBI、BLI、LCI、I-SCAN 等电子染色内镜可通过对不同波长光的切换突出显示黏膜表面结构和微血管形态，清晰观察病变的边界和范围。放大内镜可将病灶放大 100~200 倍，能观察结直肠黏膜表面的腺管开口（隐窝形态）和微血管形态，可在不活检的条件下判断病灶的病理类型、帮助鉴别肿瘤性与非肿瘤性病变，并可对肿瘤的黏膜下浸润深度进行较为准确的判断，为病变能否行内镜治疗提供依据。

早期结直肠癌或癌前病变的结肠镜检查应以普通白光内镜为基础，结合色素内镜、电子染色内镜、放大内镜等特殊技术，使用 Pit pattern 分型、JNET 分型及 NICE 分型等可有效判断病变的病理性质并指导治疗方式的选择。

（1）pit pattern 分型：放大内镜可将病灶放大百倍，能观察结直肠黏膜腺管开口，即隐窝形态。通过实时观察到的 pit pattern 分型，在不做活检的条件下判断病变的病理性质，对鉴别肿瘤性与非肿瘤性病变具有重要价值，并可对肿瘤的浸润深度进行较为准确的判断，为判断病变是否可行内镜治疗提供依据。Pit pattern 分型分为五型，各型形态及临床意义如表 2-12 所示。

表 2-12　结直肠 pit pattern 分型表

分型	模式图	内镜图	描述	推测的病理诊断	推荐的治疗方式
Ⅰ	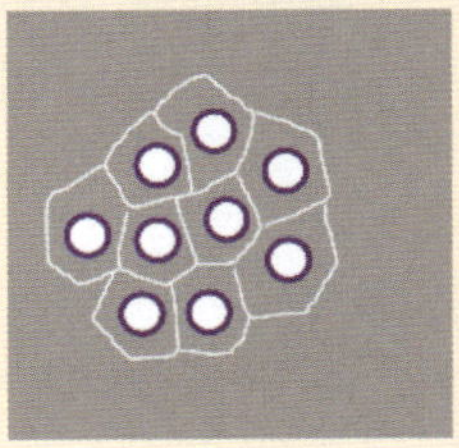	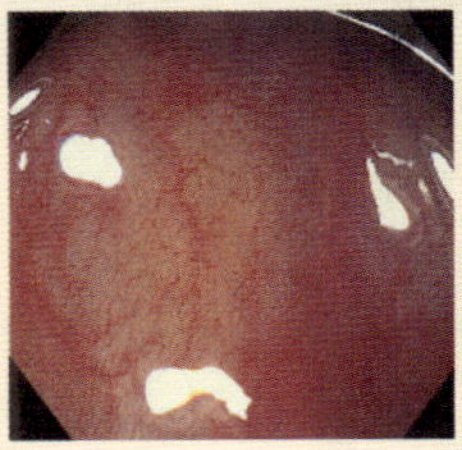	圆形 pit	正常黏膜及炎性病变	内镜下治疗或观察
Ⅱ	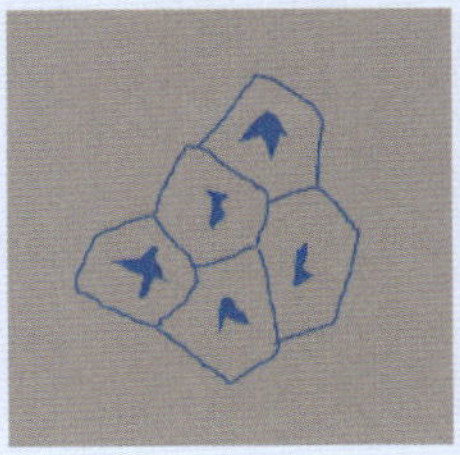	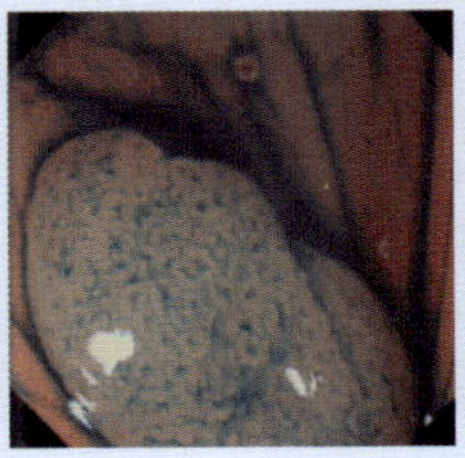	星芒状 pit	增生性病变	内镜下治疗或观察

续表

分型	模式图	内镜图	描述	推测的病理诊断	推荐的治疗方式
Ⅲs	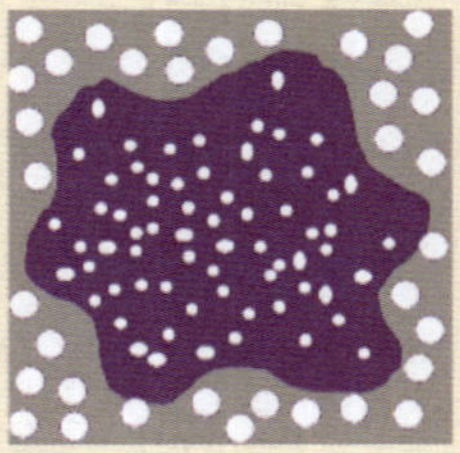	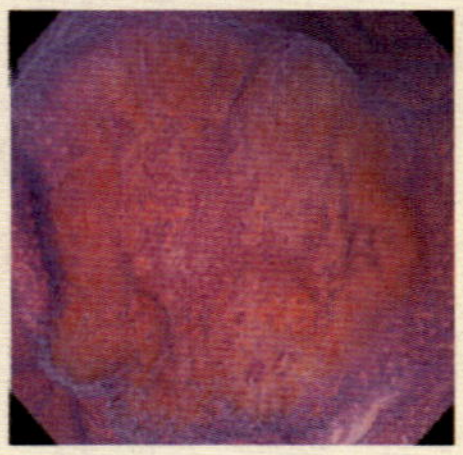	小型类圆形 pit，但比正常 pit 小	Ⅱc 型结直肠癌	内镜下治疗
ⅢL	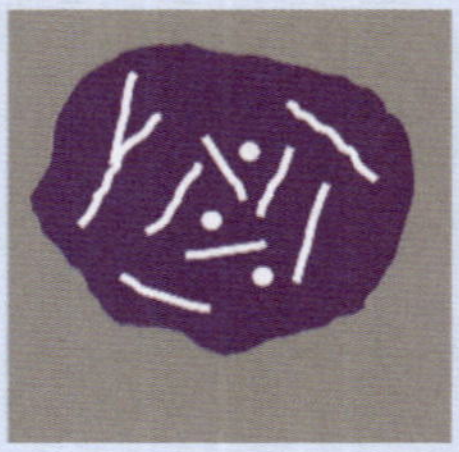	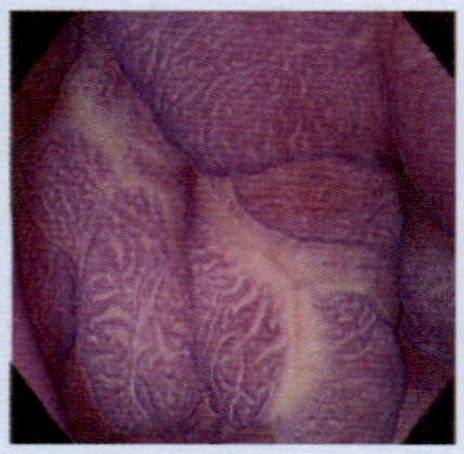	管状 pit 为主，但比正常 pit 大	管状腺瘤	内镜下治疗
Ⅳ-B	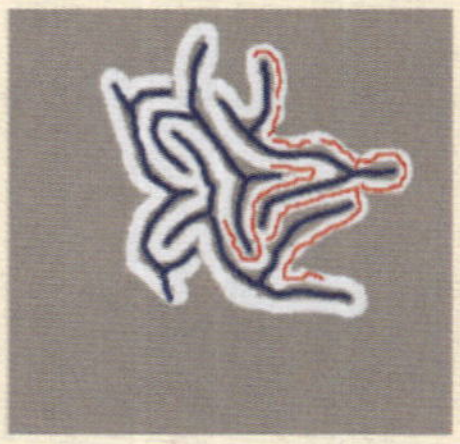	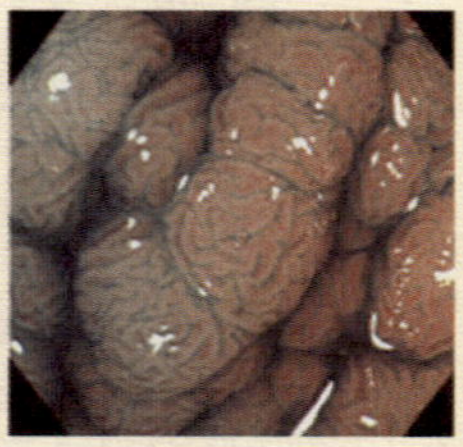	树枝状 pit	管状腺瘤	内镜下治疗
Ⅳ-V	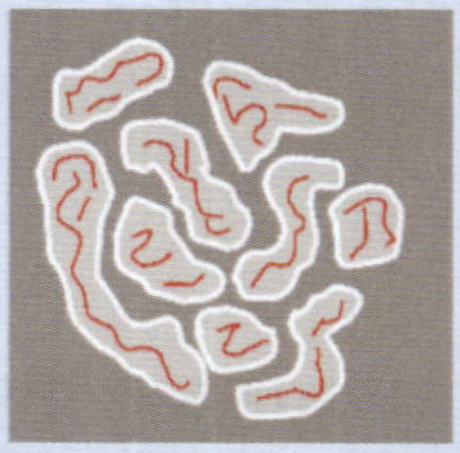	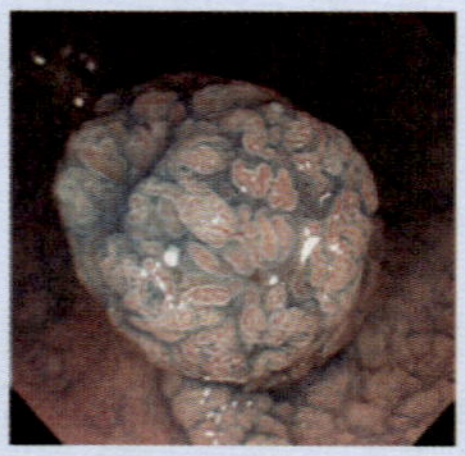	脑回状 pit	绒毛状腺瘤	内镜下治疗
V_i	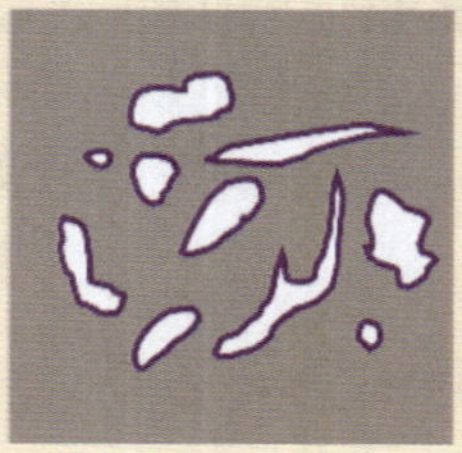	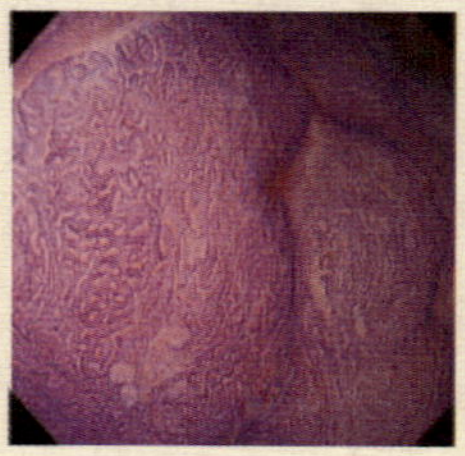	排列不规则的Ⅲs、ⅢL、Ⅳ型 pit	早期癌	内镜下治疗或外科手术
V_N	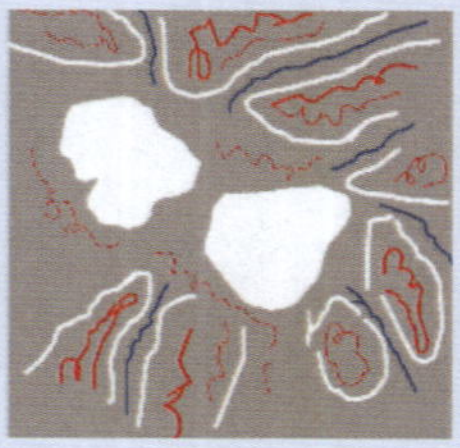	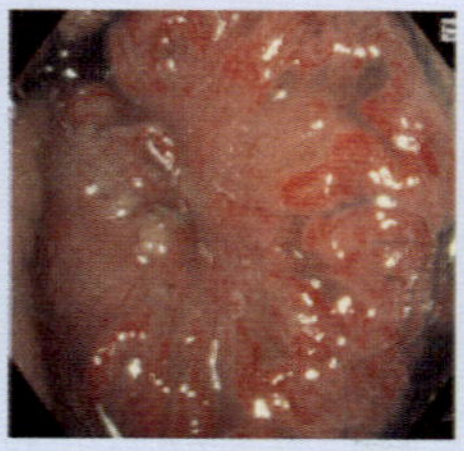	无结构 pit	黏膜下深层浸润癌	外科手术

（2）JNET 分型：2014 年由日本 NBI 专家小组 JNET 提出，是第一个通用的放大 NBI 结直肠肿瘤分类。JNET 分型根据表面结构及血管结构分为 1 型、2A 型、2B 型、3 型。1 型常提示增生性息肉（hyperplastic polyp，HPs）和无蒂锯齿状病变（sessile serrated lesion，SSL）。2A 型提示为低级别上皮内瘤变，如管状腺瘤或管状绒毛腺瘤。2B 型提示为高级别上皮内瘤变和黏膜下浅浸润性癌。3 型为黏膜下深浸润性癌。1 型、2A 型和 3 型具有较高的准确性，而 2B 型的诊断效能则较弱。有研究提示，在临床应用中，2B 型病变组织形态多样，从低级别上皮内瘤变到深浸润癌不等（表 2-13）。

表 2-13 JNET 分型

NBI	1 型	2A 型	2B 型	3 型
血管结构	不可见。如可见，与周围黏膜类似	粗细均匀分布均一（网格状/螺旋状）	粗细不均 分布不均匀	存在血管稀疏的区域增粗的血管中断
腺管结构	规则的黑色或白点，与背景黏膜类似	规则（管状/分支状，乳头状）	不规则或不清晰	无构造区域
病理	增生性息肉无蒂锯齿状病变（SSL）	低级别上皮内瘤变	高级别上皮内瘤变/黏膜下浅浸润癌（SM_1）/有时为深浸润癌	深浸润癌
内镜表现	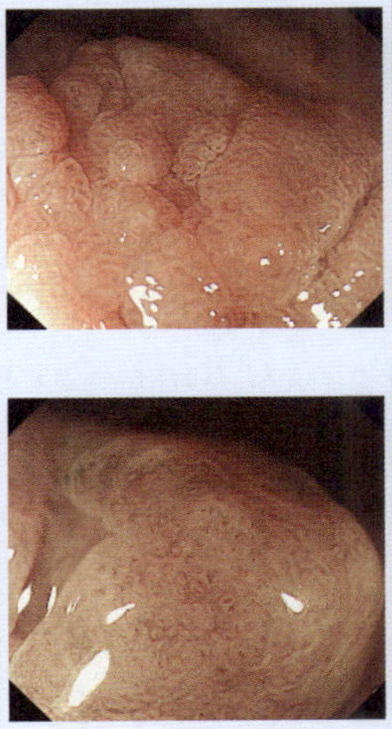	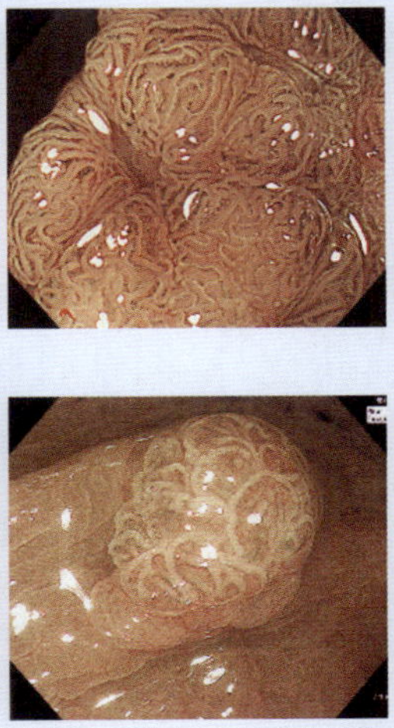	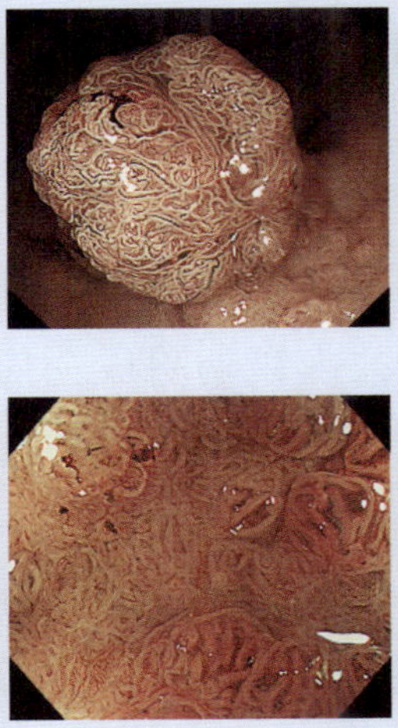	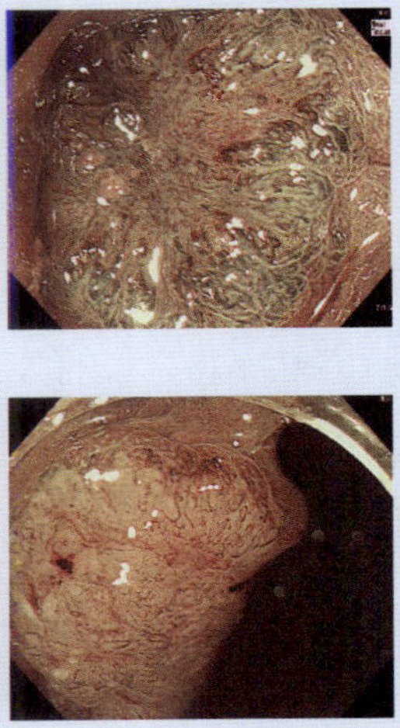

（3）NICE 分型：2009 年由结肠肿瘤 NBI 兴趣小组提出，NICE 分型是第一种不依赖放大观察的分型。NICE 分型是根据结肠病变的色泽、血管形态及腺管结构的不同对结肠病变进行分类的。NICE 分型将病变分为 1 型、2 型及 3 型，1 型代表增生性息肉，2 型则对应腺瘤，包括浅浸润癌，3 型则与深浸润癌对应（表 2-14）。

3. 超声内镜 超声内镜对于病变深度的判断是通过断层扫描的方式显示消化道管壁各个层次结构，从而较准确地辨别病变所在管壁层次、回声及病变深度、范围，超声内镜也可用于判断有无黏膜下浸润和区域淋巴结转移，因此可应用于消化道早期癌变的术前

表 2-14 NICE 分型

NICE 分型	1型	2型	3型
颜色	与周围黏膜颜色相近或更亮	较周围黏膜更显棕色（证实由血管引起的颜色改变）	相对背景黏膜呈深棕色；有时伴不规则的白色区
血管结构	表面缺乏血管结构，或者仅有孤立的条状血管	可见增粗的棕色血管围绕白色结构	部分区域血管明显扭曲或缺失
表面结构	可见均匀一致白色或者深色点状结构，或没有明显结构	棕色血管包绕的卵圆形、管型或分枝状白色区域	结构扭曲或缺失
病理类型	增生性息肉	腺瘤（包括黏膜内癌和黏膜下浅层浸润癌）	黏膜下深层浸润癌
内镜图像	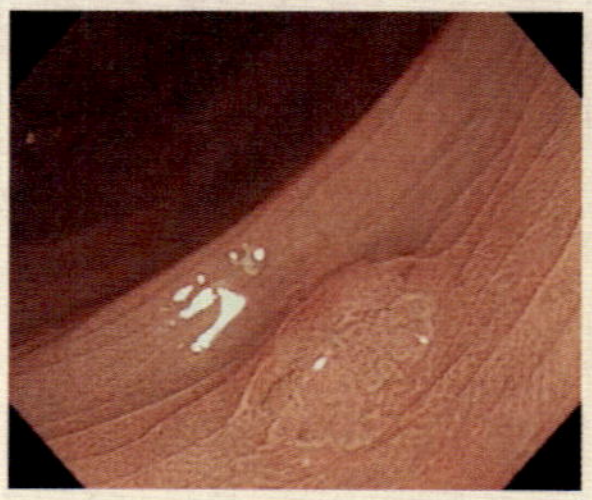	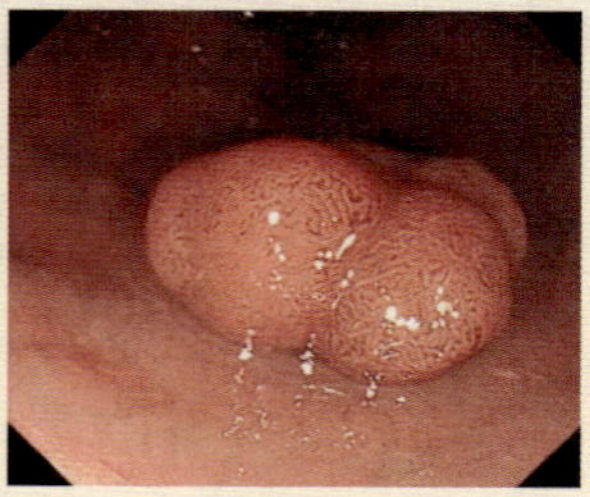	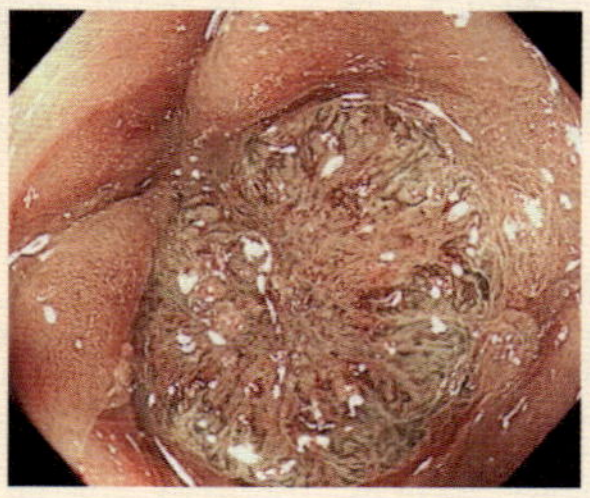

评估，尤其推荐用于早期直肠癌（T2 期及以下）的分期诊断。相关研究显示，超声对于早期结直肠癌浸润深度的诊断准确率可达 85%，线阵型超声内镜（准确率 93.6%）对于直肠癌的诊断准确率优于环扫型超声内镜（准确率 65.5%），超声内镜结合放大内镜检查可提高诊断准确率。

（二）早期结直肠癌的内镜治疗

发现并切除癌前病变可以有效阻断结直肠癌的发生，是结直肠癌防控的主要手段，随着内镜技术的发展，内镜切除成为癌前病变、早期结直肠癌治疗的有效方式。内镜治疗时可根据病变大小、形态选择合适的内镜术式治疗，如内镜下圈套器切除术、内镜黏膜切除术（endoscopic mucosal resection，EMR）、内镜黏膜下剥离术（endoscopic submucosal dissection，ESD）等。内镜下治疗的并发症主要包括出血、穿孔、电凝综合征及腹部不适等。内镜下治疗时应尽可能整块切除病变，进行规范化标本处理保证精准评估病理，为准确获取淋巴管脉管转移危险因素提供保证。根据国内外结直肠癌临床指南推荐，黏膜内癌和黏膜下浅层浸润癌（黏膜下浸润深度<1 000μm，T1a）均可在内镜下治愈性切除，后续进行规律随访。对于 pT1 结直肠癌的治疗，如果在内镜切除标本的病理中观察到切缘阳性或任何一项淋巴结转移高危因素，如 T1b（黏膜下浸润深度≥1 000μm）、淋巴脉管浸润阳性、低分化（或印戒细胞癌、黏液癌）、肿瘤萌芽≥2 级，建议追加外科手术；若无上述危险因素，规律复查肠镜及影像学检查。但有关早期结直肠癌内镜切除术后的最佳随访间隔缺乏高质量循证医学证据。研究发现，经内镜切除的低风险 T1 病变的复发风险为 0%~2.3%，而内镜切除的高危病变复发率分别为 4.4%~20.0%，手术切除的病变复发率为

1.4%~5.6%，需规律对早期结直肠癌进行随访。

1. 内镜治疗方法　及时发现并切除癌前病变是结直肠癌防控的主要手段，对于结直肠腺瘤性息肉或长径≥5mm 的息肉，均建议行内镜下切除术，常见内镜下治疗方法如下。

（1）内镜下息肉切除术：对直径<5mm 的病变，可采用活检钳钳除或圈套器切除术进行处理。热活检钳钳除术存在病变残留率高、对标本的组织结构有破坏、在升结肠使用时迟发性出血和穿孔风险高等缺点，不推荐作为一线治疗方案。对于 6~9mm 的小型病变，冷圈套器切除术为首选，与热圈套器相比，其完整切除率相当，手术时间短，术后并发症少，尤其是在术后迟发性出血及术后腹痛方面。高频电圈套法息肉切除术是切除直径>5mm 隆起型病变的常用方法，但对于直径>10mm 的广基病变有一定的不完全切除率，如怀疑伴绒毛成分、无蒂锯齿状病变（SSL），应考虑行内镜黏膜切除术（EMR）。

（2）内镜黏膜切除术：采用黏膜下注射切除法，在病变基底部黏膜下注射生理盐水（其他还包括甘油果糖、靛胭脂、玻璃酸钠等溶液）使病变抬举，利用圈套器切除病变，适用于直径<20mm 的结直肠表浅肿瘤的诊断和治疗。

（3）内镜黏膜下剥离术（ESD）：是在 EMR 基础上发展起来的技术，对不同部位、大小、浸润深度的病变，在进行黏膜下注射后使用特殊电刀，逐渐分离黏膜层与固有肌层之间的组织，将病变黏膜和黏膜下层完整剥离的方法。ESD 可完整切除病灶，切除较大病灶、平坦型病灶及溃疡型病灶，从而利于完整的病理学诊断及减少复发，且相对外科手术来说，其安全性高、死亡率低、创伤小、恢复快，具有与外科手术类似的治疗效果，已成为直径>20mm 的结直肠腺瘤及早期结直肠癌的首选治疗方法。

（4）其他：包括氩等离子体凝固术（argon plasma coagulation，APC）、光动力治疗（photo dynamic therapy，PDT）、激光疗法、微波治疗等，但这些方法只能去除肿瘤，不能明确病理学诊断，也无法肯定肿瘤是否获得根治，因此不建议作为结直肠腺瘤及早期结直肠癌的首选治疗方法，而只可作为无法耐受手术或内镜切除患者的治疗选择，治疗后需密切随访。

2. 内镜治疗并发症及处置　早期结直肠癌内镜下治疗的并发症主要包括出血、穿孔、电凝综合征及腹部不适等，或非胃肠道并发症（由肠道准备而导致的肾损害、某些心脑血管意外等）。

（1）出血：出血与早期结直肠癌的特征（大小、形态和位置、病理因素）、患者因素（年龄，基础疾病，如高血压、肾脏疾病等，或使用抗栓剂等）、操作者经验、电流的选择等相关。出血的主要原因是切除肿瘤时电凝止血不彻底，未能完全阻断滋养血管，尤其是病变蒂比较粗大者出血的风险更大。术中出血首选内镜下止血。术后出血的处理包括：非手术治疗（禁食、补液等对症处理）、内镜下止血、血管对比剂栓塞及外科手术等。少量出血推荐急诊内镜下治疗，如行金属夹夹闭、氩气凝固、止血钳电凝、黏膜下注射肾上腺素、止血药物喷洒等予以止血处理。金属夹夹闭，相比于电凝止血可减少穿孔风险。对于大血管出血，建议用止血钳精准处理，并用电凝治疗。大量出血者如果内镜下止血效果不好，除了内科补液、输血等处理外，还需要外科手术干预。

（2）穿孔：穿孔的主要原因是病变基底部肠壁被收入圈套器电切或电凝时间过长损伤到肠壁深层的组织。一般情况下穿孔可以经内镜下钛夹夹闭穿孔部位，并予以禁食、预防性抗感染、胃肠减压等治疗，必要时进行腹部穿刺减压。若生命体征平稳，无明显腹膜炎体征，可仅采取保守治疗；病情严重者需行外科手术干预。对于术后出现腹痛、发热、炎症指标升高等反应需考虑迟发性穿孔，若为 ESD/EMR 延迟性穿孔多在术后 24h 内出现，应尽快行立位腹部平片或腹部 CT 检查，予以内镜下修补术，必要时行急诊外科手术治疗。目前内镜下处理延迟性穿孔的最常用技术为钛夹夹闭术。其他还包括组织胶硬化、自膨胀金属夹支架置入等内镜下修补术，但迟发性穿孔内镜下治疗的条件仍未达成共识，仍需要进一步探索。

（3）暴发性坏死性筋膜炎（傅尼叶氏综合征）：发生率极低，但进展迅速、病势凶险，可引起弥散性血管内凝血（disseminated intravascular coagulation，DIC），早期临床表现以发热伴局部红肿硬结、麻木疼痛为主。表面皮肤由红紫变蓝，脓液铅灰色、气味奇臭。X 射线片可见皮下组织肿胀及大小不一的气体和液体影像，细菌培养大都为奇异变形杆菌生长，病理学检查均为“脂肪结缔组织变性坏死”，需立即进行手术治疗。

3. 非治愈性切除的病例后续治疗策略 若整块切除标本的水平和垂直切缘均为阴性，则视为完整切除。对于完整切除的病变，若同时满足以下条件，则视为达到了治愈性切除，无淋巴结转移风险：①垂直切缘阴性；②病理为乳头状腺癌、管状腺癌或髓样癌；③黏膜下浸润深度<1 000μm；④无脉管侵犯；⑤肿瘤出芽分级为 1 级（低级别）。对于治愈性切除的病例，可定期随访，无须追加治疗。但若病理提示癌组织浸润至黏膜下层，则按图 2-48 所示进行处理：以上条件只要一个不满足，则需要综合考虑淋巴结转移风险及

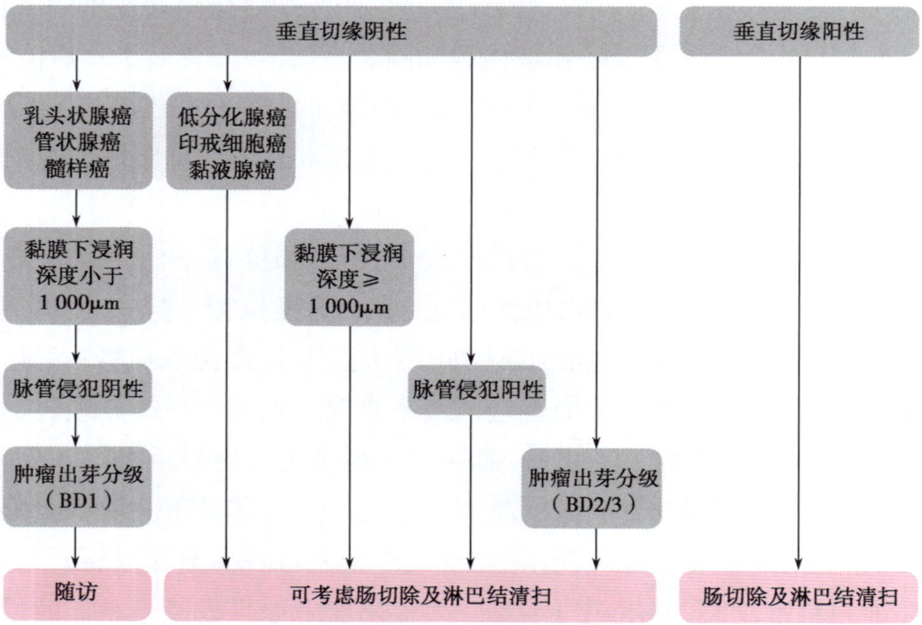

图 2-48 后续处理流程图

患者的具体情况（如年龄、基础疾病、个人意愿及外科术后的生活质量等）后确认是否追加补充治疗。若属于以下情况，则建议追加外科手术：①垂直切缘阳性；②黏膜下浸润深度≥1 000μm；③淋巴管、血管浸润阳性；④低分化腺癌、印戒细胞癌或黏液癌；⑤浸润最深部位有中高度肿瘤芽（2 或 3 级）。

4. 随访 早期结直肠癌内镜切除术后随访的目的是早期发现局部残留、复发、转移和异位病灶，通过术后识别漏诊病灶和新生病灶并及时切除，从而降低结直肠癌的发生率和死亡率。有关早期结直肠癌内镜切除术后的最佳随访间隔缺乏高质量循证医学证据。推荐在早期结直肠癌治愈性切除后应间隔 3、6、12 个月分别接受结肠镜检查，监测是否存在残留、复发和异位病灶，同时进行影像学检查（胸腹部 CT），以排除发生淋巴结转移等可能性。如果上述 3 次复查结果均正常，建议每年随访一次，也可利用肿瘤标志物、粪便隐血试验和相关影像学检查等进行定期随访。

（三）经典病例

经典病例一：65 岁女性患者，因大便稀烂 1 年余就诊。内镜下见：直肠距肛门 7cm，见一Ⅰs 型病变，直径约 20mm，表面有分叶，NBI 放大见Ⅳ型 Pit，微血管粗细不一，甲紫染色见 Pit Vi-L（轻度不整），JNET 分型为 2B 型，超声内镜检查示黏膜层不均质稍低回声光团。ESD 术后病理：直肠绒毛状-管状腺瘤伴高级别上皮内瘤变，局部癌变，癌变局限于黏膜内，深度<1 000μm，切缘未见癌组织残留，脉管未见癌栓（图 2-49）。

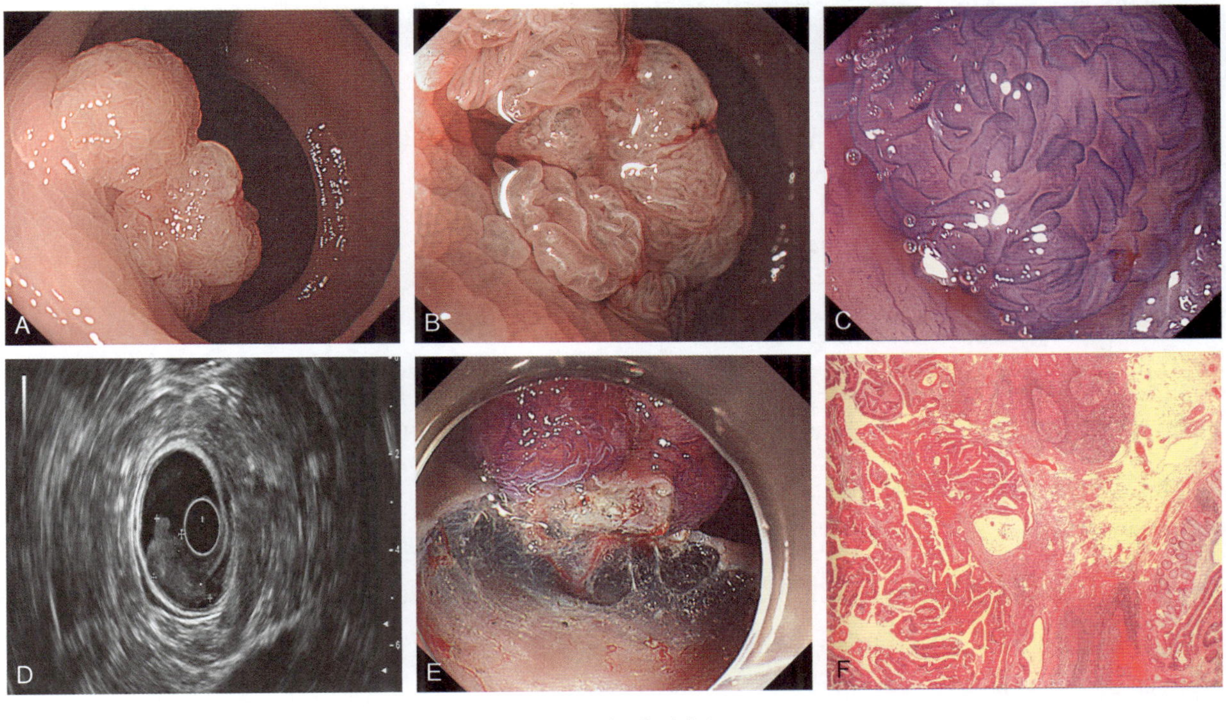

图 2-49 经典病例一

A. 结肠镜白光成像；B. NBI 放大成像；C. 甲紫染色成像；D. 超声内镜成像；E. ESD 术；F. ESD 术后病理

经典病例二：65岁男性患者，因大便习惯改变3个月余就诊。内镜下见：直肠距肛门12cm处见一Ⅰs型病变，大小约25mm×30mm，NBI放大见Ⅳ型Pit，微血管粗细不一，甲紫染色见pit Vi-L（轻度不整），JNET分型为2B型，超声内镜检查示黏膜层不均质稍低回声光团。ESD术后病理：直肠绒毛状-管状腺瘤伴高级别上皮内瘤变，局部癌变，癌变局限于黏膜内，切缘未见癌组织残留，脉管未见癌栓（图2-50）。

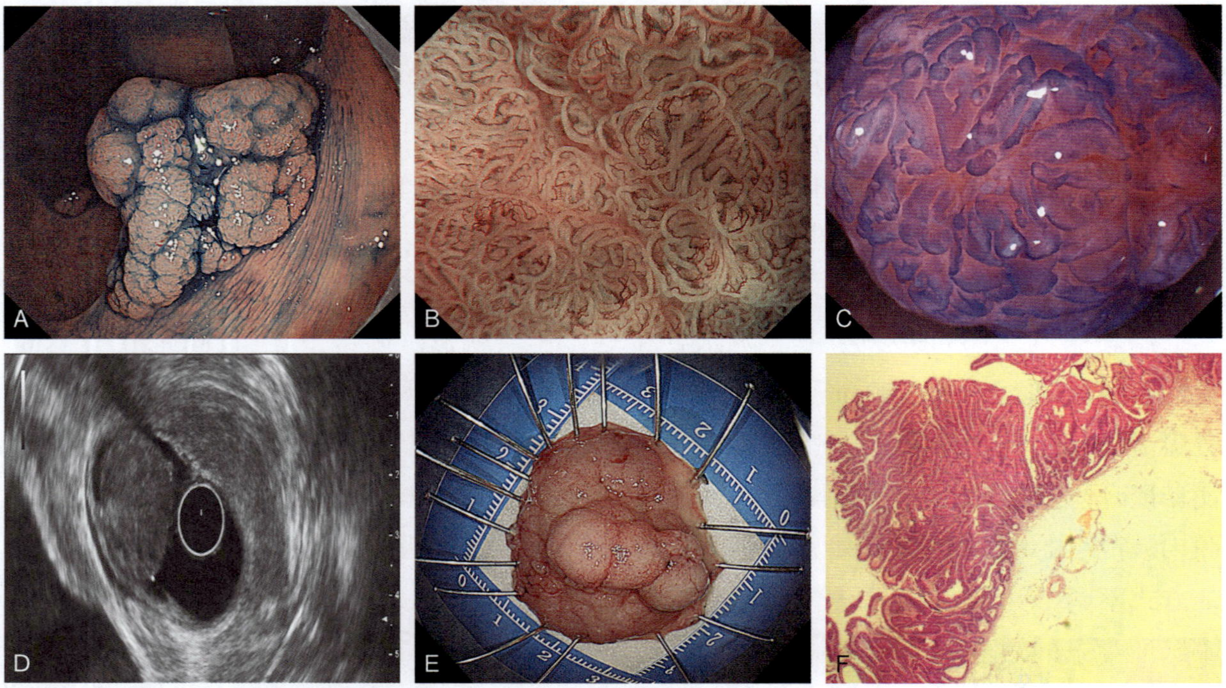

图2-50 经典病例二

A. 结肠镜成像；B. NBI放大成像；C. 甲紫染色成像；D. 超声内镜成像；E. ESD术；F. ESD术后病理

三、结直肠癌中医防治

（一）传统医学对结直肠癌的研究认识

1. 中医病名 结直肠癌属于中医学中的“癌病”“肠澼”“肠风”“积聚”“肠蕈”“癥瘕”“锁肛痔”等范畴。祁坤在《外科大成》中有“锁肛痔，肛门内外如竹节锁紧，形如海蜇，里急后重，便粪细而带扁，时流臭水，此无治法”的描述。陈实功《外科正宗》言“夫脏毒者，醇酒厚味，勤劳辛苦，蕴毒流注肛门结成肿块”，“其患痛连小腹，肛门坠重，二便乖违，或泻或秘，肛门内蚀，串烂经络，污水流通大孔，无奈饮食不餐，作渴之甚，凡犯此未得见其有生”。《灵枢·水胀》有“肠覃何如？岐伯曰：寒气客于肠外，与卫气相搏，气不得营，因有所系，癖而内著，恶气乃起，息肉乃生。其始生也，大如鸡卵，稍以益大，至其成，如杯子之状，久者离岁，按之则坚，推之则移，月事以时下，此其候也。”以上文献均类似于结直肠癌的临床表现。

2. 病因病机　结直肠癌总体病机为正虚感邪，由内伤饮食或情志失调导致正气亏损，脏腑失调，而又外感邪气，从而导致气滞、湿热、毒聚、血瘀等郁结肠道，形成有形之肿物，发为肿瘤，为本虚标实之证。《素问·调经论》云“百病之生，皆有虚实”，结直肠癌亦有虚实两端。《医宗必读》云：“积之成也，正气不足，而后邪气踞之。”正虚是根本致病因素，其病因与先天禀赋不足、饮食因素、情志因素、感受外邪、劳倦内伤等有关。如《景岳全书·杂证谟·积聚》言“积聚之病，凡饮食、血气、风寒之属，皆能致之”，说明积聚与饮食、气血逆乱、风寒等因素有关。结直肠癌病机是脾胃虚弱，水谷不化，痰湿内生，滞留肠道，蕴久化热，中焦气机不畅，终致痰、湿、热、瘀、毒内阻而形成结直肠癌。辨证属正虚、邪实或虚实夹杂。正虚是本，邪实是标。正虚以脾虚、脾胃亏虚，久致肾虚、气血不足为主；标实以痰、湿、瘀、毒、滞、寒、热、火为主。二者互为因果，因虚致积、因积更虚。

（二）结直肠肠癌的现代证候研究

目前结直肠癌的中医辨证分型尚无统一标准，中华中医药学会发布的《中医肛肠科常见病诊疗指南》（2012 版）将结肠癌分为湿热蕴结证、气滞血瘀证、气血两虚证、肝肾阴虚证及脾肾阳虚证；将直肠癌分为湿热蕴结证、肠道瘀滞证、气血两虚证、肝肾阴虚证及脾肾阳虚证。中华中医药学会发布的《肿瘤中医诊疗指南》（2008 版）将结直肠癌分为脾虚气滞证、湿热蕴结证、瘀毒内阻证、脾肾阳虚证、肝肾阴虚证及气血两虚证六型。

从现有的中医验案、经验及专著来看，不同专家、教授等对结直肠癌辨证的侧重点、思维方式不同，因而对结直肠癌的诊治各有特色。但中医临证结直肠癌依然遵循以八纲、脏腑辨证为主的辨证纲领。各家学派在辨证的基础上，以扶正、驱邪的抗癌治则，充分发挥中药防治恶性肿瘤的优势，临证时具体施治结直肠癌。

裴正学将结直肠癌归属于中医“肠风”的范畴，认为其或可从阳化热，或可从阴化寒，或可火聚为毒而成“脏毒”，考虑可从肠风虚寒型、肠风夹热型、脏毒积聚型来辨治结直肠癌。

屠德敬等通过采取前瞻性、横断面调查的方法，收集了 287 例结直肠癌患者的四诊信息，同时应用聚类分析及主成分分析的方法对资料进行分析，结果显示，287 例结直肠癌患者的中医证型为脾虚湿阻、气血亏虚、阴虚内热、湿热蕴结、瘀血内停等。

郑祎以《伤寒论》中的“六经辨证”为基本理论，认为可将结直肠癌分为阳明腑证、太阴证、少阴证及厥阴证 4 种证型。柴可群教授以“扶正为本、祛邪有度、全程调神、随证治之”为治则，总结运用“健脾补肾、化痰解毒、疏肝解郁、温阳通络”抗癌四法，分根治、随访、姑息治疗三阶段诊治结直肠癌，并进一步提出“从肝论治、以通为用、肺肠同治”的学术理念，在此基础创制了防治结直肠癌术后复发转移的以藤梨根、蒲公英、生黄芪等为基本组成药物的肠清方，临证时加减应用杏仁、枳壳、大黄等论治结直肠癌患者，改善了患者临床症状及生存状况。

李琦教授基于病证结合模式，以虚实为纲、六经辨证为指导，辨证结直肠癌为脾虚湿热、阴虚血热、肝肾亏虚、湿热蕴结、脾肾阳虚、瘀毒内阻6种常见证型，临证以寒温并用、升降同调大法将乌梅丸、三物黄芩汤、黄连解毒汤、理中汤、当归四逆汤、二仙汤等方糅合运用，犹以乌梅丸为代表方论治结直肠癌。

朴炳奎教授在“扶正培本法防治肿瘤”思想基础上进一步提出了“和其不和”学术理念，认为治疗恶性肿瘤要注重“调和”之法，通过调和阴阳、脏腑、虚实、气血等方式达到致中和、阴平阳秘、阴阳自和状态则可缓解临床症状，提高患者生活质量，延长患者带瘤生存时间。

故临证时以阴阳辨证为纲，从结直肠癌的基本病机入手，从性、味、归经的角度运用具有微温、温平性，“甘、苦、辛”味及归脾、胃、肺经为主的白术、枳壳、益智等中药组方论治结直肠癌。

（三）结直肠癌的预防

结直肠癌的产生原因纷繁复杂，是如饮食、情志、环境、体质等各种因素综合作用的结果。因此，饮食调护及调节情志均是结直肠癌预防过程中不可忽视的方面，合理的饮食和心态的平和有助于结直肠癌的预防和康复。同时，适当锻炼以增强体质也是预防结直肠癌的重要环节。

1. 养成良好的饮食及排便习惯 饮食宜定时定量，增加纤维膳食，多食蔬菜和水果等富含维生素A、维生素C的食物，不偏食，避免饱餐，戒烟酒，控制脂肪摄入，忌食盐腌、烟熏火烤及发霉或储存过久的食物。养成定时排便的习惯，保持大便通畅，注意排便次数和粪便性状、颜色等的改变，有助于疾病的早期发现。

2. 保持乐观情绪，心态平和 避免忧思郁怒和情绪刺激，解除思想顾虑，调整生活日常起居，可寻找及培养生活兴趣和爱好，寻求新的精神寄托，对于症状较重者可给予药物干预。对于预防结直肠癌复发的患者，帮助患者树立战胜疾病的信心，避免过度忧思恐惧影响日常生活和身体机能，诱发结直肠癌。

3. 定期复查 根据指南推荐，40岁以上人群检查胃肠镜以预防胃肠癌，对癌前病变进行积极的治疗。而结直肠癌患者需要长期随访，在第1~2年，每3个月复查一次；第3~5年，要每半年复查一次；第5年以后每年复查一次，以便能及时发现是否有复发或转移。一旦发现异常及时治疗。

4. 个性化定制膳食 民间常说要忌食“发物”，从中医学角度出发，即根据阴阳寒热等原则，根据个人体质不同，其饮食宜忌亦不同，其灵活性强，若过于严苛，则影响患者对营养的摄取；若过于放松，则不利于调养。如水肿患者应减少盐的摄入；黄疸患者忌食油腻；温热患者忌食辛辣热性食物，寒病患者忌食生冷瓜果；阴虚血热者宜用甲鱼阴凉补血，但甲鱼性冷，脾虚阳虚者难以消化；生姜、花椒、大蒜等性属辛热，脾胃虚寒者少食通阳健胃，但热毒内蕴患者多食则生火动血。故应在医师的指导下制定专属膳食方案。

（四）结直肠癌的中药药理学研究进展

肠癌即结直肠癌，西医临床主要治疗包括手术切除、放射治疗、化学治疗、免疫靶向治疗等。中医药在防治肠癌方面具有疗效确切和安全性高的优势。有相关研究表明，白藜芦醇可以通过多个靶点和途径发挥抗结肠癌作用，PI3K/AKT 是白藜芦醇治疗结肠癌的关键信号通路，白藜芦醇可以下调 HT-29 结肠癌细胞模型 PI3K/AKT 通路的表达，HT-29 细胞的迁移受到白藜芦醇的抑制。具有清热解毒作用的苦豆子中提取的喹喏啉生物碱，即苦豆碱，可以抑制肠癌细胞 SW480、HT2 的增殖并促进细胞凋亡。槲皮素是一种中药罗布麻的叶子提取物，临床上常用于高血压的治疗，现代诸多研究发现它具有预防和治疗肿瘤的作用，尤其对与代谢相关肠癌的治疗有较好疗效。研究提示，槲皮素可以调控多种信号通路，其中包括 MEK/ERK 和 Nrf/Keap1 信号通路，这些通路大多参与炎症反应和癌症的发生过程。研究结果显示，小檗碱通过抑制 Wnt/β-catenin 信号通路抑制肠内肿瘤形成，并提示小檗碱可以用于肠癌的预防。

除了以上中药具有预防和抑制肠癌发生外，近期研究发现中药制剂片仔癀对肠道菌群的调控有利，可改善肠道屏障功能，具有抗炎和抑制结直肠癌增殖的作用，片仔癀对 AOM/DSS 诱导小鼠结直肠肿瘤的发生有抑制作用，片仔癀中的人参皂苷-F2 和人参皂苷-Re 对结直肠癌细胞和类器官有抑制作用，片仔癀已被证明可通过抑制 Wnt/β-连环蛋白信号通路来抑制结直肠癌细胞增殖。

肠癌的发病是一个复杂的过程，肠癌的发生和进展过程中往往是多个环节和多个机制参与的过程，并不是单一药物或者具有单一靶点药性的药物所能解决的，需要将整个疾病综合考量，并合理选取不同特性的中医药进行组合配比，注重局部与整体，甚至需要结合现代的化学疗法进行协同增效减毒性的治疗，才能较好地发挥中医药防治肠癌的疗效。

（五）结直肠癌的治疗

1. 结直肠癌的治疗原则 结直肠癌的治疗原则为以扶正祛邪，攻补兼施为主。根据癌病的不同病程阶段，准确把握扶正与祛邪的主次先后。早期结直肠癌以邪盛为主，重在祛邪抗癌，重攻轻补；中期正气日渐耗损，宜攻补兼施；晚期正气虚弱，重在补虚扶正，辅以祛邪抗癌。手术或放化疗之后机体虽正气亏虚，但常余邪未尽，易于复发转移，仍当扶正与祛邪结合。同时，应将顾护脾胃的理念贯穿治疗的始终，以期运脾健胃，调畅腑气，确保气血生化有源，扶助正气。切忌，过度治疗损正，伤脾败胃损中。

2. 结直肠癌的辨证论治

（1）湿热内蕴证：

1）主症：腹部阵痛，便中夹血，里急后重，舌质红，苔黄腻。

2）次症：肛门灼热，身目发黄而晦暗，口淡不渴，胸脘痞闷，口黏纳呆，头身困重，或有发热、恶心、胸闷等症，脉滑数。

3）治法：清热利湿。

4）主方：槐花地榆汤（《证治准绳》），或清肠饮（《辨证录》），或葛根芩连汤《伤寒论》加减。

5）药物：槐花、地榆、白头翁、败酱草、马齿苋、黄柏、苦参、黄芩、赤芍、炙甘草。

6）中成药选用：槐角丸，口服，每次3~6g，每天2~3次。

（2）瘀毒蕴结证：

1）主症：腹痛，泻下脓血，色紫暗，气味臭秽，量多，舌质紫或有瘀点。

2）次症：里急后重，面赤身热，口臭唇疮，小便短赤，或大便脓血腥臭，干结，数日不通；肛门灼痛。腹中胀痛，疼痛拒按；或泻下如注，泻出黄色水便或带黏液或带脓血或血水样便，秽臭异常；或见舌有红点或芒刺，苔黄燥，苔黄厚黏腻；或见脉洪数，脉数，脉弦数。

3）治法：化瘀解毒。

4）主方：膈下逐瘀汤（《医林改错》）或桃红四物汤（《医宗金鉴》）加减。

5）药物：归尾、红花、桃仁、赤芍、丹参、生地黄、川芎、生薏苡仁、半枝莲、藤梨根、败酱草、地龙。

6）中成药选用：血府逐瘀胶囊，口服，每日2粒，每天3次。

（3）脾肾阳虚证：

1）主症：腹痛隐隐，畏寒肢冷，大便溏薄，脉沉细无力。

2）次症：腰膝酸软，畏寒肢冷，四肢不温，小便清长，或夜尿频多，面色苍白，少气乏力，纳食不振或五更泄泻，或大便失约，时时流出黏液；或脐周作痛，肠鸣则泻，泻后痛减，舌质白，胖大，苔滑。

3）治法：温补脾肾。

4）主方：附子理中汤（《三因极一病证方论》）加减。

5）药物：附子、党参、白术、茯苓、生薏苡仁、诃子、干姜、陈皮、炙甘草。

6）中成药选用：四神丸，口服，每次3g，每天3次。

（4）气血两虚证：

1）主症：腹痛绵绵，喜揉按，少气无力，脱肛，下坠，脉沉细无力。

2）次症：神疲懒言，面色苍白，唇甲不华，大便秘结难下，往往数周一次；或食欲不振，食后作胀，面色萎黄；面色无华，头晕眼花，爪甲色淡，腹痛绵绵；舌边齿痕，苔白滑，薄白苔。

3）治法：补益气血。

4）主方：八珍汤（《丹溪心法》）合当归补血汤（《内外伤辨惑论》）加减。

5）药物：党参、当归、茯苓、黄芪、熟地黄、白芍、川芎、升麻、白术、炙甘草、丹参、陈皮。

6）中成药选用：归脾丸，口服，每次6g，每天3次。

（5）肝肾阴虚证：

1）主症：五心烦热，腰酸盗汗，舌质红或绛，少苔。

2）次症：消瘦乏力，低热盗汗，头晕耳鸣，心烦少寐，腰膝酸软；大便形状细扁，或带黏液脓血；或遗精带下；脉弦细。

3）治法：滋阴益肾。

4）主方：知柏地黄丸（《景岳全书》）加减。

5）药物：生地黄、知母、黄柏、白芍、牡丹皮、山萸肉、五味子、麦冬、泽泻。

6）中成药选用：知柏地黄丸，口服，每次 8g，每天 3 次。

3. 结直肠癌的其他疗法

（1）灌肠：中药灌肠法中，药物通过直肠吸收，提高治疗耐受性，常用中药如下。①清热解毒类：黄芩、白头翁、苦参、鸦胆子、败酱草、白花蛇舌草等。②活血化瘀止血类：丹参、三七、地榆、槐花等。③敛疮生肌类：白及、赤石脂等。

（2）针灸：取足三里、中脘、天枢、脾俞。发热加曲池；呕吐加内关、上脘；腹胀加下脘；伤食加刺四缝；水样便多加水分。实证用泻法，虚证用补法，每日 1~2 次。

参考文献

[1] 国家消化系统疾病临床医学研究中心(上海),国家消化内镜质控中心,中华医学会消化内镜学分会胶囊内镜协作组,等. 中国磁控胶囊胃镜临床应用指南(2021,上海)[J]. 中华消化内镜杂志,2021,38(12):949-963.

[2] 中国医师协会胰腺病专业委员会慢性胰腺炎专委会. 慢性胰腺炎诊治指南(2018年,广州)[J]. 中华消化杂志,2018,38(11):739-746.

[3] 令狐恩强,刘迎娣,刘德良. 消化道静脉曲张内镜下规范化诊治[M]. 北京:中国协和医科大学出版社,2022.

[4] 八木一方,味冈洋一. 放大胃镜诊断图谱[M]. 吴永友,李锐,译. 第2版. 沈阳:辽宁科学技术出版社,2017.

[5] 中国早期食管鳞状细胞癌及癌前病变筛查与诊治共识(2015年,北京)[J]. 中华消化内镜杂志,2016,33(1):3-17.

[6] 徐有青. 上消化道超声内镜使用诊疗手册[M]. 北京:人民卫生出版社,2013.

[7] 郝元震,程芮,李鹏,等. 急性非静脉曲张性消化道出血的内镜诊断与治疗[J]. 中华内科杂志,2022,61(3):331-335.

[8] 戈之铮,李晓波. 消化内镜窄带显像技术临床应用图谱[M]. 上海:世界图书出版公司,2017.

[9] 林瑞华,张志宏. ERCP技术发展及临床应用[J]. 中华消化内镜杂志,2011,28(3):169-173.

[10] 中华医学会外科学分会胆道外科学组. 胆管扩张症诊断与治疗指南[J]. 中华消化外科杂志,2017,16(8):767-774.

[11] 中国中西医结合学会消化系统疾病专业委员会. 慢性萎缩性胃炎中西医结合诊疗共识意见(2017年)[J]. 中国中西医结合消化杂志,2018,26(2):121-131.

[12] 宁守斌,左秀丽. 小肠疾病内镜诊治[M]. 北京:人民卫生出版社,2021.

[13] 中华医学会消化病学分会炎症性肠病学组,中国炎症性肠病诊疗质量控制评估中心. 中国溃疡性结肠炎诊治指南(2023年·西安)[J]. 中华炎性肠病杂志(中英文),2024,8(1):33-58.

[14] 中华医学会消化内镜学分会消化系早癌内镜诊断与治疗协作组,中华医学会消化病学分会消化道肿瘤协作组,中华医学会消化内镜学分会消化病理学组,等. 中国早期结直肠癌及癌前病变筛查与诊治共识(2015年·北京)[J]. 中国医刊,2015,50(2):14-30.

[15] 中华医学会消化内镜学分会结直肠学组. 中国结直肠癌及癌前病变内镜诊治共识(2023,广州)[J]. 中华消化内镜杂志,2023,40(7):505-520.

[16] 中华医学会儿科学会分会消化学组,中华儿科杂志编辑委员会,等. 中国儿童消化道异物诊断、管理和内镜处理专家共识[J]. 中华儿科杂志,2022,60(5):401-407.